U0200335

全国高职高专医药院校课程改革规划教材

供高职高专临床医学、护理、助产等医学相关专业使用
案例版™

药 理 学

（第二版）

主　编　刘　斌　姜晨辉　叶宝华
副主编　蒋红艳　苏雅拉其其格　周艳红　马瑜红
编　委 （按姓氏汉语拼音排序）

陈　燕　六盘水职业技术学院护理系
姜晨辉　南昌大学抚州医学分院
蒋红艳　重庆医药高等专科学校
廖海涛　广西医科大学护理学院
刘　斌　江苏护理职业学院
马瑜红　南阳医学高等专科学校
马俊利　唐山职业技术学院
丘　琴　广西中医药大学护理学院
苏湲淇　重庆医药高等专科学校
苏雅拉其其格　锡林郭勒职业学院
王　飞　南昌大学抚州医学分院
叶宝华　镇江高等专科学校卫生护理学院
张　旭　成都大学医护学院
张艳军　江苏护理职业学院
周艳红　唐山职业技术学院

科 学 出 版 社
北 京

内　容　简　介

本书为全国高职高专医药院校课程改革规划教材之一,在编写过程中始终贯彻三基(基本理论、基本知识、基本技能)和五性(思想性、科学性、先进性、启发性、实用性)的原则;强调适应卫生职业教育、教学的发展趋势,突出"以学生为中心"的教材编写思路;编写的内容以"必需、够用"为原则,满足各类医药人员临床实践的需要。教材编写以案例为切入点,重点介绍药物的药理作用、临床应用、不良反应及用药注意等与临床用药关系密切的知识。同时,在正文内容之外设案例、链接、考点和目标检测等,在书后附实验、课程标准、答案等,对学生的学习具有较好的指导和辅助作用。

本书可供高职高专医药院校临床医学、护理、助产等专业学生使用。

图书在版编目(CIP)数据

药理学 / 刘斌,姜晨辉,叶宝华主编 . —2 版 . —北京:科学出版社,2015.1

全国高职高专医药院校课程改革规划教材

ISBN 978-7-03-042493-8

Ⅰ. 药…　Ⅱ.①刘… ②姜… ③叶…　Ⅲ. 药理学-高等职业教育-教材

Ⅳ. R96

中国版本图书馆 CIP 数据核字(2014)第 268467 号

责任编辑:丁海燕　邱　波 / 责任校对:胡小洁
责任印制:赵　博 / 封面设计:范璧合

科学出版社 出版

北京东黄城根北街 16 号
邮政编码:100717
http://www.sciencep.com

安泰印刷厂 印刷
科学出版社发行　各地新华书店经销

*

2010 年 6 月第 一 版　开本:787×1092 1/16
2015 年 1 月第 二 版　印张:20
2018 年5月第十七次印刷　字数:458 000

定价:49.00 元
(如有印装质量问题,我社负责调换)

第二版前言

为进一步贯彻教育部、国家卫生和计划生育委员会相关文件精神,适应现代社会发展对医学教育提出的新要求,更好地为高职高专医药院校教学改革和发展服务,我们组织编写了全国高职高专医药院校课程改革规划教材——《药理学》(第二版)。

本教材强调适应卫生职业教育、教学的发展趋势,突出"以学生为中心"的教材编写思路,体现"以就业为导向,以能力为本位,以发展技能为核心"的职业教育培养理念,重点介绍药理学的基本理论、基本知识、基本技能,充分体现思想性、科学性、先进性、启发性、实用性。编写的内容以"必需、够用"为原则,满足各类医药人员临床实践的需要;同时,教材在每一章节正文内容之外设案例、链接、考点和目标检测等,在书后附实验、课程标准、答案等。这些内容各自承担不同功能,对学生的学习具有较好的指导和辅助作用。

医护人员既是用药的实施者,又是用药的监护者,对药物的合理应用和减少不良反应的发生具有重要意义。因此,医护人员不但要熟悉药理学的基础理论,还应掌握如何评价药效并及时发现药物的不良反应,防止药源性疾病的发生,确保安全、有效、合理地使用药物。编者以案例为切入点,重点介绍药物的药理作用、临床应用、不良反应及用药注意等与临床用药关系密切的知识。

本教材编写组汇集了全国医药院校多名具有丰富教学经验和较高编写水平的教师。教材编写过程中参考了人民卫生出版社《药理学》第八版本科教材、《新编药物学》和《中华人民共和国药典》等参考书,在此向各位编写专家表示崇高的敬意;同时向本教材编者所在的医药院校表示衷心感谢。由于编者水平有限,加上编写时间仓促,书中难免有不足或疏漏之处,恳请各位专家和读者批评指正。

编 者
2014 年 10 月

第一版前言

为进一步贯彻教育部相关文件精神,适应卫生部护士资格考试新大纲的要求,更好的为全国卫生类高等专科和职业学校护理专业教学改革和发展服务,我们组织编写了全国高等医药院校护理专业课程改革规划教材——《药理学》。

本书强调适应卫生职业教育、教学的发展趋势,突出"以学生为中心"的教材编写思路,体现"以就业为导向,以能力为本位,以发展技能为核心"的职业教育培养理念。重点介绍药理学的基本理论、基本知识、基本技能,充分体现思想性、科学性、先进性、启发性、实用性。编写的内容以"必须、够用"为原则,适应现代护理观与护理教育观的转变,保证满足护生临床护理实践的需要;同时,教材在每一章节正文内容之外设案例、链接、学习重点和目标检测题等,在书后附实验、课程标准、答案等,并配备课程全部教学内容的PPT课件。这些内容各自承担不同功能,对学生的学习具有较好的指导辅助作用。

护理人员既是用药的实施者,又是用药前后的监护者,对药物疗效的最佳发挥和减少不良反应的发生起着重要作用。因此,护理人员不但要熟悉药理学的基础理论,还应掌握如何运用护理程序来评价药效并及时发现药物的不良反应,防止药源性疾病的发生,并承担起用药咨询的重任,以确保安全有效合理地用药。在教材编写的过程中,编者以案例为切入点,重点介绍药物的药理作用、临床应用、不良反应及用药护理等与临床护理关系密切的知识,突出本教材的护理学专业特色。

本教材编写组汇集了全国医药院校多名具有丰富教学经验和较高编写水平的教师。教材编写过程中参考了本科七版《药理学》等教材、《新编药物学》、《中华人民共和国药典》等参考书,特此向各位编写专家表示崇高的敬意;同时向支持本教材编者的各医药院校表示衷心感谢。由于编者水平有限,加上编写时间仓促,书中不足或错误之处,恳请各位读者批评指正。

编　者
2010 年 6 月

目　　录

第1章　总论 ………………………… (1)
　第1节　绪言 ……………………… (1)
　第2节　药物效应动力学 ………… (2)
　第3节　药物代谢动力学 ………… (8)
　第4节　影响药物作用的因素 …… (13)
　第5节　药物的相关知识 ………… (18)
第2章　传出神经系统药物 ……… (28)
　第1节　传出神经系统药理概论… (28)
　第2节　拟胆碱药 ……………… (33)
　第3节　胆碱受体阻断药 ……… (38)
　第4节　肾上腺素受体激动药 … (44)
　第5节　肾上腺素受体阻断药 … (52)
第3章　局部麻醉药 ……………… (59)
第4章　中枢神经系统药 ………… (63)
　第1节　镇静催眠药 …………… (63)
　第2节　抗癫痫药 ……………… (70)
　第3节　抗精神失常药 ………… (75)
　第4节　抗帕金森病药 ………… (85)
　第5节　镇痛药 ………………… (90)
　第6节　解热镇痛抗炎药 ……… (98)
　第7节　中枢兴奋药 …………… (105)
第5章　利尿药及脱水药 ………… (109)
　第1节　利尿药 ………………… (109)
　第2节　脱水药 ………………… (115)
第6章　心血管系统药 …………… (118)
　第1节　抗高血压药 …………… (118)
　第2节　抗心绞痛药 …………… (128)
　第3节　抗慢性心功能不全药 … (133)
　第4节　抗心律失常药 ………… (143)
　第5节　抗动脉粥样硬化药 …… (149)
第7章　抗超敏反应药 …………… (156)
　第1节　组胺及抗组胺药 ……… (156)
　第2节　钙盐 …………………… (159)
第8章　消化系统药物 …………… (161)
　第1节　助消化药 ……………… (161)
　第2节　抗消化性溃疡药 ……… (161)

　第3节　止吐药及胃肠
　　　　促动力药 ………………… (166)
　第4节　泻药与止泻药 ………… (167)
第9章　呼吸系统药物 …………… (173)
　第1节　平喘药 ………………… (173)
　第2节　镇咳药 ………………… (176)
　第3节　祛痰药 ………………… (177)
第10章　血液和造血系统药 …… (180)
　第1节　促凝血药 ……………… (180)
　第2节　抗凝血药 ……………… (183)
　第3节　抗贫血药 ……………… (186)
　第4节　血容量扩充药 ………… (188)
第11章　子宫兴奋药和抑制药 … (192)
　第1节　子宫兴奋药 …………… (192)
　第2节　子宫抑制药 …………… (195)
第12章　激素类药 ……………… (197)
　第1节　肾上腺皮质激素类药 … (197)
　第2节　甲状腺激素和抗
　　　　甲状腺药 ………………… (202)
　第3节　胰岛素及口服降
　　　　血糖药 …………………… (207)
　第4节　性激素类药 …………… (213)
　第5节　避孕药 ………………… (216)
第13章　抗微生物药 …………… (220)
　第1节　概述 …………………… (220)
　第2节　β-内酰胺类抗生素 …… (224)
　第3节　大环内酯类、林可霉素类
　　　　及万古霉素类抗生素 …… (231)
　第4节　氨基糖苷类和多黏菌素类
　　　　抗生素 …………………… (236)
　第5节　四环素类抗生素
　　　　和氯霉素 ………………… (240)
　第6节　合成抗菌药 …………… (244)
　第7节　抗结核病药 …………… (250)
　第8节　抗真菌药和抗病毒药 … (254)
　第9节　消毒防腐药 …………… (259)

第 14 章　抗寄生虫药 ················ （264）
　　第 1 节　抗疟药 ··················· （264）
　　第 2 节　抗阿米巴病药与抗
　　　　　　滴虫药 ··················· （267）
　　第 3 节　抗肠蠕虫药 ··········· （268）
第 15 章　抗恶性肿瘤药 ········· （271）
　　第 1 节　抗恶性肿瘤药分类 ······ （271）
　　第 2 节　抗恶性肿瘤药常见不良
　　　　　　反应及用药注意 ········ （271）
　　第 3 节　常用的抗恶性肿瘤药 ··· （272）
　　第 4 节　恶性肿瘤的化疗原则 ··· （275）
第 16 章　特殊解毒药 ············· （277）
　　第 1 节　有机磷酸酯类中毒
　　　　　　及解毒药 ··············· （277）
　　第 2 节　金属、类金属中毒
　　　　　　及解毒药 ··············· （278）
　　第 3 节　氰化物中毒及解毒药 ··· （279）
　　第 4 节　抗蛇毒药 ··············· （280）
第 17 章　免疫调节药 ············· （282）
　　第 1 节　免疫抑制药 ··········· （282）
　　第 2 节　免疫增强剂 ··········· （284）
药理学实验 ····················· （288）
　　实验 1　常用实验动物的捉拿
　　　　　　和给药方法 ············· （288）
　　实验 2　75% 乙醇溶液的配制 ······ （290）
　　实验 3　剂量对药物作用的

　　　　　　影响 ··················· （290）
　　实验 4　给药途径对药物作用的
　　　　　　影响 ··················· （291）
　　实验 5　药物的协同作用和拮抗
　　　　　　作用 ··················· （291）
　　实验 6　药物配伍禁忌 ··········· （292）
　　实验 7　传出神经系统药物对血压的
　　　　　　影响 ··················· （293）
　　实验 8　地西泮的抗惊厥作用 ····· （294）
　　实验 9　硫酸镁急性中毒
　　　　　　及解救 ··············· （294）
　　实验 10　镇痛药的镇痛作用 ······ （295）
　　实验 11　尼克刹米对呼吸抑制的
　　　　　　解救 ··················· （296）
　　实验 12　普萘洛尔的抗缺氧
　　　　　　作用 ··················· （296）
　　实验 13　呋塞米的利尿作用 ······ （297）
　　实验 14　胰岛素过量的反应
　　　　　　及其解救 ··············· （297）
　　实验 15　链霉素毒性反应及钙剂的
　　　　　　对抗作用 ··············· （298）
　　实验 16　有机磷酸酯类中毒
　　　　　　及其解救 ··············· （299）
参考文献 ····················· （301）
《药理学》教学大纲 ··············· （302）
选择题参考答案 ················· （308）

第1章 总 论

第1节 绪 言

一、药理学概念及研究内容

药理学(pharmacology)是研究药物与机体间相互作用及其规律的科学,是为临床合理用药、防治疾病提供基本理论的医学基础学科。药物(drug)是指能对机体生理功能、生化代谢过程和病理状态产生影响,用于预防、诊断和治疗疾病的化学物质。根据来源药物可分为天然药物、人工合成药物和基因工程药物。

考点: 药物、药理学、药效学、药动学的概念。

药理学研究内容主要包括药物效应动力学(pharmacodynamics,简称药效学)和药物代谢动力学(pharmacokinetics,简称药动学)。药效学研究药物对机体的作用,包括药物的药理作用及机制、临床应用、不良反应和用药注意事项等,目的是如何正确选药;药动学研究机体对药物的影响,包括药物的体内过程及药物在体内随时间而变化的动态规律,目的是如何正确给药。正确选药和给药是合理用药的基础,确保最大程度提高疗效、减少不良反应发生及减少耐受性或耐药性形成是合理用药的关键。

药理学主要以生理学、生物化学、病理学、病原生物学、免疫学、遗传学、细胞和分子生物学等学科为基础,在阐明药效学和药动学的基础上,指导临床合理用药,预防和减少不良反应的发生,并为其他学科的发展提供理论依据。因此药理学是基础医学与临床医学、医学与药学间的桥梁学科,对医学及药学发展具有十分重要的作用。

二、药理学发展史

自远古时代起,人类从生活经验、生产实践中积累了丰富的药物方面的知识和防病治病的经验,而药理学的建立和发展是与社会的不断进步和现代科技水平的提高息息相关的,可分为三个阶段。

(一)传统本草学阶段

古代的药物学著作称为本草学,是因为药物中草木类占绝大部分,而实际上还包括金石禽兽等类药物。我国最早的药物学著作是《神农本草经》,也是世界最早的药物学著作之一,成书于公元一世纪前后,共收载药物365种;公元659年,唐朝颁发了我国乃至世界上第一部药物法典性书籍《新修本草》,记载药物884种;而明代李时珍的《本草纲目》,达到了本草学发展的辉煌阶段,全书共52卷,约190万字,收载药物1892种,其中植物类药1195种,动物类药340种,矿石类药357种,插图1160帧,药方11 000余条。这部科学巨著已被译成日、法、朝、德、英、俄、拉丁等文本,成为世界性药物学经典文献。

(二)近代药理学阶段

18世纪工业生产的兴起、化学和生理学的迅速进步为药理学的发展奠定了科学的基础。19世纪初实验药理学的创立标志着近代药理学阶段的开始。

化学的发展把药物从古老的、成分复杂的粗制剂发展为化学纯品,德国药师 F. W. Serturner

于 1803 年从罂粟中分离提纯吗啡,随后士的宁、咖啡因、奎宁、阿托品等纯生物碱相继问世。19世纪,生理学家建立了许多实验生理学的方法,用来观察药物对生理功能的影响。F. Magendi 用青蛙实验,确定了士的宁的作用部位在脊髓。使药理学真正成为一门独立的学科的是德国的 R. Buchheim,他建立了第一个药理实验室,写出了第一本药理学教科书,成为世界上第一个药理学教授。

(三)现代药理学阶段

现代药理学阶段大约从 20 世纪初开始,利用人工合成的化合物及改造天然有效成分的分子结构作为新的药物来源,发展新的、更有效的药物成为这个时期药物研究的突出特点。

从 1909 年德国 P. Ehrlich 发现砷凡纳明可以治疗梅毒,开创了应用化学药物治疗传染病的新纪元,到 1940 年英国 Flory 在 H. W. Fleming 研究的基础上提取出了青霉素,使化学治疗进入抗生素时代,促进了药理学对药物构效关系、作用机制和体内代谢过程的研究。20 世纪中叶,自然科学技术的蓬勃发展为新药研究与开发提供了理论、技术和方法,使药理学的研究从原来的系统、器官水平深入到细胞、亚细胞及分子水平,对药物作用机制的研究也逐步深入。近几十年来,随着其他学科的发展,尤其是分子生物学技术的应用,药理学的发展更加迅速,现已形成许多各具特色的分支学科,以及与其他学科相互渗透而形成的边缘交叉学科,如时辰药理学、临床药理学、行为药理学、精神药理学、免疫药理学、遗传药理学、生化药理学、细胞药理学、分子药理学、量子药理学等。药理学已由过去的经典药理学,逐步发展成为与基础医学和临床医学等诸多学科密切相关的综合学科。

第 2 节　药物效应动力学

药物效应动力学是研究药物对机体产生的药理效应及机制的科学,对指导临床合理用药、充分发挥疗效、避免或减少不良反应等具有重要意义。

一、药物作用的基本规律

(一)药物作用

1. **药物作用与药理效应**　药物作用(drug action)是药物与机体大分子间的初始作用。药理效应(pharmacological effect)是药物与机体大分子相互作用引起机体生理、生化功能或病理状态发生的变化,是药物作用的结果。如肾上腺素对血管的初始作用是激动肾上腺素 α 受体,而药理效应是引起血管收缩、血压上升。在一般情况下,药物作用和药理效应常互相通用。

2. **药物的基本作用**　药物的基本作用包括兴奋(excitation)作用与抑制(inhibition)作用。兴奋是使机体器官原有功能水平提高或增强,抑制是使机体器官原有功能水平降低或减弱。药理效应的整体表现很复杂,同一药物对不同组织可以表现出不同作用,如吗啡既可兴奋胃肠道、胆道、泌尿道平滑肌,又能抑制呼吸中枢和痛觉通路的传导;过度兴奋可转变为抑制,抑制作用也可转变为兴奋。

(二)药物作用的方式

1. **直接作用和间接作用**　直接作用是指药物对其所接触的器官、细胞直接产生的作用;间接作用是由于机体的整体性而通过机体反射机制或生理性调节间接产生的药物作用。如去甲肾上腺素激动血管平滑肌上的 α 受体使血管收缩、血压升高,属于直接作用;而血压升高同时通过机体压力感受性反射使心率减慢,则属于间接作用。

2. **局部作用和吸收作用**　局部作用是指药物吸收进入血液循环之前在用药部位产生的

考点:1. 药物作用的有关概念:兴奋作用、抑制作用、选择作用、防治作用、不良反应(副作用、毒性反应、过敏反应、特异质反应等)、治疗指数、安全范围等。2. 受体理论及相关概念。

作用,如口服抗酸药的中和胃酸作用。而药物从给药部位吸收进入血液循环后,分布到机体组织、器官所呈现的作用,则称为吸收作用或全身作用,如阿司匹林的解热镇痛作用。

3. 选择作用和普遍细胞作用 药物在适当剂量时,只对机体某些组织器官产生明显的作用,而对其他组织和器官的作用不明显或没有作用,这种作用称为药物的选择作用,也称为药物作用的选择性,如治疗量的洋地黄,对心肌有较高的选择性而增强心肌收缩力。药物的选择性与其在体内的分布、机体组织细胞的结构及生化功能等方面的差异有关,并取决于药物与组织的亲和力和组织细胞对药物的反应性。一般而言,药物的选择性是相对的,当剂量增大时,其作用的范围也扩大,如咖啡因小剂量时主要兴奋大脑皮质,治疗剂量时可兴奋延髓呼吸中枢,过量则广泛兴奋中枢神经系统,甚至引起惊厥。药物的选择作用具有重要的意义,在理论上可作为药物分类的基础,在应用上可作为临床选药和拟定治疗剂量的依据。

有些药物的选择性较低,在治疗量时即对多种组织或器官产生类似的作用,称为普遍细胞作用。这样的药物不良反应较多,如抗恶性肿瘤药因对机体细胞的普遍作用而产生骨髓造血功能抑制等不良反应。

(三) 药物作用的结果

药物作用的结果既有符合用药目的对机体有利的防治作用,又有对机体不利的不良反应,这个特点称为药物作用的两重性。

1. 防治作用 包括预防作用和治疗作用。预防作用是指在疾病或症状发生之前用药所产生的作用,如接种疫苗预防传染病的发生,使用维生素 D 预防佝偻病等。治疗作用是指符合用药目的能达到治疗疾病效果的作用。根据治疗目的不同治疗作用可分为以下两种。

(1) 对因治疗(etiological treatment):用药目的在于消除原发致病因子,彻底治愈疾病,也称治本,如抗生素杀灭或抑制体内致病微生物。

(2) 对症治疗(symptomatic treatment):用药目的在于改善疾病症状或减轻患者痛苦,也称治标,如解热镇痛药可使感染高热的患者体温降至正常。

对因治疗与对症治疗的重要性是相对的,对因治疗固然重要,但在某些情况下对症治疗也是必不可少的。例如,对病因未阐明暂时无法根治的疾病,或治疗某些诊断未明的危重急症如休克、惊厥、心力衰竭时,对症治疗比对因治疗更为迫切,这对于维持重要的生命指征,赢得对因治疗的时间非常重要。因此,临床药物治疗时,应根据患者的具体情况,遵循"急则治标,缓则治本,标本兼治"的原则,妥善处理对症治疗和对因治疗的关系。

2. 不良反应 凡不符合用药目的或给患者带来不适甚至危害的反应,称为不良反应(adverse reaction)。不良反应是非期望的药物作用,其中副作用、毒性反应、后遗效应、继发反应和停药反应与药物剂量及药理作用有相关性,而超敏反应、特异质反应、耐受性和依赖性与机体的反应性有关。少数较严重的不良反应较难恢复,称为药源性疾病,如庆大霉素引起的耳聋。

(1) 副作用(side effect):药物在治疗量时出现的与用药目的无关的作用。副作用产生的原因与药物的选择性不高或作用范围广泛有关。副作用是药物本身所固有的,可以预知却难以避免,但用药停止后可以逐渐消失,通常危害不大。根据治疗目的不同,治疗作用与副作用可以相互转化。例如,阿托品有松弛内脏平滑肌和抑制腺体分泌的作用,当用于缓解胃肠痉挛时,抑制唾液腺分泌引起的口干就是副作用;而当麻醉前给药时抑制腺体分泌的作用为治疗作用,而松弛内脏平滑肌引起腹气胀、尿潴留就成为副作用。

(2) 毒性反应(toxic reaction):由于药物用量过大或用药时间过长,使药物在体内蓄积过多而发生的对机体的危害性反应。毒性反应危害比较严重,但通常是可以预知的,可通过减少剂量或缩短用药时间避免或减少其发生。用药剂量过大而迅速发生的毒性反应称为急性毒性反应,多损害循环、呼吸及神经系统。长期用药在体内蓄积而逐渐发生的毒性反应称为慢性毒性反应,常损害肝、肾、骨髓及内分泌等器官。

致突变(mutagenesis)、致癌(carcinogenesis)、致畸(teratogenesis)合称"三致"反应,是药物损伤细胞遗传物质所致的特殊毒性作用或潜在性毒性作用,也属于慢性毒性范畴。药物使DNA分子中的碱基对排列顺序发生改变,造成基因变异,称为致突变;突变发生在体细胞,在个体导致肿瘤形成,称为致癌;突变发生在胚胎细胞,影响其正常发育,使之畸变,称为致畸。

📖 **链接** :::::::: **重大药害事件**

1. 20世纪50年代美国使用默利尔公司三苯乙醇降脂,引起患者皮肤干燥、脱皮、脱发、乳房增大、阳痿和白内障1000余例。

2. 20世纪60年代初期,德国、加拿大、日本、英国、澳大利亚等17国发生了震惊世界的"反应停事件"。12 000名孕妇因使用沙立度胺治疗妊娠呕吐导致"海豹肢畸形"。

3. 20世纪60年代末70年代初,日本用氯碘羟喹治疗阿米巴痢疾,使7865人发生了亚急性脊髓视神经病,严重者失明。

4. 20世纪70年代,美国使用己烯雌酚治疗先兆流产,导致出生后女婴在少女期发生阴道腺癌300余例。

(3)后遗效应(residual effect):停药以后,血药浓度已降至阈浓度以下时残存的药理效应,如用巴比妥类催眠药后,导致次晨乏力、困倦的"宿醉现象"。

(4)继发反应(secondary reaction):是继发于药物治疗作用之后的不良反应,也称治疗矛盾,如长期应用广谱抗生素后出现的"二重感染"。

(5)停药反应(withdrawal reaction):长期用药后突然停药,原有疾病症状迅速重现或加剧的现象,又称为反跳现象,如长期应用普萘洛尔降压,突然停药后出现的血压升高现象。

(6)超敏反应(hypersensitive reaction):药物作为抗原或半抗原,经接触致敏后重复应用该药所引发的病理性免疫反应,也称过敏反应、变态反应。反应性质与药物的作用和剂量无关,是致敏患者对某药的特殊反应。反应程度轻微可出现皮疹、发热,严重可致造血功能障碍、肝肾损害、休克,甚至危及生命,如青霉素过敏性休克。对易致过敏反应的药物或过敏体质者,用药前应询问过敏史,必要时应做皮肤过敏试验,对该药有过敏史或过敏试验阳性者应禁用,但应注意少数假阳性或假阴性反应。

(7)特异质反应(idiosyncrasy reaction):少数特异体质患者对某些药物所产生的特殊反应,多与先天遗传异常有关。反应性质与常人不同,反应的严重程度与药物剂量相关,如葡萄糖-6-磷酸脱氢酶(glucose-6-phosphate dehydrogenase, G-6-PD)缺乏者,在应用伯氨喹等药物后发生的溶血性贫血现象。

(8)耐受性(tolerance):患者在连续用药后出现药效逐渐减弱,必须加大剂量方能达到原有药效的现象,称为耐受性。一般停药后可以恢复敏感性,如硝酸酯类的扩血管作用,连用一段时间即可产生耐受性,停药10天左右即可恢复。若短期内连续用药数次后即产生耐受现象,称快速耐受性,停药后也易恢复,如麻黄碱、加压素等。

机体有时对某药耐受后,对另一些药物的敏感性也降低,称为交叉耐受性。如饮酒成瘾的人群,一般对乙醚、巴比妥类的中枢抑制作用敏感性会降低。

在化学治疗中,病原微生物或肿瘤细胞对药物敏感性降低的现象,称为耐药性(resistance)或抗药性。往往需加大剂量或改用其他药物方可奏效。而病原体对数种抗菌药物产生耐药性,称交叉耐药性。因此应注意合理临床用药,防止耐药性尤其是交叉耐药性的产生。

(9)依赖性(dependence):指长期用药后,患者对药物产生了主观和客观上需要连续用药的现象。精神依赖性(psychic dependence),也称心理依赖性、习惯性,是指患者对药物产生了精神上的依赖,停药会造成主观上的不适感,渴望再次用药,但无客观体征。易产生精神依赖性的药物被称为"精神药品",如地西泮等。躯体依赖性(physical dependence),也称生理依赖性、成瘾性,是指长期用药使患者对药物产生适应状态,中断用药将产生强烈的戒断症状,表现为烦躁不安、流泪、出汗、疼痛、恶心、呕吐、惊厥等,甚至危及生命。久用易产生身体依赖的药物被称为麻醉药品,如吗啡等。绝大多数依赖性药物同时兼有精神依赖性和躯体依赖性,久用可以成瘾。

二、药物的量-效关系

药物的剂量-效应关系(dose-effect relationship)是指在一定范围内,药物剂量与效应之间的规律性变化。通过量-效关系的研究,可定量分析和阐明药物剂量与效应之间的规律,有助于了解药物作用的性质,并为临床用药提供参考。

(一)量-效曲线的类型

药物的量-效关系可用图解说明,以药理效应的强度为纵坐标,药物剂量(或浓度)为横坐标,可绘制出长尾 S 形的量效曲线。

1. 量反应量-效曲线 药理效应的强弱是连续增减的量变,可用具体的数量或最大效应的百分率来分级表示,如心率、血压、血糖浓度、尿量等,称为量反应。如药物剂量(或浓度)采用对数标尺,则量-效曲线呈对称 S 形(图 1-1)。

2. 质反应量-效曲线 药理效应表现为反应性质(全或无、阳性或阴性)的变化,如存活或死亡、清醒或睡眠等,称为质反应。质反应量-效曲线如以阳性反应发生频数为纵坐标,对数剂量(或浓度)为横坐标作图,则呈对称倒钟形曲线。当纵坐标采用累加阳性反应发生频率,其曲线也呈典型对称 S 形曲线(图 1-2)。

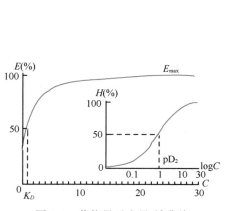

图 1-1 药物量反应量-效曲线

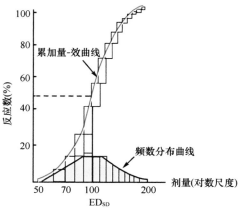

图 1-2 药物质反应量-效曲线

(二)量-效曲线的意义

根据量-效曲线可得到一系列重要的药效学参数。

1. 效能(efficacy) 是指药物所能产生的最大效应。在量反应中,随着药物剂量(或浓度)增加,效应强度相应增强达到极限,再增加剂量(或浓度),效应不再继续增强,这一药理效应的极限称为最大效应,反映药物内在活性的大小,高效能药物所产生的效应是低效能药物无论多大剂量也无法产生的。例如,镇痛药吗啡是高效能镇痛药,用于剧痛的镇痛;解热镇痛药吲哚美辛是低效能镇痛药,对钝痛有效,但对剧痛效果差。

2. 效价(potency) 是效价强度的简称,指药物达到一定效应时所需的剂量。可用于作用性质相同药物之间等效剂量的比较,其大小与等效剂量成反比。达到相同的药理效应时所需药物剂量较小者效价高,所需药物剂量较大者效价低,如 10mg 吗啡的镇痛作用与哌替啶100mg 的镇痛作用相当,即吗啡的效价强度为哌替啶的 10 倍。

效价与效能之间无相关性,两者反映药物的不同性质,在药物的药效学评价中具有重要意义。例如,利尿药以每天排钠量为效应指标进行比较,呋塞米的最大效应远远大于氢氯噻嗪,而氢氯噻嗪的效价却大于呋塞米(图1-3)。在临床治疗时,药物的效价与效能可作为选择药物和确定药物剂量的依据。

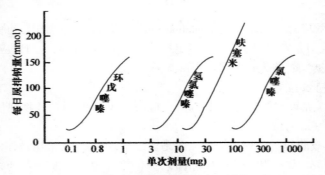

图 1-3 几种利尿药的效价强度和效能比较

3. 半数有效量(median effective dose,ED_{50}) 是指质反应中引起 50% 实验对象出现阳性反应时的药量。如果效应指标为死亡,则称为半数致死量(median lethal dose,LD_{50})。常用半数有效量来计算药物的效价强度,结果比较精确。

4. 治疗指数(therapeutic index,TI) 即药物的半数致死量与半数有效量的比值,可用来评价药物的安全性大小,治疗指数越高,药物的安全性就越大。

5. 安全范围(margin of safety) 是指95% 有效量(ED_{95})与5% 致死量(LD_5)之间的距离,距离越大表示药物越安全。

三、药物的作用机制

药物的作用机制是阐明药物如何与机体细胞结合而发挥作用的理论。其研究有助于理解药物的治疗作用和不良反应的本质,进而为合理用药、安全用药提供理论依据。药物作用机制的研究目前已深入到分子水平,可分为非特异性药物作用机制和特异性药物作用机制。

(一)非特异性药物作用机制

1. 改变细胞环境的理化条件 药物通过理化反应而产生药理作用,如抗酸药中和胃酸治疗消化性溃疡,甘露醇高渗溶液脱水利尿消除脑水肿等。

2. 配合作用 二巯丙醇、依地酸二钠钙等能与砷、汞、铜等重金属配合,进而发挥解毒作用。

3. 影响蛋白质性质 消毒防腐药如酸类、醛类、卤素等,通过使细菌蛋白质变性的作用而杀(抑)菌,因此只能用于体外消毒防腐,不能内服。

4. 改变细胞膜通透性 表面活性剂作用于病原微生物,使细胞内重要物质外漏而死亡,产生抗菌作用。

(二)特异性药物作用机制

特异性药物作用与其化学结构密切相关,是通过药物分子自身结构的特异性与机体生物小分子的功能基团结合,引起一系列生物效应。可概括为以下几方面。

1. 参与或干扰代谢过程 有些药物通过补充生命代谢物质,参与机体正常代谢过程,治疗机体相应物质缺乏症,如维生素、铁剂等补充治疗。还有些药物由于化学结构与正常代谢所需物质相似,干扰后者参与代谢过程,如5-氟尿嘧啶与尿嘧啶结构相似,可渗入恶性肿瘤细胞 DNA 及 RNA 中干扰蛋白质合成而发挥抗癌作用。

2. 影响物质转运过程 有些药物通过影响物质的转运产生药理效应,如利尿药通过抑制肾小管 Na^+-K^+、Na^+-H^+ 交换而发挥排钠利尿作用,抗高血压药硝苯地平通过阻断血管平滑肌的钙通道治疗高血压。

3. 影响酶的活性 机体的许多功能和代谢过程都是在酶的催化下进行的,酶参与所有细胞的生命活动,而且极易受各种因素的影响。有些药物以酶为作用靶点,对酶产生激活、诱导、抑制或复活作用。例如,尿激酶激活血浆纤溶酶原,苯巴比妥诱导肝药酶,新斯的明抑制胆碱酯酶,碘解磷定复活被有机磷酸酯类抑制的胆碱酯酶等。有些药物本身就是酶,如胃蛋白酶。

4. 作用于受体 分子生物学研究发现,许多药物的作用是通过与受体结合而实现的。

(三)药物作用的受体理论

1. 受体的概念 受体(receptor,R)是存在于细胞膜、细胞质内或细胞核上,能特异性地与配体结合的大分子物质。目前已知受体种类很多,如肾上腺素受体、吗啡受体及皮质激素受体等。能与受体特异性结合的物质称为配体,如神经递质、激素、自体活性物质和药物等。配体与受体结合形成复合物而引起生物效应。各种受体在体内有特定的分布部位和功能,有些组织细胞可同时存在多种受体,如支气管平滑肌上同时存在乙酰胆碱受体、肾上腺素受体和组胺受体等。

2. 药物与受体 药物与受体结合具有特异性、饱和性、可逆性。药物与受体结合的能力称为亲和力;药物与受体结合后激动受体产生生物效应的能力称为内在活性。根据药物与受体结合后呈现的生物效应不同将药物分为以下三类。

(1)受体激动药(agonist):又称受体兴奋药,指药物对受体既有较高的亲和力,又具有较强的内在活性,能兴奋受体产生效应,如吗啡可与阿片受体结合,激动阿片受体而镇痛;又如肾上腺素能激动 β 受体呈现兴奋心脏和松弛支气管平滑肌的作用。

(2)受体拮抗药(antagonist):又称受体阻断药,指药物对受体有较高的亲和力,但却没有内在活性,故不能产生效应,但其与受体结合后可阻断受体激动药与受体的结合,对激动药有对抗作用,如纳洛酮则是阿片受体拮抗药,吗啡急性中毒时可用其解救;而普萘洛尔为 β 受体拮抗药,可与肾上腺素竞争性结合 β 受体,进而达到对抗肾上腺素的作用。

(3)受体部分激动药(partial agonist):指药物与受体具有较高的亲和力,但仅有较弱的内在活性,可产生较弱的效应。部分激动药具有激动药与拮抗药的双重特性,如吲哚洛尔为 β 受体部分激动剂,既可阻断 β 受体又有一定的内在拟交感活性;喷他佐辛为阿片受体部分激动剂,有较强的镇痛作用,但其成瘾性较小。

📖 链接 ∷∷∷∷∷∷∷ 受体的类型

1878 年 Langley 首先提出有关受体的假设,20 世纪70 年代初受体的存在得到证实并被分离纯化,直至 90 年代许多受体蛋白被克隆,受体的研究不断深入并已成为解释药物的药理作用及作用机制、药物分子结构和效应之间关系的一种基本理论。

目前已确定的受体大约有三十余种,根据结构及功能特点可将受体分为四类:

1. G蛋白偶联受体 这类受体胞内部分结合着鸟苷酸结合调节蛋白(G蛋白),G蛋白有多种亚型,形成 G 蛋白家族,具有信号转导功能。激动药与受体结合通过激活 G 蛋白,可将信息递至效应器。 这一类受体最多,数十种神经递质及多肽激素类的受体需要 G 蛋白介导其细胞作用,如肾上腺素、多巴胺、阿片等受体。

2. 离子通道偶联受体 这类受体直接操纵离子通道的开关，调控细胞内外离子的流动。药物与之结合后可激动受体，影响膜离子通道，改变离子的跨膜转运，导致膜电位或胞内离子浓度的变化而产生效应，如 N 胆碱受体、谷氨酸受体等。

3. 与酶偶联受体 这类受体具有酪氨酸激酶活性，能促其本身酪氨酸残基自我磷酸化而增强此酶的活性，再催化细胞内各种底物蛋白磷酸化，从而将细胞外信息传递到细胞内，如胰岛素受体等。

4. 细胞内受体 这类受体被激动后可通过转录而促进一些活性蛋白的合成，如细胞质内的甾体激素受体、细胞核内的甲状腺素受体。

3. 受体的调节 受体虽是遗传获得的固有生物大分子，但并不是固定不变的，而是经常代谢转换处于动态平衡状态，其数量、亲和力及效应力经常受到各种生理及药理因素的影响而发生改变。受体调节是实现机体内环境稳定的重要条件。

(1) 向上调节(up regulation)：连续使用受体拮抗药后，可引起受体数目增多，亲和力增高或效应力加强，称向上调节。向上调节的受体对受体激动药特别敏感，药物效应增强，称为受体敏化。向上调节与突然停药出现反跳现象有关。例如，高血压患者长期应用 β 受体拮抗药普萘洛尔，则体内 β 受体数目增多，若突然停药，患者对内源性的去甲肾上腺素产生强烈反应，引起反跳性血压增高、心动过速、心律失常，甚至猝死，故临床应用时不能突然停药。

(2) 向下调节(down regulation)：连续使用受体激动药后，常可引起受体数目减少，亲和力降低或效应力减弱，称为向下调节。向下调节的受体对再次使用受体激动药反应非常迟钝，药物效应减弱，此现象称为受体脱敏。向下调节是机体对药物产生耐受性的重要原因之一。例如，支气管哮喘的患者长期使用 β_2 受体激动药引起患者支气管平滑肌上的 β_2 受体数目减少，进而对 β_2 受体激动药产生耐受性；当患者哮喘再次发作时，使用以前有效的 β_2 受体激动药也不能缓解，严重者甚至发生猝死。

第 3 节　药物代谢动力学

药物代谢动力学是研究药物的体内过程(包括药物在体内的吸收、分布、代谢、排泄)和体内药物浓度随时间变化的规律。

一、药物的跨膜转运

药物在体内转运必须通过各种生物膜，此过程称为药物的跨膜转运，包括被动转运和主动转运两种方式。

(一) 被动转运

被动转运是药物由高浓度一侧向低浓度一侧转运(顺差转运)，当两侧浓度达平衡状态时，转运即停止，转运时不消耗能量。转运的速度与药物的理化性质及生物膜两侧的浓度差相关。被动转运有三种常见方式：

1. 简单扩散 又称脂溶扩散，是药物溶于脂质、顺着浓度差通过细胞膜的过程。简单扩散是药物跨膜转运的最常见的方式。分子质量小、极性小(解离型少)、脂溶性高的药物均易通过此方式转运。因为多数药物属弱酸性或弱碱性化合物，所以体液环境 pH 的变化将影响药物的解离度，从而影响药物转运。一般弱酸性药物在偏酸性环境中解离少、极性小、脂溶性高，因而容易转运；在偏碱性环境中则解离型多、极性增大、脂溶性下降不易通过生物膜转运。反之，一般弱碱性药物在偏碱性环境中解离型少、极性小、脂溶性高容易透过生物膜转运；在偏酸性环境则解离型多、极性增大、脂溶性下降不易通过生物膜转运。因此,弱碱性药物易从生物膜的较碱侧进入较酸侧,弱酸性药物易从生物膜的较酸侧进入较碱侧。

2. 膜孔滤过 又称水溶扩散,是指直径小于膜孔的水溶性小分子药物,借助膜两侧的流体静压和渗透压差被水携带至低压侧的过程,如乙醇、乳酸等水溶性物质可通过此方式扩散。

3. 易化扩散 又称载体转运(或载体扩散),是药物借助于载体或膜上的离子通道蛋白跨膜转运的方式。转运时有特异性、饱和现象及竞争性抑制等特点,如铁剂转运需要转铁球蛋白作载体。

(二) 主动转运

主动转运是属逆浓度差或电位差的转运,转运时需消耗能量。与易化扩散相似,主动转运也需要载体参与,因此主动转运有特异性,存在饱和现象和竞争性抑制。这类转运主要在神经元、肾小管和肝细胞内进行,如青霉素自肾小管的分泌排泄就属于主动转运。

二、药物的体内过程

(一) 药物的吸收

吸收(absorption)是指药物从用药部位进入血液循环的过程。药物吸收的速度和吸收量影响药物效应的快慢和强弱。影响药物吸收的因素包括:

1. 给药途径 不同给药途径药物吸收的快慢排序为:吸入>肌内注射>皮下注射>舌下>直肠>口服>皮肤。静脉注射无吸收过程,药物作用最快、最强。

(1) 口服给药:口服给药方便、安全、有效、经济,是最常用的给药方法。药物在胃的吸收较少,除少部分弱酸性药物如阿司匹林等可在胃内部分吸收外,绝大多数药物主要在小肠上段吸收。口服吸收的药物还受药物性状、吸收环境、首关消除和生物利用度的影响,因此,其作用可出现较大差异。

首关消除(first pass elimination)是指口服药物经胃肠道吸收、进入门静脉通过肝脏时被酶代谢灭活,使进入血循环的药量减少,药效降低的现象,又称为首过效应(first pass effect)。首关消除率高的药物不宜口服给药,否则将不能达到预期的疗效,如硝酸甘油口服给药后首关消除率达90%,药效显著降低,不能缓解心绞痛。

生物利用度(bioavailability,F)是指非血管给药时药物进入血液循环的量与所给总药量之比,表示药物被机体吸收利用的程度。

$$F = 进入血液循环的药量/给药总量×100\%$$

生物利用度是评价药物吸收率、药物制剂质量的一个重要指标。影响生物利用度的因素包括机体因素和药物制剂因素。在临床用药治疗时,不应随意更换药物的剂型,并应采用同一药厂同一批号的药物,以保持所用药物生物利用度的一致性,从而减少药物疗效差异。

(2) 舌下给药:舌下黏膜血流丰富,药物可直接进入血液循环。此法吸收迅速,给药方便,且可避免首关消除,但因吸收面积较小,仅适用于脂溶性较高、用量较小的药物。

(3) 直肠给药:药物经肛门灌肠或使用栓剂置入直肠或结肠,起效快,其中直肠下部给药可避开首关消除,影响因素较少。因直肠给药耐受刺激性好,适用于刺激性强的药物或不能口服的患者,如水合氯醛等。

(4) 注射给药:具有给药剂量准确、无首关消除的特点。常用的方式有肌内注射、皮下注射和静脉注射。皮下或肌内注射后,药物通过毛细血管进入血液循环,其吸收速度主要与局部组织血流量及药物制剂有关。当发生休克时,周围循环不良,皮下注射和肌内注射吸收速度均大大减慢,需静脉注射才能达到急救的目的。静脉给药没有吸收过程,药物可100%进入血液循环,剂量准确、起效迅速,适用于容积大、不易吸收或刺激性强的药物给药。

（5）皮肤、黏膜和肺泡的吸收：完整的皮肤吸收能力很差，因皮脂腺的分泌物覆盖在皮肤表面，可阻止水溶性药物的吸收，故外用药物主要发挥局部作用。皮肤角质层仅可使部分脂溶性高的药物通过，如硝酸甘油等。黏膜给药除前述的舌下和直肠给药外，尚有鼻腔黏膜给药，如安乃近滴鼻用于小儿高热等。肺泡表面积较大且血流丰富，气体、挥发性液体和气雾剂等均可通过肺泡壁而被迅速吸收。

2. 其他　药物本身的理化性质、剂型、给药局部环境的 pH、血流是否丰富，以及是否存在药物相互作用等因素，均不同程度地影响药物吸收。

（二）药物的分布

分布（distribution）是指药物吸收入血后，随血液循环而分布到组织器官的过程。多数药物在体内分布是不均匀的，存在明显的选择性，但处于动态平衡状态。药物分布快慢决定药物起效快慢，影响药物分布的主要因素有：

1. 血浆蛋白结合率　多数药物进入血液循环后，能不同程度地与血浆蛋白呈现可逆性结合。结合型药物相对分子质量增大，无法跨膜转运，暂时失去活性，在血液中呈暂时储存状态。游离型药物可跨膜转运，产生药理作用。血浆中结合型与游离型药物可以相互转化，处于动态平衡。因此，同类药物中蛋白结合率高的药物，起效慢、作用强度弱而维持时间较长。同时使用两种以上药物时，因各自与血浆蛋白结合力不同，可发生竞争结合的现象，引起血浆中一些药物游离型浓度改变，造成药效改变，与蛋白结合率高的药物受到的影响较大。例如，抗凝药华法林（蛋白结合率达 99%）与解热镇痛抗炎药保泰松合用时，保泰松可竞争性与蛋白结合，使华法林蛋白结合减少、游离浓度增加导致抗凝效果明显增强，严重者引起自发性出血。

2. 体内屏障　人体的各种屏障组织可影响药物的分布。

（1）血脑屏障：是血浆-脑脊液之间的屏障，可选择性阻止多种物质由血液进入脑脊液。该处物质转运以主动转运和被动扩散为主，分子较大、极性稍高的药物不易通过。因婴幼儿时期该屏障发育不健全，不少药物容易通过屏障致中枢神经系统发生不良反应。当屏障处于病理状态时通透性增加，如脑脊髓膜炎时肌内注射大量青霉素，可在脑脊液中达到有效治疗浓度。

（2）胎盘屏障：是胎盘绒毛与子宫血窦间的屏障。仅对脂溶性低、解离型或大分子药物如右旋糖酐等呈现屏障作用，很多脂溶性高的药物仍可透过。故妊娠期用药应谨慎，以防造成胎儿中毒或畸形。

3. 其他　除药物本身理化性质（分子大小、脂溶性）外，器官血流量、组织的亲和力、体液的 pH 等均可影响药物在体内的分布或再分布。药物进入体内之后，一般首先分布到血液丰富的组织器官，如心、肝、肾、脑等。有些药物对某些组织有特殊的亲和力，因而在该组织中浓度较高，如碘主要集中在甲状腺，氯喹在肝中的分布浓度是血中的 700 倍左右。

（三）药物的代谢

代谢（metabolism）是指药物在体内发生化学结构的变化，又称生物转化（biotransformation）。药物经代谢后，一般即失去药理活性，药物代谢主要部位在肝脏。

1. 代谢方式和步骤　体内药物的代谢常涉及 I 相反应和 II 相反应。I 相反应包括氧化、还原、水解，产物多数是灭活的代谢产物，但也有少数变成活性或毒性代谢物。II 相反应是上述代谢产物结构上的羟基、酚基、羧基或氨基在药酶催化下，与体内的葡萄糖醛酸、乙酰基、甘氨酸或硫酸等发生结合反应。II 相反应可使产物的水溶性和极性增高，利于药物经肾排出体外，防止和减少药物在体内长期潴留及引起蓄积中毒。

2. 药物代谢酶　药物的代谢过程必须在酶的催化下完成。体内药物代谢酶分如下两类。

（1）专一性酶：是催化特定底物的特异性酶，如胆碱酯酶、单胺氧化酶，可分别转化乙酰胆碱和单胺类药物，主要存在于线粒体、细胞质和血浆中。

（2）非专一性酶：是非特异性酶，为存在于肝细胞微粒体的混合功能氧化酶系统，简称肝药酶。其中最关键的酶是细胞色素 P-450 酶系。其特性有三个，①选择性低，能催化多种药物。②个体差异大，可受遗传、年龄、营养状态、机体状态、疾病等影响。③活性有限，易受联合用药等因素影响，呈现增强或减弱现象。凡能增强肝药酶活性的药物称药酶诱导剂，如巴比妥类、苯妥英钠等，能诱导 P-450 酶，加速本身或其他药物的代谢转化，使药物效应减弱。凡能降低肝药酶活性的药物称药酶抑制剂，如氯霉素、异烟肼、西咪替丁等，能抑制 P-450 酶，减慢本身或其他药物的代谢转化，使药物效应增强。临床联用药物时，应注意药酶诱导剂或抑制剂对药物代谢的影响（表 1-1）。

表 1-1　常见的药酶诱导剂和药酶抑制剂

	药物种类	受影响的药物
药酶诱导剂	巴比妥类	巴比妥类、香豆素类、氯霉素、氯丙嗪、可的松、洋地黄毒苷、地高辛、苯妥英钠、阿霉素、雌二醇、格鲁米特、保泰松、奎宁、睾酮
	格鲁米特	安替比林、华法林
	灰黄霉素	华法林
	苯妥英钠	可的松、地塞米松、地高辛、茶碱
	利福平	香豆素类、糖皮质激素类、地高辛、美沙酮、美托洛尔、口服避孕药、普萘洛尔、奎尼丁
药酶抑制剂	氯霉素、异烟肼	安替比林、双香豆素、丙磺舒、甲苯磺丁脲
	西咪替丁	氯氮䓬、地西泮、华法林
	双香豆素	苯妥英钠
	去甲替林、口服避孕药	安替比林
	保泰松	苯妥英钠、甲苯磺丁脲

对肝功能不全的患者，使用经肝代谢转化的药物时，应考虑药物会加重肝脏负担及药物代谢转化功能减弱，易在体内蓄积。应注意临床用药的选择和剂量调整，更要注意不能使用对肝脏有损害的药物。

（四）药物的排泄

排泄（excretion）是指药物原型或代谢产物，通过不同途径排出体外的过程。排泄的主要途径有肾、肺、胆道及乳汁、唾液、汗液等，其中肾排泄是最主要的排泄途径。

1. 肾排泄　药物及其代谢物经肾的排泄，包括肾小球滤过、肾小管分泌及肾小管重吸收三种方式。由于肾小球毛细血管膜孔较大，血流丰富，滤过压高，除与血浆蛋白呈现结合型的药物外，游离型的药物及其代谢物均可滤过。为此，影响血浆蛋白结合率的一些因素，也影响被置换药物的滤过率。肾小管重吸收多少是决定药物排泄量的关键，由于对水分重吸收的比例大于药物，因此尿中药物浓度通常较血中高。肾小管的重吸收主要通过简单扩散进行，故弱酸性或弱碱性药物排泄的多少，与尿液 pH 相关联。当尿液偏酸性时弱酸药物解离型少，脂溶性高，易被重吸收，排泄缓慢而少；碱性药物则相反。因此，可通过改变尿液的 pH，调节肾小管的重吸收，加速或延缓药物的排泄。例如，有机磷酸酯类（酸性）中毒时，可静脉滴注碳酸氢钠碱化尿液，加快有机磷的排泄。此外，肾小管尚有主动分泌的功能，但因载体转运系统选择性不高，可产生竞争性抑制，如临床应用丙磺舒竞争青霉素分泌系统，可提高青霉素的血药浓度,延长作用时间。

2. 胆道排泄　许多药物经肝转化为极性很强的水溶性代谢物后随胆汁排入肠腔,其中多数药物随粪便排出。有些药物或代谢产物则自胆汁排入十二指肠,在肠腔被水解后又经肠壁再吸收,形成肝肠循环(hepato-enteral circulation),使血药浓度下降减慢,作用时间明显延长,如洋地黄毒苷、地西泮等。一些抗菌药物如红霉素、四环素可经胆道排泄,使胆汁中浓度增高而利于胆道感染治疗。

3. 其他途径　有些药物经乳汁排泄,因乳汁偏酸性,一些弱碱性药物(如吗啡、阿托品)易经乳汁排出。因此,哺乳期妇女用药时应考虑对乳儿的影响。此外,药物还可随唾液、汗液、泪液等排出。有些药物经唾液排出时,其药物浓度与血药浓度呈一定相关性,因此可取唾液作为临床体内药物浓度监测的样本。

三、药动学的一些基本概念与参数

(一) 时量曲线

为反映体内药物浓度随时间变化的动态过程,通常可在单次给药后不同时间采血样测定药物浓度,以时间为横坐标,血药浓度为纵坐标,绘出血药浓度-时间曲线,即时量曲线(图1-4)。通过曲线可定量分析药物在体内的动态变化过程。当纵坐标的血药浓度改为药物效应时,该曲线即为时效曲线,曲线的形态和分期不变。

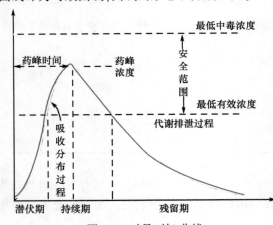

图 1-4　时量(效)曲线

时量曲线一般可分为三期:潜伏期、持续期和残留期。潜伏期指用药后到开始出现作用的时间,主要反映药物的吸收、分布的过程。持续期指药物维持有效浓度的时间,这与药物的吸收及消除速度有关。此期内的药峰浓度是指给药后达到的最高浓度,其与药物剂量成正比。药峰时间是指用药后达到最高浓度的时间,曲线在药峰时间时吸收速度与消除速度相等。残留期是指药物浓度已降至最小有效浓度以下,但尚未自体内完全消除的时间。此期的长短与消除速度有关。

(二) 药物的消除与蓄积

药物在体内分布、代谢和排泄,血药浓度逐渐下降的过程,称为药物。物的消除快慢决定药物作用维持时间长短。药物消除通常可分为两种方式:

1. 恒比消除(一级动力学消除)　即单位时间内药量以恒定比例消除。绝大多数药物在治疗量范围内的消除速率和血液内药物浓度成恒比。

2. 恒量消除(零级动力学消除)　指单位时间内药量以恒定数量消除。部分药物在剂量过大,消除能力饱和时呈现恒量消除。但当血药浓度下降到最大消除能力以下时,又可转为恒比消除。

在临床反复给药时,会出现药物进入体内的速度大于消除速度,使血药浓度不断升高称为药物的蓄积,尤其在肝、肾等器官功能不全时更易发生。有目的地利用药物蓄积,可使血药浓度达到并维持在有效治疗浓度,以符合治疗需求,但药物蓄积过多则会引起中毒。因此,在临床用药时,必须关注药物的剂量、给药速度、给药时间间隔、疗程,以及肝、肾功能等多种因素的影响。

（三）半衰期

半衰期（half life time，$t_{1/2}$）通常是指血浆半衰期，即血浆中药物浓度下降一半所需的时间。临床使用的药物绝大多数为一级动力学消除，$t_{1/2}$ 是恒定值，不因给药途径及给药量的多少、血药浓度高低而变化。

$t_{1/2}$ 临床意义在于：①反映药物消除的速度。②可作为拟定给药时间间隔长短和给药次数的参考依据。③估计一次给药后药物在体内基本消除的时间和连续给药药物达到稳态浓度的时间（均为 4～5 个 $t_{1/2}$，表 1-2）。

表 1-2　药物的消除和蓄积

半衰期数	每一次给药后		恒速/恒量连续给药后体内蓄积药量（%）
	消除药量比例（%）	存留药量比例（%）	
1	50	50	50
2	75	25	75
3	87.5	12.5	87.5
4	93.8	6.2	93.8
5	96.9	3.1	96.9
6	98.4	1.6	98.4

肝、肾功能不全患者用药时 $t_{1/2}$ 会改变，绝大多数药物的 $t_{1/2}$ 将延长，易发生蓄积中毒。因此应适当减少用药剂量。

（四）稳态血药浓度

临床药物治疗均是经重复给药以达到防治疾病所需的有效治疗浓度，并维持一定水平。按照一级动力学规律消除的药物，以恒速恒量给药（如静脉滴注或以半衰期相近间隔时间连续多次口服给药），通常经 5 个 $t_{1/2}$，血药浓度可达到稳态水平，即稳态血药浓度（steady state concentration，Css），又称坪值（plateau），此时给药速率与消除速率相等（图 1-5）。

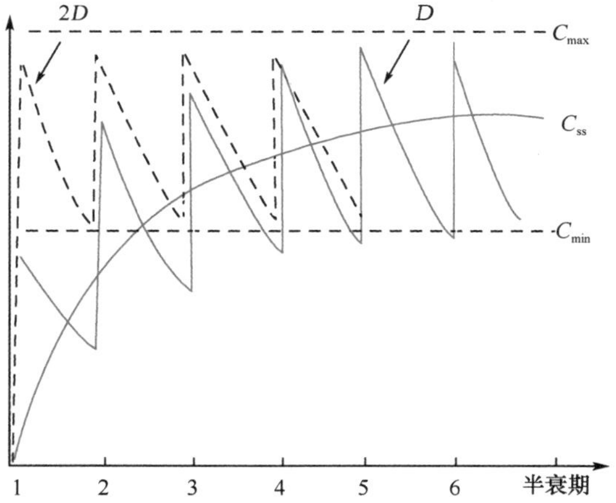

图 1-5　连续多次用药后血浆药物浓度的动态曲线
D. 每个 $t_{1/2}$ 的给药量；2D. 首剂加倍量

由图 1-5 可以看出，多次给药达坪值时，一般血药浓度也有波动。其高峰值称峰浓度，用 C_{max} 表示，其低谷值称谷浓度，用 C_{min} 表示，平均值用 C_{ss} 表示。如以连续用药方式（静脉滴注）给药，则无 C_{max} 及 C_{min} 出现，可直接达到 C_{ss}，血药浓度呈一条平滑的曲线。

当临床上需要迅速产生药效时，可采取首次剂量加倍的方法，再按 $t_{1/2}$ 间隔给药，则仅需一个半衰期即可达 C_{ss}，以后再改用维持量维持稳态水平。

第 4 节　影响药物作用的因素

同一药物治疗同一病症所呈现的效应，可受药物和机体自身及环境条件、联合用药等各种因素影响,表现强弱不一,甚至发生质的改变,产生严重不良反应。因此,在实施药物治疗时要做到合理用药,除必须掌握所用药物的药理作用、不良反应等知识外,还应考虑到可能影响药物作用的各种因素。

一、机体方面的因素

(一)年龄因素

考点: 1. 影响药物作用机体方面和药物方面的因素。

2. 药物剂量有关概念:治疗量、常用量、极量、中毒量、致死量等。

3. 药物相互作用相关概念:配伍禁忌、协同作用、拮抗作用等。

小儿正处于生长发育期,特别是婴幼儿各器官功能尚未发育完全,对药物的代谢、排泄能力差而敏感度高。新生儿,尤其是早产儿的肝脏代谢功能尚未发育成熟,葡萄糖醛酸结合能力低下,对药物代谢能力低下;婴幼儿肾功能发育不完善,对某些药物如氨基糖苷类排泄缓慢,易致蓄积中毒,甚至耳聋。两岁以下婴儿血脑屏障发育不完善,对中枢抑制药特别敏感,如应用吗啡时较成年人更易引起呼吸抑制。小儿体液量与体重之比大于成人,水盐代谢率也较成人快,因此小儿对影响水盐代谢和酸碱平衡的药物特别敏感,如使用解热镇痛药易致脱水,而利尿药易致水盐代谢紊乱。因此,小儿用药量应减少,通常按小儿体重计算或按成人剂量估算(表1-3)。

表1-3 小儿用药剂量按年龄计算表

年龄	剂量	年龄	剂量
初生至1个月	成人剂量的1/18～1/14	4～6岁	成人剂量的1/3～2/5
1～6个月	成人剂量的1/14～1/7	6～9岁	成人剂量的2/5～1/2
6个月～1岁	成人剂量的1/7～1/5	9～14岁	成人剂量的1/2～2/3
1～2岁	成人剂量的1/5～1/4	14～18岁	成人剂量的2/3～全量
2～4岁	成人剂量的1/4～1/3		

注:本表仅供参考,使用时可根据患者体质、病情及药物性质等因素斟酌决定。

老年人由于体质和各脏器功能均逐渐衰退,尤其肝、肾功能减退,故对药物的清除率逐年下降,各种药物的半衰期都有不同程度的延长,如在肝脏灭活的地西泮是正常人的4倍。老年人由于血浆蛋白浓度减少及白蛋白结合药物的能力下降等因素,对药物耐受能力也降低,如用心血管药物易致血压下降及心律失常,使用中枢神经药物易致精神错乱等。因此,65岁以上老人的用药剂量一般为成年人剂量的2/3～3/4。

(二)性别因素

性别对药物敏感性的差异并不显著,但女性一般体重轻于男性,在女性特有生理阶段如月经期、妊娠期、分娩期、哺乳期,用药应特别注意可能引起的不良反应。例如,在妊娠期和月经期应用泻药、利尿药或抗凝血药,易引起早产、流产、月经过多等。妊娠期和哺乳期用药,可能对胎儿和乳儿产生不良影响,严重时可致畸胎或使乳儿中毒。有些药物给临产妇应用,而对新生儿产生影响,如吗啡可引起新生儿呼吸抑制,故临产妇应慎用或禁用此药。

(三)个体差异

在年龄、性别、体重等基本条件相同的情况下,多数人对药物的反应是相似的,但有时也存在差异,这种因人而异的药物反应差异称为个体差异。个体差异可表现为量的区别,也可有质的不同。少数人对某些药物特别敏感,应用较小剂量即可产生较强的作用,称为高敏性;反之则称为耐受性。质的差异主要有变态反应和特异质反应,后者多与遗传缺陷有关,如先天性葡萄糖-6-磷酸脱氢酶缺乏者,服用磺胺药、伯氨喹等药物时,易引起溶血反应,在临床用药时应予注意。

（四）病理因素

病理状态可改变机体对药物的敏感性,影响药物效应。例如,胰岛功能完全丧失的患者,应用磺酰脲类药物无降血糖作用;有机磷中毒解救时,患者对阿托品的耐受量远远超过常用量,因此解救有机磷中毒时需要超大剂量阿托品;解热镇痛抗炎药只能降低发热患者体温,对正常体温者无效等。电解质紊乱可引起细胞内 K^+、Na^+、Ca^{2+} 等离子分布改变,进而影响药效,如细胞内 K^+ 缺乏,应用强心苷易使心肌细胞兴奋性提高,引起心律失常;Ca^{2+} 在心肌细胞内浓度过低,应用强心苷则药效不明显。

病理状态也可引起药动学的改变,如一些慢性疾病引起的低蛋白血症,会使奎尼丁、地高辛、苯妥英钠等药物的游离型药物浓度增多,作用增强甚至引起毒性反应。肝、肾功能不全可使经肝转化的药物及经肾排泄的药物消除减慢,半衰期延长,此时必须适当调整用量或延长给药时间间隔。胃肠道疾病如腹泻一般可使药物吸收减少,而便秘则使药物吸收增加。

（五）心理因素

药物的效应在一定程度上受患者的情绪、患者对药物和医护人员的信赖程度等因素影响。患者良好的心理状态,对药物和医护人员良好的依从性,可明显提高药物治疗效果;相反,患者对药物治疗信心不足,惧怕用药后产生的严重不良反应等均会影响患者情绪,甚至丧失治疗的信心,则可使药物疗效降低。这就要求医护人员运用自己掌握的药理知识,耐心细致地向患者及家属宣教所用药物的治疗效果、不良反应及其防治措施,尤其是一些有特殊反应的药物,应讲清其利弊,解除患者的心理顾虑,正确对待用药反应,提高患者用药的依从性,使患者乐观地接受药物治疗。

临床上应用不含药理活性成分、仅在外观和口味上与有药理活性成分的真实药物完全相同的安慰剂,通过影响患者的心理状态产生疗效,称为安慰剂效应。安慰剂效应主要由患者的心理因素引起,它来自患者对药物和医生的信赖,在用药后医生的解释及推测给患者带来乐观的消息时,患者的紧张情绪可大大缓解,安慰剂效应会比较明显。

（六）遗传因素

遗传因素可影响药物的药动学和药效学,使药物作用表现因人而异。主要表现为对药动学方面影响,如不同人群由于体内肝乙酰化转移酶的差异,可分快乙酰化型和慢乙酰化型。在应用异烟肼、磺胺类、甲硫氧嘧啶等药物时,不同人群代谢速率会出现明显差异,为获得相同药效必须调整用药剂量。药效学方面影响,是由受体部位异常、组织细胞代谢障碍等因素引起,如华法林耐受者,由于肝内维生素 K 环氧化还原酶的受体与华法林亲和力降低,使临床用药药效下降。

二、药物方面的因素

（一）药物的剂量

剂量即每次用药的分量。剂量的大小决定血药浓度的高低,血药浓度的高低又决定药理效应的强弱。因此药物剂量决定药理效应强弱,在一定范围内增加或减少药物剂量,效应也随之增强或减弱。

根据剂量与效应的关系(图1-6),剂量可分为:

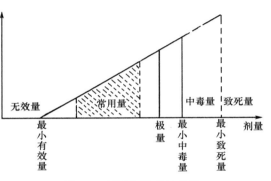

图1-6 剂量与效应的关系

1. **无效量** 即药物剂量过小,在体内达不到有效浓度,不能引起药理效应的剂量。

2. **最小有效量** 即剂量增大到开始出现药理效应时的最小剂量。

3. **治疗量** 即介于最小有效量和极量之间,可使机体产生疗效而不引起毒性反应的剂量。在治疗量中,大于最小有效量而小于极量、疗效显著而安全的剂量,称为常用量。

4. **极量** 即能引起最大效应而不至于中毒的剂量,又称最大治疗量。极量是国家药典规定允许使用的最大剂量,即安全剂量的极限,超过极量有中毒的危险。除非特殊需要时,一般不采用极量。

5. **最小中毒量和中毒量** 药物引起毒性反应的最小剂量为最小中毒量。介于最小中毒量和最小致死量之间的剂量为中毒量。一般将最小有效量与最小中毒量之间的剂量范围,称为安全范围,该范围越大则用药越安全。

6. **最小致死量和致死量** 药物引起死亡的最小剂量为最小致死量,大于最小致死量为致死量。

(二)药物的剂型

同一种药物不同的剂型有明显不同的药动学特征,其生物利用度也不同。口服时吸收由快到慢为:糖浆>胶囊>片剂>丸剂。肌内注射时吸收速度为水溶液>混悬液>油剂。即使是同一药物、同一剂型,但批号不同、厂家不同,由于加工工艺的差异,也常导致生物利用度的改变从而影响到药物的作用。临床上还有许多特殊剂型,如缓释制剂和控释制剂。前者是先将药物制成小的颗粒,分作数份,少数不包衣为速释部分,其他分别包上厚薄不同的包衣为缓释部分;而后者是通过控释衣膜定时、定量、匀速地向外释放药物的一种剂型。这两种制剂均可使血药浓度恒定,无"峰谷"现象,从而更好地发挥疗效。

(三)给药方法

1. **给药途径** 是影响药物吸收速率与程度的重要因素,可影响药物作用的快慢及强弱。药物起效快慢的一般规律是:静脉注射>吸入>舌下给药>肌内注射>皮下注射>直肠给药>口服>皮肤给药。但也有例外,如地西泮口服起效比肌内注射快,静脉滴注氯化铵的痰液稀释作用仅为口服给药作用强度的10%。同一药物不同给药途径有时也会产生性质不同的作用,如硫酸镁肌内注射可降压、抗惊厥,口服可以导泻、利胆,而外用则可消肿止痛。因此临床用药时应根据病情、治疗需求和药物自身特点来选择合适的给药途径。

2. **给药次数** 决定给药时间间隔长短,对于维持稳定有效的血药浓度特别重要。尤其是化学治疗中的抗生素或抗肿瘤药,血药浓度如经常波动在有效和无效之间,常可影响疗效,甚至导致病原体或肿瘤细胞产生耐药性。一般给药次数应根据病情需要及药物血浆半衰期而定。但有些药物例外,如青霉素半衰期仅30分钟,但由于抗菌后效应的存在,可采用一天2次给药法,减少了给药次数。

3. **给药时间** 给药时间不同有时也可影响药物疗效,临床用药时,视具体药物特点、病情需要及人体周期节律规律而定。例如,阿莫西林等口服青霉素类药物空腹使用疗效更确切;但阿司匹林等对胃有刺激的药物应在饭后服用,而制成肠溶片后又宜饭前服用;催眠药宜在临睡前服用;降糖药胰岛素在餐前给药更能发挥药物的疗效。长期应用糖皮质激素时,隔天上午一次给药法可以减少其对肾上腺皮质功能的抑制。

4. **疗程** 指给药持续时间,其长短应依疾病和病情而定,一般在症状消失后即可停药。但抗生素治疗某些感染性疾病时,为巩固疗效和避免抗药性发生,在症状消失后,尚需继续用药一段时间,但是不宜滥用。尤其是广谱抗生素,久用可致菌群失调。长疗程用药中如需停药,必须注意逐渐减量,而不宜突然停药,以防出现病情反跳。临床用药不应盲目实施长疗程,尤其是激素类药物,因即使应用治疗量的肾上腺皮质激素,也易致医源性肾上腺皮质功能不全症。

(四) 药物的相互作用

目前,临床上合用两种或多种药物的现象日趋普遍,要保证合理用药,必须重视药物间的相互作用。药物相互作用(drug interaction)是指联合或先后序贯应用两种或两种以上药物时,使原有药物的作用和效应增强或减弱的现象。合理的联合应用可以增强药效或减少不良反应;反之则是不合理的。

药物在体外配伍时发生的物理性或化学性的相互作用,引起药物疗效降低或毒性增大称为药物配伍禁忌(incompatibility)。静脉输液装置或注射器内药物配伍禁忌较为多见,有配伍禁忌的药物不能配伍使用。护理人员在调配药物时,要注意避免药物的配伍禁忌,选择合适的给药途径和顺序,必要时查询药物配伍禁忌表。药物在体内配伍时主要是药动学或药效学方面发生的相互作用。

1. 药动学方面　主要表现在:①胃肠蠕动、胃的排空、消化液的分泌、pH 等可影响口服药物的吸收,如维生素 C 与铁剂同时服用可增加铁剂的吸收,四环素与铁剂同时服用可减少铁剂的吸收。②血浆蛋白结合率高的药物可将结合率低的药物从血浆蛋白上置换下来,使后者作用增强或毒性增加,如阿司匹林与降血糖药格列齐特合用可使后者降糖作用增强,甚至引起低血糖反应。③药酶诱导剂可促进药物代谢,降低药物疗效;药酶抑制剂减慢药物代谢,增强药物疗效,甚至引起毒性反应。④尿液 pH 及肾小管的分泌等可通过影响药物的排泄而影响药物的疗效,如碱化尿液既可促进弱酸性药物的排泄,也可增强氨基糖苷类抗生素在泌尿系统的抗菌效果。

2. 药效学方面　多种药物合用,结果可表现为以下两方面。

(1) 协同作用(synergism):指几种药物同时或先后应用,产生药效相加或增强作用。

(2) 拮抗作用(antagonism):指几种药物合用后,产生的效应小于它们各自作用。

发生上述两种作用的主要原因有:①合用药物发生生理性协同或拮抗,如应用镇静催眠药等中枢抑制药时,饮酒或同时服用其他中枢抑制药如抗组胺药、地西泮等会增强对中枢的抑制作用;相反,镇静催眠药的中枢性抑制作用可被饮茶或服用中枢兴奋药而拮抗或抵消。②合用药物发生受体部位的协同或拮抗,如抗组胺药和吩噻嗪类药物均有抗胆碱受体作用,当与胆碱受体阻断药物阿托品合用时,可能引起精神错乱、记忆紊乱等不良反应;又如异丙肾上腺素与普萘洛尔合用时,可因两者竞争 β 受体,而致异丙肾上腺素治疗支气管哮喘的作用被抵消。③合用药物干扰神经递质的转运,如三环类抗抑郁药丙米嗪与可乐定及甲基多巴等中枢降压药合用,可抑制儿茶酚胺的再摄取,增强肾上腺素及其拟似药的升压作用,而抑制可乐定及甲基多巴的降压作用。

三、其他方面的因素

(一) 药物的使用

1. 外观检查是用药安全的前提　医护人员在领取药物、使用药物的过程中应对制剂进行外观质量的检查。凡变质、包装破损、标签不明、超过有效期的药品不得领取,更不得使用。

对于固体剂型的药物,制剂形态应完好,无潮解松软、变硬、变色等现象;糖衣片不得有色斑或粘连。液体剂型的药物应注意有无霉变、变色,有无絮状沉淀及异味等。溶液剂必须澄明、无沉淀、无异物。注射剂外观必须清洁、标签明确,无裂痕、无破损、封口严密无松动,特别要注意药物的批号是否一致。粉针剂必须用指定的溶媒稀释,稀释浓度要恰当。软体剂型应质地均匀、无变色、无霉变、无异味。

2. 正确配药是用药安全的基础　配药时光线要充足,注意力要集中,要时刻牢记"三查七对"。应先配固体药物再配水剂和油剂。药物出现不应有的变色和沉淀时不得使用。取药应用药匙,不能用手直接接触药物。倾倒药液前先要摇匀药物,手握瓶签一侧倒出药液,药液一经倒出,不得放回原药瓶中。药液倒毕必须擦拭药瓶。用量杯准确计量药物的量。液体药物应滴入预先准备好的药杯内,以免粘在壁上影响疗效。

同一患者的几种药片可以放入一个药杯里,但液体药物必须分开放置。药物配好后要按时给患者应用,以免污染或变质。

3. 准确发药是用药安全的保证　配药与发药应由一人负责,否则必须交代清楚;发药时应核对药牌与床头牌,呼唤患者姓名无误后方可发药。同时服用两种以上药物时应一次取离药盘以免发生差错。对于患者不在病房或因故不能及时服药者,应将药带回保管或交班。

4. 药后监护是用药安全的关键　给药后应立即做好记录,防止交接班疏忽而重复给药或出现其他差错。医护人员应密切观察患者用药后的各种情况,指导和帮助患者避免或减轻不良反应。对出现的不良反应,给予相应处理或停药,并做好记录上报工作。

(二) 药物与食物

药物和食物之间存在相互作用,表现为改变药物的吸收或消除、药物与食物的配伍禁忌等。因此,医护人员有责任向患者及其家属讲明服药期间饮食方面的注意事项,指导选择合适饮食,以提高疗效,避免不必要的后果。

1. 食物对药物吸收的影响　如酸性饮食可增加铁的溶解度,使 Fe^{3+} 还原为 Fe^{2+},促进吸收;高脂肪饮食可促进脂溶性维生素 A、D、E 的吸收,增加药效。而含钙、磷较多的食物、饮茶等却影响铁的吸收;婴幼儿补充钙剂时不宜同食含有大量草酸的菠菜等食品,以免形成不易溶解的草酸钙,而影响钙剂的吸收。

2. 食物对尿液 pH 的影响　尿液 pH 的变化常受饮食的影响。鱼、肉、蛋等荤性食物属酸性食品,而蔬菜、豆类、水果、牛奶等多数素食属碱性食品。通常四环素类、氨苄西林等在酸性尿液中抗菌能力强,而金葡菌、绿脓杆菌在酸性尿液中生长可受到抑制,用药时则宜多食荤性食品。红霉素、氯霉素、头孢菌素类、氨基糖苷类、磺胺类等在碱性尿液中抗菌力强,用药时宜多食素食。

3. 食物与药物相互作用　乳酶生不宜用热水冲服,以免杀灭乳酸杆菌降低药效。服用泻药、解热药和磺胺类药物后应多饮水,以补充机体丢失的水分或减轻对肾功能的毒性。含蛋白的药物制剂,忌与茶同服,防止鞣酸和蛋白质发生作用失去药效。服用降压药、排钠利尿药时应限制高钠饮食。应用中枢抑制药期间禁饮酒,因其可增强对中枢的抑制作用。

第 5 节　药物的相关知识

一、药物的一般知识

(一) 药品的名称

考点:1. 处方药、非处方药、特殊药品等概念。2. 药物制剂类型及特点。

药品的名称包括通用名、商品名(专利名)和化学名等。

1. 通用名　是由研发该药的制药公司命名,被国家药政管理部门认定,常用在教科书、期刊中对药品的称呼,可作为国家药典收载的法定名称,同一品种的药品只能使用一个药品通用名,如对乙酰氨基酚、头孢他啶、盐酸小檗碱、阿司匹林等都是药品的通用名。我国规定,药品通用名应当显著、突出,对于横版标签,必须在上 1/3 范围内显著位置标出;竖版标签,必须在右 1/3 范围内显著位置标出,因而较容易识别。

2. 商品名　是由生产厂商命名并向国家食品药品监督管理局注册的药品名称,常在右上角有®符号,药品的商品名往往因厂而异。同一种药品只能有一个通用名,但可有多个商品名。商品名反映的是药品生产厂家的不同,品牌的不同,如巴米尔为阿司匹林的商品名,又如对乙酰氨基酚的商品名有百服宁、必理通等。

3. 化学名 是依据药物的化学组成按公认的命名法给药品命名,化学名因过于繁琐,临床很少采用。

(二)药典

药典是国家对药品规格、标准所制定的法规文件,规定了比较常用的且有一定防治效果的药品和制剂的标准规格和检验方法,是国家管理药品生产、供应、使用与检验的依据,由政府颁布施行。凡属药典收载的药物,其质量在出厂前需要按药典规定的方法检验,不符合药典规定标准的不得出厂,更不允许销售和使用。药典对毒、剧药品都有极量限制,在用药护理中应予以重视。

链 接 ·········· 药典的发展史

我国最早的药典是唐朝(公元 659 年)的《新修本草》。它比国外最早的《纽伦堡药典》早883 年。1930 年我国曾出版《中华药典》。新中国成立后,于 1953 年出版《中华人民共和国药典》,1957 年出版增补本。随着医药事业的迅速发展又陆续于 1963 年、1977 年、1985 年、1990年、1995 年、2000 年、2005 年和 2010 年再版,对我国药品的生产、药品质量的提高和人民用药安全有效等方面均起了很大的作用。

《中华人民共和国药典》2010 年版分为三部,第一部收载药材及饮片、植物油脂和提取物、成分制剂和单味制剂等;第二部收载化学药品、抗生素、生化药品、放射性药品及药用辅料等;第三部收载生物制品。其共收载药物 4615 个。

(三)药物的分类管理

1. 处方药和非处方药 我国自 2000 年 1 月 1 日起正式推行药品分类管理制度。根据药物的药理性质、临床应用范围和安全性等特点,对药品分别按处方药(prescription-only medicine,POM)和非处方药(over-the-counter drugs,OTC)进行管理。

处方药是必须经医生开写处方,在专业医护人员指导下使用的药物。非处方药是无须医生诊断和开写处方,患者依据自己掌握的医药知识,可按药品说明书自我判断、购买和使用的药物。

因为任何药物均有毒副反应,只是程度不同而已。非处方药安全性好,也只是相对而言。在用药宣教时,需教育患者及其家属在使用非处方药时注意:①不要以预防为目的任意服用治疗药。②要对症用药,最好向专业人员咨询后购买应用。③服药前必须细读说明书,尤其要了解可能出现的不良反应。④注意药物用法、剂量不应超出规定范围,尽量避免合并用药。

2. 国家基本药物 是根据我国的国情,按照"临床必需、安全有效、价格合理、使用方便、中西药并重"的原则,从临床各类药品中筛选确定的,能满足人们卫生保健优先需求的数量有限的药物。1982 年,我国政府首次制定了《国家基本药物目录》,至今已修订 7 版。2009 年,调整后的《国家基本药物目录》(基层医疗卫生机构配备使用部分)共收载 307 个品种,其中化学药品、生物制品 205 个品种,中成药 102 个品种。

3. 特殊药品 是由国家药品行政部门和有关部门指定的单位生产、管理和经营的药物,包括麻醉性药品、精神药品、医疗用毒性药品、放射性药品。特殊药品按照国家制定的《特殊药品管理办法》进行管理,严格控制其生产、经营和使用。

麻醉药品是指连续使用易产生躯体依赖性,导致成瘾的药品,如阿片类、可卡因类、大麻类等。这类药品如为嗜好使用时,则称为毒品。麻醉药品需专人管理、每班均需交接清点。

一般需专用红色处方开取,处方保存 3 年。

精神药品是指直接作用于中枢神经系统,产生兴奋或抑制,连续使用可产生精神依赖性的药品。一类精神药品如布桂嗪、复方樟脑酊、安钠咖、司可巴比妥等,一张处方不应超过 3 天常用量;二类精神药品如巴比妥类(司可巴比妥除外),苯二氮䓬类及甲丙氨酯等,一张处方不应超过 7 天常用量。处方均应保存 2 年备查。

医疗用毒性药品是指毒性较大,治疗量接近中毒量,使用不当会引起患者中毒甚至死亡的药物,如洋地黄毒苷、奎尼丁等。放射性药品是指用于临床诊断或治疗的放射性制剂或其标记药,如[131]I 等。

(四) 药物的相关标识

1. 药品的批号和有效期

(1) 批号:按药厂各批药品生产的年、月、日编排。国内多采用 6 位数表示,前 2 位数表示年份,中间 2 位数表示月份,最后 2 位表示日期,如 141031 表示 2014 年 10 月 31 日生产。

(2) 有效期:是指药品在一定的储存条件下,能够保持质量的期限。其表示法有以下三种:①直接标明有效期,如某药品的有效期为 2017 年 5 月,表示药品在 2017 年 5 月当月有效,即到 5 月 31 日使用有效,但在 6 月 1 日即无效。②标明有效期年限,由标示的有效期几年,配合生产批号,判断有效期限是何日。如某药品生产批号是 141031,有效期 3 年,则表示该品可用到 2017 年 10 月 30 日。③直接标明失效期,国外进口药品有采用 EXP,Date 或 Use before 标明失效期,以表示有效期限。失效期指药品到某一期限即失效,如某药标明 EXP,Date:May 2017,则表示该药失效期为 2017 年 5 月,即有效使用时限为 2017 年 4 月 30 日。

2. 药品的特殊标识(图 1-7)

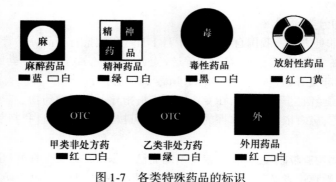

麻醉药品　■蓝　□白　　精神药品　■绿　□白　　毒性药品　■黑　□白　　放射性药品　■红　□黄

甲类非处方药　■红　□白　　乙类非处方药　■绿　□白　　外用药品　■红　□白

图 1-7　各类特殊药品的标识

二、药物制剂与剂型

制剂是根据临床需要将药物经过适当加工制成具有一定形态和规格,便于保存、使用的制品。制剂的形态类型称为剂型,药物常见的剂型如下。

(一) 液体剂型

液体剂型为最常用的一类剂型。液体药物因分散度较大,吸收快而起效迅速。其浓度可随所需剂量的大小而改变,分取剂量准确,使用方便,能降低某些药物的局部刺激或矫正其不良味、臭。但某些水性制剂也有易发霉、变质,包装要求高,储运不便的缺点。

1. 溶液剂　系非挥发性药物的澄明水溶液,可供内服或外用。内服溶液剂多置于带刻度的瓶中,瓶签上说明服药的格数和次数等;外用溶液剂应在瓶签上注明"不能内服"或标明"外"用标识。

2. 合剂　系两种或两种以上药物配制的澄明或混悬的内服水制剂。含不溶性药物的混悬合剂应在瓶签上注明"服时摇匀"，由于合剂多易发霉变质，故不宜制备过多。

3. 注射剂　是专供注射用药物灭菌制剂，包括灭菌溶液、乳状液、混悬液或干燥粉末，常熔封于特制的玻璃安瓿中，故又称"安瓿剂"或"针剂"；大容量（100ml 以上）的注射剂，多密封在玻璃瓶或特制的塑料袋内，称输液剂，如生理盐水注射液、葡萄糖氯化钠注射液等。

4. 洗剂　是专供外用的含多种成分（多含有不溶性粉末状药物）水制剂。一般具有消炎、止痒、收敛、保护等作用，适用于皮肤的急性和亚急性炎症等，如炉甘石洗剂等。

5. 酊剂　为动、植物药用规定浓度的乙醇浸出液或化学药物的乙醇溶液，供内服或外用，如复方樟脑酊、碘酊等。

6. 糖浆剂　系含有或不含药物的蔗糖接近饱和的内服水溶液，如小儿止咳糖浆、可待因糖浆等；不含药物的称单糖浆，作调味用。

（二）固体剂型

1. 片剂　为药物与适宜辅料经压制而成的片状制剂。片剂以口服为主，也可供外用或植入。由于片剂制作方便、含量准确，在储存、运输、服用等方面都很方便，故为应用最多的固体剂型。

片剂可根据应用的需要制作成各种类型：①味苦难以口服或易被氧化的药物，常在片剂外面包裹一层糖衣，称糖衣片，如硫酸亚铁糖衣片等；②对胃黏膜有刺激性或易被胃液破坏的药物，可在片剂外包一层肠溶衣，称肠溶片，如肠溶阿司匹林片等；③片剂的外层为速释部分药物，内层为缓释部分药物，称多层片，如多酶片等；④经过灭菌，埋藏于皮下呈长效作用的，称植入片，如睾丸素植入片等；⑤含于舌下，经舌下静脉丛吸收后发挥作用的，称舌下含片，如硝酸甘油片等；⑥将药物吸附于一定大小的可溶性纸片制成的，称纸型片，如口服避孕片等。

2. 散剂　又称粉剂，是一种或多种药物均匀混合制成的干燥粉末状制剂，供内服或外用。易引湿和潮解的药物，不宜做成散剂。

散剂因粉末细而疏松，内服易被吸收，作用较快而强，适于儿童和不习惯吞服片剂者使用；内服散剂应按每次用量分成小包，如阿司匹林散等。外用散剂要求粉末极细，对皮肤黏膜或创伤面有覆盖、收敛和保护作用，并能吸收分泌物或渗出物，以保持局部干燥，如痱子粉、冰硼散等。

3. 胶囊剂　为避免药物的不良味、臭及刺激性，将药物装于胶囊中的内服制剂。其粉末疏松，具有较片剂易吸收、作用快且强的优点，同时又有含量准确、便于服用的特点。硬质胶囊内装固体药物；软质胶囊中为液体药物，呈球形或卵形，又称胶丸，如鱼肝油胶丸等。

4. 丸剂　系药物加入适当黏合剂制成的圆球形制剂。作用缓和而持久，可减低药物刺激性。在中成药中有较多应用，如牛黄解毒丸、藿香正气丸、六神丸等。

5. 冲剂　又称颗粒剂，系将药物或生药的提取物与蔗糖粉调和制成的干燥颗粒状内服制剂，服时用开水冲化即成汤剂，不必煎熬，具有味佳、易保存、携带和服用方便等优点。但冲剂易吸湿结块并软化（多不影响疗效，仍可服用），要注意包装和保存，如板蓝根冲剂等。

（三）软性剂型

1. 软膏剂　是药物与适宜的基质（如凡士林、羊毛脂等）均匀混合后，制成的易于在皮肤黏膜上涂布的外用半固体制剂。对皮肤或黏膜局部有保护、防止干燥和皲裂的作用；对创伤或感染的皮肤黏膜，具有防腐、杀菌、消炎、收敛及促进肉芽生成等功效，是常用的一类外用剂型。

另有药物粉末极细腻的灭菌眼用软膏，称眼膏剂，如四环素眼膏、毛果芸香碱眼膏等；含粉末状药物在 25% 以上的软膏，称糊剂，其硬度较大，具有较强的吸湿能力，并有收敛、保护、消毒等作用,常用于各期皮炎和湿疹等的治疗,如氧化锌糊等。

2. 硬膏剂 系药物与基质混匀后,涂布于纸、布或其他薄片上的硬质膏药,遇体温则软化而具有黏性,专供敷贴于皮肤上的外用制剂。其多具有局部刺激、止痛、消肿拔毒、生肌等作用,主要用于跌打损伤、风湿痹痛等,如伤湿止痛膏、麝香虎骨膏、黑膏药等。

3. 栓剂 为专供塞入人体腔道的外用制剂。其形状因用途而各异,在常温时为固体,塞入腔道后,可溶化或软化释放出药物而显效,如硝酸咪康唑栓、甘油明胶栓、制霉菌素栓等。

(四) 其他剂型

1. 气雾剂 指将药物和抛射剂一起,封装于带有阀门的耐压容器内的液体或粉末状制剂,主要供呼吸道吸入,也有外用喷于皮肤黏膜表面的,如特布他林气雾剂、色甘酸钠气雾剂等。

2. 缓释制剂与控释制剂 缓释制剂是指用药后能在较长时间内持续释放药物,以达到长效目的的制剂,如布洛芬缓释胶囊。控释制剂是指药物能在预定的时间内,自动地以所需要的预定速度释放,使血药浓度长时间恒定维持在有效浓度范围内的制剂,如硝苯地平控释片。这两种制剂均属于持续释放型剂型,而前者是单位时间内按一定比例释放药物,后者是单位时间内按一定数量释放药物。这些剂型由于应用次数减少,适用于一些需长期用药的心脑血管疾病、哮喘等慢性病患者,既可提高用药的依从性,又保证用药的安全、有效。

3. 靶向制剂 是指借助载体将药物通过局部给药或全身血液循环,选择性地浓集定位于靶点发挥作用的给药系统。靶点可以是某组织、器官、细胞或细胞内结构,起到定向作用,提高药效、降低毒性作用,如两性霉素 B 脂质体、阿霉素脂质体等。

三、处方与医嘱

(一) 处方的概念及种类

处方是由注册的执业医师和执业助理医师开具的,由药学专业技术人员审核、调配、核对,并作为医疗用药发药凭证的医疗文书,也是患者取药的凭证,是一种重要的具有法律意义的医疗文件。医、护、药人员一定要认真开写或执行。麻醉药品处方、急诊处方、儿科处方、普通处方的印刷用纸应分别为淡红色、淡黄色、淡绿色和白色。执行处方是护士的日常工作,直接关系到患者的治疗效果和生命安危,应严肃认真对待。在医疗工作中所应用的处方一般有医疗处方、法定处方和协定处方三类,在临床医疗工作中以医疗处方为最常用。

(二) 处方结构

处方结构见图1-8。

(1) 前记:包括医疗、预防、保健机构名称,处方编号、费别、患者姓名、性别、年龄、门诊或住院病历号、科别或病室和床位、临床诊断、开具日期等,并可添列专科要求的项目。麻醉药品和第一类精神药品处方还应当包括患者身份证明编号,代办人姓名、身份证明编号。

(2) 正文:以 Rp 或 R 标示,分列药品名称、规格、数量、用法用量。

(3) 后记:医师签名或者加盖专用签章,药品金额及审核、调配、核对、发药药师签名或者加盖专用签章。

(三) 处方的书写规则

处方必须在专用处方笺上用钢笔或水性笔书写,亦可用打印机打印,要求字迹清晰,内容完整,剂量准确,不得涂改。如有涂改,医师必须在修改处签名及注明修改日期。

处方中药品剂量与数量一律用阿拉伯数字表示,剂量应当使用 SI 制单位:固体或半固体药物以克(g)、毫克(mg)、微克(μg)、纳克(ng)为单位;液体药物以升(L)或毫升(ml)为单位;少数药物以国际单位(IU)或单位(U)表示。药物浓度一般采用百分浓度。普通处方一般不得超过 7 天用量,急诊处方一般不得超过 3 天用量,对于某些慢性病、老年病或特殊情况,处方用量可适当延长,但医师必须注明理由。急诊处方应在处方笺左上角写"急"或"cito"字样,以便优先发药。处方只限当日有效,过期需经医师更改日期并签字方能生效。处方中任何差错和疏漏都必须经医师修改签字方可调配。处方中计量单位及用法常用拉丁文缩写词表示(表1-4)。

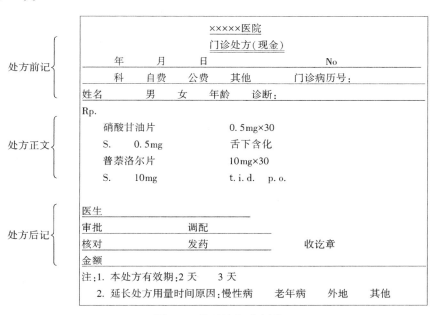

图 1-8 普通处方示意图

表 1-4 处方中常用拉丁文缩写词及中文意义

缩写	中文意义	缩写	中文意义	缩写	中文意义
1. 常用制剂/剂量单位		2. 给药时间/给药次数		3. 给药途径/其他	
amp.	安瓿剂	a. c.	饭前	i. d.	皮内注射
cap.	胶囊剂	a. m.	上午	i. m.	肌内注射
emui.	乳剂	h. s.	睡前	i. p.	腹腔注射
inj.	注射剂	p. c.	饭后	i. v.	静脉注射
ocul.	眼膏剂	p. m.	下午	iv. gtt	静脉滴注
ol.	油剂	q. d.	每天一次	H	皮下注射
sol.	溶液剂	b. i. d.	每天二次	p. o.	口服
syr.	糖浆剂	t. i. d.	每天三次	pr. dos	顿服
tab.	片剂	q. i. d.	每天四次	aa.	各
tr.	酊剂	q. m.	每晨	u. ext	外用
ung.	软膏剂	q. n.	每晚	p. r.	直肠给药
gtt.	滴	s. o. s.	必要时	test/ast	皮试后
g	克	p. r. n.	必要时(可重复)	Co.	复方的
U	单位			No.	数量
μg	微克	stat.	立即	NS	生理盐水
mg	毫克	Lent.	慢慢的	GS	葡萄糖水
ml	毫升	Cito!	急速的	GNS	糖盐水

（四）医嘱

医嘱是由医师拟订并由护理人员执行的治疗计划,包括长期医嘱、临时医嘱、备用医嘱和停止医嘱。医嘱内容包括:护理常规、护理级别、饮食种类、体位、各种检查和治疗、药物名称、剂量和用法、医师、护士签名等。医嘱必须由医师写在医嘱单上,然后由护士按医嘱种类分别转抄至医嘱执行单上,经医师签名后方为生效,护士一般不执行口头医嘱,在抢救或手术过程中医师下达的口头医嘱,护士必须复诵一遍,双方确认无误后方可执行,事后应及时补记。用药医嘱与处方书写格式的不同点是医嘱无 Rp（请取）、用法（用法）字样,无需写出规格量、总量,其余相同。

目 标 检 测

一、名词解释

1. 药物　2. 药理学　3. 药效学　4. 药动学
5. 药物作用　6. 药理效应　7. 直接作用
8. 间接作用　9. 局部作用　10. 吸收作用
11. 选择作用　12. 普遍细胞作用　13. 治疗作用
14. 不良反应　15. 副作用　16. 毒性反应
17. 后遗效应　18. 继发反应　19. 停药反应
20. 超敏反应　21. 特异质反应　22. 耐受性
23. 耐药性　24. 快速耐受性　25. 高敏性
26. 低敏性　27. 精神依赖性　28. 躯体依赖性
29. 效能　30. 效价　31. 半数致死量
32. 半数有效量　33. 治疗指数　34. 安全范围
35. 受体激动药　36. 受体拮抗药
37. 受体部分激动药　38. 向上调节
39. 向下调节　40. 首关消除　41. 药酶诱导剂
42. 药酶抑制剂　43. 肝肠循环　44. 恒比消除
45. 恒量消除　46. 血浆半衰期　47. 稳态血药浓度
48. 生物利用度　49. 最小有效量　50. 极量
51. 治疗量　52. 常用量　53. 最小中毒量
54. 最小致死量　55. 协同作用　56. 拮抗作用
57. 麻醉药品　58. 精神药品　59. 医疗用毒性药品
60. 放射性药品

二、选择题

A₁ 型题

1. 药物的基本作用是指
   A. 选择作用和普遍细胞作用
   B. 兴奋作用和抑制作用
   C. 防治作用和不良反应
   D. 局部作用和吸收作用
   E. 预防作用和治疗作用
2. 药物作用的二重性是指
   A. 防治作用与不良反应
   B. 治疗作用与副作用

C. 防治作用与毒性反应
D. 对因治疗与对症治疗
E. 防治作用与抑制作用

3. 副作用是下述哪种剂量时产生的不良反应
   A. 大于治疗量　　　　B. 小于治疗量
   C. 治疗量　　　　　　D. 最小中毒量
   E. 常用量
4. 药物产生副作用的药理学基础是
   A. 用药剂量过大
   B. 药物作用的选择性低
   C. 用药时间过长
   D. 安全范围小
   E. 患者对药物反应敏感
5. 药物的变态反应与下列哪项密切相关
   A. 剂量　　　　　　　B. 年龄
   C. 体质　　　　　　　D. 治疗指数
   E. 以上都不是
6. 受体激动药的特点是
   A. 高亲和力,低内在活性
   B. 低亲和力,高内在活性
   C. 低亲和力,低内在活性
   D. 高亲和力,高内在活性
   E. 无亲和力,无内在活性
7. 对药物毒性反应的正确认识是
   A. 治疗量时出现,机体轻微损害
   B. 可以预知,难以避免,机体严重损害
   C. 不可预知,不可避免,机体轻微损害
   D. 可预知,可避免,机体明显损害
   E. 以上均不是
8. 关于药物的副作用叙述正确的是
   A. 用药剂量过大时出现的与治疗目的无关的作用
   B. 在治疗量时出现的与用药目的不符的作用

C. 不可预知的,引起机体病理性损害

D. 与遗传因素密切相关的特异质反应

E. 以上都不是

9. 部分激动药的特点是

A. 不具亲和力,但却有较强的内在活性

B. 兼有较强的亲和力和内在活性

C. 有较强的亲和力,仅有微弱的内在活性

D. 既无亲和力,也无内在活性

E. 具有较强的亲和力,却无内在活性

10. 用阿托品解痉时,患者出现口干、心悸等是阿托品的

A. 毒性作用　　　　B. 变态反应

C. 继发反应　　　　D. 副作用

E. 以上均不是

11. 弱酸性药在碱性尿液中

A. 解离多,重吸收少,排泄快

B. 解离少,重吸收多,排泄慢

C. 解离多,重吸收多,排泄慢

D. 解离少,重吸收少,排泄快

E. 以上都不对

12. 药物的吸收是指

A. 药物进入胃肠道

B. 药物进入胃肠黏膜细胞

C. 药物由给药部位进入血循环

D. 药物由血液进入器官组织

E. 以上都不是

13. 何种给药途径存在首关消除

A. 静脉注射　　　　B. 肌内注射

C. 口服　　　　　　D. 舌下

E. 直肠

14. 弱酸性药与碳酸氢钠同服其吸收

A. 增多　　　　　　B. 减少

C. 不变　　　　　　D. 不吸收

E. 不定

15. 大多数药物的生物转化部位是

A. 血浆　　　　　　B. 肺

C. 肝　　　　　　　D. 肾

E. 消化道

16. 关于肝药酶叙述错误的是

A. 催化作用专一性高

B. 活性和含量不稳定

C. 个体差异大

D. 可被某些药物诱导

E. 可被某些药物抑制

17. 氯霉素升高苯妥英钠血浓度的原因是

A. 促进其吸收

B. 与其竞争血浆蛋白

C. 减少其储存

D. 抑制其代谢

E. 阻止其排泄

18. 机体排泄药物的主要途径是

A. 肾　　　　　　　B. 汗腺

C. 唾液腺　　　　　D. 胃肠道

E. 胆汁

19. 药物的肠肝循环可影响药物的

A. 药理活性　　　　B. 分布

C. 起效快慢　　　　D. 作用持续时间

E. 以上都不是

20. 药物的血浆半衰期是指

A. 药物被机体吸收一半所需要的时间

B. 药物在体内被消除一半所需要的时间

C. 药物的血浆浓度下降一半所需要的时间

D. 药物与血浆蛋白的结合率下降一半所需要的时间

E. 药物效应减弱一半所需要的时间

21. 药物血浆半衰期的长短取决于

A. 给药剂量　　　　B. 原血药浓度

C. 吸收速度　　　　D. 消除速度

E. 与上述均无关

22. 一次给药后约经几个半衰期可认为药物基本消除

A. 1　　　　　　　 B. 3

C. 5　　　　　　　 D. 7

E. 9

23. 药物的常用量是指

A. 最小有效量与极量之间

B. 最小有效量与最小中毒量之间

C. 小于最小中毒量的剂量

D. 小于极量

E. 小于极量、大于最小有效量的剂量

24. 安全范围是指

A. 最小有效量与极量之间

B. 最小有效量与最小中毒量之间

C. 半数有效量与半数致死量之间

D. 半数有效量与极量之间

E. 以上都不是

25. 下列何者表示药物安全性

A. 常用量　　　　　B. 极量

C. 治疗指数　　　　D. 半数致死量

E. 半数有效量

26. 反复多次给药,机体对药物的敏感性下降称为
    A. 耐药性　　　　　　　B. 耐受性
    C. 习惯性　　　　　　　D. 成瘾性
    E. 以上都不是

27. 用药时产生欣快感,停药后出现戒断症状称为
    A. 习惯性　　　　　　　B. 成瘾性
    C. 耐药性　　　　　　　D. 特异质反应
    E. 继发反应

28. 何种给药方法吸收最快
    A. 口服　　　　　　　　B. 皮下注射
    C. 肌内注射　　　　　　D. 舌下含服
    E. 吸入

29. 关于特异质反应,下述何者是正确的
    A. 机体对药物反应性特别高所致
    B. 由于连续用药所产生
    C. 由于药物剂量过大所致
    D. 机体遗传缺陷所致
    E. 停药后引起的一种特殊反应

30. 关于给药方法,下述错误的是
    A. 不同给药途径,可产生不同作用
    B. 口服是最常用的给药方法
    C. 舌下给药适于作用强、用量小、脂溶性低的
       药物
    D. 大多数药物每天服用次数为 3～4 次
    E. 两药合用产生协同作用,则可以提高疗效

31. 如甲药的 LD_{50} 比乙药的大则
    A. 甲药毒性比乙药小
    B. 甲药毒性比乙药大
    C. 甲药效价比乙药小
    D. 甲药半衰期比乙药长
    E. 甲药作用强度比乙药大

32. 药物的作用是指
    A. 药物改变器官的功能
    B. 药物改变器官的代谢
    C. 药物引起机体的兴奋效应
    D. 药物引起机体的抑制效应
    E. 药物导致效应的初始反应

33. 药物的治疗指数是指
    A. ED_{50}/LD_{50}　　　　B. LD_{50}/ED_{50}
    C. LD_5/ED_{95}　　　　D. ED_{95}/LD_5
    E. LD_1/ED_{95}

34. 药物的安全范围是指下述距离
    A. $ED_{50}\sim LD_{50}$　　　　B. $ED_5\sim LD_5$
    C. $ED_5\sim LD_1$　　　　D. $ED_{95}\sim LD_5$
    E. $ED_{95}\sim LD_{50}$

35. 同一坐标上两药的 S 形量-效曲线,B 药在 A
    药的右侧且高出后者 20%,下述评价正确的是
    A. A 药的强度和最大效能均较大
    B. A 药的强度和最大效能均较小
    C. A 药的强度较小而最大效能较大
    D. A 药的强度较大而最大效能较小
    E. A 药和 B 药强度和最大效能相等

36. 下述提法哪种不正确
    A. 药物消除是指生物转化和排泄的系统
    B. 生物转化是指药物被氧化
    C. 肝药酶是指细胞色素 P-450 酶系统
    D. 苯巴比妥具有肝药酶诱导作用
    E. 西咪替丁具有肝药酶抑制作用

37. 如果某药血浓度是按一级动力学消除,这就
    表明
    A. 药物仅有一种代谢途径
    B. 给药后主要在肝脏代谢
    C. 药物主要存在于循环系统内
    D. $t_{1/2}$ 是一固定值,与血药浓度无关
    E. 消除速率与药物吸收速度相同

38. 机体排泄药物的主要途径是
    A. 肾　　　　　　　　　　B. 汗腺
    C. 唾液腺　　　　　　　D. 胃肠道
    E. 胆汁

A_2 型题

39. 患者,男,56 岁。患冠心病,近期心绞痛频发,
    医生给予硝酸甘油,并特别嘱其要舌下含服,
    而不采用口服,这是因为
    A. 可使毒性反应降低　　B. 防止耐药性产生
    C. 可使副作用减小　　　D. 避开首关消除
    E. 防止产生耐受性

40. 患者,男,28 岁。患急性扁桃体炎就医,医生
    处方中的抗菌药为复方磺胺甲基异噁唑,并嘱
    其首次剂量加倍服用,这是因为
    A. 可在一个半衰期内达到有效稳态血药浓度
       而发挥治疗作用
    B. 可使毒性反应降低
    C. 可使副作用减小
    D. 可使半衰期延长
    E. 可使半衰期缩短

41. 患者,女,68 岁。患慢性心功能不全,医生处
    方中选用地高辛每天 0.25mg 口服,并嘱其连
    续用药期间须选择同一药厂、同一剂型,最好
    为同一批号的产品,这是因为
    A. 生物利用度相对稳定,可确保疗效,又不致

中毒
B. 更换其他药厂的产品无效
C. 为厂家推销产品
D. 与利益驱动有关
E. 医生用药习惯

42. 患者,男,60 岁。心慌、气短、呼吸困难,心率 120 次/分,口唇发绀,颈静脉怒张,肝脾肿大, 下肢水肿,给予每天 0.25mg 地高辛治疗,已知 地高辛的半衰期为 1.5 天,口服吸收率为 90%,估计患者约需经几天上述症状能得到 改善
A. 2 天　　　　　　　　B. 3 天
C. 7 天　　　　　　　　D. 10 天
E. 12 天

43. 患者,女,48 岁。患胃溃疡数年,近来发作加 剧,伴有泛酸,医生给予抗酸药氢氧化铝口服 以中和胃酸,这是利用药物的

A. 选择作用　　　　　　B. 局部作用
C. 吸收作用　　　　　　D. 预防作用
E. 对因治疗

44. 患者,男,60 岁。患顽固失眠症伴焦虑,长期 服用地西泮,开始每晚服 5mg 即可入睡,半年 后每晚服 10mg 仍不能入睡,这是因为机体对 药物产生了
A. 耐受性　　　　　　　B. 成瘾性
C. 继发反应　　　　　　D. 个体差异
E. 副作用

45. 患者,女,30 岁。因烧伤入院,医生给予哌替 啶止痛,连用 3 天,第 4 天停用后患者出现烦 躁不安、流泪、出汗、恶心、呕吐、惊厥等戒断症 状,这表明患者对哌替啶已产生了
A. 耐受性　　　　　　　B. 生理依赖性
C. 副作用　　　　　　　D. 变态反应
E. 继发反应

（刘　斌　叶宝华）

第2章 传出神经系统药物

传出神经是传递来自中枢神经冲动以支配效应器官活动的神经。能直接或间接影响传出神经的化学传递而改变效应器官活动的药物,称为传出神经系统药物。这类药物的效应表现为拟似或拮抗传出神经系统的功能。因本类药物的药理作用与传出神经的解剖和生理密切相关,故熟悉传出神经的解剖和生理是本章药物学习的基础。

第1节 传出神经系统药理概论

案例 2-1

患者,男,刚刚参加了100米短跑比赛。

问题:这时他可能有哪些心血管反应?为什么?

一、传出神经的分类与递质

(一)传出神经的解剖学分类

考点:1. 传出神经按递质分类。

2. 传出神经受体的类型、分类和效应。

3. 传出神经药物的作用方式及分类。

传出神经包括自主神经系统(autonomic nervous system)和运动神经系统(somatic motor nervous system)。自主神经又分交感神经和副交感神经。

1. **自主神经** 由中枢发出后均在神经节内更换神经元,然后才到达所支配的效应器,故自主神经有节前纤维和节后纤维之分。自主神经主要支配心脏、平滑肌、腺体和眼等效应器官的活动。

2. **运动神经** 运动神经自中枢发出后不更换神经元,直接到达所支配的骨骼肌,故无节前纤维和节后纤维之分(图2-1)。运动神经支配骨骼肌的活动。

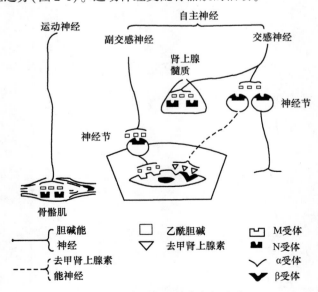

图 2-1 传出神经的分类与递质

（二）传出神经按递质分类

1. 递质 神经末梢与效应器细胞或次一级神经元间的一种特化的细胞连接称为突触。突触由突触前膜、突触间隙、突触后膜三部分构成。当神经冲动到达神经末梢时,从突触前膜释放化学传递物质(递质)。通过递质作用于效应器或次一级神经元细胞膜上的受体产生效应,从而完成神经冲动的传递,此过程称为化学传递。传出神经的主要递质有乙酰胆碱（ace-tylcholine,ACh）和去甲肾上腺素（noradrenaline,NA 或 norepinephrin,NE）。

2. 按递质分类 传出神经按其兴奋时所释放的递质不同,可分为胆碱能神经（cholinergic nerve）和去甲肾上腺素能神经（noradrerergic nerve）(图2-1)。

（1）胆碱能神经:兴奋时神经末梢释放的递质为 ACh,包括以下四种,①交感神经和副交感神经的节前纤维;②副交感神经的节后纤维;③运动神经;④少数交感神经节后纤维（支配汗腺分泌的神经和骨骼肌血管舒张的神经）。

（2）去甲肾上腺素能神经:兴奋时神经末梢释放的递质为 NA,大部分交感神经节后纤维属于去甲肾上腺素能神经。

此外,某些效应器官组织中还存在着多巴胺神经,兴奋时所释放的递质为多巴胺(dopa-mine,DA)。

（三）传出神经递质的合成、储存、释放和消除

1. 乙酰胆碱

（1）合成:合成部位在胆碱能神经末梢。胆碱和乙酰辅酶 A 在胆碱乙酰化酶的作用下合成 ACh。

（2）储存:合成的 ACh 进入囊泡并与 ATP 和囊泡蛋白共同储存于囊泡内。

（3）释放:当神经冲动到达末梢时,使突触前膜去极化,Ca^{2+} 内流,促使囊泡膜与突触前膜融合成裂孔,通过裂孔将 ACh 排入突触间隙（胞裂外排）。ACh 与受体结合引起效应。

（4）消除:释放出的 ACh 在数毫秒内被突触间隙中的胆碱酯酶（AChE）水解成胆碱和乙酸,胆碱被突触前膜再摄取供合成 ACh(图2-2)。

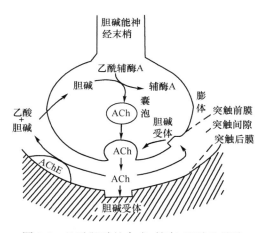

图 2-2 乙酰胆碱的合成、储存、释放和消除

📖 链接 ········· 囊 泡

交感神经末梢分为许多细微的神经分支,分布于平滑肌细胞之间。其分支都有连续的膨胀部分呈稀疏串珠状,称为膨体。每个神经元约有3万个膨体,每一个膨体含有1000个左右的囊泡。胆碱能神经末梢的囊泡内含有大量的乙酰胆碱,去甲肾上腺素能神经末梢的囊泡内则含有高浓度的去甲肾上腺素。囊泡为递质合成、转运和储存的重要场所。

2. 去甲肾上腺素

（1）合成:合成部位在去甲肾上腺素能神经末梢。酪氨酸在酪氨酸羟化酶的作用下生成多巴,多巴在多巴胺脱羧酶的作用下生成多巴胺,多巴胺进入囊泡,在多巴胺 β-羟化酶的作用下生成 NA。在 NA 的生物合成过程中,酪氨酸羟化酶是限速酶。当胞质中肾上腺素和游离的 NA 增加时,对该酶有负反馈抑制作用。

（2）储存:合成的 NA 与 ATP 和嗜铬蛋白结合,储存于囊泡内。

（3）释放:以胞裂外排的方式将 NA 释放入突触间隙。

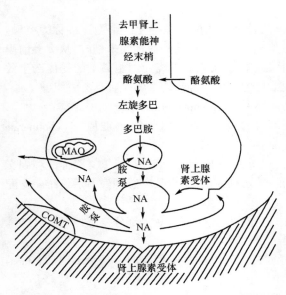

图 2-3　去甲肾上腺素的合成、储存、释放和消除

（4）消除：释放到突触间隙的 NA，75%～90% 通过突触前膜上的胺泵被再摄取，这是 NA 作用消失的主要原因；其余部分被儿茶酚氧位甲基转移酶（COMT）和单胺氧化酶（MAO）破坏。被摄入神经末梢内的 NA 大部分重新储存于囊泡内，以供再次释放用，小部分被胞质中的 MAO 破坏（图 2-3）。

二、传出神经的受体和效应

根据与受体选择性结合的递质的不同，可将传出神经的受体分为胆碱受体和肾上腺素受体。能选择性与 ACh 结合的受体称胆碱受体，能选择性与 NA 或肾上腺素结合的受体称肾上腺素受体。

1. 胆碱受体的分类、分布和效应　胆碱受体可分为 M 受体和 N 受体两大类。

（1）M 受体（muscarine receptor，毒蕈碱型胆碱受体）：指能选择性地与毒蕈碱（muscarine）结合的胆碱受体，可分为 M_1、M_2、M_3、M_4、M_5 五种亚型。

M 受体主要分布于副交感神经节后纤维所支配的效应器（如心脏、平滑肌、腺体和眼等部位）细胞膜上。当 M 受体兴奋时，表现为心脏抑制、血管扩张、平滑肌收缩、腺体分泌、瞳孔缩小等效应（M 样作用）。

（2）N 受体（nicotine receptor，烟碱型胆碱受体）：指能选择性地与烟碱（nicotine）结合的胆碱受体，可分为 N_N 受体和 N_M 受体。

N_N 受体分布于自主神经节和肾上腺髓质细胞膜上，当 N_N 受体兴奋时，表现为自主神经节兴奋、肾上腺髓质分泌（N_N 样作用）。

N_M 受体分布于骨骼肌细胞膜上，当 N_M 受体兴奋时，表现为骨骼肌收缩（N_M 样作用）。

2. 肾上腺素受体的分类、分布和效应　肾上腺素受体分为 α 受体和 β 受体。

（1）α 受体：分为 α_1 受体、α_2 受体两个亚型。

α_1 主要分布在交感神经节后纤维所支配效应器官（如皮肤黏膜血管、内脏血管、瞳孔开大肌等）上。当 α_1 受体兴奋时，主要表现为血管收缩、瞳孔散大等效应（α_1 型作用）。

α_2 受体分布在去甲肾上腺素能神经末梢突触前膜上。当 α_2 受体兴奋时，产生负反馈作用，抑制递质 NA 的释放。

（2）β 受体：分为 β_1 受体、β_2 受体两个亚型。

β_1 受体主要分布在心脏和肾小球动脉球旁细胞等细胞膜上。β_2 受体主要分布在支气管、血管平滑肌等细胞膜上。当 β 受体兴奋时，表现为心脏兴奋、肾素分泌、支气管平滑肌松弛、骨骼肌血管和冠状血管扩张、糖原分解等效应（β 型作用）。去甲肾上腺素能神经末梢突触前膜上也分布有 β_2 受体，当其兴奋时，产生正反馈作用，促进递质 NA 的释放。

机体大多数器官受胆碱能神经和去甲肾上腺素能神经双重支配，它们的作用效果多是相互对立的，但在中枢神经系统的调节下又是统一的，共同维持所支配效应器的正常活动。通常情况下，心脏和血管以去甲肾上腺素能神经支配为主（占优势），胃肠道和膀胱平滑肌等以胆碱能神经支配为主（占优势）。当两类神经同时兴奋或抑制时，一般表现为优势支配的神经引起的效应增强或减弱(表2-1)。

表2-1　传出神经的受体与效应

效应器		胆碱能神经兴奋		去甲肾上腺素能神经兴奋	
		受体	效应	受体	效应
心脏	心肌	M_2	收缩力减弱	β_1	收缩力加强*
	窦房结	M_2	心率减慢	β_1	心率加快
	传导系统	M_2	传导减慢	β_1	传导加快
平滑肌	血管　皮肤黏膜	M	扩张(交感神经)	α	收缩*
	内脏			α,β_2	收缩*
	骨骼肌			α,β_2	扩张*
	冠状动脉			α,β_2	扩张*
	支气管	M	收缩*	α,β_2	松弛
	胃肠壁	M	收缩*	β_2	松弛
	膀胱逼尿肌	M	收缩*	β_2	松弛
	胃肠,膀胱括约肌	M	松弛*	α	收缩
	胆囊与胆道	M	收缩*	β_2	松弛
	眼　虹膜	M	瞳孔括约肌收缩*	α	瞳孔开大肌收缩
	睫状肌	M	收缩(近视)*	β_2	松弛(远视)
腺体	汗腺	M	分泌(交感神经)	α	手,脚心分泌
	涎腺	M	分泌	α	分泌
	胃肠及呼吸道	M	分泌		
代谢	肝糖原			β_2	分解
	肌糖原			β_2	分解
	脂肪组织			β_1	分解
自主神经节 肾上腺髓质		N_N	兴奋分泌(交感神经节前纤维)		
骨骼肌		N_M	收缩	β_2	收缩(运动神经)

注：* 表示占优势。

此外,能特异性与多巴胺结合的受体称为多巴胺受体,分为 D_1 和 D_2 两个亚型。外周为 D_1 亚型,主要分布在肾血管、肠系膜血管和冠状动脉血管上。当 D_1 受体激动时,引起上述血管扩张。D_2 受体主要分布于中枢。

三、传出神经系统药物的作用方式和分类

(一)传出神经系统药物的作用方式

1. 直接与受体结合　许多传出神经系统药物能直接与相应的受体结合呈现作用。结合后能兴奋受体者称受体激动药,产生与 ACh 或 NA 相似的作用,分别称为拟胆碱药或拟肾上腺素药。结合后阻断受体,拮抗递质或激动药作用者称受体阻断药,产生与 ACh 或 NA 相反的作用,分别称抗胆碱药或抗肾上腺素药。

2. 影响递质

(1)影响递质释放:①促进递质释放,如麻黄碱促进 NA 的释放而发挥拟肾上腺素的作

用;②抑制递质释放,如可乐定和碳酸锂可分别抑制外周和中枢 NA 释放而产生作用。

(2)影响递质转运和储存:如利血平抑制囊泡对 NA 的主动再摄取,从而影响 NA 在囊泡内储存以致耗竭,表现为拮抗去甲肾上腺素能神经的作用。

(3)影响递质的转化:如抗 AChE 药新斯的明抑制胆碱酯酶活性,减少 ACh 的水解失活,从而发挥拟胆碱作用。

(二)传出神经药物的分类(表2-2)

表2-2　传出神经系统药物分类

拟似药	拮抗药
一、胆碱受体激动药	一、胆碱受体阻断药
1. M、N 受体激动药(乙酰胆碱)	1. M 受体阻断药
2. M 受体激动药(毛果芸香碱)	(1)非选择性 M 受体阻断药(阿托品)
3. N 受体激动药(烟碱)	(2)M_1受体阻断药(哌仑西平)
二、抗胆碱酯酶药(新斯的明)	(3)M_2受体阻断药(戈拉碘铵)
三、肾上腺素受体激动药	2. N_N 受体阻断药(美加明)
1. α 受体激动药	3. N_M 受体阻断药(筒箭毒碱)
(1)α_1、α_2受体激动药(去甲肾上腺素)	二、胆碱酯酶复活药(氯解磷定)
(2)α_1受体激动药(去氧肾上腺素)	三、肾上腺素受体阻断药
(3)α_2受体激动药(可乐定)	1. α 受体阻断药
2. α、β 受体激动药(肾上腺素)	(1)α_1、α_2受体阻断药
3. β 受体激动药	1)短效类(酚妥拉明)
(1)β_1、β_2受体激动药(异丙肾上腺素)	2)长效类(酚苄明)
(2)β_1受体激动药(多巴酚丁胺)	(2)α_1受体阻断药(哌唑嗪)
(3)β_2受体激动药(沙丁胺醇)	(3)α_2受体阻断药(育亨宾)
	2. β 受体阻断药
	(1)β_1、β_2受体阻断药(普萘洛尔)
	(2)β_1受体阻断药(阿替洛尔)
	(3)β_2受体阻断药(布拉沙明)
	3. α、β 受体阻断药(拉贝洛尔)

案例 2-1 分析

剧烈运动后交感神经兴奋,可能出现血管收缩、血压升高,心脏兴奋,心率加快、传导加快、心输出量增加、耗氧量增加等心血管反应。

目 标 检 测

一、选择题

A_1 型题

1. 属于 M 效应的是
   A. 心肌收缩肌力增强　B. 平滑肌收缩
   C. 冠状动脉扩张　D. 皮肤、黏膜血管收缩
   E. 瞳孔散大
2. 合成去甲肾上腺素的限速酶是

A. 多巴胺羟化酶
B. 儿茶酚胺氧位甲基转移酶
C. 单胺氧化酶
D. 酪氨酸羟化酶
E. 多巴胺脱羧酶
3. NA 消除的主要方式是
   A. 被儿茶酚胺氧位甲基转移酶破坏

B. 被单胺氧化酶破坏

C. 被胆碱酯酶破坏

D. 被神经组织再摄取

E. 被非神经组织再摄取

4. β_2 受体兴奋可引起

 A. 心脏兴奋   B. 支气管扩张

 C. 平滑肌收缩   D. 骨骼肌收缩

 E. 瞳孔散大

5. N_M 受体分布于

 A. 骨骼肌   B. 神经节

 C. 心肌   D. 血管平滑肌

 E. 腺体

6. 去甲肾上腺素能神经是

 A. 运动神经

 B. 自主神经节前纤维

 C. 副交感神经节后纤维

 D. 小部分交感神经节后纤维

 E. 大部分交感神经节后纤维

7. Ach 消除的主要方式是

 A. 被儿茶酚胺氧位甲基转移酶破坏

 B. 被单胺氧化酶破坏

 C. 被胆碱酯酶水解

 D. 被突触前膜再摄取

 E. 进入血液

8. 用药后可出现大汗淋漓、瞳孔缩小、腹痛、大小便失禁等反应的是

 A. α 受体激动药   B. β 受体激动药

 C. M 受体激动药   D. N_N 受体激动

 E. N_M 受体激动药

9. α 受体兴奋时可引起

 A. 心脏兴奋   B. 胃肠平滑肌收缩

 C. 瞳孔缩小   D. 腺体分泌增加

 E. 皮肤、黏膜血管收缩

10. β_1 受体主要分布于

 A. 骨骼肌   B. 肾上腺髓质

C. 心肌   D. 支气管平滑肌

E. 血管平滑肌

11. 肾上腺素受体包括

 A. M 受体   B. N 受体

 C. α 受体   D. β 受体

 E. α 受体、β 受体

12. 传出神经系统药物作用原理是

 A. 直接作用于受体

 B. 影响递质的合成与释放

 C. 影响递质的转运与储存

 D. 影响递质的转化

 E. 以上均是

13. 外周去甲肾上腺素能神经合成与释放的递质是

 A. 肾上腺素   B. 去甲肾上腺素

 C. 异丙肾上腺素   D. 多巴胺

 E. 麻黄碱

14. 下列错误的是

 A. 传出神经按解剖学分为运动神经和自主神经

 B. 传出神经按递质分为胆碱能神经和去甲肾上腺素能神经

 C. 传出神经分为交感神经和副交感神经

 D. 自主神经包括交感神经和副交感神经

 E. 去甲肾上腺素能神经主要是大部分交感神经节后纤维

15. M 效应的表现是

 A. 降低眼压，升高血压

 B. 兴奋心脏，扩张血管，松弛平滑肌

 C. 兴奋骨骼肌

 D. 兴奋心脏，收缩血管，散大瞳孔

 E. 抑制心脏，促进腺体分泌，收缩平滑肌

二、简答题

1. 简述传出神经按递质的分类。

2. 简述传出神经受体兴奋的效应。

第 2 节　拟 胆 碱 药

一、胆碱受体激动药

案例 2-2

 患者，男，网络少年，最近出现眼胀痛，视力模糊，经检查诊断为急性闭角型青光眼。

问题：1. 哪些药物可用于该患者的治疗？

  2. 用药时应注意哪些问题？

考点：1. 毛果芸香碱与新斯的明的药理作用、临床应用、不良反应。
2. 阿托品的药理作用、临床应用、不良反应。
3. 东莨菪碱、山莨菪碱的作用特点及临床应用。

（一）M、N 受体激动药

乙 酰 胆 碱

乙酰胆碱(acetylcholine)为胆碱能神经递质，能直接激动 M、N 受体，呈现 M 样和 N 样作用。其性质不稳定，极易被 AChE 水解破坏，维持时间短，表现出的作用广泛复杂，选择性差，故无临床使用价值。目前主要用作药理实验工具药。

卡 巴 胆 碱

卡巴胆碱(carbachol)的作用与乙酰胆碱相似，但不易被胆碱酯酶水解，作用时间较长。对胃肠和膀胱平滑肌作用明显，可用于手术后腹胀气和尿潴留。但该药副作用较多，故目前主要局部滴眼用于治疗青光眼。

（二）M 受体激动药

毛 果 芸 香 碱

毛果芸香碱(pilocarpine)是从毛果芸香属植物中提取的生物碱，现已人工合成。常用其硝酸盐，水溶液性质稳定。

【药理作用】 能选择性激动 M 受体，产生 M 样作用。对眼和腺体作用最明显。

1. 对眼作用

（1）缩瞳：虹膜上有两种平滑肌，一种是瞳孔括约肌，受动眼神经的副交感纤维支配，兴奋时瞳孔括约肌向眼中心方向收缩，使瞳孔缩小；另一种是瞳孔开大肌，受去甲肾上腺素能神经支配，兴奋时瞳孔开大肌向外周方向收缩，使瞳孔扩大。毛果芸香碱可激动瞳孔括约肌上的 M 受体，使瞳孔缩小（图 2-4）。

（2）降低眼压：房水由睫状体上皮细胞分泌及血管渗出产生，由后经瞳孔流入前房，经前房角间隙流入巩膜静脉窦，进入血液循环（图 2-5）。毛果芸香碱使瞳孔缩小，虹膜向眼中心方向拉紧，虹膜根部变薄，前房角间隙扩大，从而有利于房水通过巩膜静脉窦进入血液循环，导致眼压下降（图 2-6）。另外，睫状肌收缩，使巩膜静脉窦扩大，亦有利于房水的循环。

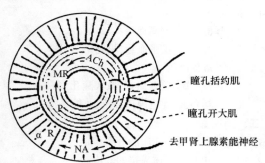

图 2-4 虹膜平滑肌与毛果芸香碱作用点
P. 毛果芸香碱；R. 受体

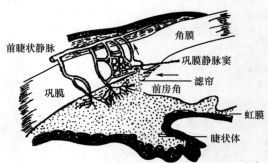

图 2-5 房水出路（箭头示房水回流方向）

（3）调节痉挛（导致近视）：眼的调节主要取决于晶状体屈光度的变化，晶状体富有弹性，有略呈球形的倾向，但由于受悬韧带的向外牵拉，晶状体维持在较扁平的状态。悬韧带又受睫状肌的控制，睫状肌由环状和辐射状两种平滑肌纤维组成，其中以动眼神经（胆碱能神经）支配的环状肌纤维为主。毛果芸香碱激动睫状肌环状纤维上的 M 受体，可使睫状肌向瞳孔中心方向收缩，造成悬韧带松弛，晶状体由于本身弹性变凸，屈光度增加，视近物清楚，视远物模糊。此作用称为调节痉挛（图 2-6）。

2. 腺体 毛果芸香碱可使汗腺、涎腺分泌明显增加。

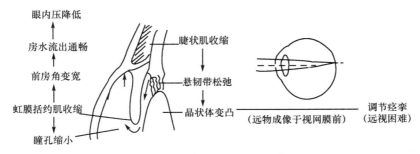

眼内压降低
房水流出通畅
前房角变宽
虹膜括约肌收缩
瞳孔缩小
睫状肌收缩
悬韧带松弛
晶状体变凸
（远物成像于视网膜前）
调节痉挛
（远视困难）

图 2-6　M 受体激动药对眼的作用

📖 **链接** :::::::: 青　光　眼

　　青光眼是一种发病迅速、危害性大的常见眼病。特征就是眼内压间断或持续性升高的水平超过眼球所能耐受的程度而给眼球各部分组织和视功能带来损害，导致视神经萎缩，视野缩小，出现头痛、视力减退，严重者可致失明。

　　青光眼可分为闭角型青光眼和开角型青光眼。闭角型青光眼（充血型青光眼）是由于虹膜根部组织堵塞虹膜角膜角入口，使眼前房角变窄，导致房水回流受阻致眼内压升高。开角型青光眼（慢性单纯性青光眼）主要是小梁网及巩膜静脉窦变性、硬化，阻碍了房水回流，引起眼压增高。

【临床应用】

　　1. 青光眼　临床上常用 1%～2% 溶液局部滴眼，滴眼后易通过角膜，作用迅速温和，10～30 分钟出现缩瞳，降低眼压可持续 4～8 小时。对闭角型青光眼疗效较好；对早期开角型青光眼也有一定效果，可能是扩张巩膜静脉窦周围的小血管，以及收缩睫状肌后小梁网结构发生改变，致房水易于经小梁网进入巩膜静脉窦中使眼内压下降。

　　2. 虹膜睫状体炎　毛果芸香碱与扩瞳药交替滴眼，以防止虹膜与晶状体发生粘连。

　　3. M 受体阻断药中毒　毛果芸香碱采用注射给药，可对抗 M 受体阻断药中毒引起的外周症状。

　　【不良反应及用药注意】　应用本品长期滴眼，可因睫状肌收缩出现假性近视和眼部不适感。全身给药或滴眼吸收后可引起 M 受体过度兴奋的症状，如流涎、多汗、恶心、呕吐、腹痛、支气管痉挛和呼吸困难等，可用 M 受体阻断药阿托品对抗。

　　应教会患者正确使用滴眼剂的方法，洗净两手，头稍后仰，眼球向上，中指向下轻拉下眼睑，滴入药液后示指压迫内眦 1～2 分钟，以免药液流入鼻腔吸收引起不良反应；应做好用药宣教，用药前应向青光眼患者解释用药后看远物模糊的道理，消除患者心理压力。

二、胆碱酯酶抑制药

　　胆碱酯酶抑制药又称抗 AChE 药，能和 AChE 结合，使酶失活，使胆碱能神经末梢释放的 ACh 水解减少，导致 ACh 在突触间隙大量堆积而激动胆碱受体，表现出 M 样及 N 样作用。抗 AChE 药可分为两类：一类是易逆性抗 AChE 药，如新斯的明等；另一类是难逆性抗 AChE 药，如有机磷酸酯类（见第 16 章第 1 节）。

新 斯 的 明

　　新斯的明（neostigmine）为人工合成的季铵类化合物，脂溶性低，口服吸收少而不规则。一般口服剂量为皮下注射剂量的 10 倍以上。不易通过血脑屏障，几乎无中枢作用。滴眼时不易透过角膜进入眼房，故对眼作用弱。

【药理作用和临床应用】 新斯的明通过抑制胆碱酯酶的活性,使 ACh 蓄积,激动 M、N 受体,呈现 M 样和 N 样作用。本药具有选择性,对不同效应器官的作用强度有明显的差异。

1. 兴奋骨骼肌,治疗重症肌无力 新斯的明除抑制胆碱酯酶间接激动骨骼肌外,还能直接激动骨骼肌上的 N_2 受体,并能促进运动神经末梢释放 ACh,故对骨骼肌的兴奋作用最强大。临床上用于治疗重症肌无力,能改善肌无力症状。一般口服给药,重者可皮下注射或肌内注射。注射后 15 分钟可使症状减轻,作用持续 2 ~ 4 小时。兴奋骨骼肌的作用还可用于非除极化型骨骼肌松弛药过量中毒的解救。

2. 兴奋平滑肌,治疗腹胀气和尿潴留 新斯的明通过抑制胆碱酯酶而激动 M 受体,兴奋胃肠平滑肌和膀胱平滑肌。临床上常用于治疗手术后腹胀气和尿潴留。

3. 减慢心率,治疗阵发性室上性心动过速 新斯的明通过抑制胆碱酯酶而激动心脏的 M 受体,抑制心脏,减慢心率,用于阵发性室上性心动过速的治疗。

【不良反应及用药注意】 常用量副作用较小,过量可产生恶心、呕吐、腹痛、心动过缓和肌震颤等症状,严重者导致肌无力加重,称"胆碱能危象"。此时应停用新斯的明,用阿托品和胆碱酯酶复活药对抗。

在用药过程中,应注意监测患者心率、呼吸、吞咽能力、握力等情况,以便调整用药剂量,防止出现"胆碱能危象"。新斯的明一般不作静脉注射,因可致心动过缓,甚至心搏骤停。

机械性肠梗阻、尿路梗阻、支气管哮喘患者禁用。

📖 链接 :::::::: 重症肌无力

重症肌无力是一种神经肌肉传递障碍的自身免疫性疾病。目前认为发病机制是机体产生了乙酰胆碱受体的抗体,此抗体与乙酰胆碱受体结合,导致乙酰胆碱受体数目减少,使神经肌肉接头传递阻滞。常以眼睑下垂、复视为首发症状,出现复视、斜视或眼球完全不能活动;常伴盗汗,病情逐步累及面肌、吞咽肌、颈肌和四肢肌而出现气短懒动,稍稍活动即感手脚酸软、颈项重、走路无故易跌等全身肌无力症状。这些症状一般清晨较轻,活动和疲劳后加重,休息后好转。 发展严重致呼吸困难死亡。

毒扁豆碱

毒扁豆碱(physostigmine)是从毒扁豆种子中提取的生物碱,也可人工合成。其作用为可逆性抑制胆碱酯酶,产生 M 样及 N 样作用。因其选择性差,作用广泛,且毒性大,现主要用于局部治疗青光眼。与毛果芸香碱比较,作用强而持久,滴眼后 5 分钟出现缩瞳,降低眼压作用可持续 1 ~ 2 天。临床上采用 0.25% 溶液剂滴眼,多用于急性青光眼,症状减轻后改用毛果芸香碱。

本药收缩睫状肌作用强,且刺激性大,常引起眼痛、头痛。滴眼时应压迫内眦部,避免药液流入鼻腔后吸收中毒。本品水溶液性质不稳定,应置棕色瓶内避光保存。使用过程中应注意观察药液,如氧化成红色,则疗效降低,刺激性增大,不可使用。

吡斯的明

吡斯的明(pyidostigmine)作用较新斯的明稍弱,但维持时间较长。临床主要用于治疗重症肌无力,适用于夜间用药。也可用于术后腹胀气和尿潴留。不良反应较轻,禁忌证同新斯的明。

加兰他敏

加兰他敏(galanthamine)抑制胆碱酯酶作用较弱,作用维持时间较长,可透过血脑屏障。用于治疗重症肌无力及脊髓灰质炎后遗症,也可用于对抗非除极化型骨骼肌松弛药过量的中毒。

案例2-2分析

可用毛果芸香碱、毒扁豆碱治疗青光眼。滴眼时中指向下轻拉下眼睑,滴入药液后示指压迫内眦1~2分钟,防止药物吸收过多引起中毒。

目 标 检 测

一、选择题

A_1 型题

1. 毛果芸香碱对眼睛的作用是
   A. 缩瞳、降低眼压、调节痉挛
   B. 扩瞳、升高眼压、调节痉挛
   C. 缩瞳、升高眼压、调节痉挛
   D. 缩瞳、降低眼压、调节麻痹
   E. 扩瞳、升高眼压、调节麻痹

2. 新斯的明对下列效应器兴奋作用最强的是
   A. 平滑肌　　　　　B. 腺体
   C. 眼　　　　　　　D. 骨骼肌
   E. 腺体

3. 治疗重症肌无力应首选
   A. 琥珀胆碱　　　　B. 新斯的明
   C. 毒扁豆碱　　　　D. 毛果芸香碱
   E. 乙酰胆碱

4. 有关毛果芸香碱的叙述,错误的是
   A. 能直接激动 M 受体,产生 M 样作用
   B. 可使汗腺和唾液腺的分泌明显增加
   C. 可使眼内压升高
   D. 可用于治疗青光眼
   E. 常用制剂为 1% 滴眼液

5. 新斯的明在临床使用中不可治疗
   A. 有机磷酸酯中毒　　B. 肌松药过量中毒
   C. 阿托品中毒　　　　D. 手术后腹胀气
   E. 重症肌无力

6. 毛果芸香碱的作用机制是
   A. 阻断 M 受体　　　B. 激动 M 受体
   C. 抑制胆碱酯酶　　　D. 复活胆碱酯酶
   E. 兴奋胆碱能神经末梢

7. 有机磷酸酯类作用原理是
   A. 抑制胆碱酯酶　　　B. 激活胆碱酯酶
   C. 增加 ACh 分泌　　　D. 减少 ACh 分泌
   E. 以上都不是

8. 用毛果芸香碱滴眼后,对视力的影响是
   A. 近视模糊,远视清晰
   B. 近视清晰,远视模糊
   C. 近视、远视均模糊
   D. 近视、远视均清晰
   E. 视力因人而异

9. 治疗手术后肠麻痹及尿潴留最好用
   A. 毒扁豆碱　　　　　B. 新斯的明
   C. 乙酰胆碱　　　　　D. 加兰他敏
   E. 毛果芸香碱

10. 新斯的明禁用于
    A. 腹胀气
    B. 尿潴留
    C. 阵发性室上性心动过速
    D. 重症肌无力
    E. 支气管哮喘

11. 毒扁豆碱的特点不包括
    A. 对眼部作用较明显　B. 对骨骼肌作用较强
    C. 易透过脑屏障　　　D. 可抑制胆碱酯酶
    E. 可治疗青光眼

12. 治疗闭角型青光眼最好的药物是
    A. 毛果芸香碱　　　　B. 乙酰胆碱
    C. 新斯的明　　　　　D. 毒扁豆碱
    E. 卡巴胆碱

13. 毛果芸香碱对眼的作用不包括
    A. 缩小瞳孔　　　　　B. 降低眼压
    C. 导致近视　　　　　D. 导致远视
    E. 调节痉挛

14. 新斯的明的作用机制是
    A. 直接兴奋 M 受体　　B. 直接兴奋 N 受体
    C. 抑制胆碱酯酶　　　D. 复活胆碱酯酶
    E. 促进乙酰胆碱分泌

15. 与毛果芸香碱相比,毒扁豆碱对眼部作用叙述错误的是
    A. 作用相似　　　　　B. 作用更强、更持久
    C. 作用机制相同　　　D. 可引起眼痛
    E. 可治疗青光眼

二、简答题

1. 比较说明毛果芸香碱和毒扁豆碱对眼作用的异同点。
2. 简述新斯的明的临床用途。

附录:制剂与用法

药名	剂型	使用方法
卡巴胆碱	滴眼剂:0.5%~1.5%	滴眼用
	注射剂:0.25mg/ml	一次0.25~0.5mg,皮下注射
硝酸毛果芸香碱	滴眼剂:1%~2%	滴眼用,用药次数按病情而定
	注射剂:5mg/ml、10mg/2ml	治疗阿托品类中毒,一次5~10mg,皮下注射
溴新斯的明	片剂:15mg	口服:一次15mg,一天3次
甲基硫酸新斯的明	注射剂:0.5mg/ml、1mg/2ml	一次0.5~1mg,肌内注射或皮下注射
溴吡斯的明	片剂:60mg	口服:一次60mg,一天3次
水杨酸毒扁豆碱	滴眼剂:0.25%	滴眼,次数按需要而定
氢溴酸加兰他敏	片剂:5mg	口服:一次10mg,一天3次
	注射剂:2.5mg/ml、5mg/ml	一次2.5~10mg,一天1次,肌内注射

第3节 胆碱受体阻断药

案例 2-3

患者,男,28岁,3天前曾淋了一场大雨,后出现寒战、高热、胸痛、咳嗽。体格检查:T:40℃、R:30次/分、P:100次/分、BP:75/45mmHg,急性重病容,四肢冰冷,口唇发绀,胸部压痛明显,可闻及湿啰音。WBC:12 500/mm³,N:90%,X线提示肺纹理增粗,可见大片均匀致密阴影。

诊断:中毒性肺炎并休克。

治疗原则:抗感染、抗休克、支持疗法、对症治疗。

问题:1. 本节有哪些药物可用于休克的治疗?

2. 何药更好? 为什么?

胆碱受体阻断药又称抗胆碱药,根据对受体的选择性不同,可分为M受体阻断药、N_N受体阻断药和N_M受体阻断药。

一、M 受体阻断药

本类药物包括植物中提取的阿托品类生物碱及阿托品的合成代用品。

(一)阿托品类生物碱

阿 托 品

考点:阿托品的药理作用、临床用途、不良反应。

阿托品(atropine)是从颠茄、曼陀罗、洋金花、莨菪等植物中提取,现已人工合成,常用其硫酸盐。

口服在胃肠道吸收迅速,吸收后分布于全身各组织,1小时后作用达到高峰,持续3~4小时,肌内注射15分钟作用达高峰。可透过血脑屏障,也能通过胎盘进入胎儿体内。主要经肾脏排出,乳汁等其他分泌液中也有少量阿托品。眼科用药作用可维持数天,可能系房水循环消除较慢之故。

【药理作用】 阿托品作用广泛,通过阻断M受体,竞争性拮抗ACh及胆碱受体激动药对M受体的兴奋作用,但不同器官对阿托品的敏感性不同。此外,大剂量时能扩张血管、兴奋中枢神经系统及阻断自主神经节 N_1 受体。

1. M 受体阻断作用

（1）抑制腺体分泌：涎腺和汗腺最敏感，小剂量（0.5mg）即能引起口干和皮肤干燥，剂量增大其作用更明显。其次为泪腺及呼吸道腺体，较大剂量也能减少胃液分泌。但对胃酸浓度影响较小。

（2）对眼的作用：与毛果芸香碱相反，可表现为扩瞳、眼压升高和调节麻痹。①扩瞳，因阻断 M 受体，松弛瞳孔括约肌，使去甲肾上腺素能神经支配的瞳孔开大肌的功能占优势而扩瞳；②升高眼压，因瞳孔扩大，虹膜向周边方向退缩，使前房角间隙变窄，房水流通不畅，导致眼压升高，故青光眼患者禁用；③调节麻痹（导致远视），阿托品使睫状肌松弛而退向外缘，悬韧带被拉紧，晶状体变扁，其屈光度减小使处于远视状态，导致视远物清楚，视近物模糊（图 2-7）。此作用称为调节麻痹。

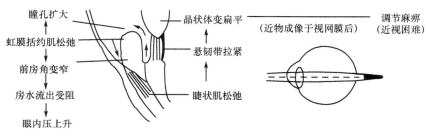

图 2-7 M 受体阻断药对眼的作用

（3）松弛内脏平滑肌：阿托品能阻断多种内脏平滑肌的 M 受体，使之松弛。此作用表现出两个特点：一是其解痉作用与内脏平滑肌的功能状态有关，对处于痉挛状态的平滑肌作用显著；二是解痉作用随器官不同有所差异，缓解胃肠、膀胱平滑肌痉挛作用较好，对输尿管、胆道和支气管作用较弱，对子宫平滑肌作用更弱。

（4）兴奋心脏：较大剂量的阿托品可阻断窦房结的 M_2 受体，解除迷走神经对心脏的抑制，使心率加快，传导加快。对迷走神经张力高的青壮年，心率加速作用显著。

2. 对血管的作用　此作用与阻断 M 受体无关。大剂量阿托品能直接扩张血管，解除小血管痉挛而改善微循环。尤以皮肤血管扩张显著，可产生潮红、温热感觉。

3. 对中枢神经系统的作用　阿托品较大剂量时（1～2mg）可轻度兴奋延髓和大脑；2～5mg 时中枢兴奋作用明显加强，出现焦虑不安、多言、谵妄；中毒剂量（10mg 以上）时可产生幻觉、定向障碍、运动失调、惊厥等中枢兴奋症状，继而可由兴奋转入抑制，出现昏迷致呼吸麻痹。

【临床应用】

1. 缓解内脏绞痛　对胃肠绞痛及膀胱刺激症状（尿频、尿急）等疗效较好；对胆绞痛、肾绞痛疗效较差，需与阿片类镇痛药（吗啡、哌替啶）合用。也可用于治疗遗尿症。

2. 麻醉前给药　可减少呼吸道腺体及涎腺分泌，防止分泌物阻塞呼吸道及吸入性肺炎的发生。也用于严重的盗汗和流涎症。对消化性溃疡也可起到一定的治疗作用。

3. 眼科应用

（1）虹膜睫状体炎：用 0.5%～1% 阿托品溶液滴眼，可松弛瞳孔括约肌和睫状肌，能使其充分休息，有利于炎症消退。与缩瞳药交替滴眼，可防止虹膜与晶状体发生粘连及瞳孔闭锁。

（2）验光配镜：阿托品滴眼后使睫状肌松弛产生调节麻痹作用，使晶状体固定，可准确测定晶状体的屈光度。但阿托品对眼的作用持续时间较长，副作用较大，现已少用。因儿童的睫状肌调节功能较强,故儿童验光时仍需用阿托品。

（3）检查眼底:利用阿托品的扩瞳作用,可进行眼底检查。但因扩瞳作用能持续 1~2 周,视力恢复较慢,现已被作用时间较短的人工合成扩瞳药所取代。

4. 缓慢型心律失常　用于治疗因迷走神经过度兴奋所致的窦性心动过缓和房室传导阻滞。

5. 感染性休克　大剂量阿托品扩张血管,解除小血管痉挛,改善微循环,增加重要脏器的血液灌注量,缓解组织缺氧,用于治疗中毒性肺炎、中毒性菌痢、暴发性流行性脑脊髓膜炎等所致的感染性休克。但需在补足血容量的基础上应用,对伴有高热和心率过快者不用。由于阿托品副作用多,现多用山莨菪碱取代之。

6. 解救有机磷农药中毒 （具体用法见第 16 章）。

【不良反应及用药注意】

1. 副作用　治疗量的阿托品因阻断外周 M 受体,常表现出口干、皮肤干燥、瞳孔扩大、视近物模糊、排尿困难、便秘、心悸等不良反应。停药后可自行消失,无需特殊处理。

2. 中毒反应　过量中毒时,除外周症状加重外,还可出现中枢兴奋症状,如幻觉、运动失调,甚至惊厥。严重中毒者可由兴奋转入抑制,出现昏迷,呼吸麻痹而死亡。

对阿托品中毒的解救,主要是对症治疗。外周症状可用毛果芸香碱或新斯的明对抗（解救有机磷中毒使用阿托品过量时,不能用新斯的明,以免加重有机磷中毒）。中枢兴奋症状明显时,可用地西泮或短效巴比妥类药对抗。如有呼吸抑制,应进行人工呼吸与给氧。

本品可透过胎盘屏障及通过乳汁分泌,孕妇和哺乳期妇女慎用;青光眼和前列腺增生者禁用;老年人、心动过速、心肌梗死患者慎用;高热患者需退热后才可使用。

山莨菪碱

考点:山莨菪碱、东莨菪碱的作用特点及临床用途。

山莨菪碱(anisodamine)是从茄科植物唐古特莨菪中提取的生物碱,天然品称 654-1,人工合成品为 654-2。

山莨菪碱具有与阿托品相似的药理作用,但较其弱。特点为对内脏平滑肌的松弛作用与扩张血管作用较突出。不良反应较轻,并因不易透过血脑屏障,对中枢几乎无作用。临床上替代阿托品用于感染性休克和内脏绞痛。禁忌证同阿托品。

链接 休 克

休克是由各种病因引起的急性循环功能障碍,使组织血液灌流量严重不足,导致细胞损伤、重要器官功能代谢紊乱和结构损害的全身性病理过程。根据休克的病因,把休克大致分为以下几类:①失血性休克;②创伤性休克;③感染性休克;④心源性休克;⑤过敏性休克;⑥神经源性休克等。其主要临床表现为血压下降,面色苍白,皮肤湿冷,脉搏细速,神志淡漠,甚至昏迷等。感染性休克(septicshock)是由于严重感染,细菌及其内毒素侵入人体后,影响全身的微循环,使之相继由痉挛、扩张、发展至衰竭状态表现出休克。

东莨菪碱

东莨菪碱(scopolamine)是从植物洋金花中提取的生物碱。外周作用与阿托品相似,其抑制腺体分泌、扩瞳与调节麻痹作用比阿托品强,对心血管作用弱。中枢作用与阿托品相反（除对呼吸中枢兴奋外）,表现为中枢抑制。大剂量可引起意识消失,进入浅麻醉状态。另还有中枢抗胆碱作用。

临床主要用于:①麻醉前给药,因其抑制腺体分泌作用强,有中枢镇静作用,此作用优于阿托品。②防晕止吐,用于晕车、晕船等晕动病,可能与其抑制大脑皮质、前庭神经及胃肠蠕动有关。对妊娠呕吐及放射病呕吐也有效。③帕金森病,可改善患者的流涎、肌震颤等症状,此作用与阻断纹状体 M 受体,对抗中枢胆碱能神经有关。禁忌证同阿托品。

（二）阿托品合成代用品

因阿托品作用广泛,不良反应多,故通过改变其化学结构,合成了一些副作用较轻的代用品。目前主要有合成扩瞳药和合成解痉药。

1. 合成扩瞳药　临床常用的有后马托品（homatropine）、托吡卡胺（tropicamide）和尤卡托品（eucatropine）等,均为短效 M 受体阻断药。对眼的作用与阿托品相似,但扩瞳、调节麻痹作用持续时间短,故对眼的副作用轻。适用于扩瞳检查眼底和验光配镜(除儿童外)。青光眼患者禁用(表 2-3)。

表 2-3　几种扩瞳药滴眼作用比较

扩瞳药	药物浓度(%)	扩瞳作用消退(天)	调节麻痹消退(天)
硫酸阿托品	1.0	7 ~ 10	7 ~ 12
氢溴酸后马托品	1.0 ~ 2.0	1 ~ 2	1 ~ 2
托吡卡胺	0.5 ~ 1.0	0.25	<0.25
环喷托酯	0.5	1	0.25 ~ 1
尤卡托品	2.0 ~ 5.0	1/12 ~ 1/4	

2. 合成解痉药　溴丙胺太林（propantheline）,抗胆碱作用与阿托品相似,但对胃肠平滑肌 M 受体的阻断选择性较高。治疗量即可明显松弛胃肠平滑肌,且减少胃液分泌作用较强而持久。临床上主要用于胃及十二指肠溃疡、胃肠痉挛、泌尿道痉挛及妊娠呕吐。不良反应较轻,中毒量时可阻断神经肌肉接头,引起呼吸肌麻痹。

贝那替秦（benactyzine）,口服易吸收,胃肠解痉作用较明显,能减少胃酸分泌,且有中枢安定作用。适用于伴有焦虑症的消化性溃疡、胃酸过多、胃肠绞痛及膀胱刺激征患者。不良反应有口干、头昏及嗜睡等。

二、N_N 受体阻断药

N_N 受体阻断药又称神经节阻断药,能选择性地与神经节细胞上的 N_N 受体相结合,阻断神经冲动在神经节间的传递,导致交感、副交感神经节后所支配的效应器官活动受抑制。此类药物早年曾作为降压药用,降压作用快、强、短暂。但因作用广泛,副作用多,反复应用易产生耐药性等缺点,已基本不用。本类药物樟磺咪芬(trimetaphan camsilate)可用于手术麻醉时控制血压。

三、N_M 受体阻断药

N_M 受体阻断药又称骨骼肌松弛药,是一类能与神经肌肉接头运动终板上的 N_M 受体结合,阻断神经冲动的传递,使骨骼肌松弛的药物。根据其作用机制不同,可将本类药物分为去极化型肌松药和非去极化型肌松药。

（一）去极化型肌松药

琥 珀 胆 碱

【药理作用和临床应用】　琥珀胆碱（sucxamethonium）可与神经肌肉接头突触后膜的 N_M 受体结合,产生与 ACh 相似而更为持久的去极化作用,使终板上的 N_M 受体不再对 ACh 产生反应,从而阻断了神经冲动的传递使骨骼肌松弛。肌松以颈部、四肢最明显,舌、咽喉和咀嚼肌次之。作用起效快,维持时间短,静脉注射 1 分钟见效,维持 5 分钟。静脉注射用于气管内插管,气管镜、食管镜和胃镜检查。静脉滴注可延长作用时间,用于较长时间手术作为外科麻醉辅助用药。

【不良反应及用药注意】

1. 过量可引起呼吸肌麻痹,重者可致窒息。应用本品需备有人工呼吸机,禁用新斯的明解救。因琥珀胆碱需血浆中假性胆碱酯酶水解破坏,新斯的明能抑制假性胆碱酯酶。遗传性血浆假性胆碱酯酶缺乏者禁用。

2. 术后肩胛部及胸腹部肌肉疼痛,为本品肌松前有短暂的肌束颤动损伤肌梭所致,3～5 天可自愈。

3. 血钾升高,为肌肉持久去极化而释放钾离子引起。用药过程中若发现有腹胀气等症状,应报告医生查血钾,以免发生高血钾性心搏骤停。血钾偏高如烧伤、广泛软组织损伤、偏瘫等患者禁用本品。

4. 升高眼压,青光眼和白内障晶体摘除术患者禁用。

5. 应注意与以下药物的合用:①氨基糖苷类抗生素能阻断骨骼肌神经肌肉接头,不宜与本药合用;②新斯的明、酯类局麻药、环磷酰胺等抗肿瘤药可抑制血浆假性胆碱酯酶,使琥珀胆碱作用加强,作用时间延长,不宜合用;③不宜与硫喷妥钠混合使用,因琥珀胆碱在碱性溶液中易分解失效。

(二)非去极化型肌松药

筒 箭 毒 碱

筒箭毒碱(tubocurarine)口服难吸收,静脉注射 3～6 分钟生效,维持 20～40 分钟。其作用为竞争性阻滞神经肌肉接头突触后膜的 N_M 受体使骨骼肌松弛,肌松前无肌束颤动。抗胆碱酯酶药新斯的明可对抗其肌松作用,吸入性全麻药能增强其肌松作用。临床主要用于外科麻醉辅助用药。

本药剂量过大,累及膈肌引起呼吸肌麻痹而致呼吸停止,可用新斯的明解救。能引起血压下降和支气管痉挛,由于本品毒性较大,临床现已较少使用。支气管哮喘、重症肌无力患者禁用。

泮库溴铵类

泮库溴铵类是近年来研制的一类较安全的新型非去极化型肌松药,目前已基本取代了筒箭毒碱的使用。临床应用较多,均在各类手术、气管插管、破伤风及惊厥时作肌松药用。常用药有泮库溴铵(pancuronium)、维库溴铵(vecuronium)等。

案例 2-3 分析

本节阿托品、山莨菪碱均可治疗感染性休克,两药均能扩张血管,改善微循环。山莨菪碱更好,因其不易透过血脑屏障,选择性较高,副作用较少,比阿托品更安全可靠。

目 标 检 测

一、选择题

A_1 型题

1. 阿托品抑制腺体分泌最强的是
   A. 呼吸道腺体　　　　B. 泪腺
   C. 胃酸分泌　　　　　D. 汗腺
   E. 以上都不是

2. 治疗胆绞痛应选用
   A. 阿托品
   B. 哌替啶
   C. 阿司匹林
   D. 阿司匹林+哌替啶
   E. 阿托品+哌替啶

3. 阿托品用于麻醉前给药的目的是
   A. 增强麻醉作用
   B. 减少呼吸道腺体分泌
   C. 预防心动过速
   D. 松弛胃肠道平滑肌
   E. 兴奋呼吸中枢

4. 属于 N_M 效应的是
   A. 心肌收缩力增强
   B. 平滑肌收缩
   C. 冠状动脉扩张
   D. 皮肤、黏膜血管收缩
   E. 骨骼肌收缩

5. 阿托品解除平滑肌痉挛作用,最显著的是
   A. 胆管平滑肌　　　B. 胃肠平滑肌
   C. 支气管平滑肌　　D. 子宫平滑肌
   E. 血管平滑肌

6. 肌内注射阿托品治疗肠绞痛时,引起的口干属于
   A. 治疗作用　　　　B. 后遗效应
   C. 毒性反应　　　　D. 副作用
   E. 继发反应

7. 重度有机磷酸酯类中毒的治疗宜选用
   A. 阿托品　　　　　B. 东莨菪碱
   C. 碘解磷定　　　　D. 山莨菪碱
   E. 阿托品和碘解磷定

8. 阿托品禁用于
   A. 麻醉前给药　　　B. 心动过缓
   C. 有机磷中毒　　　D. 青光眼
   E. 胃肠绞痛

9. 阿托品抗休克的机制是
   A. 扩张血管,改善微循环
   B. 升高血压
   C. 解除胃肠痉挛
   D. 兴奋中枢神经
   E. 解除迷走神经对心脏的抑制

10. 有散瞳作用的药物是
    A. 新斯的明　　　　B. 有机磷酸酯类
    C. 阿托品　　　　　D. 毛果芸香碱
    E. 毒扁豆碱

11. 阿托品对眼睛的作用是
    A. 缩瞳、降低眼压、调节痉挛
    B. 扩瞳、降低眼压、调节痉挛
    C. 缩瞳、升高眼压、调节麻痹
    D. 扩瞳、升高眼压、调节麻痹
    E. 扩瞳、降低眼压、调节麻痹

12. 东莨菪碱的用途不包括
    A. 麻醉前给药　　　B. 抗晕动病
    C. 抗帕金森病　　　D. 抗过敏反应
    E. 解救有机磷酸酯类中毒

13. 阿托品最适合治疗的休克是
    A. 过敏性休克　　　B. 感染性休克
    C. 神经源性休克　　D. 心源性休克
    E. 失血性休克

14. 阿托品的不良反应不包括
    A. 近视模糊　　　　B. 口干
    C. 心动过缓　　　　D. 皮肤温热潮红
    E. 排尿困难

15. 下列哪项阿托品的作用与其阻断 M 受体无关
    A. 抑制腺体分泌　　B. 心率加快
    C. 散瞳　　　　　　D. 松弛平滑肌
    E. 扩张血管,改善微循环

16. 山莨菪碱可代替阿托品治疗
    A. 帕金森病　　　　B. 心动过速
    C. 青光眼　　　　　D. 晕动病
    E. 胃肠绞痛和感染性休克

17. 可治疗帕金森病的 M 受体阻断药是
    A. 阿托品　　　　　B. 东莨菪碱
    C. 山莨菪碱　　　　D. 丙胺太林
    E. 托吡卡胺

18. 作用短暂,常常代替阿托品用于眼底检查的扩瞳药是
    A. 阿托品　　　　　B. 东莨菪碱
    C. 山莨菪碱　　　　D. 丙胺太林
    E. 后马托品

19. 毛果芸香碱的竞争拮抗剂是
    A. 毒扁豆碱　　　　B. 新斯的明
    C. 筒箭毒碱　　　　D. 阿托品
    E. 琥珀胆碱

20. 属于肌松药的是
    A. 山莨菪碱　　　　B. 阿托品
    C. 东莨菪碱　　　　D. 琥珀胆碱
    E. 后马托品

二、简答题

1. 简述阿托品的药理作用及作用机制。
2. 简述阿托品的临床用途及主要禁忌证。
3. 与阿托品相比,东莨菪碱、山莨菪碱具有哪些特点?
4. 肌松药分哪几类?它们分别与胆碱酯酶抑制药合用的效果有什么不同?

附录：制剂与用法

药名	剂型	使用方法
硫酸阿托品	片剂：0.3mg	口服：一次 0.3 ~ 0.6mg，一天 3 次
	注射剂：0.5/ml、1mg/ml、5mg/ml	一次 0.5 ~ 1mg，皮下注射、肌内注射或静脉注射。治疗感染性休克、有机磷酸酯类中毒及锑剂所致的阿-斯综合征时，剂量不受此限制
氢溴酸东莨菪碱	片剂：0.3mg	口服：一次 0.3 ~ 0.6mg，一天 3 次
	注射剂：0.3mg/ml、0.5mg/ml	一次 0.3 ~ 0.5mg，肌内注射或皮下注射
氢溴酸山莨菪碱	片剂：5mg、10mg	口服：一次 5 ~ 10mg，一天 3 次
	注射剂：10mg/ml、20mg/ml	一次 5 ~ 10mg，肌内注射或静脉注射
氢溴酸后马托品	滴眼剂：1% ~ 2%	滴眼
尤卡托品	滴眼剂：2% ~ 5%	滴眼用
托吡卡胺	滴眼液：0.5% ~ 1%	滴眼。扩瞳用 0.5%，验光用 1%
溴丙胺太林	片剂：15mg	口服：一次 15mg，一天 3 次
贝那替秦	片剂：1mg	口服：一次 1mg，一天 3 次
氯琥珀胆碱	注射剂：50mg/ml	1 ~ 2mg/kg，静脉注射
氯筒箭毒碱	注射剂：1mg/ml	首次 6 ~ 9mg，静脉注射，重复时用量减半

第 4 节 肾上腺素受体激动药

考点：1. 肾上腺素受体激动药的分类。
2. 各类肾上腺素受体激动药的药理作用、临床用途、不良反应。

案例 2-4

患者，男，30 岁，因发热，咳嗽、咳痰，胸痛等症状来院就诊，经相关检查后诊断为急性肺炎，给予青霉素抗感染治疗及降温、镇咳祛痰等治疗。在注射青霉素过程中，患者自觉胸闷、气喘，四肢厥冷，神志模糊不清；测血压为 75/50mmHg。立即停止注射。

诊断：青霉素过敏性休克。

问题：该患者应首选何药进行抢救？为什么？

肾上腺素受体激动药按其对不同肾上腺素受体亚型的选择性而分为三大类：①α 肾上腺素受体激动药（α-adrenoceptor agonists，α 受体激动药）；②α、β 肾上腺素受体激动药（α、β-adrenoceptor agonists，α、β 受体激动药）；③β 肾上腺素受体激动药（β-adrenoceptor agonists，β 受体激动药）。

一、α 受体激动药

去甲肾上腺素

去甲肾上腺素（noradrenaline，NA）是去甲肾上腺素能神经末梢释放的主要递质，也可由肾上腺髓质少量分泌。药用的是人工合成品，其化学性质不稳定，见光易失效，在中性尤其在碱性溶液中迅速氧化变为粉红色乃至棕色失效，在酸性溶液中较稳定。

本品口服因使胃黏膜血管收缩而难以吸收，在肠内易被碱性肠液破坏，故口服不能产生吸收作用。皮下注射时，因血管剧烈收缩，吸收很少，且易发生局部组织坏死，一般采用静脉滴注给药。吸收后的去甲肾上腺素主要分布于去甲肾上腺素能神经支配的心脏等脏器及肾上腺髓质中。迅速被去甲肾上腺素能神经末梢再摄取、被 COMT 和 MAO 代谢,故作用维持时间短暂。代谢产物经尿排泄。

【药理作用】 去甲肾上腺素主要激动 α 受体,对心脏 $β_1$ 受体作用较弱,对 $β_2$ 受体几无作用。

1. 舒缩血管 去甲肾上腺素能激动血管平滑肌 $α_1$ 受体,使血管收缩,皮肤、黏膜血管收缩最明显,其次是对肾脏血管的收缩作用。此外,脑、肝、肠系膜甚至骨骼肌的血管也都呈收缩反应。冠状血管舒张,这主要是由于激动心脏 $β_1$ 受体,使心脏兴奋,心肌的代谢产物(如腺苷)增加所致,同时因血压升高,提高了冠状血管的灌注压力,故冠状动脉流量增加。另外,可激动去甲肾上腺素能神经末梢突触前膜 $α_2$ 受体,减少去甲肾上腺素的释放。

2. 兴奋心脏 去甲肾上腺素对心脏 $β_1$ 受体有较弱的激动作用,使心肌收缩力加强,心率加快,传导加速,心排出量增加。在整体情况下,心率可因血压升高而反射性减慢。剂量过大也会引起心律失常,但较肾上腺素少见。

3. 升高血压 小剂量滴注去甲肾上腺素时,由于心脏兴奋,收缩压升高,此时血管收缩作用尚不十分剧烈,故舒张压升高不多而脉压加大。较大剂量时,因血管强烈收缩使外周阻力明显增高,故收缩压升高的同时舒张压也明显升高,脉压变小。其升压作用较强,且不被 α 受体阻断药所翻转,因此对 α 受体阻断药引起的低血压可用本药治疗。

【临床应用】

1. 休克 休克的关键是微循环血液灌注不足和有效血容量下降,故其治疗关键应是改善微循环和补充血容量。目前去甲肾上腺素类血管收缩药在休克治疗中已不占主要地位,仅限于某些休克类型如早期神经性休克。小剂量去甲肾上腺素静脉滴注,使收缩压维持在 90mmHg 左右,以保证心、脑等重要器官的血液供应。

2. 药物中毒性低血压 镇静催眠药、吩噻嗪类及 α 受体阻断药等中毒引起的低血压,用去甲肾上腺素静脉滴注,可使血压升高,维持在正常水平。不宜用肾上腺素升压。

3. 上消化道出血 去甲肾上腺素 1~3mg 适当稀释后口服,在食管或胃内因局部作用收缩黏膜血管,产生止血效果。

【不良反应及用药注意】

1. 局部组织缺血坏死 静脉滴注时间过长、浓度过高或药液漏出血管,可引起局部缺血坏死,如发现外漏或注射部位皮肤苍白,应更换注射部位,进行热敷,并用普鲁卡因或 α 受体阻断药如酚妥拉明做局部浸润注射,以扩张血管。

2. 急性肾衰竭 静脉滴注时间过长或剂量过大,可使肾血管剧烈收缩,产生少尿、无尿和肾实质损伤,故用药期间尿量至少保持在每小时 25ml 以上。

3. 其他 高血压、动脉硬化症、器质性心脏病、少尿、无尿及严重微循环障碍的患者禁用。

间 羟 胺

间羟胺(metaraminol)为人工合成品,化学性质较稳定。可直接激动 α 受体,对 $β_1$ 受体作用较弱,也可被去甲肾上腺素能神经末梢摄取进入囊泡,通过置换作用促使囊泡中的去甲肾上腺素释放,间接发挥作用。本药不易被 MAO 破坏,故作用较持久。短时间内连续应用,可因囊泡内去甲肾上腺素减少,使效应逐渐减弱,产生快速耐受性。

间羟胺与去甲肾上腺素比较,其主要特点是:①收缩血管、升高血压作用较弱而持久;②对肾脏血管的收缩作用也较弱,很少引起急性肾衰竭;③兴奋心脏作用较弱,可使休克患者的心排出量增加,但对心率的影响不明显,有时因血压升高反射性地使心率减慢,很少引起心律失常;④化学性质稳定,既可静脉给药,也可肌内注射。

间羟胺常作为去甲肾上腺素的良好代用品,用于各种休克早期、脊椎麻醉后或手术后的低血压。

去氧肾上腺素、甲氧明

去氧肾上腺素(phenylephrine,苯肾上腺素、新福林)和甲氧明(methoxamine,甲氧胺)都是人工合成品。作用与间羟胺相似。可用于抗休克,也可用于防治脊椎麻醉或全身麻醉的低血压。甲氧明与去氧肾上腺素均能通过收缩血管而升高血压,使迷走神经反射性兴奋而减慢心率,临床上可用于阵发性室上性心动过速。去氧肾上腺素还能兴奋瞳孔扩大肌,使瞳孔扩大,作用较阿托品弱,持续时间较短,一般不引起眼内压升高(老年人前房角狭窄者可能引起眼内压升高)和调节麻痹。

羟甲唑啉、阿可乐定

羟甲唑啉(oxymetazoline)和阿可乐定(apraclonidine)是外周性突触后膜 α_2 受体激动药。羟甲唑啉由于收缩局部血管可滴鼻用于治疗鼻黏膜充血和鼻炎,作用在几分钟内发生,可持续数小时。阿可乐定主要利用其降低眼压的作用,用于青光眼的短期辅助治疗,特别在激光疗法之后,预防眼压的回升。

二、α、β 受体激动药

肾 上 腺 素

肾上腺素(adrenaline,AD)是肾上腺髓质分泌的主要激素,药用肾上腺素可以从家畜肾上腺提取或人工合成,其化学性质不稳定,见光易失效。在中性尤其是碱性溶液中,易氧化变色而失去活性。

本品口服后易被碱性肠液破坏,吸收很少,不能达到有效血药浓度。皮下注射因能收缩血管,吸收缓慢,作用维持 1 小时左右。肌内注射吸收较快,作用维持 10 ~ 30 分钟。静脉注射立即起效,作用仅维持数分钟。肾上腺素在体内的摄取与代谢途径和去甲肾上腺素相似。

【药理作用】 肾上腺素主要激动 α 受体和 β 受体。

1. 兴奋心脏 肾上腺素能激动心肌、传导系统和窦房结 β_1 及 β_2 受体,使心肌收缩力加强,传导加速,心率加快。由于心肌收缩力增加、心率加快,故心排出量增加。因其提高心肌代谢,使心肌氧耗量增加,加上心肌兴奋性提高,如剂量过大或静脉注射速度过快,可引起心律失常,出现期前收缩,甚至引起心室颤动。

2. 舒缩血管 肾上腺素对血管的作用取决于各器官血管平滑肌上 α 受体和 β_2 受体的分布密度及给药剂量的大小。皮肤、黏膜、内脏血管以 α 受体占优势,故以皮肤、黏膜血管收缩最强烈;内脏血管尤其是肾血管也显著收缩;对脑和肺血管收缩作用微弱,有时由于血压升高而被动地舒张。骨骼肌血管、肝脏血管及冠状血管平滑肌上以 β_2 受体占优势,故使这些血管舒张。

3. 影响血压 皮下注射治疗量(0.5 ~ 1mg)或低浓度静脉滴注(每分钟滴入 10μg)肾上腺素时,由于心脏兴奋,心排出量增加,故收缩压升高;由于骨骼肌血管舒张作用对血压的影响,抵消或超过了皮肤、黏膜血管收缩作用的影响,故舒张压不变或下降;此时身体各部位血液重新分配,使之更适合于紧急状态下机体能量供应的需要。较大剂量静脉注射时,收缩压和舒张压均升高。

4. 扩张支气管 肾上腺素能激动支气管平滑肌 β_2 受体,使支气管平滑肌产生强大舒张作用,并能抑制肥大细胞释放过敏介质如组胺等,还可激动支气管黏膜血管 α 受体,使支气管黏膜血管收缩,毛细血管的通透性降低,有利于消除支气管黏膜水肿。

5. 促进代谢　肾上腺素能提高机体代谢,治疗量时可使耗氧量升高 20% ~ 30% 。由于激动 α 受体和 β_2 受体可加速糖原分解,此外,肾上腺素尚具有降低外周组织对葡萄糖摄取的作用,还能抑制胰岛素的释放,故可以使血糖升高。肾上腺素还能激动脂肪组织 β_3 受体,激活三酰甘油酶,加速三酰甘油分解,使血液中游离脂肪酸升高。

【临床应用】

1. 心脏骤停　用于抢救溺水、麻醉意外、药物中毒、传染病和心脏传导阻滞等所致的心脏骤停。在进行有效的人工呼吸和心脏按压的同时,可用 0.5 ~ 1mg 的肾上腺素心室内注射;也可心室内注射心脏复苏三联针(肾上腺素、阿托品各 1mg 及利多卡因 50 ~ 100mg)。

2. 过敏性休克　肾上腺素能兴奋心脏、收缩血管而升高血压,松弛支气管平滑肌、减轻喉头水肿、抑制过敏介质释放等可缓解呼吸困难。其作用快而强,是治疗过敏性休克的首选药。

3. 支气管哮喘　肾上腺素可控制支气管哮喘的急性发作,皮下注射或肌内注射能于数分钟内奏效。本药不良反应严重,主要用于急性发作。

4. 与局麻药配伍　在局麻药中加入少量肾上腺素,可延缓局麻药的吸收,减少局麻药中毒的可能性,同时延长局麻药的麻醉时间。一般局麻药中肾上腺素浓度为 1∶250 000,一次用量不超过 0.3mg。但应注意在肢体末端(如手指、脚趾、阴茎等处)的手术时不宜加用肾上腺素,以免组织缺血坏死。

5. 局部止血　当鼻黏膜和齿龈出血时将浸有 0.1% 肾上腺素的纱布或棉花球填塞出血处,通过收缩血管和压迫作用起止血效果。

6. 青光眼　肾上腺素能收缩眼后房血管,减少房水生成。2% 的肾上腺素可局部用于治疗开角型青光眼以降低眼内压。

【不良反应及用药注意】　主要不良反应为心悸、烦躁、头痛和血压升高等。剂量过大时,α 受体过度兴奋使血压骤升,有发生脑出血的危险,故老年人慎用。当 β 受体兴奋过强时,可使心肌耗氧量增加,能引起心肌缺血和心律失常,甚至心室颤动,故应严格掌握剂量。禁用于高血压、脑动脉硬化、器质性心脏病、糖尿病和甲状腺功能亢进症等。

链接 ⋯⋯⋯⋯ 肾上腺的结构与功能

肾上腺是一对扁平的腺体, 位于腹膜后间隙内, 在肾上端的前内侧。左肾上腺较长, 呈月牙形; 右肾上腺较短, 呈三角形。肾上腺实质来源和功能由皮质、髓质两部分组成。

1. 皮质　占肾上腺的 80% ~ 90% 。由外向内可分为球状带、束状带和网状带三层。

(1) 球状带: 约占皮质的 15% 。球状带细胞分泌盐皮质激素, 主要功能是调节水盐代谢, 维持体内钠钾平衡。

(2) 束状带: 约占皮质的 78% 。束状带细胞分泌糖皮质激素, 主要功能是可以促进体内蛋白质转化为葡萄糖, 同时又可抑制葡萄糖的分解。

(3) 网状带: 约占皮质的 7% 。网状带细胞分泌雄激素和雌激素。

2. 髓质　占肾上腺的 10% ~ 20% , 主要由髓质细胞组成, 髓质细胞又可分为肾上腺素细胞和去甲肾上腺素细胞。

多　巴　胺

多巴胺(dopamine,DA)是去甲肾上腺素的前体物质,药用的是人工合成品。

本品口服易在肠和肝中破坏而失效,一般采用静脉滴注给药。在体内迅速经 MAO 和 COMT 的催化而代谢失效,故作用时间短暂。多巴胺不易透过血-脑脊液屏障,故外源性多巴胺几无中枢作用。

【药理作用】　多巴胺能激动 α 受体、β 受体和 DA 受体。

1. 兴奋心脏 多巴胺能激动心脏 β_1 受体,也能促进去甲肾上腺素释放,加强心肌收缩力,增加心排出量。一般剂量对心率影响不明显,很少引起心律失常,大剂量可加快心率。

2. 作用于血管 治疗量多巴胺能激动肾脏、肠系膜和冠状血管的 D_1 受体,使肾脏、肠系膜和冠状血管舒张;大剂量激动皮肤、黏膜血管的 α 受体,使皮肤、黏膜血管收缩。对 β_2 受体的影响十分微弱。大剂量时则以 α 受体的兴奋作用占优势,主要表现为血管收缩。

3. 升高血压 治疗量多巴胺能升高收缩压和加大脉压,而对舒张压无明显影响或轻微升高。这可能是心排出量增加,而肾脏和肠系膜血管阻力下降,其他血管阻力微升使总外周阻力变化不大的结果。大剂量时,除激动心脏 β 受体外,血管以 α 受体的兴奋作用占优势,引起血管收缩,外周阻力增加,收缩压和舒张压均升高。

4. 改善肾功能 治疗量多巴胺能激动肾血管 D_1 受体,使肾血管舒张,肾血流量和肾小球滤过率增加。此外,多巴胺还具有排钠利尿作用,故可改善肾功能。但大剂量多巴胺使肾血管收缩,则可减少肾血流量,应予注意。

【临床应用】

1. 休克 适用于感染性休克、出血性休克及心源性休克等。对于伴有心收缩力减弱及尿量减少而血容量已补足的休克患者疗效较好。

2. 急性肾衰竭 因能改善肾功能,增加尿量,与利尿药合用治疗急性肾衰竭。使用时须掌握好用量。

【不良反应及用药注意】 一般较轻,偶见恶心、呕吐。如剂量过大或滴注太快可出现心动过速、心律失常和肾血管收缩导致肾功能下降等,一旦发生,应减慢滴注速度或停药。与单胺氧化酶抑制剂或三环类抗抑郁药合用时,多巴胺剂量应酌减。

室性心律失常、闭塞性血管病、心肌梗死、动脉硬化和高血压患者慎用。嗜铬细胞瘤患者禁用。

麻 黄 碱

麻黄碱(ephedrine)是从中药麻黄中提取的生物碱,也可人工合成,药用其左旋体或消旋体。

本品口服易吸收,易通过血-脑脊液屏障,大部分以原形经尿排泄,一次给药作用可维持 3～6 小时。

【药理作用】 麻黄碱能激动 α 受体和 β 受体,又能促进去甲肾上腺素能神经末梢释放去甲肾上腺素。与肾上腺素比较,麻黄碱具有下列特点:①性质稳定,口服有效;②对心血管作用弱而持久;③中枢兴奋作用较显著;④易产生快速耐受性。

【临床应用】

1. 支气管哮喘 扩张支气管作用较肾上腺素弱,起效慢但持久。用于预防支气管哮喘发作和轻症的治疗,对于重症急性发作效果较差。

2. 鼻黏膜充血 0.5%～1% 溶液滴鼻可明显缓解鼻黏膜肿胀,消除鼻黏膜充血引起的鼻塞。

3. 防治低血压 因兴奋心脏,使心收缩力加强、心排出量增加,血压升高,作用弱而持久(持续 3～6 小时),常用于防治硬脊膜外麻醉及蛛网膜下隙麻醉引起的低血压。

4. 其他 缓解荨麻疹和血管神经性水肿的皮肤黏膜症状。

【不良反应及用药注意】 大剂量可引起兴奋不安、失眠等,晚间服用宜加用镇静催眠药以防止失眠。禁忌证同肾上腺素。

伪 麻 黄 碱

伪麻黄碱(pseudoephedrine)是麻黄碱的立体异构物,作用与麻黄碱相似,但升压作用和中枢作用较弱,主要用于鼻黏膜充血。

美 芬 丁 胺

美芬丁胺(mephentermine)为 α、β 受体激动药,作用与麻黄碱相似,主要用于蛛网膜下隙麻醉时预防血压下降;也可用于心源性休克或其他低血压,此外还可用于滴鼻治疗鼻炎。

三、β 受体激动药

异丙肾上腺素

异丙肾上腺素(isoprenaline)为人工合成品。本品口服无效,气雾剂吸入给药,吸收较快,舌下给药因能舒张局部血管,少量可从黏膜下的舌下静脉丛迅速吸收。异丙肾上腺素吸收后主要在肝及其他组织中被 COMT 所代谢,较少被 MAO 代谢,也较少被去甲肾上腺素能神经摄取,作用维持时间较肾上腺素略长。

【药理作用】 异丙肾上腺素主要激动 β 受体,对 β_1 受体和 β_2 受体选择性差,对 α 受体几无作用。

1. 兴奋心脏 异丙肾上腺素能激动心脏 β_1 受体,表现为正性肌力和正性频率作用,缩短收缩期和舒张期。与肾上腺素比较,异丙肾上腺素加快心率、加速传导的作用较强,心肌耗氧量明显增加,对窦房结有显著兴奋作用,也能引起心律失常,但较少产生心室颤动。

2. 舒张血管 异丙肾上腺素能激动血管 β_2 受体,产生血管舒张作用。对骨骼肌血管舒张作用较明显,肾血管和肠系膜血管舒张作用较弱,冠状血管也有舒张作用。

3. 影响血压 异丙肾上腺素能兴奋心脏和舒张外周血管,使收缩压升高而舒张压略下降,脉压增大。

4. 扩张支气管 能激动支气管平滑肌 β_2 受体,使支气管平滑肌舒张,其作用比肾上腺素略强,也具有抑制组胺等过敏介质释放的作用。但对支气管黏膜血管无收缩作用,故消除黏膜水肿的作用不如肾上腺素。久用可产生耐受性。

5. 其他 能激动 β 受体,增加脂肪和糖原分解,也能增加组织的耗氧量。与肾上腺素比较,其升高血中游离脂肪酸作用相似,而升高血糖作用较弱。不易通过血-脑脊液屏障,故中枢兴奋作用不明显。

【临床应用】

1. 支气管哮喘 舌下含化或雾化吸入,用于控制支气管哮喘急性发作,疗效快而强。

2. 房室传导阻滞 舌下含化或静脉滴注,用于治疗一、二度房室传导阻滞。

3. 心脏骤停 适用于心室自身节律缓慢,高度房室传导阻滞或窦房结功能衰竭而并发的心脏骤停。异丙肾上腺素可引起舒张压下降,降低冠状动脉灌注压,故常与去甲肾上腺素或间羟胺合用,作心室内注射。

4. 休克 在补足血容量的基础上,可用于治疗心排出量较低,中心静脉压高的感染性休克。

【不良反应及用药注意】 常见的是心悸、头晕。用药过程中应注意控制心率。支气管哮喘患者已具缺氧状态,加之气雾剂剂量不易掌握,如剂量过大,可致心肌耗氧量增加,引起心律失常,甚至产生危险的心动过速及心室颤动。禁用于冠心病、心肌炎和甲状腺功能亢进症等。

多巴酚丁胺

多巴酚丁胺(dobutamine)为人工合成品,其化学结构和体内过程与多巴胺相似,口服无效,仅供静脉注射给药。

本药主要激动 β_1 受体。与异丙肾上腺素比较,本品的正性肌力作用比正性频率作用显著,很少增加心肌耗氧量,也较少引起心动过速。主要用于治疗心肌梗死并发心力衰竭,多巴酚丁胺可增加心肌收缩力,增加心排出量和降低肺毛细血管楔压,并使左室充盈压明显降低,使心功能改善,继发地促进排钠、排水、增加尿量,有利于消除水肿。

用药期间可引起血压升高、心悸、头痛、气短等不良反应,偶致室性心律失常。由于该药可使心肌耗氧量增多,亦可引起心肌梗死患者梗死面积增加,应引起重视。梗阻型肥厚性心肌病患者禁用,因其可促进房室传导。心房颤动患者禁用。

β_1 受体激动药还有普瑞特罗(prenalterol)、扎莫特罗(xamoterol)等,主要用于慢性充血性心力衰竭的治疗。

选择性 β_2 受体激动药有沙丁胺醇(salbutamol,羟甲叔丁肾上腺素)、特布他林(terbutaline,间羟叔丁肾上腺素)、克仑特罗(clenbuterol,双氯醇胺)、沙美特罗(salmeterol)等,临床上主要用于哮喘的治疗(见第9章)。

案例 2-4 分析

过敏性休克应首选肾上腺素治疗。原因是:肾上腺素可以增加心排血量,收缩血管,升高血压;松弛支气管平滑肌,收缩支气管黏膜血管,缓解呼吸困难等。

目 标 检 测

一、选择题

A_1 型题

1. 去甲肾上腺素治疗上消化道出血时的给药方法是
   A. 静脉滴注　　　　　B. 皮下注射
   C. 肌内注射　　　　　D. 稀释后口服
   E. 直肠给药

2. 能翻转肾上腺素的升压作用的药物是
   A. α 受体阻断药　　　B. M 受体阻断药
   C. β 受体阻断药　　　D. N 受体阻断药
   E. 多巴胺受体阻断药

3. 治疗过敏性休克首选的药物是
   A. 糖皮质激素　　　　B. 肾上腺素
   C. 去甲肾上腺素　　　D. 麻黄碱
   E. 多巴胺

4. 不宜肌内注射的药物是
   A. 多巴胺　　　　　　B. 阿托品
   C. 肾上腺素　　　　　D. 去甲肾上腺素
   E. 异丙肾上腺素

5. 多巴胺增加肾血流量的主要机制是
   A. 兴奋 β_1 受体　　　B. 兴奋 β_2 受体
   C. 阻断 α 受体　　　　D. 兴奋 DA 受体
   E. 直接松弛肾血管平滑肌

6. 局麻药中加入微量肾上腺素的目的是
   A. 扩张气管保持呼吸道通畅
   B. 预防手术出血
   C. 减少局麻药吸收,延长其作用时间
   D. 防止低血压
   E. 预防过敏性休克

7. 可治疗急性肾衰竭的药物是
   A. 多巴胺　　　　　　B. 麻黄碱
   C. 去甲肾上腺素　　　D. 异丙肾上腺素
   E. 肾上腺素

8. β 受体兴奋效应不包括
   A. 心脏兴奋　　　　　B. 冠状动脉扩张
   C. 骨骼肌血管收缩　　D. 糖原分解
   E. 支气管平滑肌松弛

9. 感染性休克伴尿量减少时常选用的药物是
   A. 肾上腺素　　　　　B. 多巴胺
   C. 去甲肾上腺素　　　D. 间羟胺
   E. 异丙肾上腺素

10. 大剂量静脉滴注容易引起急性肾衰竭的药物是
    A. 多巴胺　　　　　　B. 去甲肾上腺素
    C. 麻黄碱　　　　　　D. 异丙肾上腺素
    E. 肾上腺素

11. 肾上腺素可兴奋的受体是
    A. α 受体　　　　　　B. β 受体
    C. 多巴胺受体　　　　D. α 受体和 β 受体
    E. α 受体、β 受体和多巴胺受体

12. 肾上腺素扩张支气管是因为
    A. 兴奋 α 受体　　　　B. 兴奋 β_1 受体
    C. 兴奋 β_2 受体　　　D. 阻断 β_1 受体
    E. 阻断 β_2 受体

13. 静脉滴注时外漏可导致局部组织缺血坏死的药物是
  A. 去甲肾上腺素　　　B. 间羟胺
  C. 肾上腺素　　　　　D. 麻黄碱
  E. 异丙肾上腺素

14. 肾上腺素的用途不包括
  A. 心脏骤停
  B. 支气管哮喘
  C. 外周血管痉挛性疾病
  D. 过敏性休克
  E. 局部止血

15. 麻黄碱不具备的特点是
  A. 口服有效
  B. 对心血管作用弱而持久
  C. 易产生依赖性
  D. 中枢兴奋作用较显著
  E. 易产生快速耐受性

16. 可与局麻药配伍应用的药物是
  A. 多巴胺　　　　　　B. 间羟胺
  C. 肾上腺素　　　　　D. 麻黄碱
  E. 去甲肾上腺素

17. 无尿休克患者绝对禁用的药物是
  A. 阿托品　　　　　　B. 间羟胺
  C. 肾上腺素　　　　　D. 多巴胺
  E. 去甲肾上腺素

18. 去甲肾上腺素作用最明显的器官是
  A. 眼睛
  B. 心血管系统
  C. 支气管平滑肌
  D. 胃肠道和膀胱平滑肌
  E. 腺体

19. 对血压具有双向反应的药物是
  A. 肾上腺素　　　　　B. 麻黄碱
  C. 异丙肾上腺素　　　D. 间羟胺

20. 可用于预防蛛网膜下隙麻醉时低血压的药物是
  A. 异丙肾上腺素　　　B. 多巴胺
  C. 肾上腺素　　　　　D. 去甲肾上腺素
  E. 麻黄碱

21. 用于二、三度房室传导阻滞的药物是
  A. 去甲肾上腺素　　　B. 肾上腺素
  C. 多巴胺　　　　　　D. 异丙肾上腺素
  E. 麻黄碱

22. 肾上腺素和异丙肾上腺素均可用于
  A. 过敏性休克　　　　B. 上消化道出血
  C. 心脏骤停　　　　　D. 与局麻药配伍
  E. 齿龈出血

23. 异丙肾上腺素的药理作用不包括
  A. 扩张血管　　　　　B. 正性肌力
  C. 促进代谢　　　　　D. 收缩血管
  E. 扩张支气管

24. 可使皮肤、黏膜血管收缩,骨骼肌血管扩张的药物是
  A. 去甲肾上腺素　　　B. 阿托品
  C. 肾上腺素　　　　　D. 异丙肾上腺素
  E. 多巴胺

25. 肾上腺素的禁忌证不包括
  A. 高血压　　　　　　　　B. 糖尿病
  C. 甲状腺功能亢进(甲亢)　D. 心脏骤停
  E. 器质性心脏病

二、简答题

1. 简述肾上腺素的临床用途。
2. 简述肾上腺素的血压翻转作用。
3. 比较说明肾上腺素、去甲肾上腺素、异丙肾上腺素、多巴胺对心脏、血管、血压的影响有何异同。
4. 简述去甲肾上腺素的临床用途与不良反应。

附录:制剂与用法

药名	剂型	使用方法
盐酸肾上腺素	注射剂:0.5mg/0.5ml、1mg/ml	1 次 0.25 ~ 1.0mg,皮下或肌内注射。必要时心室内注射,1 次 0.25 ~ 1.0g,用 0.9% 氯化钠溶液稀释 10 倍。极量:皮下注射,1 次 1mg
盐酸多巴胺	注射剂:20mg/2ml	1 次 20mg 加入 5% 葡萄糖注射液 200 ~ 500ml 内,静脉滴注(每分钟 75 ~ 100μg)。极量:静脉滴注,每分钟 20μg/kg
盐酸麻黄碱	片剂:15mg、30mg	1 次 15 ~ 30mg,一天 3 次
	注射剂:30mg/ml	1 次 15 ~ 30mg,皮下或肌内注射。极量:口服或注射,1 次 60mg,一天 150mg

续表

药名	剂型	使用方法
	滴鼻剂:0.5%~1%	
重酒石酸去甲肾上腺素	注射剂: 2mg/ml、10mg/2ml	1次2mg加入5%葡萄糖注射液500ml中静脉滴注(每分钟4~8μg)
重酒石酸间羟胺	注射剂: 10mg/ml、50mg/5ml	1次10mg,肌内注射;或10~20mg用5%葡萄糖注射液100ml稀释后静脉滴注。极量:静脉滴注,1次100mg(每分钟0.2~0.4mg)
盐酸去氧肾上腺素	注射剂:10mg/ml	1次2~5mg,肌内注射,或1次10mg用5%葡萄糖注射液100ml稀释后缓慢静脉滴注
	滴眼剂:2%~5%	极量:肌内注射,一次10mg,静脉滴注,每分钟0.18mg
盐酸异丙肾上腺素	气雾剂:0.25%	1次0.1~0.4mg,喷雾吸入。片剂:10mg。1次10mg,一天3次,舌下含化。极量:喷雾吸入,1次0.4mg,一天2.4mg;舌下含化,1次20mg,一天60mg
硫酸异丙肾上腺素	注射剂:1mg/2ml	1次0.1~0.2mg加入5%葡萄糖注射液100~200ml中静脉滴注,每分钟滴入0.5~2ml或按需要而定

第5节　肾上腺素受体阻断药

考点:1. 肾上腺素受体阻断药的分类。

2. 各类肾上腺素受体阻断药的药理作用、临床用途、不良反应、禁忌证。

案例 2-5

患者,男,50岁,科技工作者,近一个月来由于工作繁忙,经常失眠。昨日起感觉头痛、头晕,疲劳而来医院就诊。体格检查发现血压160/100mmHg,心率90次/分,呼吸20次/分,急性病容,无其他异常。诊断为原发性高血压。

问题:1. 该患者可以选用本节的哪些药治疗?

2. 何药较好?

3. 该药还可以治疗哪些其他的心血管疾病?

肾上腺素受体阻断药是一类能与肾上腺素受体结合,本身不激动或较少激动肾上腺素受体,却能阻断去甲肾上腺素能神经递质或肾上腺素受体激动药与肾上腺素受体结合,从而产生抗肾上腺素作用的药物。按其对受体的选择性不同可分为三大类:①α受体阻断药;②β受体阻断药;③α、β受体阻断药。

一、α受体阻断药

α受体阻断药能选择性地与α受体结合,阻断去甲肾上腺素能神经递质及肾上腺素受体激动药与α受体结合,从而产生抗肾上腺素作用。它们能将肾上腺素的升压作用翻转为降压作用,这个现象称为"肾上腺素的血压翻转作用"(adrenaline reversal)。这是因为α受体阻断药选择性地阻断了与血管收缩有关的α受体,但不影响与血管舒张有关的β受体,所以,肾上腺素激动α受体的血管收缩作用被取消,而激动β受体舒张血管作用得以充分地表现出来。对于主要作用于血管α受体的去甲肾上腺素,它们只能取消或减弱其升压作用而无"翻转作用"。对于主要作用于β受体的异丙肾上腺素的降压作用则无影响。

根据这类药物对α$_1$、α$_2$受体选择性的不同,可将其分为非选择性α受体阻断药(α$_1$、α$_2$受体阻断药)、选择性α$_1$受体阻断药和选择性α$_2$受体阻断药。

（一）非选择性 α 受体阻断药

酚 妥 拉 明

酚妥拉明（phentolamine）为竞争性 α 受体阻断药。

本品生物利用度低，口服效果仅为注射给药的 20%。口服后 30 分钟血药浓度达峰值，作用维持 3～6 小时；肌内注射作用维持 30～45 分钟。大多以无活性的代谢物经尿排泄。

【药理作用】　酚妥拉明能竞争性地阻断 α 受体，对 α_1、α_2 受体具有相似的亲和力，可拮抗肾上腺素的 α 型作用。

1. 扩张血管　静脉注射酚妥拉明能使血管舒张，血压下降，肺动脉压和外周血管阻力降低。其作用机制主要是阻断血管平滑肌 α_1 受体及对血管的直接舒张作用。

2. 兴奋心脏　可使心收缩力加强，心率加快，心排出量增加。这种兴奋作用部分由于血管舒张，血压下降，反射性地兴奋交感神经引起；部分是因阻断去甲肾上腺素能神经末梢突触前膜 α_2 受体，从而促进去甲肾上腺素释放的结果。偶可致心律失常。

3. 其他　有拟胆碱作用和组胺样作用，使胃肠平滑肌兴奋，胃酸分泌增加，皮肤潮红等。

【临床应用】

1. 外周血管痉挛性疾病　用于肢端动脉痉挛症、血栓闭塞性脉管炎等。

2. 静脉滴注去甲肾上腺素发生外漏　可用本药 5mg 溶于 0.9% 氯化钠溶液 10～20ml 中，做皮下浸润注射以防止组织坏死。

3. 肾上腺嗜铬细胞瘤诊治　用于肾上腺嗜铬细胞瘤的诊断和此病骤发高血压危象及手术前的准备，能使嗜铬细胞瘤所致的高血压在短时间内明显下降。做鉴别诊断试验时，曾有致死的报告，故应特别慎重。

4. 休克　用于抗休克，能使心搏出量增加，血管舒张，外周阻力降低，从而改善休克状态时的内脏血液灌注，解除微循环障碍，并能降低肺循环阻力，防止肺水肿的发生。有人主张合用去甲肾上腺素，目的是对抗去甲肾上腺素的 α 型收缩血管的作用，保留其 β 型加强心肌收缩力的作用。

5. 心力衰竭　心力衰竭时，因心排出量不足，交感神经张力增加，外周阻力增高，肺充血和肺动脉压力升高，易产生肺水肿。应用酚妥拉明扩张血管，降低外周阻力，使心脏后负荷明显降低，左室舒张末期压与肺动脉压下降，心排出量增加，心力衰竭得以减轻。

6. 其他　可用于肾上腺素等拟交感胺类药物过量所致的高血压，也可用于男性勃起功能障碍。

【不良反应及用药注意】　常见的反应有低血压，胃肠道平滑肌兴奋所致的腹痛、腹泻、呕吐和诱发溃疡病。静脉给药有时可引起心率加快、心律失常和心绞痛，须缓慢注射或滴注。胃炎，胃、十二指肠溃疡病及冠心病患者慎用。

妥 拉 唑 啉

妥拉唑啉（tolazoline）对 α 受体阻断作用与酚妥拉明相似，但作用较弱，而组胺样作用和拟胆碱作用较强。口服和注射都易吸收，大部分以原形经尿排泄。主要用于血管痉挛性疾病的治疗，局部浸润注射用以处理去甲肾上腺素静脉滴注时药液外漏。不良反应与酚妥拉明相似，但发生率较高。

酚 苄 明

酚苄明（phenoxybenzamine）为非竞争性 α 受体阻断药。

本品口服吸收 20%～30%，主要以口服和静脉给药。因刺激性大，不做肌内注射和皮下注射，静脉给药 1 小时可达最大效应。本药脂溶性高，大剂量用药可蓄积于脂肪组织，然后缓慢释放,故作用持久,一次给药的作用时间大约持续 24 小时。主要经肝代谢,经尿和胆汁排泄。

【药理作用】 酚苄明进入体内后,其分子中的氯乙胺基须环化形成撑亚胺基后,才能与 α 受体牢固结合,阻断 α 受体,故起效较慢,但作用强大而持久,一次给药作用可持续 3~4 天。

酚苄明能阻断血管平滑肌的 α 受体,舒张血管,降低外周阻力,使血压降低。其作用强度与血管受去甲肾上腺素能神经控制的程度有关,对于静卧的正常人,酚苄明对收缩压影响很小,舒张压下降。当伴有代偿性交感性血管收缩,如直立或血容量减少时,就会引起明显的血压下降。由于血压下降所引起的反射性交感神经兴奋,加之酚苄明对去甲肾上腺素能神经末梢突触前膜 α_2 受体的阻断作用及对摄取-1、摄取-2 的抑制作用,可使心率加快。高浓度的酚苄明,还具有抗 5-HT 作用和抗组胺作用。

【临床应用】
1. 外周血管痉挛性疾病 常在酚妥拉明无效时使用。
2. 休克 由于舒张血管,降低外周阻力,增加心排出量,改善微循环,适用于感染性休克。
3. 嗜铬细胞瘤 用于嗜铬细胞瘤术前准备或高血压危象的治疗。
4. 良性前列腺增生 可明显改善前列腺增生引起的阻塞性排尿困难症状,这可能与阻断前列腺和膀胱底部的 α 受体有关,但作用出现较慢。

【不良反应】 常见的不良反应有直立性低血压、心动过速、心律失常、鼻塞、口干、恶心、呕吐、嗜睡、疲乏等。

链接 ⋯⋯⋯⋯ 嗜铬细胞瘤

嗜铬细胞瘤起源于肾上腺髓质、交感神经节或其他部位的嗜铬组织,其中位于肾上腺者占 80%~90%。这种瘤持续或间断地释放大量儿茶酚胺,引起持续性或阵发性高血压和多个器官功能及代谢紊乱。约 10% 为恶性肿瘤。发病者以 20~50 岁多见,男女无明显差异性。

(二)选择性 α_1 受体阻断药

常用的 α_1 受体阻断剂有哌唑嗪(prazosin)、特拉唑嗪(terazosin)、坦洛新(tamsulosin)及多沙唑嗪(doxazosin)等,主要用于良性前列腺增生及高血压的治疗。多沙唑嗪控释剂较普通剂型能减少因血药浓度突然升高而使血压骤降引起的昏厥、直立性低血压等不良反应。

(三)选择性 α_2 受体阻断药

育亨宾(yohimbine)能选择性地阻断中枢和外周 α_2 受体。本药易进入中枢神经系统,阻断 α_2 受体,可促进去甲肾上腺素能神经末梢释放去甲肾上腺素,使交感神经张力增加,导致心率加快,血压升高。育亨宾主要用作科研的工具药,也用于治疗男性性功能障碍及糖尿病患者的神经病变。

二、β 受体阻断药

β 肾上腺素受体阻断药能选择性与 β 受体结合,阻断去甲肾上腺素能神经递质或肾上腺素受体激动药与 β 受体结合而产生效应。β 肾上腺素受体阻断药可根据其选择性分为非选择性的 β_1、β_2 受体阻断药和选择性的 β_1 受体阻断药两类。

β 受体阻断药口服后自小肠吸收,但由于受脂溶性及首关消除的影响,其生物利用度差异较大。进入血液循环的 β 受体阻断药一般能分布到全身各组织。脂溶性高的药物主要在肝脏代谢,少量以原形随尿排泄。

【药理作用】
1. β 受体阻断作用
(1) 对心血管系统的影响:阻断心脏 β_1 受体,使心率减慢,心房和房室结的传导减慢,心收缩力减弱,心排出量减少,心肌耗氧量下降,血压降低。由于非选择性 β 受体阻断药如普萘洛尔对血管 β_2 受体也有阻断作用,加上心脏功能受到抑制,反射地兴奋交感神经引起血管收缩和外周阻力增加,可使肝、肾和骨骼肌等血流量减少,冠状血管血流量也降低。

（2）收缩支气管平滑肌:阻断支气管平滑肌 β_2 受体,使支气管平滑肌收缩而增加呼吸道阻力,可诱发或加重哮喘。

（3）影响代谢:可抑制交感神经兴奋所引起的脂肪、糖原分解。普萘洛尔并不影响正常人的血糖水平,也不影响胰岛素的降血糖作用,但能延缓胰岛素给药后血糖水平的恢复。这可能是其抑制了低血糖引起儿茶酚胺释放所致的糖原分解。β 受体阻断药能掩盖低血糖时交感神经兴奋的症状,使低血糖不易被及时察觉。

（4）抑制肾素释放:通过阻断肾小球旁器细胞 β_1 受体而抑制肾素的释放,这可能是其降血压作用的原因之一。以普萘洛尔的作用最强。

2. 内在拟交感活性　有些 β 受体阻断药(吲哚洛尔)与 β 受体结合后除能阻断受体外,尚对 β 受体具有部分激动作用,称为内在拟交感活性(intrinsic sympathomimetic activity, ISA)。由于这种作用较弱,一般被其 β 受体阻断作用所掩盖。ISA 较强的药物在临床应用时,其抑制心收缩力、减慢心率和收缩支气管作用一般较不具 ISA 的药物为弱。

3. 膜稳定作用　有些 β 受体阻断药具有局部麻醉作用和奎尼丁样的作用,这两种作用都由于其降低细胞膜对离子的通透性所致,故称为膜稳定作用。这一作用在常用量时与其治疗作用的关系不大,因为无膜稳定作用的 β 受体阻断药仍然对心律失常有效。

4. 其他　普萘洛尔有抗血小板聚集作用。噻吗洛尔有降低眼内压作用,这可能与其阻断血管平滑肌 β_2 受体,使眼后房血管收缩,减少房水的形成有关。

【临床应用】

1. 心律失常　对多种原因引起的快速型心律失常均有效,对于交感神经兴奋性过高、甲状腺功能亢进等引起的窦性心动过速疗效较好,也可用于运动或情绪变动所引发的室性心律失常。

2. 心绞痛和心肌梗死　对心绞痛有良好的疗效。对心肌梗死,两年以上长期应用可降低复发和猝死率,用量常常要大于抗心律失常的剂量。

3. 高血压　是治疗高血压的常用药物,能使高血压患者的血压下降,伴有心率减慢。

4. 充血性心力衰竭　在心肌状况严重恶化之前早期应用,对某些充血性心力衰竭能缓解症状,改善其预后。

5. 其他　①可用于甲状腺功能亢进及甲状腺危象;②也用于嗜铬细胞瘤和肥厚性心肌病;③普萘洛尔适用于偏头痛、肌震颤、肝硬化的上消化道出血等;④噻吗洛尔常局部用药治疗青光眼。

【不良反应及用药注意】

1. 一般不良反应　有恶心、呕吐、轻度腹泻等消化道症状。偶见超敏反应如皮疹、血小板减少等。

2. 心脏抑制　因对心脏 β_1 受体的阻断作用,可引起心脏抑制,特别是窦性心动过缓、房室传导阻滞、心功能不全等患者对药物的敏感性增高,更易发生心脏抑制,甚至引起严重心功能不全、肺水肿、房室传导完全阻滞或心脏骤停等严重后果。

3. 诱发或加重支气管哮喘　由于阻断支气管平滑肌 β_2 受体,使支气管平滑肌收缩,呼吸道阻力增加。

4. 外周血管收缩和痉挛　由于阻断骨骼肌血管的 β_2 受体,可使血管收缩和痉挛,导致四肢发冷、皮肤苍白或发绀,出现雷诺综合征或间隙性跛行,甚至引起脚趾溃疡和坏死。

5. 反跳现象 长期应用 β 受体阻断药如突然停药,可使原来病情加重,其机制与 β 受体向上调节有关。因此,长期用药者不宜突然停药,须逐渐减量停药。

6. 禁忌证 严重心功能不全、窦性心动过缓、重度房室传导阻滞和支气管哮喘等禁用。心肌梗死、肝功能不良者应慎用。

(一) $β_1$、$β_2$ 受体阻断药

普 萘 洛 尔

普萘洛尔(propranolol)是等量的左旋和右旋异构体的消旋品,仅左旋体具有阻断 β 受体的活性,为临床常用的 β 受体阻断药。

本品口服吸收完全,首关消除显著,生物利用度约为 25%,个体差异较大。血浆蛋白结合率大于 90%。易通过血-脑脊液屏障和胎盘屏障,也可分泌于乳汁中,主要在肝脏代谢,90%以上经尿排泄。临床应用普萘洛尔时必须注意剂量个体化,因不同个体服用相同剂量的药物,其血药浓度可相差 4～25 倍,故应用时应从小剂量开始,以选择适宜的剂量。

普萘洛尔具有较强的 β 受体阻断作用,对 $β_1$ 受体和 $β_2$ 受体的选择性低,无内在拟交感活性。本药可使心收缩力减弱、心率减慢、传导减慢和心排出量降低,冠状动脉血流量下降,心肌耗氧量减少,对于高血压患者可使其血压下降;对支气管平滑肌有收缩作用,使呼吸道阻力升高。常用于治疗高血压和心绞痛、心律失常、甲状腺功能亢进等。

吲 哚 洛 尔

吲哚洛尔(pindolol)作用与普萘洛尔相似,其作用强度为普萘洛尔的 6～15 倍,而且具有较强的内在拟交感活性,主要表现在激动 $β_2$ 受体方面。激动血管平滑肌的 $β_2$ 受体所致的舒张血管作用有助于高血压的治疗。

噻 吗 洛 尔

噻吗洛尔(timolol)是已知的作用最强的 β 受体阻断药,其无内在拟交感活性和膜稳定作用。本药能阻断血管平滑肌 $β_2$ 受体,减少房水的形成,降低眼内压,常用其滴眼剂治疗青光眼。噻吗洛尔的疗效与毛果芸香碱相近或较优,且前者无缩瞳和调节痉挛等不良反应。

(二) $β_1$ 受体阻断药

阿替洛尔、美托洛尔

阿替洛尔(atenolol)和美托洛尔(metoprolol)对 $β_1$ 受体有选择性阻断作用,缺乏内在拟交感活性,临床主要用于高血压的治疗。对 $β_2$ 受体作用较弱,故增加呼吸道阻力作用较轻,但对于支气管哮喘者仍须慎用。

(三) α、β 受体阻断药

本类药物对 α 受体和 β 受体的阻断作用选择性低,但对 β 受体的阻断作用强于对 α 受体的阻断作用。

拉 贝 洛 尔

拉贝洛尔(labetalol)能同时阻断 α 受体和 β 受体,其中阻断 $β_1$ 和 $β_2$ 受体的作用强度相似,对 $α_1$ 受体的阻断作用较弱,对 $α_2$ 受体无作用。本药主要用于中、重度高血压和心绞痛,静脉注射或静脉滴注可用于高血压危象。

不良反应主要有眩晕、乏力、上腹不适等,大剂量可引起直立性低血压。支气管哮喘及心功能不全者禁用。对小儿、孕妇及脑出血患者禁用静脉注射。注射液不能与葡萄糖盐水混合滴注。

阿 罗 洛 尔

阿罗洛尔(arotinolol)为非选择性 α、β 受体阻断药,与拉贝洛尔相比,α 受体阻断作用强

于 β 受体阻断作用。可用于高血压、心绞痛及室上性心动过速的治疗,对高血压合并冠心病者疗效佳,可提高生存率。

不良反应有乏力、胸痛、头晕、稀便及肝脏转氨酶升高等。偶可见心悸、心动过缓、心衰加重、周围循环障碍、消化不良及皮疹等。孕妇及哺乳期妇女禁用。

本品与利血平或交感神经抑制剂、降糖药及钙通道阻滞药合用可产生协同作用,应注意调整剂量。

卡 维 地 洛

卡维地洛(carvedilol)是一个新型的同时具有 α_1、β_1 和 β_2 受体阻断作用和抗氧化作用的药物。它是左旋体和右旋体的混合物,前者具有 α_1 和 β_1 受体阻断作用,后者只具有 α_1 受体阻断作用。

卡维地洛 1995 年被美国 FDA 批准用于原发性高血压,1997 年批准用于治疗充血性心力衰竭,是此类药物中第一个被正式批准用于治疗心力衰竭的 β 受体阻断药。本药用于治疗充血性心力衰竭可以明显改善症状,提高生活质量,降低病死率。治疗轻、中度高血压疗效与其他 β 受体阻断药、硝苯地平等类似。

案例 2-5 分析

本节所学 α 受体阻断药哌唑嗪、β 受体阻断药普萘洛尔等均可用于原发性高血压治疗。该患者选用 β 受体阻断药更好。β 受体阻断药除了可以治疗高血压外,还可以治疗心律失常、心绞痛、心肌梗死、充血性心力衰竭等心血管疾病。

目 标 检 测

一、选择题

A_1 型题

1. 普萘洛尔不宜治疗的疾病
    A. 心绞痛　　　　B. 急性心功能不全
    C. 慢性心功能不全　D. 高血压
    E. 快速型心律失常

2. 可用于治疗外周血管痉挛性疾病的是
    A. 去甲肾上腺素　B. 普萘洛尔
    C. 酚妥拉明　　　D. 异丙肾上腺素
    E. 肾上腺素

3. 肾上腺素的升压作用可被下列哪种药物所翻转
    A. 阿托品　　　　B. 新斯的明
    C. 酚妥拉明　　　D. 普萘洛尔
    E. 毛果芸香碱

4. 酚妥拉明过量引起血压下降时,应选用的升压药是
    A. 肾上腺素　　　B. 去甲肾上腺素
    C. 阿托品　　　　D. 多巴胺
    E. 异丙肾上腺素

5. 对 α 受体和 β 受体均有阻断作用的药物是
    A. 阿替洛尔　　　B. 吲哚洛尔
    C. 拉贝洛尔　　　D. 普萘洛尔

    E. 美托洛尔

6. β 受体阻断药的适应证不包括
    A. 心绞痛　　　　B. 青光眼
    C. 心律失常　　　D. 高血压
    E. 支气管哮喘

7. 去甲肾上腺素静脉滴注时外漏,可选用的药物是
    A. 异丙肾上腺素　B. 山莨菪碱
    C. 酚妥拉明　　　D. 阿托品
    E. 多巴胺

8. 治疗外周血管痉挛性疾病宜选用的药物是
    A. M 受体激动药　B. N 受体激动药
    C. α 受体阻断药　D. β 受体阻断药
    E. β 受体激动药

9. 具有内在拟交感活性的 β 受体阻断药是
    A. 吲哚洛尔　　　B. 噻吗洛尔
    C. 美托洛尔　　　D. 普萘洛尔
    E. 阿替洛尔

10. 普萘洛尔不能用于
    A. 甲状腺功能亢进　B. 心动过缓
    C. 偏头痛　　　　D. 高血压

E. 心绞痛

11. 用于诊断嗜铬细胞瘤的药物是

    A. 肾上腺素   B. 去甲肾上腺素

    C. 多巴胺   D. 酚妥拉明

    E. 阿托品

12. 下列药理作用的叙述,错误的是

    A. 肾上腺素兴奋 α 和 β 受体

    B. 异丙肾上腺素兴奋 β_1 受体和 β_2 受体

    C. 阿托品阻断 M 受体

    D. 酚妥拉明阻断 α 受体

    E. 普萘洛尔只阻断 β_1 受体

13. 酚妥拉明用于治疗充血性心力衰竭是由于

    A. 收缩血管,升高血压

    B. 利尿消肿,减轻心脏负担

    C. 扩张血管,降低外周阻力,减轻心脏负担

    D. 直接增强心肌收缩力

    E. 阻断 β_1 受体,抑制心脏

14. 可治疗青光眼的 β 受体阻断药是

    A. 噻吗洛尔   B. 普萘洛尔

    C. 拉贝洛尔   D. 吲哚洛尔

    E. 美托洛尔

15. 普萘洛尔可治疗的心血管疾病是

    A. 高血压   B. 心绞痛

    C. 充血性心力衰竭 D. 心律失常

    E. 以上均可

二、简答题

1. 简述 α 受体阻断药的临床用途及不良反应。

2. 简述 β 受体阻断药的适应证和禁忌证。

附录:制剂与用法

药名	剂型	使用方法
甲磺酸酚妥拉明	注射剂:5mg/ml、10mg/ml	1 次 5mg,肌内或静脉注射;或用葡萄糖注射液稀释后静脉滴注,每分钟 0.3mg
	片剂:25mg	1 次 25~50mg,一天 3 次
盐酸妥拉唑啉	片剂:15mg	1 次 15mg,一天 3 次
	注射剂:25mg/ml	1 次 25mg,肌内注射
盐酸酚苄明	片剂:10mg	开始 1 次 10mg,一天 2 次,隔天增加 10mg,维持量一次 20~40mg,一天 2 次
	注射剂:10mg/ml	1 次 0.5~1mg/kg,加入 5% 葡萄糖注射液 200~500ml 中静脉滴注,滴注速度不能太快。一天总量不超过 2mg/kg
盐酸普萘洛尔	片剂:10mg	抗心绞痛及抗高血压,1 次 10mg,一天 3 次,每 4~5 天增加 10mg,直至每天 80~100mg 或至症状明显减轻或消失。抗心律失常,1 次 10~20mg,一天 3 次
	注射剂:5mg/5ml	1 次 5mg,以 5% 葡萄糖注射液 100ml 稀释后静脉滴注,按病情调整滴注速度
吲哚洛尔	片剂:5mg	一次 5~10mg,一天 3 次
	注射剂:0.2mg/2ml、0.4mg/2ml	1 次 0.2~1mg,静脉注射或静脉滴注
马来酸噻吗洛尔	滴眼剂:0.25%	1 次 1 滴,一天 2 次
	片剂:5mg、10mg、20mg	初始剂量一次 10mg,一天 2 次,维持量一天 20~40mg
阿替洛尔	片剂:25mg、50mg、100mg	1 次 50~100mg,一天 1~2 次
美托洛尔	片剂:50mg、100mg	1 次 50~100mg,一天 2 次
	注射剂:5mg/ml	用于心律失常,开始时 1 次 5mg,静脉注射速度每分钟 1~2mg,隔 5 分钟可重复注射,直至生效。一般总量为 10~15mg
拉贝洛尔	片剂:100mg	1 次 100mg,一天 2~3 次
	注射剂:50mg/5ml	1 次 100~200mg,静脉注射

(姜晨辉)

第3章 局部麻醉药

案例 3-1

患者,男,60岁,出现转移性右下腹痛,并伴有发热。

诊断:急性阑尾炎。

问题:1. 该患者宜选用何药麻醉? 不宜选用何药麻醉?

2. 采用哪种麻醉方法最好? 还应该注意什么?

:1. 局部麻醉药的药理作用及给药方法。
2. 普鲁卡因的作用、临床应用、不良反应及用药护理。
3. 利多卡因、丁卡因、布比卡因的作用特点和临床应用。

一、概　述

局部麻醉药(local anaesthetics)简称局麻药,是一类应用于局部神经末梢或神经干周围,能可逆性地阻滞神经冲动的产生和传导的药物。能让患者在意识保持清醒的条件下,使局部感觉(如痛觉等)暂时消失便于手术。根据化学结构可将局麻药分为酯类和酰胺类。酯类药物有普鲁卡因、丁卡因;酰胺类药物有利多卡因、布比卡因等(表3-1)。

表 3-1 常用局麻药作用比较表

类别	药物	相对强度	相对毒性	作用持续时间(小时)	一次极量(mg)
酯类	普鲁卡因	1	1	1	1000
	丁卡因	10	10	2~3	100
酰胺类	利多卡因	2	2	1~1.5	500
	布比卡因	6.5	>4	5~10	150

【药理作用】　局麻药可直接阻断神经细胞膜上电压门控性 Na^+ 通道,阻断 Na^+ 内流,阻止神经冲动动作电位的产生和传导,从而产生局麻作用。局麻药的作用效果受神经纤维的直径大小及有无髓鞘的影响。一般是细的无髓鞘神经纤维比粗的有髓鞘神经纤维对局麻药作用更敏感。对混合神经产生作用时,局麻作用的顺序是:首先痛觉消失,继之依次为冷觉、温觉、触觉、压觉消失,最后发生运动麻痹,恢复时按相反顺序进行。

【不良反应及用药注意】

1. 毒性反应　是局麻药的剂量过大、浓度过高或误将药物注入血管后引起的全身作用(吸收作用),主要表现为中枢神经系统和心血管系统的症状。

(1)中枢神经系统:表现为先兴奋后抑制,初期表现为头晕、烦躁不安、多言、震颤甚至发生惊厥,中枢过度兴奋可转入抑制,之后引起昏迷和呼吸衰竭状态。一旦发现,应停止给药,维持呼吸,给氧,静脉注射地西泮,可防止惊厥发作。

(2)心血管系统:局麻药有膜稳定作用,使心肌收缩力减弱,传导减慢,不应期延长。多数局麻药可扩张小动脉,引起血压下降,甚至休克等心血管反应。此时,应加快输液,增加循环血容量,必要时给予麻黄碱、阿托品等药物。

2. 超敏反应　以普鲁卡因较为多见。可出现荨麻疹、喉头水肿、支气管痉挛、呼吸困难等症状。用药前除询问有无超敏反应史外,应做皮肤过敏试验。用药时可采用小剂量,增加给药次数的方法,必要时延长给药间隔时间。

59

二、常见的局麻方法

（一）表面麻醉

表面麻醉又称黏膜麻醉，是将穿透力较强的局麻药根据需要喷洒或涂抹于黏膜表面，使黏膜下的神经末梢麻醉。多适用于眼、鼻、口腔、咽喉、气管、食管和泌尿生殖道黏膜等部位的浅表手术。常选用丁卡因。

（二）浸润麻醉

浸润麻醉是将局麻药注射到皮下或手术野附近组织，使局部神经末梢麻醉。根据需要可在溶液中加入少量肾上腺素，可减缓局麻药吸收，延长作用时间，并减轻毒性。适用于浅表小手术。可选用利多卡因，普鲁卡因。

（三）传导麻醉

传导麻醉又称阻滞麻醉，是将局麻药注射到外周神经干周围，阻断神经冲动的传导，使该神经所分布的区域麻醉。适用于四肢手术。可选用利多卡因、普鲁卡因和布比卡因。

（四）蛛网膜下隙麻醉

蛛网膜下隙麻醉又称腰麻或脊髓麻醉，是将局麻药注入蛛网膜下隙，麻醉该部位的脊神经根。适用于下腹部和下肢手术。可选用利多卡因、丁卡因和普鲁卡因。主要危险是呼吸麻痹和血压下降，预先应用麻黄碱可预防血压下降。

（五）硬膜外麻醉

硬膜外麻醉是将局麻药注入硬膜外隙，使其沿着神经鞘扩散麻醉脊神经根。适用于颈部至下肢手术，可选用的利多卡因、布比卡因。本法也可引起血压下降，应用麻黄碱可预防。

三、常用的局麻药

普鲁卡因

普鲁卡因（procaine）又名奴佛卡因，属短效局麻药，亲脂性低，对黏膜穿透力弱，一般不用于表面麻醉。临床上常用于浸润麻醉、传导麻醉、蛛网膜下隙麻醉和硬膜外麻醉。注射给药后 1～3 分钟起效，维持时间 0.5～1 小时，加用肾上腺素后可减少局麻药的吸收，延长维持时间，此外，普鲁卡因也可用于损伤部位的局麻封闭。

剂量或浓度过高或误将药物注入血管内可产生中枢神经系统和心血管系统的毒性反应。局部注射应缓慢，并注意有无回血。普鲁卡因的代谢产物可减弱磺胺类药物的抗菌效力和增加强心苷药物的毒性反应，故应尽量避免同时应用。

丁 卡 因

丁卡因（tetracaine）又名地卡因，属长效局麻药，作用迅速，1～3 分钟起效，持续时间为 2～3 小时，其麻醉强度、毒性比普鲁卡因强 10 倍左右。本药脂溶性高对黏膜穿透力强，常用于表面麻醉，也可用于传导麻醉、蛛网膜下隙麻醉和硬膜外麻醉，因毒性大，不用于浸润麻醉。

本药毒性较强，应严格控制用量、浓度及注射速度。超敏反应较为少见。

本药在用于喉部麻醉的患者时，在患者未恢复感觉前不可进食。

利 多 卡 因

利多卡因（lidocaine）又名塞罗卡因，为中效局麻药，是目前应用最多的局麻药。具有起效快，作用强而持久，穿透力强，安全范围较大的特点，持续时间及毒性介于普鲁卡因和丁卡因之间。可用于表面麻醉、浸润麻醉、传导麻醉和硬膜外麻醉等多种形式的局部麻醉，有全能麻醉药之称。由于扩散力强,麻醉范围及麻醉平面难以控制,一般不用于蛛网膜下隙麻醉。对普鲁卡因过敏者可选用本药。本药尚有抗心律失常作用,可用于室性心律失常的治疗(见第5 章)。

本药毒性大小与所用药液的浓度有关,增加浓度可相应增加毒性反应。静脉给药仅应用于抗心律失常,注射时必须使用标明为供静脉用的制剂,并注意控制注射速度。

布 比 卡 因

布比卡因(bupivacaine)又名麻卡因,为长效、强效局麻药,局麻作用较利多卡因强 4～5倍。持续时间可达 5～10 小时,主要用于浸润麻醉、传导麻醉和硬膜外麻醉。

血药浓度过高时可发生毒性反应。眼科手术麻醉可致暂时性光感消失。肝、肾功能严重不全、低蛋白血症,12 岁以下小儿禁用。

案例 3-1 分析

1. 宜选用利多卡因、布比卡因,丁卡因由于毒性大,持续时间长较少选用。
2. 对成年人阑尾炎患者手术最好采用硬膜外麻醉。相比蛛网膜下隙麻醉要方便、安全,术后并发症要少。为了防止导管意外置入蛛网膜下隙,先注入小剂量(试验量)观察患者反应后,分多次给药。对老年人应适当减少药量。

目 标 检 测

一、选择题

A_1 型题

1. 局麻药的作用机制是
   A. 阻滞 Na^+ 内流
   B. 阻滞 K^+ 外流
   C. 阻滞 Cl^- 内流
   D. 阻滞 Ca^{2+} 内流
   E. 降低静息电位

2. 为延长局麻药的作用时间并减少吸收,宜采用的措施是
   A. 增加局麻药的用量
   B. 加大局麻药的浓度
   C. 加入少量的去甲肾上腺素
   D. 加入少量肾上腺素
   E. 调节药物的 pH 至弱酸性

3. 蛛网膜下隙麻醉前注射麻黄碱的意义是
   A. 可预防呼吸抑制
   B. 可预防发生心律失常
   C. 可预防血压下降
   D. 可减少局麻药在作用部位吸收
   E. 可延长局麻药作用时间

4. 局麻药过量中毒发生惊厥,宜选哪个药对抗
   A. 硫酸镁
   B. 异戊巴比妥钠
   C. 水合氯醛
   D. 苯巴比妥
   E. 安定

5. 局麻作用时间最长的是
   A. 利多卡因　　B. 普鲁卡因
   C. 丁卡因　　D. 可卡因
   E. 丁派卡因

6. 普鲁卡因不可用于哪种局麻
   A. 蛛网膜下隙麻醉　　B. 浸润麻醉
   C. 表面麻醉　　D. 传导麻醉
   E. 硬膜外麻醉

7. 局麻药在炎症组织中
   A. 作用增强　　B. 作用减弱
   C. 易被灭活　　D. 不受影响
   E. 无麻醉作用

8. 关于利多卡因具有的特征哪项是错误的
   A. 能穿透黏膜,作用比普鲁卡因快、强、持久
   B. 安全范围大
   C. 引起过敏反应
   D. 有抗心律失常作用
   E. 可用于各种局麻方法

9. 比普鲁卡因作用强且毒性大的常用局麻药是
   A. 利多卡因　　B. 普鲁卡因
   C. 布比卡因　　D. 丁卡因
   E. 可卡因

10. 下列局部麻醉方法中,不应用普鲁卡因是
    A. 浸润麻醉　　　B. 传导麻醉
    C. 蛛网膜下隙麻醉　D. 硬膜外麻醉
    E. 表面麻醉
11. 影响局麻药作用的因素不包括
    A. 神经纤维的粗细　B. 体液的 pH
    C. 药物的浓度　　　D. 肝脏的功能
    E. 血管收缩药

二、简答题

1. 局部麻醉药的局麻作用和中枢作用各有何特点?
2. 局麻药中加入少量肾上腺素的目的是什么?
3. 局部麻醉方法有几种?各种局部麻醉药的应用特点?

附录:制剂与用法

药名	剂型	使用方法
盐酸普鲁卡因	注射剂:40mg/2ml、50mg/20ml、100mg/20ml　粉针剂:150mg/支	浸润麻醉用 0.25%~0.5% 溶液。传导麻醉、蛛网膜下隙麻醉及硬外麻醉均可用 1%~2% 溶液。1 次极量 1000mg。蛛网膜下隙麻醉不宜超过 150mg
盐酸丁卡因	注射剂:50mg/5ml	表面麻醉用 0.25%~1% 溶液,传导麻醉、蛛网膜下隙麻醉及硬膜外麻醉可用 0.2% 溶液。1 次极量 100mg。蛛网膜下隙麻醉不宜超过 16mg
盐酸利多卡因	注射剂:100mg/5ml、400mg/20ml	浸润麻醉用 0.25%~0.5% 溶液,浅表麻醉、传导麻醉、硬膜外麻醉均可用 1%~2% 溶液。1 次极量 500mg。蛛网膜下隙麻醉不宜超过 100mg
盐酸布比卡因	注射剂:12.5mg/5ml、25mg/5ml、37.5/5ml	硬膜外麻醉用 0.5%~0.75% 溶液。极量:1 次 150mg,一天 400mg

(王　飞)

第4章 中枢神经系统药

第1节 镇静催眠药

案例 4-1

患者,男,2 岁,发热伴咳嗽 24 小时,自测体温 39.7℃,半小时前突发抽搐,伴神志不清,遂来院就诊,诊断为高热惊厥。立即给予地西泮静脉注射,抽搐停止,但患儿出现呼吸减慢、脉搏细速。

问题:1. 入院后给予地西泮是否正确? 为什么?

2. 如何解释静脉注射地西泮后患儿出现的症状? 如何处理?

3. 应如何进行用药指导?

镇静催眠药(sedative-hypnotics)是一类通过抑制中枢神经系统功能而缓解过度兴奋和引起近似生理性睡眠的药物。该类药物对中枢神经系统的抑制作用程度随剂量增加而加深,小剂量呈现镇静作用,较大剂量则可产生催眠作用。

常用的镇静催眠药分为三类:苯二氮䓬类、巴比妥类及其他类,其中苯二氮䓬类最常用。

📖 **链接** ⋯⋯⋯⋯ 镇静催眠药对生理性睡眠的影响

正常的生理性睡眠可分为非快动眼睡眠(NREMS)和快动眼睡眠(REMS)两种时相,梦境多发生在 REMS 时相中。镇静催眠药可缩短 REMS 睡眠时相,长期服用可产生依赖性,突然停药时出现反跳现象(此时 REMS 时间延长,梦魇增多,迫使患者继续用药,终至依赖)和戒断症状(激动、失眠、焦虑、震颤等)。与巴比妥类相比,苯二氮䓬类药物对 REMS 的影响较小,停药后出现反跳性 REMS 睡眠延长和戒断症状发生较迟,较轻。

一、苯二氮䓬类

苯二氮䓬类(benzodiazepines,BZ)的基本化学结构为 1,4-苯并二氮䓬。目前在临床应用的已有 20 余种。根据各个药物(及其代谢产物)的消除半衰期长短,分为长效、中效、短效三类:①长效类:地西泮(diazepam,安定)、氟西泮(flurazepam,氟安定);②中效类:硝西泮(nitrazepam,硝基安定)、氯氮䓬(chlordiazepoxide,利眠宁)、艾司唑仑(estazolam,三唑氯安定)、阿普唑仑(alprazolam,甲基三唑安定);③短效类:三唑仑(triazolam,三唑安定)、咪哒唑仑(midazolam,咪唑安定)等。本类药物的基本药理作用相似,但各有侧重,体内过程也有差异。地西泮为 BZ 的代表药,也是本类药物中应用最广的药物。

苯二氮䓬类口服吸收迅速而完全,约 1 小时血药浓度达高峰,其中三唑仑吸收最快,奥沙西泮和氯氮䓬吸收较慢;肌内注射吸收缓慢而不规则,血药浓度较低,临床上急需发挥疗效时应静脉注射给药。地西泮脂溶性高,易透过血脑屏障和胎盘屏障。与血浆蛋白结合率高达 95% 以上。地西泮在肝脏代谢,主要活性代谢产物为去甲地西泮、奥沙西泮、替马西泮,最后形成葡萄糖醛酸结合物经肾排出。

【药理作用和临床应用】

1. 抗焦虑 焦虑是多种精神失常的常见症状,患者多有恐惧、紧张、忧虑、失眠并伴有心悸、出汗、震颤等症状。小于镇静剂量时即具有良好的抗焦虑作用,作用快而确实,能显著改善患者的焦虑症状,对各种原因引起的焦虑均有显著疗效。其作用与药物选择性作用于边缘系统有关。临床作为治疗焦虑症及各种原因引起的焦虑状态的首选药。一般于用药1周后见效,4~6周疗效显著。

2. 镇静催眠　中等剂量产生镇静催眠作用,可明显缩短入睡时间、显著延长睡眠持续时间、减少觉醒次数,催眠作用近似于生理睡眠。其优点是:①治疗指数高,安全范围大,对呼吸、循环抑制轻,过量也不引起全身麻醉;②对快动眼睡眠(REMS)时相影响较小,停药后REMS反跳性延长较巴比妥类轻,因而停药后多梦较巴比妥类少见;③后遗效应较轻;④无肝药酶诱导作用,耐受性轻;⑤依赖性、戒断症状较轻。临床作为治疗失眠的首选药广泛应用,入睡困难者一般选用短、中效类药物,早醒者选用中、长效类药物。

较大剂量可致暂时性记忆缺失,可用于麻醉前给药,其镇静作用可减轻患者对手术的恐惧情绪,并减少麻醉药用量,增强麻醉药的安全性,使患者对术中的不良刺激在术后不复记忆。临床也常用于心脏电击复律或内镜检查前用药,多用地西泮静脉注射。

3. 抗惊厥、抗癫痫　较大剂量产生抗惊厥、抗癫痫作用,能抑制惊厥或癫痫病灶的异常放电向周围皮层和皮层下扩散,终止或减轻惊厥及癫痫的发作。其中地西泮、三唑仑的作用尤为明显,临床用于治疗破伤风、子痫、小儿高热惊厥及药物中毒性惊厥。地西泮静脉注射是治疗癫痫持续状态的首选药,对于其他类型的癫痫发作则以硝西泮和氯硝西泮疗效较好。

4. 中枢性肌肉松弛　苯二氮䓬类药物具有较强的中枢性肌肉松弛作用,但不影响机体正常活动。可明显缓解动物的去大脑僵直,也可缓解人类大脑损伤所致的肌肉僵直。临床用于缓解中枢或局部病变引起的肌张力增强或肌肉痉挛,如脑血管意外、脊髓损伤或腰肌劳损等。

苯二氮䓬类药物作用于大脑皮质、边缘系统、中脑、脑干和脊髓,与γ-氨基丁酸(GABA)受体复合物上的苯二氮䓬受体结合并激动该受体,促进GABA与GABA受体结合,使Cl^-通道开放频率增加,Cl^-内流增多,导致细胞膜超极化,呈现中枢抑制作用。

【不良反应与用药注意】

1. 中枢神经系统反应　治疗量连续应用可出现头昏、嗜睡、乏力和记忆力下降,长效类尤易发生。大剂量可致共济失调、意识障碍、口齿不清、精神错乱,严重时可引起昏迷、呼吸抑制。因可影响技巧动作和驾驶安全,故应告知患者用药期间不宜从事高空作业、驾驶车辆、机械操作等作业,以免发生意外。

2. 呼吸和循环抑制　静脉注射速度过快或剂量过大可引起呼吸和循环功能的抑制,甚至导致呼吸和心跳停止,故静脉注射速度宜缓慢。地西泮成人不超过5mg/min,老人为2~5mg/min,小儿则不超过0.08mg/min;成人一次量勿超过10mg,24小时量不超过40mg。静脉注射后应监测患者的脉搏、血压、呼吸。

3. 耐受性和依赖性　本类药物虽无明显的肝药酶诱导作用,但长期应用仍可产生一定的耐受性,一般在连续用药4周即可产生,需增加剂量。久用可产生依赖性,一般在连续用药4~12个月即可产生,停药时可出现戒断症状,多在停药后2~3天发生,如失眠、焦虑、兴奋、心动过速、呕吐、出汗及震颤等,甚至惊厥。与巴比妥类相比,戒断症状发生较轻、较迟。故用药时应从小剂量开始,尽可能应用能控制症状的最低剂量;宜短期或间断用药;停药时应逐渐减少剂量,不可骤然停药。

4. 急性中毒　本类药物急性中毒可致昏迷、呼吸及循环抑制,除采用洗胃和对症治疗措施外,还应采用特效拮抗药氟马西尼(flumazenil,安易醒)解救,该药是选择性中枢苯二氮䓬受体拮抗药,能有效地改善急性中毒所致的呼吸和循环功能的抑制,主要用于苯二氮䓬类药物过量中毒的诊断和解救及逆转其中枢抑制作用。

5. 其他　①因本品几乎不溶于水,地西泮静脉注射或肌内注射时其注射液不宜稀释,但可加入大量输液中静脉滴注;②地西泮注射液应单独给药,不宜与其他药物混合;③地西泮注射液刺激性强,静脉注射时易引起静脉炎,故应在静脉注射后即刻用少量0.9%氯化钠注射液冲洗静脉;除用于癫痫持续状态时,原则上不应作连续静脉滴注;④与其他中枢抑制药、乙醇合用时,中枢抑制作用增强,可出现嗜睡、昏睡、呼吸抑制、昏迷,严重者可致死,临床需合用时宜减少剂量,并密切监护患者;⑤老人、小儿、肝、肾和呼吸功能不全、青光眼、重症肌无力者慎用,孕妇和哺乳期妇女禁用。

其他苯二氮草类药物的作用特点及用途见表4-1。

表4-1　常用苯二氮草类药物的分类、作用特点及用途比较

类别	药物	作用特点及用途
长效类	氟西泮(flurazepam)	抗焦虑和催眠作用较强。用于各种失眠症,尤其适用于因焦虑引起的失眠效果优于同类其他药
中效类	硝西泮(nitrazepam)	抗焦虑、催眠、抗惊厥作用较强,主要用于失眠和癫痫,尤其阵挛性发作效果好
	氯硝西泮(clonazepam)	抗惊厥作用较强,其他作用与地西泮相似。常用于惊厥、癫痫、焦虑和失眠等,对舞蹈症也有效
	劳拉西泮(lorazepam)	抗焦虑作用较强,其他作用与地西泮相似。临床用于焦虑症、失眠、癫痫和麻醉前给药
	奥沙西泮(oxazepam)	地西泮的主要活性代谢产物,作用与其相似但较弱。主要用于焦虑症,也用于失眠,能缓解急性乙醇戒断症状
	阿普唑仑(alprazolam)	抗忧郁和抗焦虑作用强。常用于焦虑症、抑郁症和失眠,可作为抗惊恐药,能缓解急性乙醇戒断症状
	艾司唑仑(estazolam)	镇静催眠作用比地西泮强2.5~4倍。用于各种失眠症,也可用于焦虑症、紧张、恐惧、麻醉前给药及癫痫
短效类	三唑仑(triazolam)	具有速效、强效和短效特点,广泛用于各种类型的失眠,特别对入睡困难者更佳,也可用于焦虑和神经紧张等
	咪达唑仑(midazolam)	作用与地西泮相似。无耐受性、反跳和戒断症状。毒性小、安全范围大。常用于失眠、癫痫持续状态,亦可用于外科手术或诊断检查时患者的镇静

案例 4-2

患者,男,28岁,破伤风惊厥,护士在静脉注射异戊巴比妥600mg后,出现昏迷、呼吸微弱、发绀、血压下降、体温降低和反射消失。

诊断:巴比妥类中毒

问题:1. 在用药过程中巴比妥类可出现哪些不良反应?
　　　2. 巴比妥类中毒急救措施有哪些?

<h2 style="text-align:center">二、巴 比 妥 类</h2>

巴比妥类(barbiturates)是巴比妥酸的衍生物,根据作用维持时间的长短分为长效、中效、短效和超短效四类(表4-2)。

表 4-2　巴比妥类药物的分类、特点和临床应用

类别	药物	脂溶性	显效时间(h)	作用维持时间(h)	$t_{1/2}$(h)	消除方式	主要临床应用
长效	苯巴比妥(phenobarbital)	低	0.5~1	6~8	24~140	30%原形肾排泄,部分肝代谢	惊厥、癫痫、麻醉前给药
中效	异戊巴比妥(amobarbital)	稍高	0.25~0.5	3~6	8~42	肝代谢	惊厥、镇静失眠
短效	司可巴比妥(secobarbital)	较高	0.25	2~3	20~28	肝代谢	惊厥、镇静失眠
超短效	硫喷妥钠(thiopental)	高	静脉注射立即	0.25	3~8	肝代谢	静脉麻醉

　　巴比妥类药物口服或肌内注射均易吸收,迅速分布于全身组织和体液。药物进入脑组织的速度与药物的脂溶性呈正比,如硫喷妥钠的脂溶性极高,极易通过血脑屏障,静脉注射后立即显效,但因迅速自脑组织再分布至外周脂肪组织,故作用短暂,仅维持约15分钟;而脂溶性低的苯巴比妥,即使静脉注射也需30分钟才显效。

　　本类药物在体内有两种消除方式,脂溶性较高的异戊巴比妥和司可巴比妥等主要经肝代谢而失活,因消除迅速故作用持续时间较短,脂溶性低的苯巴比妥主要以原形经肾排泄,因排出缓慢故作用持续时间较长。尿液 pH 对苯巴比妥的排泄影响较大,碱化尿液时,苯巴比妥解离增多,肾小管重吸收减少,排泄增多。故苯巴比妥中毒时,可用碳酸氢钠碱化尿液以促进排泄。

　　【药理作用和临床应用】　巴比妥类对中枢神经系统有普遍性抑制作用,随着剂量增加,中枢抑制作用逐渐增强,依次表现为镇静、催眠、抗惊厥和麻醉作用,苯巴比妥还有抗癫痫作用;较大剂量时可明显抑制心血管系统;剂量过大可引起呼吸中枢麻痹而致死。

　　1. 镇静、催眠　小剂量巴比妥类药物具有镇静作用,可缓解焦虑、烦躁不安的状态;中等剂量具有催眠作用,可缩短入睡时间、减少觉醒次数、延长睡眠时间,但可缩短 REMS 时相,久用停药后可有 REMS 时相反跳性地显著延长,伴有多梦,导致睡眠障碍,且安全性远不及苯二氮䓬类、易产生耐受性和依赖性,故临床上巴比妥类已不作为镇静催眠药常规使用,治疗失眠多用苯二氮䓬类。

　　2. 抗惊厥　巴比妥类有较强的抗惊厥作用,临床用于治疗小儿高热、破伤风、子痫、脑膜炎、脑炎及中枢兴奋药引起的惊厥。一般肌内注射苯巴比妥钠,危急病例则选用作用迅速的异戊巴比妥钠或硫喷妥钠缓慢静脉注射。

　　3. 抗癫痫　苯巴比妥具有特异的抗癫痫作用,可用于癫痫大发作和癫痫持续状态及局限性发作的治疗。

　　4. 麻醉及麻醉前给药　硫喷妥钠等静脉注射时能产生短暂的麻醉作用,可用作静脉麻醉、诱导麻醉;长效及中效巴比妥类可作麻醉前给药,以消除患者手术前的紧张情绪。

　　5. 增强中枢抑制药的作用　镇静剂量的巴比妥类与解热镇痛药合用,使后者的镇痛作用增强,故各种复方止痛片中常含有巴比妥类。此外,也能增强其他药物的中枢抑制作用。

　　巴比妥类主要通过延长 GABA 介导的 Cl^- 通道开放时间而增加 Cl^- 内流,引起超极化而产生中枢抑制,还可减弱谷氨酸介导的除极而导致的兴奋效应,引起中枢抑制。较高浓度时,呈现拟 GABA 作用,即在无 GABA 时也能直接增加 Cl^- 内流。

【不良反应与用药注意】

1. 后遗效应　服用催眠剂量的巴比妥类后，次晨可出现头晕、困倦、思睡、精神不振及定向障碍，也称为"宿醉现象"。驾驶员或从事高空作业者服用时应警惕。

2. 耐受性和依赖性　短期内反复服用时易产生耐受性，需加大剂量才能维持原来的预期作用，可能与神经组织对巴比妥类产生适应性及其诱导肝药酶加速自身代谢有关。长期反复用药可产生依赖性，久用骤停易发生戒断症状，故不宜长期反复应用。

3. 呼吸抑制　与剂量成正比，若静脉注射速度过快，治疗量也可引起呼吸抑制，故注射速度不宜超过 60mg/min。催眠剂量的巴比妥类对正常人呼吸影响不明显，但对已有呼吸功能不全者则可产生显著影响。有严重呼吸系统疾病的患者，用药期间应密切观察呼吸频率和节律，注意有无缺氧的表现。呼吸深度抑制是巴比妥类药物中毒致死的主要原因。

4. 急性中毒　大剂量服用(5～10倍催眠剂量)或静脉注射过快，可引起急性中毒，表现为昏迷、呼吸深度抑制、血压下降、体温降低、反射消失、休克及肾衰竭等，呼吸衰竭是致死的主要原因。解救原则：①支持疗法，维持呼吸和循环功能(保持呼吸道通畅、吸氧，必要时行人工呼吸，甚至气管切开，同时可给予呼吸兴奋药和升压药)；②促进药物排泄，通过洗胃(生理盐水或 1：2000 高锰酸钾溶液)、导泻(10～15g 硫酸钠，忌用硫酸镁)、碱化尿液(静脉滴注碳酸氢钠或乳酸钠)、利尿(利尿药或脱水药)、血液透析等加速药物排出。

5. 超敏反应　少数人服用后可见荨麻疹、血管神经性水肿、多形性红斑、哮喘等，偶可引起剥脱性皮炎。

6. 其他　与其他中枢抑制药、乙醇等合用时，中枢抑制作用增强；支气管哮喘、颅脑损伤所致的呼吸抑制、严重呼吸功能不全、卟啉病或有卟啉病家族史者禁用，孕妇和哺乳期妇女、甲状腺功能亢进、低血压、发热、贫血、出血性休克和心、肝、肾功能不全及老年人等慎用。

三、其　　　他

水 合 氯 醛

水合氯醛(chloral hydrate)口服易吸收，具有镇静催眠、抗惊厥作用。不缩短 REM 睡眠时间，主要用于治疗失眠及各种原因引起的惊厥，对顽固性失眠或对其他催眠药疗效不佳者疗效好。对胃有刺激性，需稀释后口服。过量可损害心、肝和肾等脏器。久用可产生耐受性和依赖性。胃溃疡及严重心、肝和肾病患者禁用。

佐 匹 克 隆

佐匹克隆(zopiclone)是新一代的超短效催眠药，激动 γ-氨基丁酸(GABA)受体。催眠作用较苯二氮䓬类强，且作用迅速，用于治疗各种原因引起的失眠，是苯二氮䓬类适当的替代品。亦有抗焦虑、抗惊厥和中枢性肌肉松弛作用。无成瘾性和耐受性。短期用药停药后反跳性失眠有可能发生，但比较罕见。

唑 吡 坦

唑吡坦(zolpidem)是选择性 GABA 受体激动剂。药理作用与苯二氮䓬类相似，镇静催眠作用强，抗焦虑、抗惊厥和中枢性肌肉松弛作用较弱。用于治疗偶发性、暂时性或慢性失眠。后遗效应、耐受性和依赖性轻微。中毒时可用氟马西尼解救。15 岁以下儿童、孕妇和哺乳妇禁用。服药期间禁止饮酒。

链 接·········　失眠患者的治疗原则

失眠是临床常见的主诉，失眠的表现形式为入睡困难、过早觉醒和睡眠中断等，其中多数表现为入睡困难。首先应详细询问失眠原因，切忌盲目使用镇静催眠药。躯体疾病影响睡眠者应首先治疗原发病，如关节疼痛、溃疡病、甲状腺功能亢进、心绞痛、低血糖等，有精神因素者以心理治疗为主，并合理应用抗焦虑的苯二氮䓬类药物。药物应用以短疗程为宜，待失眠原因解除后尽快停药。一般以单一用药治疗为主，应试用2~3天，无效后再考虑加量或换药。剂量和用法应以临床需要为准，最理想的是入睡时间缩短、睡眠较深、晨醒后药物作用消失。

案例4-1分析

1. 地西泮有抗惊厥作用，可用于小儿高热惊厥。
2. 患儿静脉注射地西泮后出现呼吸、循环抑制，为地西泮急性中毒的症状，应立即对症治疗，同时静脉注射氟马西尼解救。
3. 地西泮静脉注射速度宜缓慢，小儿用药更需谨慎，不超过0.08mg/min。

案例4-2分析

1. 巴比妥类常见不良反应表现为后遗效应、耐受性和依赖性、呼吸抑制，剂量过大可出现急性中毒。
2. 巴比妥类中毒急救措施包括：①支持疗法，维持呼吸和循环功能；②促进药物排泄，洗胃、导泻、利尿、碱化尿液、透析疗法等。

目 标 检 测

一、选择题

A₁型题

1. 关于地西泮的作用，叙述错误的是
   A. 抗焦虑　　B. 抗抑郁
   C. 抗惊厥　　D. 抗癫痫
   E. 镇静催眠

2. 治疗癫痫持续状态的首选药是
   A. 苯妥英钠静脉注射
   B. 苯巴比妥静脉注射
   C. 水合氯醛灌肠
   D. 地西泮静脉注射
   E. 硫喷妥钠静脉注射

3. 关于地西泮的叙述，错误的是
   A. 毒性较小，安全范围大
   B. 长期应用可产生耐受性和依赖性
   C. 大剂量增加也不引起全身麻醉
   D. 用作催眠时，后遗效应较轻
   E. 可缩短快速动眼睡眠

4. 地西泮禁用于
   A. 焦虑症　　B. 麻醉前给药
   C. 重症肌无力　　D. 小儿高热惊厥
   E. 心脏电击复律前用药

5. 解救苯二氮䓬类药物急性中毒的特效拮抗药是
   A. 肾上腺素　　B. 酚妥拉明
   C. 阿托品　　D. 氯解磷定

E. 氟马西尼

6. 属一类精神药品的是
   A. 地西泮　　B. 三唑仑
   C. 艾司唑仑　　D. 阿普唑仑
   E. 咪哒唑仑

7. 苯巴比妥不宜用于
   A. 抗惊厥　　B. 抗癫痫
   C. 镇静　　D. 诱导麻醉
   E. 麻醉前给药

8. 可缩短快速动眼睡眠时相的是
   A. 地西泮　　B. 苯巴比妥
   C. 水合氯醛　　D. 艾司唑仑
   E. 丁螺环酮

9. 主要用作静脉麻醉的是
   A. 苯巴比妥　　B. 戊巴比妥
   C. 异戊巴比妥　　D. 司可巴比妥
   E. 硫喷妥钠

10. 巴比妥类中毒致死的主要原因是
    A. 心脏骤停　　B. 血压骤降
    C. 循环衰竭　　D. 肾衰竭
    E. 呼吸中枢麻痹

11. 解救巴比妥类药物急性中毒的错误用药是
    A. 高锰酸钾溶液洗胃
    B. 硫酸镁导泻
    C. 静脉滴注碳酸氢钠碱化尿液

　　　D. 静脉滴注呋塞米利尿

　　　E. 静脉滴注甘露醇利尿

12. 消化性溃疡患者不宜口服的是

　　　A. 地西泮　　　　　B. 苯巴比妥

　　　C. 阿普唑仑　　　　D. 艾司唑仑

　　　E. 水合氯醛

二、简答题

1. 试述苯二氮䓬类药物的药理作用、临床应用、不良反应及用药注意。

2. 简述巴比妥类药物的药理作用、临床应用、急性中毒表现及抢救措施。

附录：制剂与用法

药名	剂型	使用方法
地西泮	片剂：2.5mg、5mg。抗焦虑，镇静	口服：2.5～5mg，一天3次。催眠，5～10mg，睡前服
	注射剂：10mg/2ml	癫痫持续状态，5～10mg缓慢静脉注射，间隔10～15分钟给药1次，最大量可至30mg，注射速度以每分钟不超过5mg为宜。必要时在2～4小时内重复上述方案。亦可静脉滴注，至发作停止。心脏电复律，每2～3分钟静脉注射5mg，至出现嗜睡、语言含糊或入睡
氟西泮	胶囊剂：15mg、30mg	催眠，15～30mg，睡前服。年老体弱者开始1次15mg，然后酌情加量。15岁以下儿童不宜使用
硝西泮	片剂：5mg	催眠，5～10mg，睡前服。抗癫痫，口服：5mg，一天3次，可酌情增加
氯硝西泮	片剂：0.5mg、2mg	抗癫痫，口服：初始量一天0.75～1mg，分2～3次服用，以后逐渐增加；维持量一天4～8mg，分2～3次服用。极量：一天20mg
	注射剂：1mg/ml	肌内注射：1～2mg，一天1～2次；静脉注射：1～4mg，一天1次。癫痫持续状态未能控制者，20分钟可重复原剂量2次。必要时可静脉滴注，将4mg溶于0.9%氯化钠注射液500ml中静脉滴注，滴速以控制癫痫发作为宜
氯氮䓬	片剂：5mg、10mg	镇静、抗焦虑，口服：5～10mg，一天3次。催眠，10～20mg，睡前服
奥沙西泮	片剂15mg、30mg	抗焦虑，口服：10～30mg，一天3次。催眠，15～30mg，睡前服
劳拉西泮	片剂：0.5mg、1mg、2mg	抗焦虑，一天2～6mg，分2～4次服。催眠，2～4mg，睡前服
	注射剂：2mg/2ml	癫痫持续状态，1～4mg，肌内注射或静脉注射
替马西泮	胶囊剂：10mg、20mg	催眠，10～30mg，睡前服
艾司唑仑	片剂：1mg、2mg	镇静、抗焦虑，口服：1～2mg，一天3次。催眠，2～4mg，睡前服。抗癫痫，口服：2～4mg，一天3次。麻醉前给药，2～4mg，手术前1小时服
阿普唑仑	片剂：0.4mg	抗焦虑，口服：0.4mg，一天3次。催眠，0.4～0.8mg，睡前服。抗抑郁，口服：0.8mg，一天3次
三唑仑	片剂：0.125mg、0.25mg	催眠，0.25～0.5mg，睡前服
咪哒唑仑	片剂：15mg	催眠，15mg，睡前服
	注射剂：5mg/ml、10mg/2ml、15mg/3ml	术前准备，术前20～30分钟肌内注射10～15mg或术前5～10分钟静脉注射2.5～5mg
氟马西尼	注射剂：0.5mg/5ml，1mg/10ml	治疗苯二氮䓬类过量中毒，开始静脉注射0.3mg，60秒内如尚未清醒，则重复1次，直至清醒或总量达2mg；如清醒后再困睡，则可静脉滴注0.1～0.4mg/h，滴速个体化，直至清醒
苯巴比妥	片剂：10mg、15mg、30mg、100mg	镇静，口服：15～30mg，一天3次。催眠，30～90mg，睡前服。抗癫痫，大发作从小剂量开始，口服：15～30mg，一天3次，最大剂量60mg，一天3次
苯巴比妥钠	注射剂：0.05g、0.1g、0.2g	抗惊厥，0.1～0.2g，肌内注射。癫痫持续状态，0.1～0.2g，缓慢静脉注射。麻醉前给药，0.1～0.2g，术前0.5～1小时肌内注射

药名	剂型	使用方法
异戊巴比妥	片剂:0.1g	催眠,0.1~0.2g,睡前服
司可巴比妥	胶囊剂:0.1g	催眠,0.1~0.2g,睡前服。麻醉前给药,口服:0.2~0.3g
硫喷妥钠	注射剂:0.5g、1g	临用前配成1.25%~2.5%溶液,缓慢静脉注射。极量1g
水合氯醛	溶液剂:10%	催眠,5~10ml,以多量水稀释,睡前服。抗惊厥,10~20ml,稀释1~2倍,灌肠

第 2 节 抗 癫 痫 药

案例 4-3

考点:1. 苯妥英钠的药理作用、临床应用、不良反应及用药注意。

2. 治疗各型癫痫的首选药物。

患者,男,18岁,癫痫(强直-阵挛性发作)病史近5年。服用苯妥英钠治疗,开始早晨200mg、下午400mg,共3天,第4天测血药浓度为12μg/ml,无癫痫发作,也无不良反应。此后仅在睡前服用400mg。1周后,苯妥英钠的血药浓度达18μg/ml,仍无癫痫发作,也无不适主诉,但在侧视时可见轻微眼球震颤。3周后,主诉视物双影,感觉像喝醉了酒,且走路不稳,并出现明显眼颤,苯妥英钠的血药浓度达24μg/ml。

问题:1. 给予苯妥英钠治疗是否正确? 为什么?

2. 如何解释患者出现的症状? 如何处理?

癫痫(epilepsy)是一种反复发作性神经系统疾病,其发作特征为脑组织局部病灶的神经元异常高频放电,并向周围组织扩散,导致大脑功能短暂失调的综合征。主要临床表现为突然发作,短暂运动、感觉、意识、精神异常,反复发作,发作时伴有异常脑电图。其发作具有突发性、短暂性和反复性三个特点。

目前癫痫的治疗仍以药物为主,抗癫痫药(antiepileptic drugs)是通过抑制病灶区神经元的异常放电或遏制异常放电向正常脑组织扩散,控制癫痫发作的药物。常用的药物有苯妥英钠、苯巴比妥、乙琥胺、丙戊酸钠、卡马西平等。抗癫痫药能够减少或阻止癫痫发作,但不能根治。

链接 ········· 癫痫的临床分型

癫痫的发作分为局限性发作和全身性发作两种类型。局限性发作包括:①单纯性局限性发作,表现为局部肢体运动或感觉异常,持续20~60秒;②复合性局限性发作(神经运动性发作),表现为意识障碍、精神异常和自动症,如唇抽动、摇头等,持续0.5~2分钟。全身性发作包括:①失神性发作(小发作),多见于儿童,表现为短暂意识丧失,进行中的活动停止,持续时间少于30秒;②肌阵挛性发作,依年龄可分为婴儿痉挛性发作、小儿肌阵挛性发作和青春期肌阵挛性发作,表现为肌肉阵挛性抽搐,持续数秒;③强直-阵挛性发作(大发作),表现为突然意识丧失,全身强直-阵挛性抽搐,继之中枢神经系统全面抑制,持续数秒;④癫痫持续状态,通常指强直-阵挛性发作持续状态,即反复抽搐、持续昏迷,常可危及生命。临床上以强直-阵挛性发作最为常见,部分患者可同时存在两种类型的混合型发作。

苯 妥 英 钠

苯妥英钠(phenytoin sodium)又名大仑丁,口服吸收缓慢而不规则,个体差异大,6~12小时血药浓度达峰值,连续服用6~10天才能达到有效血药浓度。本药呈强碱性(pH为10.4),刺激性大,故不宜作肌内注射,癫痫持续状态时可静脉注射。血浆蛋白结合率约为90%,全身分布广,脂溶性高,易进入脑组织。主要经肝代谢而失活,以原形由尿排出者不足 5% ,尿液可呈现粉红、红、红棕色。因治疗量时血药浓度的个体差异大,故应做血药浓度监测,临床用药应注意剂量个体化。

【药理作用和临床应用】

1. 抗癫痫　苯妥英钠对强直-阵挛性发作和单纯性局限性发作有较好疗效,常为首选药物;对复合性局限性发作也有较好疗效;但对失神性发作无效,有时甚至使病情恶化,故禁用。

2. 抗外周神经痛　可用于治疗三叉神经痛、舌咽神经痛和坐骨神经痛等。其中对三叉神经痛疗效较好,一般服药后 1~2 天见效,疼痛减轻,发作次数减少,直至完全消失。

3. 抗心律失常　主要用于治疗室性心律失常,对强心苷中毒所致室性期前收缩疗效较好。

【不良反应与用药注意】

1. 局部刺激　苯妥英钠因呈强碱性(pH 为 10.4),刺激性大,故不宜肌内注射;口服可刺激胃肠引起食欲减退、恶心、呕吐、腹痛等,宜饭后服用;静脉注射可引起静脉炎,应选较粗大的血管注射,并防止药液外漏,以免局部组织坏死,静脉注射完毕后应立即注入生理盐水冲洗。

2. 牙龈增生　长期应用可引起牙龈增生,发生率约 20% ,多见于儿童和青少年,与部分药物经唾液排出刺激胶原组织增生有关。注意口腔卫生,经常按摩齿龈可减轻。一般在开始治疗后 6 个月出现,停药 3~6 个月后可自行消退。

3. 神经系统反应　表现为眩晕、头痛、复视、眼球震颤、语言不清和共济失调等,其中眼球震颤是中毒时最早和最客观的体征,严重者出现小脑萎缩;血药浓度大于 40μg/ml 可致精神错乱;50μg/ml 以上出现昏睡、昏迷。用药期间应监测血药浓度,严格控制剂量。

4. 血液系统反应　长期服用可致叶酸吸收和代谢障碍,引起巨幼细胞贫血,宜用亚叶酸钙防治。

5. 骨骼系统反应　通过诱导肝药酶而加速维生素 D 的代谢,长期应用可致低钙血症、佝偻病和软骨病,必要时应用维生素 D 防治。用药期间应定期检查血钙。

6. 超敏反应　可发生皮疹、粒细胞缺乏、血小板减少、再生障碍性贫血等,偶见肝损害。用药期间应定期检查血象和肝功能,如有异常,应及早停药。

7. 其他　①约 30% 患者发生周围神经炎,但不妨碍继续用药;②偶见男性乳房增大、女性多毛症、淋巴结肿大等;③妊娠早期应用偶致畸胎,孕妇慎用;④静脉注射过快可致心脏抑制、血压下降甚至心脏骤停,故应缓慢静脉注射,不超过 50mg/min,注意监测心电图和血压,禁用于窦性心动过缓、Ⅱ度和Ⅲ度房室传导阻滞、阿-斯综合征;⑤久服骤停可使癫痫发作加剧,甚至诱发癫痫持续状态,更换其他药物时,须交叉用药一段时间。

卡 马 西 平

卡马西平(carbamazepine)又名酰胺咪嗪。最初用于治疗三叉神经痛,20 世纪 70 年代开始用于治疗癫痫。

【药理作用和临床应用】

1. 抗癫痫　对复合性局限性发作最有效,为首选药;对强直-阵挛性发作和单纯性局限性发作也是首选药之一;对失神性发作和肌阵挛性发作疗效差或无效。

2. 抗外周神经痛　对三叉神经痛和舌咽神经痛的疗效优于苯妥英钠。

3. 抗躁狂抗抑郁　对躁狂症、抑郁症治疗作用明显,尚能减轻或消除精神分裂症的躁狂、妄想症状,对锂盐无效的躁狂抑郁症也有效。

4. 促进抗利尿激素的分泌　可用于尿崩症的治疗。

【不良反应与用药注意】　常见眩晕、恶心、呕吐、共济失调、手指震颤、水钠潴留等,亦可有皮疹和心血管反应。一周左右逐渐消退,不需中断治疗。偶见骨髓抑制、肝损害等严重不良反应,应立即停药。

心、肝、肾功能不全、房室传导阻滞、血液系统功能严重异常、孕妇及哺乳期妇女禁用。

苯巴比妥

苯巴比妥(phenobarbital)又名鲁米那,对强直-阵挛性发作及癫痫持续状态疗效好,对单纯性局限性发作和复合性局限性发作也有效,对失神性发作和婴儿痉挛疗效差。因起效快、疗效好、毒性小、价廉而广泛用于临床,但同时因其中枢抑制作用明显,均不作为首选药。

扑 米 酮

扑米酮(primidone)又名去氧苯比妥,扑痫酮,在肝内代谢为具有抗癫痫活性的苯巴比妥和苯乙基丙二酰胺。对部分单纯性局限性发作及强直-阵挛性发作的疗效优于苯巴比妥,对复合性局限性发作的疗效不如卡马西平和苯妥英钠,对失神性发作无效。用于其他药物不能控制的患者。与卡马西平和苯妥英钠合用有协同作用,不宜与苯巴比妥合用。

常见不良反应有中枢神经系统症状,如镇静、嗜睡、眩晕、复视、共济失调等;还可发生巨幼细胞贫血、白细胞减少、血小板减少等血液系统反应。用药期间应注意检查血常规,严重肝、肾功能不全者禁用。

乙 琥 胺

乙琥胺(ethosuximide)对失神性发作的疗效虽不及氯硝西泮,但副作用及耐受性较少,仍为首选药。对其他类型癫痫无效。由于失神性发作常伴有强直-阵挛性发作,故应与其他药物合用。

常见胃肠道反应,如厌食、恶心、呕吐等,其次为中枢神经系统反应,如头痛、头晕、嗜睡等。有精神病史者慎用,易引起精神行为异常。偶见嗜酸粒细胞缺乏症、粒细胞缺乏症,严重者发生再生障碍性贫血。长期用药应定期检查血象。

丙 戊 酸 钠

丙戊酸钠(sodium valproate)为广谱抗癫痫药,对各种类型的癫痫都有一定疗效。对强直-阵挛性发作的疗效不及苯妥英钠和苯巴比妥,但对后两药无效者仍有效;对失神性发作的疗效优于乙琥胺,但因其肝毒性,不作首选药。本药是强直-阵挛性发作合并失神性发作的首选药,对其他药物未能控制的顽固性癫痫可能奏效。

不良反应常见一过性消化系统症状、中枢神经系统症状,可发生肝损害。有致畸作用,孕妇禁用。

苯二氮䓬类

苯二氮䓬类中用于抗癫痫的药物有地西泮、硝西泮、氯硝西泮和劳拉西泮。

地西泮静脉注射是治疗癫痫持续状态的首选药,特点是显效快、疗效好、安全性高。但剂量过大、静脉注射过快时可引起呼吸抑制,宜缓慢注射(1mg/min)。在癫痫持续状态的急性期,地西泮与劳拉西泮联用作用持续时间更长,至肌痉挛消失,然后用苯妥英钠静脉注射维持疗效。

硝西泮对失神性发作、肌阵挛性发作和婴儿痉挛有较好疗效。

氯硝西泮抗癫痫谱较广,对各型癫痫均有效,尤其对失神性发作、肌阵挛性发作和婴儿痉挛疗效佳,静脉注射可用于癫痫持续状态。氯硝西泮不宜与丙戊酸钠同时服用,因可诱发失神性发作持续状态。

拉 莫 三 嗪

拉莫三嗪(lamotrigine)为苯三嗪类衍生物,是较新的抗癫痫药。口服吸收完全,可作为成人局限性发作的辅助治疗药。单独使用可治疗全身性发作,疗效类似卡马西平,对失神性发作亦有效。多与其他抗癫痫药合用于难治性癫痫。常见不良反应为胃肠道反应、中枢神经系统反应,偶见弥散性血管内凝血。严重肝、肾功能不全者及妊娠期妇女慎用。

<h2 style="text-align:center">托 吡 酯</h2>

托吡酯(topiramate)为磺酸基取代的单糖衍生物,为新型广谱抗癫痫药。口服易吸收,主要以原形经肾排出。用于局限性发作和强直-阵挛性发作,尤其可作为难治性癫痫的辅助治疗。常见的不良反应为中枢神经系统症状,有致畸报道,妊娠期妇女慎用。

<h3 style="text-align:center">抗癫痫药的临床应用原则</h3>

原发性癫痫需要长期用药治疗,顽固性癫痫可用外科手术并配合抗癫痫药治疗,继发性癫痫应去除病因并配合抗癫痫药治疗。1年内偶发1~2次者,一般不必用药。在开始治疗之前应该充分向患者本人或其监护人解释长期治疗的意义及潜在的风险,以获得他们对治疗方案的认同,并保持良好的依从性。药物治疗方案应个体化,用药原则如下。

1. 根据癫痫发作类型合理选药 ①强直-阵挛性发作:首选苯妥英钠,也常选用丙戊酸钠、卡马西平、苯巴比妥、扑米酮;②失神性发作:首选乙琥胺,也可用氯硝西泮或丙戊酸钠;③复合性局限性发作:首选卡马西平,也可选用苯妥英钠、苯巴比妥、丙戊酸钠、扑米酮;④单纯性局限性发作:首选苯妥英钠,也可选用卡马西平、苯巴比妥;⑤肌阵挛性发作:可选用氯硝西泮或丙戊酸钠;⑥婴儿痉挛症:可选用氯硝西泮;⑦癫痫持续状态:首选地西泮缓慢静脉注射,也可用苯巴比妥肌内注射或苯妥英钠缓慢静脉注射;⑧混合型癫痫:宜联合用药或选用广谱抗癫痫药。

2. 治疗方案个体化

(1)剂量方面:抗癫痫药有效剂量个体差异较大,应从小剂量开始,逐渐增加剂量,以控制发作且不引起严重不良反应为宜。

(2)用法方面:对单纯型癫痫最好选用一种有效药物,如疗效不佳可联合用药或换用他药。若需两种或三种药物合用,应适当调整剂量,同时注意药物相互作用。换药时应采取过渡方式,即在原药基础上加用其他药,待后者生效后再逐步撤掉原药,否则可加剧发作甚至诱发癫痫持续状态。

3. 长期用药 用药时间一般应持续至完全无发作达3~4年之久,然后逐渐减量停药,大发作减量过程至少1年,小发作6个月,有些病例需终生服药。治疗过程中切勿随意更换药物或突然停药,否则可诱发或加剧癫痫发作。

4. 用药期间定期做神经系统、血象、肝肾功能检查,以便及时发现毒性反应,有条件者监测血药浓度。

案例4-3分析

1. 苯妥英钠对强直-阵挛性发作有较好疗效,是首选药。

2. 患者服用苯妥英钠后的症状和体征及与血药浓度的关系表明已经出现了轻度苯妥英钠中毒,应减少剂量,同时密切监测临床疗效和血药浓度。

<h2 style="text-align:center">目 标 检 测</h2>

一、选择题

A_1 型题

1. 苯妥英钠禁用于

A. 强直-阵挛性发作　B. 单纯性局限性发作

C. 复合性局限性发作　D. 失神性发作

E. 癫痫持续状态

2. 具有抗心律失常作用的是

A. 苯妥英钠　　　　B. 苯巴比妥

C. 拉莫三嗪　　　　D. 卡马西平

E. 氯硝西泮

3. 应用苯妥英钠时,叙述错误的是

　A. 宜饭后服用

　B. 不宜作肌内注射,可稀释后静脉注射

　C. 应注意剂量个体化

　D. 经常按摩齿龈

　E. 尿液呈现红色时应立即停药

4. 关于苯妥英钠的不良反应,错误的是

　A. 胃肠道刺激　　　B. 牙龈增生

　C. 眼球震颤　　　　D. 心动过速

　E. 巨幼细胞贫血

5. 苯妥英钠急性中毒主要表现为

　A. 癫痫发作　　　　B. 神经系统反应

　C. 血液系统反应　　D. 骨骼系统反应

　E. 消化系统反应

6. 长期应用苯妥英钠最常见的不良反应是

　A. 血小板减少　　　B. 淋巴结肿大

　C. 牙龈增生　　　　D. 共济失调

　E. 精神错乱

7. 苯妥英钠不宜合用

　A. 维生素D　　　　B. 亚叶酸钙

　C. 葡萄糖酸钙　　　D. 卡马西平

　E. 乙琥胺

8. 卡马西平的临床应用不包括

　A. 癫痫复合性局限性发作

　B. 癫痫强直-阵挛性发作

C. 锂盐无效的躁狂抑郁症

D. 外周神经痛

E. 快速型心律失常

9. 治疗三叉神经痛宜选用

　A. 阿司匹林　　　　B. 阿托品

　C. 哌替啶　　　　　D. 卡马西平

　E. 对乙酰氨基酚

10. 仅对失神性发作疗效好而对其他类型癫痫无效的是

　A. 丙戊酸钠　　　　B. 氯硝西泮

　C. 硝西泮　　　　　D. 氯巴占

　E. 乙琥胺

11. 强直-阵挛性发作合并失神性发作的首选药是

　A. 苯妥英钠　　　　B. 奥卡西平

　C. 丙戊酸钠　　　　D. 乙琥胺

　E. 扑米酮

12. 关于抗癫痫药的临床应用原则,错误的是

　A. 根据癫痫发作类型合理选药

　B. 应从小剂量开始,逐渐增加剂量

　C. 疗效不佳时应立即停药,并换用其他药物

　D. 长期用药

　E. 用药期间定期做神经系统、血象、肝肾功能检查

二、简答题

1. 试述苯妥英钠的药理作用、临床应用、不良反应及用药护理。

2. 列举治疗各型癫痫的首选药物和常用药物。

附录:制剂与用法

药名	剂型	使用方法
苯妥英钠	片剂:100mg	口服:50~100mg,一天2~3次。极量:一次0.3g,一天0.5g
	注射剂:100mg/2ml	体重在30kg以下的小儿按5mg/(kg·d)给药,分2~3次服用,一天不宜超过250mg。癫痫持续状态,150~250mg,加5%葡萄糖20~40ml,在6~10分钟内缓慢静脉注射,每分钟不超过50mg,必要时30分钟后再注射100~150mg
卡马西平	片剂:100mg	口服:开始100mg,一天2次。以后逐渐增至一天600~900mg,分3次服用
扑米酮	片剂:0.25g	口服:开始0.06g,一天3次,逐渐增至0.25g,一天3次。极量:一天1.5g,分2~3次服
乙琥胺	胶囊剂:0.25g	口服:开始量3~6岁的儿童,250mg,一天1次;6岁以上的儿童及成人,250mg,一天2次。以后可酌情渐增剂量,3~6岁的儿童,一天1g;6岁以上的儿童及成人,一天1.5g。一般每4~7天增加250mg
丙戊酸钠	片剂:100mg	成人,口服:200~400mg,一天2~3次。儿童,20~30mg/(kg·d),分2~3次服

第 3 节　抗精神失常药

案例 4-4

患者,男,19 岁,因袭击其母被送入院,说是因魔鬼驱使,诊断为偏执型精神分裂症。为控制其攻击行为,开始肌内注射三氟拉嗪 5mg,4 ~ 6 小时 1 次,24 小时内共注射了 4 次,患者出现颈项强直、伸舌,给予苯扎托品 1mg 肌内注射,症状缓解。后改为三氟拉嗪睡前口服 15mg,患者精神分裂症急性发作症状有所改善且未出现其他肌张力障碍。2 周后,患者变得更易激惹、自觉心神不定,出现频繁跺脚动作且坐立不安,无论坐或躺,一次均不能超过 10 分钟,排队时总是来回走动于队伍两头。

问题:1. 入院后给予三氟拉嗪是否正确? 为什么?

2. 如何解释肌内注射三氟拉嗪后患者出现的症状? 如何处理?

3. 如何解释患者口服三氟拉嗪 2 周后出现的症状? 如何处理?

精神失常是由多种原因引起的精神活动障碍的一类疾病,包括精神分裂症、躁狂症、抑郁症和焦虑症等。治疗这些疾病的药物统称为抗精神失常药。根据临床用途分为抗精神病药、抗躁狂症药、抗抑郁症药和抗焦虑症药。

一、抗精神病药

精神分裂症(schizophrenia)是一组以思维、情感、行为之间不协调,精神活动与现实脱离为主要特征的最常见的一类精神病。抗精神病药主要用于治疗精神分裂症,但对其他精神病的躁狂症状也有效。根据化学结构不同,将抗精神病药分为吩噻嗪类、硫杂蒽类、丁酰苯类及其他类等四类。其中大多数药物对控制兴奋、躁动,消除幻觉、妄想等精神分裂症的阳性症状效果好,对抑郁、情感淡漠、主动性缺乏、行为退缩等阴性症状效果较差甚至无效。

(一)吩噻嗪类

氯　丙　嗪

氯丙嗪(chlorpromazine)又名冬眠灵,口服吸收慢且不规则,胃内食物、抗胆碱药均能明显延缓其吸收,个体差异大;肌内注射吸收迅速,但刺激性强,宜深部注射。90% 以上与血浆蛋白结合,因脂溶性高,易透过血脑屏障,脑内浓度可达血浆浓度的 10 倍。主要经肝代谢,经肾排泄,因脂溶性高,易蓄积于脂肪组织,停药后数周至半年,尿中仍可检出其代谢产物,故维持疗效时间长。

【药理作用】　氯丙嗪对多种受体有阻断作用,如 DA 受体、α 受体、M 受体等,故药理作用广泛而复杂,不良反应也较多。

1. 对中枢神经系统的作用

(1) 镇静、安定和抗精神病作用:氯丙嗪对中枢神经系统有较强的抑制作用,也称神经安定作用。氯丙嗪能明显减少动物的自发活动,易诱导入睡,但对刺激有良好的觉醒反应,加大剂量也不引起麻醉;氯丙嗪能减少动物的攻击行为,使之驯服,易于接近。正常人口服治疗量氯丙嗪后可表现安静、活动减少、感情淡漠、注意力下降、对周围事物不感兴趣,在安静环境中易诱导入睡,也易被唤醒,醒后神志清楚。精神病患者服用后,能迅速控制兴奋、躁动症状,继续用药(6 周 ~ 6 个月),可消除幻觉、妄想等症状,缓解思维和情感障碍,使理智恢复,情绪安定,生活自理;但对抑郁无效,甚至加剧。氯丙嗪的安定、镇静作用有耐受性,抗精神病作用无耐受性。

链接 ········· 精神分裂症与 DA 能神经通路

目前认为，精神分裂症的发病机制与脑内的 DA 能神经系统功能亢进有关。脑内 DA 能神经通路主要有四条，分别为：①中脑-边缘系统通路；②中脑-皮层通路，这两条通路与精神、情绪及行为活动有关；③黑质-纹状体通路，与锥体外系的运动功能有关；④结节-漏斗通路，与神经内分泌活动有关。氯丙嗪能竞争性地阻断 DA 受体，且对上述四条通路中 DA 受体没有选择性，其抗精神病作用与阻断中脑-边缘系统通路和中脑-皮层通路的 DA 受体有关。

（2）镇吐作用：氯丙嗪有强大的镇吐作用，小剂量能阻断延髓催吐化学感受区（CTZ）的 DA 受体，大剂量能直接抑制呕吐中枢。但对前庭刺激引起的呕吐无效。氯丙嗪对顽固性呃逆有一定作用，其机制可能是氯丙嗪抑制位于延髓催吐化学感受区旁的呃逆调节中枢。

（3）影响体温调节作用：氯丙嗪对下丘脑体温调节中枢有很强的抑制作用，使体温调节功能失灵，既可抑制产热过程又可抑制散热过程，故使体温随环境温度的变化而变化。在低温环境中不仅能使发热者体温降低，而且还能使正常人的体温降低；若在高温条件下，则可使体温升高。

（4）增强中枢抑制药的作用：氯丙嗪可增强镇静催眠药、镇痛药、麻醉药等的作用，与上述药物合用时应适当减量，以免过度中枢抑制。

2. 对自主神经系统的作用

（1）α 受体阻断作用：氯丙嗪可阻断外周血管上的 α 受体，能使肾上腺素的升压作用翻转；还能抑制血管运动中枢、直接舒张血管平滑肌，使血管舒张，血压下降，但连续应用可产生耐受性，且有较多副作用，故不作降压药使用。

（2）M 受体阻断作用：氯丙嗪有较弱的 M 受体阻断作用，可引起口干、便秘、视物模糊等。

3. 对内分泌系统的影响　氯丙嗪可阻断结节-漏斗通路的 DA 受体，从而①抑制下丘脑催乳素释放抑制因子的释放，使催乳素分泌增加，引起乳房肿大、泌乳；②抑制促性腺激素释放激素的释放，使卵泡刺激素和黄体生成素分泌减少，引起排卵延迟；③抑制促肾上腺皮质激素释放激素的释放，使促皮质激素（ACTH）分泌减少；④抑制生长激素释放因子的释放，使生长激素（GH）分泌减少，可试用于治疗巨人症。

【临床应用】

1. 精神分裂症　氯丙嗪可治疗各型精神分裂症，能显著缓解阳性症状，对阴性症状效果不显著；对急性患者疗效显著，对慢性患者疗效较差。但无根治作用，必须长期用药，甚至终身治疗。也可用于治疗躁狂症及伴有兴奋、躁动、紧张、幻觉和妄想等症状的其他精神病。

2. 止吐和顽固性呃逆　氯丙嗪可用于尿毒症、恶性肿瘤、放射病、胃肠炎及某些药物引起的呕吐，对妊娠呕吐也有效，但对晕动病呕吐无效。也用于顽固性呃逆。

3. 人工冬眠和低温麻醉　配合物理降温，氯丙嗪可使体温降至正常以下。氯丙嗪与其他中枢抑制药如异丙嗪、哌替啶等组成人工冬眠合剂，可使患者进入深睡的"冬眠"状态，从而降低机体基础代谢，提高组织对缺氧的耐受力，降低机体对伤害性刺激的反应性，有利于机体度过缺氧缺能的危险期，这种状态称为"人工冬眠"。用于严重创伤、感染性休克、甲状腺危象、中枢性高热、高热惊厥等的辅助治疗，还可用于低温麻醉。

【不良反应及用药注意】

1. 一般不良反应　①氯丙嗪阻断中枢 α 受体，引起嗜睡、淡漠、乏力等中枢抑制症状。②氯丙嗪阻断 M 受体，引起视力模糊、口干、无汗、便秘、眼压升高、心悸等症状，青光眼患者禁用。③氯丙嗪阻断结节-漏斗通路的 D_A 受体，长期用药可致乳房肿大、泌乳、闭经和生长缓慢等，因此，儿童应慎用；乳腺增生症和乳腺癌患者禁用。④局部注射有刺激性，不宜皮下注射，宜深部肌内注射,静脉注射可引起血栓性静脉炎,应稀释后缓慢注射。

2. 锥体外系反应 是长期大量应用氯丙嗪最常见的不良反应,表现为以下四种情况。①帕金森综合征:表现为肌张力增高、面容呆板(面具脸)、动作迟缓、肌肉震颤、流涎等,一般在用药后数周或数月发生,女性比男性更常见。②急性肌张力障碍:由于舌、面、颈及背部肌肉痉挛,患者出现强迫性张口、伸舌、斜颈、眼上翻、头后仰、呼吸运动障碍及吞咽困难,多出现在用药后的第1~5天,男性和青少年常见。③静坐不能:患者坐立不安、反复徘徊,一般较帕金森综合征出现早,在治疗1~2周后最为常见。以上三种症状是由于氯丙嗪阻断了黑质-纹状体通路的DA受体,使纹状体中的多巴胺能神经功能减弱、胆碱能神经功能相对增强所致,一般减量或停药后即消失,可用中枢抗胆碱药缓解。④迟发性运动障碍:长期服用氯丙嗪后,部分患者还可出现一种特殊而持久的运动障碍,主要表现为吸吮、舐舌、咀嚼等"口-舌-颊三联征",也可表现为广泛性舞蹈样手足徐动症。其原因可能是由于氯丙嗪长期阻断DA受体,使DA受体敏感性增加或反馈性促进突触前膜DA释放增加所致。若早期发现、及时停药,部分患者可恢复,但仍有部分患者停药后仍持久存在甚至恶化。此症状难以治疗,用抗胆碱药反使之加重,抗DA药可使之减轻。

3. 精神异常 氯丙嗪本身可引起精神异常,如兴奋、躁动、幻觉、妄想或委靡、淡漠、消极、抑郁、意识障碍等,应与原有疾病相鉴别,一旦发生应立即减量或停药。

4. 惊厥与癫痫 少数患者用药过程中出现局部或全身抽搐,脑电有癫痫样放电,有惊厥或癫痫史者更易发生,应慎用,必要时加用抗癫痫药。

5. 过敏反应 常见皮疹、接触性皮炎,偶见光敏性皮炎;少数患者出现肝细胞内微胆管阻塞性黄疸、急性粒细胞减少、溶血性贫血、再生障碍性贫血,应立即停药。

6. 心血管反应 氯丙嗪肌内注射或静脉注射易引起直立性低血压,为防止直立性低血压的发生,注射给药后患者应立即卧床2小时左右,方可缓慢起身站立。氯丙嗪所致低血压,不能用肾上腺素纠正,因氯丙嗪阻断α受体可翻转肾上腺素的升压作用,应选用去甲肾上腺素或间羟胺升压。氯丙嗪可引起持续性低血压休克、心律失常;冠心病患者易猝死,应慎用。

7. 急性中毒 一次吞服大量(1~2g)氯丙嗪后,可发生急性中毒,表现为昏睡、血压下降至休克水平、心律失常、心电图异常等,应立即对症治疗,升压可用去甲肾上腺素,禁用肾上腺素解救。

8. 其他 ①有癫痫及惊厥史者、昏迷患者、抑郁症、青光眼、严重肝功能损害、乳腺增生症和乳腺癌患者禁用,冠心病(易诱发猝死)、患有心血管疾病的老年患者、尿毒症慎用;②可增强其他中枢抑制药的作用,如乙醇、镇静催眠药、抗组胺药、镇痛药等,联合使用应注意调整剂量;与吗啡、哌替啶等合用时要注意呼吸抑制和血压降低;能抑制多巴胺受体激动药、左旋多巴的作用;某些肝药酶诱导剂如苯妥英钠、卡马西平等可加速氯丙嗪的代谢,应注意适当调整剂量。

其他吩噻嗪类药物有奋乃静(perphenazine)、氟奋乃静(fluphenazine)、三氟拉嗪(trifluoperazine)等,具有抗精神病作用强、镇静作用弱、锥体外系反应明显等特点。其中奋乃静控制兴奋躁动作用不如氯丙嗪,对慢性精神分裂症的疗效则高于氯丙嗪;氟奋乃静和三氟拉嗪有兴奋和激活作用,对行为退缩、情感淡漠等症状有较好疗效。常用药物特点见表4-3。

表4-3 常用抗精神病药作用比较

药物	抗精神病剂量(mg/d)	镇静	降压	锥体外系反应
氯丙嗪	25~300	+++	+++(肌内注射),++(口服)	++
奋乃静	8~32	++	+	+++

药物	抗精神病剂量（mg/d）	镇静	降压	锥体外系反应
氟奋乃静	2～20	+	++	+++
三氟拉嗪	5～20	+	+	+++
硫利达嗪	150～300	+++	++	+
氟哌啶醇	10～80	+	++	+++
氯氮平	12.5～300	++	+++	－
利培酮	1～8	+	++	+
奥氮平	5～20	++	+	－

注:+++,强;++,中等;+,弱;-,几乎没有。

（二）硫杂蒽类

氯 普 噻 吨

氯普噻吨（chlorprothixene）又名氯丙硫蒽，为硫杂蒽类代表药，其作用特点为：①抗精神分裂症、抗幻觉和妄想作用比氯丙嗪弱；②镇静作用强；③α受体、M受体阻断作用弱；④兼有抗抑郁和抗焦虑作用。适用于伴有焦虑或抑郁的精神分裂症，也可用于焦虑性神经官能症、更年期抑郁症等。不良反应与氯丙嗪相似但较轻，锥体外系反应也较少。

氟 哌 噻 吨

氟哌噻吨（flupenthixol）又名三氟噻吨，抗精神病作用与氯丙嗪相似，镇静作用弱，有特殊的激动效应，故禁用于躁狂症患者。低剂量有一定的抗抑郁焦虑作用，也用于治疗抑郁症或伴焦虑的抑郁症。锥体外系反应常见。

（三）丁酰苯类

氟 哌 啶 醇

氟哌啶醇（haloperidol）的作用特点为：①抗精神病作用强于氯丙嗪，因抗躁狂、抗幻觉、抗妄想作用显著，常用于治疗以精神运动性兴奋为主的精神分裂症和躁狂症，同时对慢性症状有较好疗效；②镇静、降温、降压作用较弱；③止吐作用强，可用于疾病和药物引起的呕吐和顽固性呃逆；④锥体外系反应发生率高、程度严重，以急性肌张力障碍和静坐不能多见。心血管系统反应较轻，肝功能影响小。

氟 哌 利 多

氟哌利多（droperidol）又名氟哌啶，作用与氟哌啶醇相似，但作用更快、更强、更短，是目前临床麻醉中应用最广的强安定药。常与强效镇痛剂芬太尼合用，产生精神恍惚、活动减少、痛觉消失但不进入睡眠状态的一种特殊麻醉状态，称为"神经安定镇痛术"，用于外科小手术的麻醉，也用于麻醉前给药、镇吐、控制精神患者的攻击行为。

（四）其他类

五 氟 利 多

五氟利多（penfluridol）属二苯基丁酰哌啶类，其作用特点为：①为口服长效抗精神病药，一次用药疗效可维持1周，每周口服一次即可，其长效的原因可能与储存于脂肪组织缓慢释出有关；②有较强的抗精神病作用，疗效与氟哌啶醇相似，适用于急、慢性精神分裂症，尤其适用于慢性患者的维持与巩固疗效，对幻觉、妄想、退缩均有较好疗效；③无明显镇静作用；④锥体外系反应常见。

舒 必 利

舒必利(sulpiride)又名止呕灵,为选择性 DA 受体阻断药,能选择性阻断中脑-边缘系统及中脑-皮层通路的 DA 受体,其作用特点为:①抗木僵、退缩、幻觉、妄想作用强,适用于急、慢性精神分裂症,对长期应用其他药物无效的难治性病例也有一定疗效;②镇吐作用强于氯丙嗪,临床可作为强效中枢性止吐药应用;③无镇静及 α、M 受体阻断作用;④对黑质-纹状体通路的 DA 受体亲和力较低,故锥体外系反应少;⑤兼有一定的抗抑郁作用。

氯 氮 平

氯氮平(clozapine)又名氯扎平,属苯二氮䓬类,为非典型抗精神病药,能特异性阻断中脑-边缘系统及中脑-皮层通路的 DA 受体,也阻断 5-羟色胺(5-HT)受体。氯氮平的作用特点为:①抗精神病作用快而强,且对阳性症状和阴性症状都有治疗作用,尤其对其他药物无效的病例仍有效,也适用于慢性患者;②几乎无锥体外系反应;③不良反应为粒细胞减少,严重者可致粒细胞缺乏;④主要用于其他抗精神病药无效或锥体外系反应过强的患者,也可用于长期应用氯丙嗪等抗精神病药引起的迟发性运动障碍。

利 培 酮

利培酮(risperidone)为非典型抗精神病药,对 5-HT 受体和 DA 受体均有阻断作用,但对前者的阻断作用显著强于后者。其作用特点为:①对精神分裂症的阳性症状和阴性症状均有效,适于治疗首发急性患者和慢性患者;②对精神分裂症患者的认知功能障碍和继发性抑郁也具有治疗作用;③具有有效剂量小、用药方便、见效快、锥体外系反应轻、抗胆碱及镇静作用弱、治疗依从性好等优点,已成为治疗精神分裂症的一线药物。

📖 **链接** ┈┈┈┈┈ 精神病患者用药指导

1. 药物管理（避免藏药）　药物一定要由他人保管,不能交给发作期间或无自知力的患者,须按时按量给患者服药,看着患者服下后方可离去。应警惕患者将药藏于舌下、两颊、手指缝等地方,还应警惕患者将每次药量藏起来集中一次服下,以免发生意外。

2. 遵医嘱服药（避免增药、减药、断药）　正确掌握用药剂量与疗程,不能随意增减或不规则用药及擅自停药。很多患者症状控制出院后往往服药一段时间就自行停药,也有家属擅自同意患者停药,甚至还有家属反对患者继续服药,其结果是导致疾病复发。精神分裂症患者发病时往往没有自知力,一旦停药便不肯再重新服用,且病情越重越不肯服药,而精神分裂症发作多一次,其治疗后缓解不彻底、残留症状的可能性就大一点。

3. 注意药物不良反应（避免拒药）　有些患者因为服药后出现不良反应而不愿服药,需要向患者及家属解释。服药后仅有较轻微的不良反应,不需治疗处理;如出现较重的不良反应,就必须在医生的指导下减少服药剂量,经药物治疗会好转。因此在恢复期和维持治疗期间,应定期复查,以便医生根据病情调整药物,同时也提高了患者服药的依从性。

二、抗躁狂症药

躁狂症是以情绪高涨、烦躁不安、活动过度和思维、言语不能自制为典型特征的精神失常。其发病机制可能是脑内 5-羟色胺缺乏和去甲肾上腺素能神经功能增强。抗躁狂症药通过抑制去甲肾上腺素能神经功能并提高中枢 5-羟色胺的含量发挥作用。一些抗精神病药中的氯丙嗪、氟奋乃静、氟哌啶醇和抗癫痫药卡马西平均可用于躁狂症的治疗,但目前临床最常用的是碳酸锂。

碳 酸 锂

碳酸锂(lithium carbonate)是治疗躁狂发作的首选药物,总有效率约70%。口服吸收快而完全,2~4 小时达峰,但不易透过血脑屏障,显效较慢;可通过胎盘屏障,也可从乳汁分泌,主要以原形经肾排出。

【药理作用】 治疗量碳酸锂对正常人的精神活动无明显影响,但对躁狂症患者有显著疗效。碳酸锂主要通过 Li^+ 发挥作用,其机制可能与抑制脑内 NA 和 DA 的释放,促进其再摄取,增加其灭活有关。

【临床应用】

1. 躁狂症 首选用于治疗躁狂症,既可用于躁狂的急性发作,也可用于缓解期的维持治疗,特别是对急性躁狂和轻度躁狂疗效显著,有时对抑郁症也有效,故有心境稳定药或情绪稳定药之称。

2. 躁狂抑郁症 碳酸锂还可用于治疗躁狂抑郁症,长期应用碳酸锂不仅可减少躁狂复发,对预防抑郁复发也有相当的疗效。

3. 难治性抑郁症 抗抑郁药与碳酸锂合用治疗难治性抑郁症是目前公认的较好的办法。

4. 精神分裂症 碳酸锂对精神分裂症的兴奋躁动症状也有效。

【不良反应及用药注意】

1. 一般不良反应 用药初期有恶心、呕吐、腹泻、头晕、疲乏、乏力、肢体震颤、口干、多尿等,常在继续治疗 1~2 周内逐渐减轻或消失。

2. 抗甲状腺作用 可引起甲状腺功能低下或甲状腺肿大,尤其是长期服药者,为可逆性,停药后即恢复。可口服小剂量甲状腺素片。

3. 毒性反应 锂盐安全范围较窄,中毒主要表现为中枢神经系统功能紊乱,如精神紊乱、肌张力增高、深反射亢进、共济失调、明显震颤、癫痫发作、意识障碍、昏迷甚至死亡。一旦出现应立即停药,并采取对症处理和支持疗法。静脉滴注生理盐水减少锂重吸收、静脉滴注碳酸氢钠加速锂的排泄,不宜使用排钠利尿药,必要时可进行血液透析,用药期间可进行血药浓度监测。

三、抗抑郁症药

抑郁症是常见的精神障碍之一,以情绪低落、言语减少、自责自罪为主要特征,严重者可有自杀行为。目前认为该病是由于脑内 5-羟色胺(5-HT)缺乏,并伴有去甲肾上腺素不足所致。抗抑郁症药主要通过增加脑内 5-HT 的含量并纠正去甲肾上腺素(NE)不足而发挥作用,用于抑郁症或抑郁状态的治疗。

目前临床使用的抗抑郁症药包括三环类抗抑郁症药、去甲肾上腺素再摄取抑制药、5-羟色胺再摄取抑制药和其他抗抑郁症药。

丙 米 嗪

丙米嗪(imipramine)又名米帕明,为三环类抗抑郁药的代表药物。口服易吸收,2~8 小时达峰,个体差异大,分布广,以肝、肾、心、脑组织浓度高,肝代谢,肾排泄,$t_{1/2}$ 为 10~20 小时。

【药理作用】

1. 中枢神经系统 正常人服用后出现困倦、嗜睡、头晕、注意力不集中、思维能力下降等以镇静为主的症状,而抑郁症患者连续服用后情绪提高、精神振奋、思维敏捷,呈现显著的抗抑郁作用,但奏效慢,需连续用药 2~3 周才见效,故不可作为应急药物使用。

2. 自主神经系统 治疗量有明显的 M 受体阻断作用,引起视物模糊、口干、便秘、尿潴留等阿托品样作用。

3. 心血管系统 治疗量可降低血压、致心律失常,其中心动过速较常见,对心肌有奎尼丁样直接抑制作用,故心血管病患者慎用。

【临床应用】 主要用于各种原因引起的抑郁症,对内源性、更年期抑郁症疗效较好,对反应性抑郁症疗效次之,对精神分裂症的抑郁状态疗效较差。对伴有焦虑的抑郁症疗效显著,对恐惧症也有效。也可用于小儿遗尿症。

【不良反应及用药注意】

1. 一般反应 可引起口干、视物模糊、眼压升高、便秘、尿潴留、心动过速等抗胆碱症状,青光眼、前列腺增生患者禁用。

2. 心血管系统反应 可见低血压或直立性低血压,大剂量可致心律失常或心肌损伤。用药期间应查心电图,若有异常,应立即停药。

3. 中枢神经系统反应 可出现乏力、震颤,大剂量可引起精神兴奋、躁狂、癫痫样发作。少数双相型抑郁症患者用药后可转为躁狂状态,故只用于单相型抑郁症的治疗。

4. 其他 ①少数人可出现皮疹、粒细胞减少、黄疸等,长期用药应定期检查白细胞和肝功能;②与单胺氧化酶抑制药(MAOI)合用,可出现严重的不良反应,如高血压危象、高热、惊厥等,故使用 MAOI 患者须至少停用 10 ~ 14 天后方可使用本品;可增强拟肾上腺素药的升压作用,不宜合用;与抗精神病药、抗帕金森病药合用,抗胆碱作用增强。

阿 米 替 林

阿米替林(amitriptyline)的抗抑郁作用与丙米嗪相似,但镇静及抗胆碱作用比丙米嗪强,对伴有焦虑的抑郁症患者疗效优于丙米嗪。不良反应与丙米嗪相似。

马 普 替 林

马普替林(maprotiline)药理作用与三环类相似,可选择性抑制 NA 的再摄取。口服吸收好,3 ~ 4 天起效。镇静作用强,抗胆碱作用弱,疗效与丙米嗪、阿米替林相似,但不良反应少。为广谱抗抑郁药,尤其适用于老年抑郁症。

氟 西 汀

氟西汀(fluoxetine)为选择性 5-HT 再摄取抑制剂的代表药物,同类药物还有帕罗西汀、舍曲林、西酞普兰等。用药后使 5-HT 增多,发挥较好的抗抑郁作用。适用于各种抑郁症,尤其适用于老年抑郁症,还可用于强迫症、恐惧症及抑郁症、焦虑症状的治疗。

案例 4-4 分析

1. 三氟拉嗪有较强的抗精神病作用,患者入院时处于急性期且有攻击行为,为尽快控制急性发作症状,三氟拉嗪采用肌内注射,但因刺激性强,不宜长期注射,病情稍加控制后即改为口服给药。

2. 患者肌内注射三氟拉嗪后突然出现的颈项强直和伸舌是三氟拉嗪引起急性肌张力障碍的表现,急性肌张力障碍是所有锥体外系反应中最早出现的,患者的年龄、性别及使用的强效经典抗精神病药三氟拉嗪是诱发的危险因素。一旦出现需立即治疗,可用中枢抗胆碱药如苯扎托品、东莨菪碱肌内注射,若症状在 15 ~ 30 分钟内未得到控制则需再次用药。

3. 患者口服三氟拉嗪 2 周后出现的走动、跺脚、易激惹和坐立不安均属静坐不能的表现,与抗精神病药诱发的帕金森综合征和急性肌张力障碍相比,药物治疗静坐不能的疗效较差。初始治疗可减少三氟拉嗪每天剂量 5mg,若 1 周内仍未能改善症状,应给予普萘洛尔口服,仍无效时则使用苯二氮䓬类药物或改用非经典抗精神病药。

目 标 检 测

一、选择题

A_1 型题

1. 氯丙嗪不具有的作用是
   - A. 抗精神病
   - B. 抗惊厥
   - C. 抑制呕吐中枢
   - D. 抑制体温调节中枢
   - E. 增强中枢抑制药的作用

2. 氯丙嗪不具有的作用是
   - A. 镇静
   - B. 镇吐
   - C. 降压
   - D. 降温
   - E. 麻醉

3. 氯丙嗪影响体温调节的机制是
   - A. 抑制内热源释放
   - B. 抑制前列腺素合成
   - C. 阻断 α 受体
   - D. 阻断 M 受体
   - E. 抑制体温调节中枢

4. 降温作用最强的是
   - A. 氯丙嗪 + 阿司匹林
   - B. 氯丙嗪 + 苯巴比妥
   - C. 氯丙嗪 + 哌替啶
   - D. 氯丙嗪 + 异丙嗪
   - E. 氯丙嗪 + 物理降温

5. 氯丙嗪能翻转肾上腺素的升压作用是由于阻断
   - A. M 受体
   - B. N 受体
   - C. α 受体
   - D. β 受体
   - E. DA 受体

6. 应用氯丙嗪后分泌增加的是
   - A. 催乳素
   - B. 卵泡刺激素
   - C. 黄体生成素
   - D. 促皮质激素
   - E. 生长激素

7. 氯丙嗪疗效最好的是
   - A. 焦虑症
   - B. 躁狂症
   - C. 抑郁症
   - D. 强迫症
   - E. 精神分裂症

8. 氯丙嗪不能用于
   - A. 低温麻醉
   - B. 人工冬眠疗法
   - C. 躁狂症
   - D. 晕动病呕吐
   - E. 顽固性呃逆

9. 氯丙嗪不宜
   - A. 口服
   - B. 皮下注射
   - C. 肌内注射
   - D. 静脉注射
   - E. 静脉滴注

10. 长期大剂量应用氯丙嗪引起的主要不良反应是
    - A. 中枢抑制
    - B. 直立性低血压
    - C. 锥体外系反应
    - D. 肝功能损害
    - E. 粒细胞减少

11. 长期大剂量应用氯丙嗪引起锥体外系反应是因为氯丙嗪阻断
    - A. 中脑-边缘系统通路 DA 受体
    - B. 中脑-皮层通路 DA 受体
    - C. 黑质-纹状体通路 DA 受体
    - D. 结节-漏斗通路 DA 受体
    - E. 延髓催吐化学感受区 DA 受体

12. 氯丙嗪引起的锥体外系反应不包括
    - A. 帕金森综合征
    - B. 急性肌张力障碍
    - C. 静坐不能
    - D. 迟发性运动障碍
    - E. 惊厥与癫痫

13. 用于纠正氯丙嗪引起的直立性低血压的是
    - A. 肾上腺素
    - B. 去甲肾上腺素
    - C. 异丙肾上腺素
    - D. 多巴胺
    - E. 麻黄碱

14. 伴有焦虑或抑郁的精神分裂症应选用
    - A. 地西泮
    - B. 丙米嗪
    - C. 氯丙嗪
    - D. 多塞平
    - E. 氯普噻吨

15. 常与芬太尼合用于神经安定镇痛术的是
    - A. 氟哌啶醇
    - B. 氟哌利多
    - C. 五氟利多
    - D. 氯普噻吨
    - E. 氟奋乃静

16. 几乎无锥体外系反应的是
    - A. 三氟拉嗪
    - B. 氟哌噻吨
    - C. 氟奋乃静
    - D. 氟哌啶醇
    - E. 氯氮平

17. 对 5-HT$_2$ 受体和 DA 受体均有阻断作用的是
    - A. 氯丙嗪
    - B. 舒必利
    - C. 利培酮
    - D. 奋乃静
    - E. 硫利达嗪

18. 治疗躁狂症的首选药是
    - A. 氯丙嗪
    - B. 奥氮平
    - C. 碳酸锂
    - D. 卡马西平
    - E. 丙戊酸钠

19. 碳酸锂的临床应用不包括
    - A. 躁狂症
    - B. 躁狂抑郁症
    - C. 难治性抑郁症
    - D. 精神分裂症
    - E. 焦虑症

20. 锂盐中毒的症状不包括

A. 意识障碍   B. 肌张力增高

C. 共济失调   D. 肢体震颤

E. 直立性低血压

21. 碳酸锂中毒的解救措施是

A. 静脉注射呋塞米

B. 静脉滴注氯化铵

C. 静脉滴注生理盐水

D. 静脉注射葡萄糖酸钙

E. 静脉注射高渗葡萄糖

22. 丙米嗪主要用于治疗

A. 焦虑症   B. 躁狂症

C. 抑郁症   D. 躁狂抑郁症

E. 精神分裂症

23. 关于丙米嗪的叙述,错误的是

A. 属于三环类抗抑郁药

B. 对正常人呈现镇静作用

C. 可使抑郁症患者情绪提高

D. 起效快,可作为应急药物使用

E. 抗抑郁机制主要是阻断中枢神经末梢对5-HT和NA的再摄取

24. 丙米嗪最常见的不良反应是

A. 阿托品样副作用   B. 心律失常

C. 躁狂发作   D. 肌肉震颤

E. 粒细胞减少

二、简答题

1. 试述氯丙嗪的药理作用、临床应用、不良反应及用药注意。

2. 抗抑郁药分哪几类?代表药物是什么?主要作用是什么?

附录:制剂与用法

药名	剂型	使用方法
盐酸氯丙嗪	片剂:5mg、12.5mg、25mg、50mg	口服:治疗精神病宜从小剂量开始,轻症一般一天300mg,中度一天450~500mg,重症一天600~800mg,症状减轻后逐渐减至维持量一天50~100mg
	注射剂:25mg/ml、50mg/2ml	对急性兴奋躁动或拒绝口服药者,25~100mg,深部肌内注射或静脉注射,静脉注射时用25%或50%葡萄糖溶液20ml稀释。亦可静脉滴注,一般不超过1次50mg。极量:1次100mg,一天400mg
复方氯丙嗪注射液	2ml(含氯丙嗪和异丙嗪各25mg)、5ml(含氯丙嗪和异丙嗪各50mg)	2ml,深部肌内注射
冬眠合剂		氯丙嗪、异丙嗪各50mg、哌替啶100mg加入5%葡萄糖注射液250ml,静脉滴注。临用前配制
奋乃静	片剂:2mg、4mg	口服:治疗精神病开始2~4mg,一天3次,逐渐增至10~20mg,一天3次
	注射剂:5mg/ml、5mg/2ml	肌内注射:5~10mg,隔6小时1次或酌情调整
盐酸氟奋乃静	片剂:2mg、5mg	口服:2mg,一天1~2次,逐渐增加剂量,可达一天20mg
氟奋乃静癸酸酯	注射剂:25mg/ml、50mg/2ml	深部肌内注射:开始12.5mg,以后每2周肌内注射25mg
盐酸三氟拉嗪	片剂:5mg	口服:5~10mg,一天3次,必要时可递增至一天45mg
硫利达嗪	片剂:50mg	口服:开始25~100mg/次,一天3次,逐渐递增至100~200mg,一天3次,最多可达一天800mg
氯普噻吨	片剂:12.5mg、15mg、25mg、50mg	口服:一天75~200mg,分2~3次服,必要时可用至一天400~600mg
	注射剂:10mg/ml、30mg/ml	对兴奋躁动、不合作者,一天90~150mg,肌内注射,分次给予
氟哌噻吨	片剂:5mg	口服:开始5mg,一天1次,必要时可增至一天40mg,维持量5~20mg,一天1次

药名	剂型	使用方法
氟哌啶醇	片剂:2mg、4mg	口服:开始2~4mg,一天2~3次,逐渐增至8~12mg,一天2~3次,一般一天20~30mg
	注射剂:5mg/ml	肌内注射:5~10mg,一天2~3次。静脉注射:10~30mg以25%葡萄糖注射液稀释后在1~2分钟内缓慢注入,每8小时1次
氟哌利多	注射剂:5mg/2ml、10mg/2ml	治疗精神分裂症,一天10~30mg,分1~2次肌内注射。神经安定镇痛术,每5mg加芬太尼0.1mg,在2~3分钟内缓慢静脉注射,5~6分钟内如未达一级麻醉状态,可追加半倍至一倍剂量。麻醉前给药,手术前半小时肌内注射2.5~5mg
五氟利多	片剂:5mg、20mg	口服:10~40mg,一周1次,可递增至一周80~120mg
舒必利	片剂:10mg、50mg、100mg、200mg	口服:开始一天300~600mg,可缓慢增至一天600~1200mg
	注射剂:50mg/2ml、100mg/2ml	肌内注射:一天200~600mg,分2次注射。静脉滴注:一天300~600mg,稀释后缓慢滴注,滴注时间不少于4小时
氯氮平	片剂:25mg、50mg	口服:开始25mg,一天1~2次,然后每天增加25~50mg,如耐受性好,在开始治疗的两周末增至一天300~450mg,分2~3次服
奥氮平	片剂:5mg、10mg	口服:一天10~15mg,可根据患者情况调整剂量为一天5~20mg
利培酮	片剂:1mg、2mg	口服:宜从小剂量开始,初始剂量0.5~1mg,一天2次,逐渐增量,通常治疗剂量为一天2~6mg
碳酸锂	片剂:0.125g、0.25g、0.5g。缓释片:0.3g。胶囊剂:0.25g、0.5g	口服:从小剂量开始,一天0.5g,3~5天内递增至治疗量一天1.5~2g,症状控制后维持量一天0.5~1g,分3~4次服用
丙米嗪	片剂:12.5mg、25mg、50mg	口服:25~50mg,一天3次,渐增至一天200~300mg,维持量一天75~150mg。年老体弱者自12.5mg开始,逐渐增量
地昔帕明	片剂:25mg、50mg	口服:25mg,一天3次,渐增至50mg,一天3次,维持量一天100mg
阿米替林	片剂:10mg、25mg	口服:25mg,一天2~4次,渐增至150~300mg,维持量50~150mg。老年人或青少年一天50mg,分次或睡前1次服
多塞平	片剂:25mg、50mg、100mg	口服:25mg,一天3次,渐增至一天150~300mg
	注射剂:25mg/ml	一次12.5~25mg,肌内注射(严重焦虑性抑郁症)
氯米帕明	片剂:10mg、25mg	口服:25mg,一天3次,1周内可渐增至最适宜的治疗剂量,最大剂量一天250mg

第 4 节　抗帕金森病药

案例 4-5

患者,男,55 岁。因持笔不稳前来就诊,诉从坐位起立时感困难,自觉上下肢肌肉发紧,近来易健忘。查体:面部表情缺乏,说话声低而单调,双侧上下肢齿轮样肌强直,右手轻度静止性震颤,步态较缓慢,轻度躯干前屈。诊断为帕金森病。给予普拉克索治疗,持续用药 18 个月。后出现症状加重,加用卡比多巴-左旋多巴 25/250 普通片,2 个月后,患者出现做鬼脸、咂嘴、伸舌、身体摇摆等异常运动,通常发生在服药后 1 ~2 小时,将普拉克索、卡比多巴-左旋多巴 25/250 减量,症状有所减轻,但并未完全消除。继续用药 3 年后,患者几乎每天都出现周期性的运动不能,持续几分钟,随后突然间转为伴有异动症的运动自如。

问题:从患者帕金森病进展分析药物选择的依据及出现异动症时的用药注意。

考点:1. 抗帕金森病药的分类及常用药物。

2. 左旋多巴抗帕金森病作用、临床应用、不良反应及用药注意。

3. 其他抗帕金森病药的作用、临床应用及用药注意。

帕金森病(Parkinson's disease,PD)又称震颤麻痹,是一种慢性进行性锥体外系功能障碍的中枢神经系统退行性疾病,典型症状为运动迟缓、肌肉强直、震颤、共济失调等。病变部位主要在黑质-纹状体多巴胺能神经通路。黑质中多巴胺能神经元对脊髓前角运动神经元起抑制作用;同时,纹状体中的胆碱能神经元起兴奋作用。正常情况下,这两类神经元的功能处于平衡状态,共同调节运动功能。帕金森病患者是由于黑质-纹状体通路多巴胺能神经功能减弱,导致胆碱能神经功能相对占优势,从而出现肌张力增高的症状。

抗帕金森病药是指能够增强中枢多巴胺能神经功能或降低中枢胆碱能神经功能的药物,分为中枢拟多巴胺药和中枢抗胆碱药两类。

一、拟多巴胺类药

(一)多巴胺前体药

左 旋 多 巴

左旋多巴(levodopa,L-dopa)是酪氨酸的羟化物,是体内合成去甲肾上腺素、多巴胺等的前体物质。口服在小肠经主动转运迅速吸收,大部分在肝及胃肠黏膜等外周组织被多巴脱羧酶脱羧,转变为多巴胺,后者不能透过血脑屏障,仅约 1% 的左旋多巴透过血脑屏障,进入中枢神经系统,在脑内经多巴脱羧酶脱羧生成多巴胺发挥抗帕金森病作用。

【药理作用和临床应用】

1. 抗帕金森病　进入中枢的左旋多巴转变为多巴胺,补充纹状体中多巴胺的不足,发挥抗帕金森病作用。其特点为:①显效较慢,需服用 2 ~3 周才显效,1 ~6 个月以上才获最大疗效;②疗效与疗程有关,疗程超过 3 个月,50% 的患者获得较好疗效;疗程 1 年以上,疗效达 75%;应用 2 ~3 年后疗效渐减,3 ~5 年后疗效已不显著,最终丧失疗效;③疗效与黑质病损程度相关,对轻症及年轻患者疗效较好,对重症及老年患者疗效较差;④对改善肌肉僵直及运动困难的疗效较好,缓解震颤疗效较差;⑤对抗精神病药引起的帕金森综合征无效,因多巴胺受体已被抗精神病药所阻断。

2. 治疗肝性脑病　左旋多巴在脑内可转化为去甲肾上腺素而使肝性脑病患者苏醒,但仅暂时改善脑功能,不能改善肝功能。

【不良反应及用药注意】　左旋多巴的不良反应大多是由生成的多巴胺所引起的。

1. 早期用药反应

（1）胃肠道反应：治疗初期约80%患者出现恶心、呕吐、食欲减退等，这是由于多巴胺刺激胃肠道和延髓催吐化学感受区（CTZ）所致。宜饭后服用，以减少胃肠道反应。数周后能耐受，同服外周多巴脱羧酶抑制剂可明显减少，多巴胺受体阻断药多潘立酮可有效对抗。长期用药时少数患者可引起消化道溃疡、出血、甚至穿孔。

（2）心血管反应：治疗初期约30%患者出现轻度直立性低血压，一般多在增加剂量的过程中出现。用药期间要加强对患者的护理，注意防止直立性低血压的发生。因DA可激动β受体，部分患者还可发生心动过速或室性期前收缩，必要时可用β受体阻断药治疗。

2. 长期用药反应

（1）运动过多症：是异常动作舞蹈症的总称，可见异常不随意运动和面部肌群异常运动，如口-舌-颊抽搐、张口、咬牙、伸舌、皱眉、摇头、晃臂、头颈扭动等。也可累及肢体或躯体肌群引起摇摆运动，偶见喘息样呼吸或过度呼吸。用药2年以上者发生率达90%。

（2）症状波动：用药3～5年后，有40%～80%的患者出现症状快速波动，重者出现"开-关反应"。"开"时活动正常或几乎正常，"关"时突然出现严重的PD症状。

（3）精神障碍：可见幻觉、焦虑、失眠、妄想、狂躁及严重抑郁等，一旦出现应减量或停药，并使用具有选择性阻断中脑-边缘系统DA受体的药物氯氮平，缓解该不良反应。

（4）肝毒性：对肝有一定的损害，可发生黄疸、氨基转移酶升高等。长期用药者应定期检查肝功能。

3. 严重心血管病、精神病、器质性脑病、活动性溃疡、妊娠期妇女、严重内分泌病及青光眼等患者禁用。

4. 维生素B$_6$作为多巴脱羧酶的辅酶，可增强外周多巴脱羧酶的活性，使L-dopa的疗效降低，外周不良反应增强，故禁与维生素B$_6$合用。

（二）左旋多巴增效药

1. 外周多巴脱羧酶抑制药

卡 比 多 巴

卡比多巴（carbidopa）又名α-甲基多巴肼，是较强的外周多巴脱羧酶抑制剂。不易透过血脑屏障，与左旋多巴合用时，仅抑制外周多巴脱羧酶的活性，减少多巴胺在外周组织的生成、减轻其外周不良反应，进而使进入中枢的左旋多巴增多，提高脑内多巴胺的浓度，增强左旋多巴的疗效，所以是左旋多巴的重要辅助用药。卡比多巴单用无效，临床上通常将卡比多巴与左旋多巴按1：10或1：4的剂量配伍制成复方制剂。

苄 丝 肼

苄丝肼（benserazide）作用和应用与卡比多巴相似，与左旋多巴按1：4的剂量配伍制成复方制剂。

2. 选择性单胺氧化酶B抑制药

司 来 吉 兰

司来吉兰（selegiline）为选择性极高的单胺氧化酶B（MAO-B）抑制剂，能迅速通过血脑屏障，抑制纹状体内多巴胺的降解，发挥抗帕金森病作用。与左旋多巴合用可减少后者的用量和不良反应，并能消除长期应用左旋多巴出现的"开-关"现象，常作为左旋多巴的辅助用药。本品代谢产物为苯丙胺类，有兴奋作用，易致失眠，应避免晚间服用。

3. 儿茶酚氧位甲基转移酶抑制药　左旋多巴有两条代谢途径：一是经多巴脱羧酶转化为多巴胺，二是经儿茶酚氧位甲基转移酶（COMT）转化为3-O-甲基多巴，后者与左旋多巴竞争转运载体而干扰左旋多巴的吸收和通过血脑屏障进入脑。COMT抑制药既可减少左旋多巴的降解，又可减少3-O-甲基多巴对其转运入脑的竞争性抑制作用，提高左旋多巴的生物利用度和在纹状体中的浓度。

本类药物包括硝替卡朋（nitecapone）、托卡朋（tocapone）、恩托卡朋（entacapone），不宜单独应用，应与左旋多巴合用，尤其适用于伴有症状波动的患者，对长期应用左旋多巴出现的"开-关"现象有效。

（三）多巴胺受体激动药

溴 隐 亭

溴隐亭（bromocriptine）一般剂量可激动黑质-纹状体通路的多巴胺受体，产生抗帕金森病作用，疗效与左旋多巴近似，对重症患者也有效，起效快，维持时间长。与左旋多巴合用治疗帕金森病取得较好疗效，能减少症状波动。小剂量可选择性激动垂体多巴胺受体，抑制催乳素和生长激素分泌，用于治疗催乳素分泌过多引起的闭经和溢乳、垂体肿瘤和肢端肥大症。不良反应与左旋多巴相似。此外，治疗早期可引起高血压，应从低剂量开始，逐渐增加和调整剂量，需数周或数月。

利 舒 脲

利舒脲（lisuride）又名利修来得，麦角脲，激动多巴胺受体的作用比溴隐亭强1000倍，有改善运动功能障碍、减少严重的"开-关"现象和左旋多巴引起的不自主异常运动优点。

培 高 利 特

培高利特（pergolide）又名硫丙麦角林，激动多巴胺受体的作用强于利舒脲，且作用持久，适用于长期应用左旋多巴出现疗效减退的患者。

吡 贝 地 尔

吡贝地尔（piribedil）可激动黑质-纹状体通路的多巴胺受体。对震颤、肌肉僵直及运动困难均有改善作用，尤其对震颤效果好，可单用或与左旋多巴合用。

同类药物还有罗匹尼罗（ropinirole）、普拉克索（pramipexole），为新型多巴胺受体激动药。相对溴隐亭和培高利特而言，患者耐受性好，用药剂量可很快增加，一周内即可达到治疗浓度，胃肠道反应较小。作用时间相对较长，与左旋多巴相比，更不易引起"开-关"现象和不自主异常运动。临床上越来越多地作为帕金森病的早期治疗药物。

（四）促多巴胺释放药

金 刚 烷 胺

金刚烷胺（amantadine）可通过多种方式增强多巴胺的功能：促进纹状体多巴胺释放、抑制多巴胺再摄取、直接激动多巴胺受体、较弱的中枢抗胆碱作用。单用本药时疗效优于中枢性抗胆碱药，但不及左旋多巴。特点是起效快、维持时间短，用药数天即可获最大疗效，但连用6~8周后疗效逐渐减弱，与左旋多巴合用有协同作用。长期用药可见下肢皮肤出现网状青斑，可能是儿茶酚胺释放引起外周血管收缩所致。也可致失眠、精神不安和运动失调，偶致惊厥，精神病、癫痫患者、孕妇等禁用。金刚烷胺尚具有抗亚洲A型流感病毒作用。

二、中枢性抗胆碱药

苯 海 索

苯海索（benzhexol）又名安坦（artane），对中枢胆碱受体阻断作用较强，通过阻断黑质-纹状体通路的胆碱受体而拮抗 ACh 的作用,产生抗帕金森病作用;外周抗胆碱作用较弱,仅为阿托品的 1/10 ~ 1/3。抗帕金森病的特点为:①对早期轻症患者疗效好;②对震颤疗效好,对流涎、肌肉僵直和运动迟缓疗效较差;③对抗精神病药引起的帕金森综合征有效;④合用左旋多巴可增强疗效。主要用于早期轻症患者、不能耐受左旋多巴或多巴胺受体激动药的患者、抗精神病药引起的帕金森综合征。不良反应与阿托品相似但较轻,闭角型青光眼、前列腺增生者禁用。

同类药物还有丙环定(procyclidine,开马君)、苯扎托品(benzatropine,苄托品)等。

案例 4-5 分析

1. 患者较年轻、仅有轻微症状,初期治疗采用多巴胺受体激动药如普拉克索作为一线药物能够推迟左旋多巴的使用,也可减少运动障碍的发生。近期帕金森病治疗指南已推荐使用多巴胺受体激动药作为起始治疗药物。

2. 对于晚期帕金森病患者的治疗,左旋多巴仍占主要地位,无论起始治疗采用的是哪种药,几乎所有患者最终都需要左旋多巴。卡比多巴-左旋多巴是治疗肌强直和运动减少最有效的药物。

3. 患者出现异动症时表明药物已用至最大耐受量,减少左旋多巴剂量或服药次数即可减轻症状;随着疾病的进展和药物疗效的缩短,出现伴随异动症的"开"和导致运动不能的"关"的交替会成为普遍现象。

目 标 检 测

一、选择题

A₁ 型题

1. 左旋多巴抗帕金森病的机制是
   A. 在中枢转变为多巴胺
   B. 促进中枢多巴胺的释放
   C. 抑制中枢多巴胺的再摄取
   D. 激动中枢多巴胺受体
   E. 阻断中枢胆碱受体

2. 关于左旋多巴抗帕金森病作用特点的叙述,错误的是
   A. 口服吸收迅速,但显效慢
   B. 随用药时间延长,疗效逐渐增强
   C. 对肌肉僵直和运动困难疗效好,对肌肉震颤疗效差
   D. 对轻症和年轻患者疗效较好,对重症和年老体弱者疗效较差
   E. 对吩噻嗪类抗精神病药引起的帕金森综合征无效

3. 可用于治疗肝性脑病的是
   A. 左旋多巴
   B. 罗匹尼罗
   C. 培高利特
   D. 普拉克索
   E. 苯扎托品

4. 左旋多巴用药初期最常见的不良反应是
   A. 胃肠道反应
   B. 心血管反应
   C. 神经系统反应
   D. 精神障碍
   E. 运动障碍

5. 左旋多巴的不良反应不包括
   A. 直立性低血压
   B. 剂末现象
   C. 开-关现象
   D. 不自主异常运动
   E. 帕金森综合征

6. 使左旋多巴抗帕金森病的疗效降低、不良反应增多的是
   A. 卡比多巴
   B. 维生素 B₆
   C. 苄丝肼
   D. 溴隐亭
   E. 苯海索

7. 属于外周多巴脱羧酶抑制剂的是
   A. 卡比多巴
   B. 左旋多巴
   C. 金刚烷胺
   D. 溴隐亭
   E. 苯海索

8. 关于卡比多巴的叙述,错误的是
   A. 为较强外周多巴脱羧酶抑制剂
   B. 不易透过血脑屏障
   C. 单独应用有较强的抗帕金森病作用
   D. 与左旋多巴合用可增强左旋多巴的疗效
   E. 与左旋多巴合用可减轻左旋多巴的外周不良反应

9. 使左旋多巴抗帕金森病的疗效提高、不良反应减少的是
   - A. 苄丝肼
   - B. 维生素 B_6
   - C. 利血平
   - D. 氯丙嗪
   - E. 丙米嗪
10. 不宜与左旋多巴合用的是
   - A. 卡比多巴
   - B. 托卡朋
   - C. 司来吉兰
   - D. 苄丝肼
   - E. 维生素 B_6
11. 溴隐亭属于
   - A. 多巴胺前体药
   - B. 多巴脱羧酶抑制药
   - C. 促多巴胺释放药
   - D. 多巴胺受体激动药
   - E. 胆碱受体阻断药
12. 具有抗亚洲 A 型流感病毒作用的是
   - A. 卡比多巴
   - B. 司来吉兰
   - C. 苯扎托品
   - D. 金刚烷胺

   - E. 吡贝地尔
13. 关于苯海索的叙述，错误的是
   - A. 可阻断中枢胆碱受体
   - B. 外周抗胆碱作用较阿托品弱
   - C. 抗震颤疗效好，改善僵直及动作迟缓较差
   - D. 对抗精神病药所致的帕金森综合征无效
   - E. 青光眼和前列腺增生患者禁用
14. 可用于治疗抗精神病药所致帕金森综合征的是
   - A. 左旋多巴
   - B. 司来吉兰
   - C. 恩托卡朋
   - D. 溴隐亭
   - E. 苯扎托品

二、简答题
1. 简述左旋多巴抗帕金森病的作用机制、作用特点、临床应用、不良反应及用药注意。
2. 分析左旋多巴与卡比多巴合用而不宜与维生素 B_6 合用的原因。

附录：制剂与用法

药名	剂型	使用方法
左旋多巴	片剂：50mg、100mg、250mg	抗帕金森病，口服：开始一天 0.25 ~ 0.5g，分 2 ~ 3 次服，以后每隔 2 ~ 4 天递增 0.125 ~ 0.5g，通常维持量为一天 3 ~ 5g，分 3 ~ 4 次饭后服，最大用量不超过一天 8g。如与卡比多巴合用，左旋多巴一天 0.6g，最多不超过一天 2g。治疗肝性脑病，0.3 ~ 0.4g，加入 5% 葡萄糖溶液 500ml 中静脉滴注，一天 1 次，待完全清醒后减量至 0.2g，继续 1 ~ 2 天后停药；或5g 加入生理盐水 100ml 中鼻饲或灌肠
卡比多巴-左旋多巴（复方卡比多巴片）	片剂：62.5mg（含卡比多巴 12.5mg、左旋多巴 50mg）、110mg（含卡比多巴 10mg、左旋多巴 100mg）、125mg（含卡比多巴 25mg、左旋多巴 100mg）、275mg（含卡比多巴 25mg、左旋多巴 250mg）	口服：应从小剂量开始，一天 3 次，一天不超过 750mg
多巴丝肼（复方苄丝肼胶囊，美多巴）	胶囊剂：125mg（含苄丝肼 25mg、左旋多巴 100mg）、250mg（含苄丝肼 50mg、左旋多巴 200mg）	口服：开始 125mg，一天 3 次，一天不超过 1000mg
盐酸司来吉兰	片剂：5mg	口服：开始 5mg，清晨 1 次顿服。需要时增加至一天 2 次，早饭和午饭时服，一天不超过 10mg
托卡朋	片剂：100mg、200mg	口服：100mg，一天 3 次，一次不超过 200mg
恩托卡朋	片剂：200mg	口服：200mg，一天 3 ~ 4 次

续表

药名	剂型	使用方法
甲磺酸溴隐亭	片剂:2.5mg	抗帕金森病,口服:1.25mg,一天2次,后每2~4周增加2.5mg,一天10~25mg。肢端肥大症,口服:开始一天2.5mg,经7~14天后据临床反应可逐渐增至一天10~20mg,分4次与食物同服。溢乳或闭经,口服:开始0.125mg,一天2~3次,可逐渐增至0.25mg,一天2~3次,连续治疗至泌乳停止,月经恢复
马来酸利舒脲	片剂:200μg	口服:开始每晚睡前服用200μg,间隔1周后,每天中午增加200μg,再间隔1周,每天早晨增加200μg,直至获得最佳疗效,最终不超过一天5mg。应与食物同服
甲磺酸培高利特	片剂:0.05mg、0.25mg、1mg	口服:开始一天0.05mg,2天后,每隔2天增加0.1~0.15mg,第12天后可每隔2天增加0.25mg,直至获得满意疗效,平均剂量可达一天2.4mg,分3次服用。成人最大量可用至5mg
吡贝地尔	缓释片:50mg	饭后服。单独使用:开始一天50mg,每周增加50mg,维持量一天150~250mg,分2~3次服。与左旋多巴合用:维持量一天50~150mg,分1~3次服
罗匹尼罗	片剂:0.25mg、1mg、2mg、5mg	口服:开始一天0.25mg,分3次服,后每周加倍,维持量为一天3~9mg,分3次服
普拉克索	片剂:0.125mg、0.25mg、0.5mg、1mg、1.5mg	口服:开始0.375mg,一天3次,逐渐加量,7周内达推荐剂量一天4.5mg,分3次服
盐酸金刚烷胺	片剂:100mg	口服:100mg,早、晚各1次,最大剂量一天400mg
盐酸苯海索	片剂:2mg	口服:开始一天1~2mg,逐天递增至一天5~10mg,分3次服用,不超过一天20mg
苯扎托品	片剂:0.5mg、1mg、2mg	口服:开始一天0.5~1mg,睡前服,后可增至一天2~6mg,分3次服
	注射剂:2mg/2ml	帕金森病患者,1~2mg,肌内注射或静脉注射;药物引起锥体外系反应患者,1~4mg,分1~2次肌内注射或静脉注射

第5节 镇 痛 药

案例 4-6

患者,女,36岁,因车祸致左侧胫骨骨折入院,行手术治疗。术后服用氨酚待因(含对乙酰氨基酚325mg、可待因30mg)每3小时1次镇痛,效果不佳,患者仍诉疼痛。改用吗啡10mg,肌内注射,疼痛缓解。

问题:1. 患者术后服用氨酚待因和氨酚氢可酮镇痛为何效果不佳?

2. 改用吗啡后疼痛为何缓解?

3. 应用吗啡过程中应注意哪些问题?

疼痛是多种疾病的常见症状,也是机体的一种保护性反应。剧烈疼痛不仅给患者带来痛苦和不愉快的情绪反应,还可引起机体生理功能紊乱,甚至休克,因此适当应用镇痛药是十分必要的。但疼痛的性质与部位是诊断疾病的重要依据,故在未明确诊断之前应慎用镇痛药,以免掩盖病情,贻误诊断。

镇痛药是作用于中枢神经系统,在不影响意识和其他感觉的情况下,选择性地消除或缓解疼痛的药物。镇痛时往往伴有镇静作用,但不影响意识和其他感觉。大多数镇痛药镇痛作用强大,但反复应用易产生耐受性和依赖性,出现药物滥用及停药戒断症状,故又称麻醉性镇痛药或成瘾性镇痛药。属麻醉药品管理范畴,应遵照国务院发布的《麻醉药品与精神药品管理条例》严格管理和使用。

目前临床常用的镇痛药根据药理作用机制分为三类:①阿片受体激动药;②阿片受体部分激动药;③其他镇痛药。

一、阿片受体激动药

(一) 阿片生物碱类

阿片(opium)为罂粟科植物罂粟未成熟蒴果浆汁的干燥物,含有 20 多种生物碱,如吗啡、可待因、罂粟碱等。

吗　　啡

吗啡(morphine)是阿片中的主要生物碱,含量最高,约占 10%。口服易吸收,但首关消除明显,故常采用注射给药。其脂溶性较低,仅有少量通过血脑屏障,但足以发挥中枢性药理作用。可通过胎盘进入胎儿体内。主要在肝内代谢,经肾排泄,少量经乳汁排泄。

【药理作用】

1. 中枢神经系统

(1) 镇痛、镇静:吗啡具有强大的镇痛作用,对各种疼痛均有效,其中对慢性持续性钝痛的镇痛效力强于急性间断性锐痛。一次给药,作用持续 4~5 小时。吗啡还有明显的镇静作用,可消除由疼痛引起的焦虑、紧张、恐惧等不良情绪反应,提高患者对疼痛的耐受力。在安静环境易于入睡,也易被唤醒。随着疼痛的缓解和情绪稳定,患者用药后易产生欣快感,是造成强迫用药的重要原因。

(2) 抑制呼吸:治疗量即可抑制呼吸中枢,降低呼吸中枢对 CO_2 的敏感性,使呼吸频率减慢、潮气量降低;剂量增大时抑制作用增强。急性中毒时呼吸频率可减慢至每分钟 3~4 次,严重者可引起呼吸停止而死亡。与麻醉药、镇静催眠药、乙醇等合用,可加重其呼吸抑制。

(3) 镇咳:吗啡可抑制咳嗽中枢,产生强大的镇咳作用,对多种原因引起的咳嗽均有效,但易成瘾,临床常用可待因代替。

(4) 其他:①缩瞳作用,吗啡可与中脑盖前核阿片受体结合,兴奋动眼神经,使瞳孔缩小。中毒剂量时可使瞳孔极度缩小呈针尖样,为吗啡中毒的明显特征。②催吐作用,吗啡兴奋延髓催吐化学感受区(CTZ),引起恶心呕吐。

2. 心血管系统　治疗量的吗啡对心率及心律均无明显影响,可扩张血管,引起直立性低血压,是由于吗啡促进组胺释放、降低中枢交感张力所致。吗啡抑制呼吸使体内 CO_2 蓄积,导致脑血管扩张,颅内压增高。

考点:1. 吗啡、哌替啶的药理作用、临床应用、不良反应及用药注意。
2. 其他镇痛药的作用特点、临床应用及用药注意。

3. 平滑肌

（1）胃肠道平滑肌：吗啡可提高胃肠道平滑肌及括约肌张力、减弱推进性蠕动致胃排空延迟、肠内容物通过延缓，使水分吸收增加，并能抑制消化液分泌，加之中枢抑制后便意迟钝，可致便秘，也可止泻。

（2）胆道平滑肌：治疗量的吗啡可引起胆道奥狄括约肌痉挛性收缩，使胆汁排出受阻，胆囊内压明显升高，导致上腹部不适甚至胆绞痛，阿托品可部分缓解。

（3）其他平滑肌：吗啡提高输尿管平滑肌及膀胱括约肌张力，引起排尿困难、尿潴留；治疗量吗啡对支气管平滑肌兴奋作用不明显，大剂量时收缩支气管平滑肌，诱发或加重哮喘；吗啡能降低子宫张力、收缩频率和收缩幅度，使产程延长。

4. 免疫系统　吗啡对免疫系统有抑制作用，包括抑制淋巴细胞增殖、减少细胞因子分泌、减弱自然杀伤细胞的细胞毒作用；也可抑制人类免疫缺陷病毒（HIV）蛋白诱导的免疫反应，这可能是吗啡吸食者易感 HIV 病毒的主要原因。

📖 链接 ┈┈┈┈┈ 吗啡的镇痛作用机制

在生理情况下，体内存在着由内阿片肽、脑啡肽神经元和阿片受体等组成的"抗痛系统"，维持正常痛阈。当机体受到疼痛刺激后，在向中枢传导过程中，感觉神经末梢释放放兴奋性递质（可能为 P 物质），该递质与接受神经元上的受体结合而完成疼痛冲动向中枢的传入。1962 年将微量吗啡注入家兔第三脑室，产生镇痛作用，1973 年证实脑内阿片受体的存在。以吗啡为代表的中枢性镇痛药主要激动中枢神经系统的阿片受体，即与痛觉感受神经末梢突触前膜上的阿片受体结合，兴奋该受体，使兴奋性神经递质 P 物质释放减少；同时与突触后膜上的阿片受体结合，使突触后膜超极化，最终干扰痛觉冲动的传导，产生中枢性镇痛作用。

【临床应用】

1. 镇痛　吗啡对各种疼痛均有效，但因易成瘾，①一般仅用于其他镇痛药无效的急性锐痛，如严重创伤、烧伤、烫伤、战伤、手术等引起的剧痛和晚期癌症疼痛；②对内脏绞痛如胆绞痛、肾绞痛应合用解痉药阿托品；③对心肌梗死引起的剧痛，若血压正常，可用吗啡镇痛，同时因吗啡的镇静和扩血管作用可减轻患者的恐惧情绪和心脏负荷。

2. 心源性哮喘　急性左心衰竭突发肺水肿所致的呼吸困难称为心源性哮喘，除应用强心苷、氨茶碱及吸氧外，静脉注射吗啡效果显著。其机制是：①降低呼吸中枢对 CO_2 的敏感性，减弱过度的反射性呼吸兴奋，缓解急促浅表的呼吸；②扩张外周血管，减轻心脏前、后负荷，有利于消除肺水肿；③镇静作用有利于消除患者焦虑、恐惧情绪，减少耗氧量。但伴有昏迷、休克、严重肺部疾患或痰液过多者禁用。

3. 止泻　可用于急、慢性消耗性腹泻以减轻症状。常用阿片酊或复方樟脑酊。如伴有细菌感染，应同时合用抗菌药。

【不良反应及用药注意】

1. 副作用　治疗量吗啡可引起眩晕、嗜睡、恶心、呕吐、便秘、胆绞痛、呼吸抑制、排尿困难等。用药期间，应注意观察患者生命体征，每 4 ~ 6 小时嘱患者排尿 1 次，必要时压迫膀胱进行助尿或导尿。如患者出现腹胀、便秘，应鼓励患者多食粗粮、高纤维食物，多饮水，适量给予缓泻剂。

2. 耐受性和依赖性　反复应用易产生耐受性和依赖性。连续用药 2 ~ 3 周即可产生耐受性。剂量越大，给药间隔时间越短，耐受性发生越快越强，且与其他阿片类药物有交叉耐受性。连续用药 1 ~ 2 周即可产生依赖性，患者产生病态嗜好而成瘾，此时一旦停药即出现戒断症状，表现为烦躁不安、失眠、流泪、流涕、出汗、呕吐、腹泻、肌肉疼痛、震颤，甚至虚脱、意识丧失等。成瘾者为获得欣快感、避免戒断症状带来的痛苦,常不择手段获取吗啡,有明显强迫性觅药行为,对社会危害极大,故对吗啡等依赖性药物应按国家颁布的相关法律法规要求严格管理,限制使用。一般连续用药不得超过一周。

3. 急性中毒 吗啡过量可致急性中毒,表现为昏迷、呼吸深度抑制(3~4 次/分)、瞳孔极度缩小(针尖样),常伴发绀、少尿、体温下降、血压降低甚至休克,其致死的主要原因为呼吸麻痹。抢救措施为吸氧、人工呼吸、静脉注射阿片受体阻断药纳洛酮,还可用呼吸中枢兴奋药尼可刹米等。故给药后应加强监护:①第一个 15 分钟应每 3~5 分钟观察一次,以后每 5~10 分钟观察一次,继续观察 1 小时。主要观察呼吸深度、意识状态、心率变化和瞳孔大小,如呼吸<6 次/分、有发绀症状,应给予辅助呼吸;如心率>110 次/分,应注意是否有心力衰竭;如瞳孔缩小且呼吸<12 次/分,则提示中毒;如瞳孔由小而散大,则有窒息和生命危险。②静脉注射给药时,应以适量注射用水或生理盐水稀释后缓慢注射,静脉注射过快可抑制呼吸。

4. 其他 诊断未明的急性腹痛、支气管哮喘和肺心病患者禁用;禁用于分娩止痛和哺乳期妇女止痛;颅脑损伤致颅内压增高的患者、肝功能严重减退的患者、新生儿及婴儿禁用。全麻药、镇静催眠药、抗组胺药、吩噻嗪类、三环类抗抑郁药可加重本品的呼吸抑制。

可 待 因

可待因(codeine)又名甲基吗啡,在阿片中含量较低,约占 0.5%。口服易吸收,镇痛作用为吗啡的 1/12~1/10,可用于中等程度疼痛。镇咳作用为吗啡的 1/4,持续时间与吗啡相似,临床用于剧烈干咳,特别适合伴有中等程度疼痛者。无明显镇静作用,欣快感及成瘾性也较吗啡轻,无明显便秘、尿潴留、直立性低血压等副作用。

(二) 人工合成类

吗啡镇痛作用虽强,但依赖性及呼吸抑制等不良反应较严重,一定程度上限制了应用。目前临床多用比吗啡依赖性轻的人工合成代用品。

哌 替 啶

哌替啶(pethidine)又名度冷丁,口服易吸收,皮下注射或肌内注射吸收更迅速。可通过血脑屏障和胎盘屏障,主要在肝脏代谢,部分转化为具有中枢兴奋作用的去甲哌替啶,故大量反复用药可引起肌肉震颤、抽搐甚至惊厥。主要经肾脏排泄,少量经乳汁排泄。

【药理作用】

1. 中枢神经系统 ①哌替啶可激动中枢阿片受体产生镇痛、镇静作用,镇痛强度约为吗啡的 1/10,注射后 10 分钟奏效,持续时间为 2~4 小时,患者可出现欣快感;②抑制呼吸作用与吗啡在等效镇痛剂量(哌替啶 100mg 相当于吗啡 10mg)时,呼吸抑制相等,但持续时间较短;③无明显镇咳和缩瞳作用,用药后易致眩晕、恶心、呕吐;④药物依赖性较吗啡轻,发生较慢。

2. 心血管系统 治疗量能扩张血管,引起直立性低血压;也可使脑血管扩张,致颅内压增高。

3. 平滑肌 ①哌替啶对胃肠平滑肌的作用与吗啡相似,但较吗啡弱,持续时间短,不引起便秘,也无止泻作用;②兴奋胆道括约肌,升高胆道内压力,但比吗啡作用弱;③治疗量对支气管平滑肌无影响,大剂量则引起收缩;④不对抗缩宫素对子宫的兴奋作用,不延缓产程。

【临床应用】

1. 镇痛 哌替啶镇痛虽较吗啡弱,但依赖性较吗啡轻且产生较慢,可替代吗啡用于各种剧痛,对内脏绞痛仍须合用解痉药阿托品。新生儿对哌替啶的呼吸抑制作用极为敏感,故临产前 2~4 小时内不宜使用。也不宜用于慢性钝痛。

2. 心源性哮喘　哌替啶可代替吗啡作为心源性哮喘的辅助治疗,且效果良好。其机制与吗啡相同。

3. 麻醉前用药　哌替啶的镇静作用可消除患者术前紧张、恐惧情绪,也可减少麻醉药用量。

4. 人工冬眠　哌替啶常与氯丙嗪、异丙嗪合用组成冬眠合剂,用于人工冬眠疗法。但对老人、婴幼儿及呼吸功能不良者,冬眠合剂中不宜加哌替啶,以免抑制呼吸。

【不良反应及用药注意】 治疗量可致头晕、出汗、口干、恶心、呕吐、心悸、直立性低血压等。剂量过大可抑制呼吸。偶致震颤、肌肉痉挛、反射亢进甚至惊厥,中毒时可用纳洛酮对抗,或配合巴比妥类药物对抗惊厥。耐受性和依赖性较吗啡弱,久用易产生耐受性和依赖性。由于其呼吸抑制及降压作用,老年体弱、呼吸功能不良、婴幼儿进行人工冬眠时,不宜使用含有哌替啶的冬眠合剂。禁忌证同吗啡。

芬 太 尼

芬太尼(fentanyl)为强效、短效镇痛药,镇痛作用强度为吗啡的 100 倍。作用快而短,肌内注射 15 分钟起效,维持 1~2 小时;静脉注射 1 分钟起效,5 分钟达高峰,维持 10 分钟。可用于各种剧痛、麻醉辅助用药和静脉复合麻醉,与氟哌利多合用于神经安定镇痛术。不良反应有眩晕、恶心、呕吐及胆道括约肌痉挛;大剂量可引起肌肉僵直,纳洛酮能对抗之;静脉注射过快易抑制呼吸;依赖性较轻。禁用于支气管哮喘、重症肌无力、颅脑外伤或脑肿瘤引起昏迷的患者及 2 岁以下小儿。

舒芬太尼(sufentanil)和阿芬太尼(alfentanil)均为芬太尼的类似物,前者镇痛作用强于芬太尼,是吗啡的 1000 倍,后者弱于芬太尼。两药起效快,作用时间短,尤以阿芬太尼突出,故称为超短效镇痛药。对心血管系统影响小,常用于心血管手术麻醉。阿芬太尼由于其药动学特点,很少蓄积,故短时间手术可分次静脉注射,长时间手术可持续静脉滴注。

美 沙 酮

美沙酮(methadone)又名美散痛,镇痛作用强度与吗啡相似,但持续时间较长,镇静、抑制呼吸、缩瞳、引起便秘及升高胆内压等作用均较吗啡弱。口服与注射效果相似,耐受性和依赖性发生较慢,戒断症状较轻且易于治疗。适用于各种剧痛,也被广泛用于吗啡、海洛因等成瘾的脱毒治疗。

阿 法 罗 定

阿法罗定(alphaprodine)又名安那度,镇痛作用快、维持时间短,皮下注射 5 分钟起效,维持 2 小时;静脉注射 1~2 分钟起效,维持 0.5~1 小时。镇痛强度弱于哌替啶。呼吸抑制、依赖性较轻。主要用于短时镇痛,如小手术及手术后的止痛,也可与阿托品合用于胃肠道、泌尿道等平滑肌痉挛性疼痛。

二、阿片受体部分激动药

喷 他 佐 辛

喷他佐辛(pentazocine)又名镇痛新,口服、皮下注射和肌内注射均吸收良好,作用可持续 5 小时以上。镇痛作用强度为吗啡的 1/3;呼吸抑制作用为吗啡的 1/2,呼吸抑制程度并不随剂量增加而加重,故相对较安全;兴奋胃肠平滑肌作用比吗啡弱;对心血管系统的作用与吗啡不同,大剂量可加快心率、升高血压,与其提高血浆中儿茶酚胺浓度有关,因能增加心脏负荷,故不适于心肌梗死时的疼痛。因依赖性小,戒断症状轻,在药政管理上已列入非麻醉药品。适用于各种慢性疼痛,对剧痛的止痛效果不及吗啡。

常见不良反应为嗜睡、眩晕、出汗、恶心、呕吐；大剂量引起呼吸抑制、血压升高、心动过速等；剂量过大可引起焦虑、噩梦、幻觉、思维障碍等精神症状。

布 托 啡 诺

布托啡诺(butorphanol)肌内注射吸收迅速而完全，作用可持续 4~6 小时。镇痛作用强度和呼吸抑制作用为吗啡的 3.5~7 倍，但呼吸抑制程度不随剂量增加而加重；兴奋胃肠平滑肌作用比吗啡弱；主要用于中、重度疼痛，如术后、外伤、癌症疼痛及胆、肾绞痛等，对急性疼痛的止痛效果好于慢性疼痛。也可作麻醉前给药。可有乏力、出汗、嗜睡、头痛、眩晕、精神错乱等不良反应，久用可产生依赖性。

三、其他镇痛药

曲 马 多

曲马多(tramadol)为非阿片类中枢性镇痛药，虽也可与阿片受体结合，但其亲和力很弱。特点是：①镇痛作用强度为吗啡的 1/3；②镇咳效力为可待因的 1/2；③治疗剂量不抑制呼吸，不产生便秘，也不影响心血管功能；④适用于中、重度急慢性疼痛，如手术、创伤、分娩和晚期癌症痛等；⑤长期应用也可产生耐受性和依赖性；⑥不良反应较轻，可见眩晕、恶心、呕吐、口干、疲劳等。

布 桂 嗪

布桂嗪(bucinnazine)又名强痛定，口服易吸收，30 分钟起效，皮下注射 10 分钟起效，维持 3~6 小时。镇痛作用强度为吗啡的 1/3。有轻度镇静、镇咳作用，不抑制呼吸。临床用于偏头痛、三叉神经痛、关节痛、痛经、外伤性疼痛及晚期癌症疼痛等。偶有恶心、头晕、困倦等，停药可消失。连续应用也可产生耐受性和依赖性。

罗 通 定

罗通定(rotundine)又名颅通定，为防己科植物华千金藤中提取的主要生物碱，为非麻醉性镇痛药，现已可人工合成。

镇痛作用较哌替啶弱，但较解热镇痛药强，其机制与激动阿片受体及减少前列腺素合成无关。对慢性持续性钝痛、内脏痛效果较好，对创伤、手术后疼痛、晚期癌症的止痛效果较差。临床适用于胃肠、肝胆系统疾病引起的钝痛、一般性头痛、脑震荡后头痛，也可用于痛经及分娩止痛；因有镇静催眠作用，尤其适用于因疼痛而失眠的患者。久用无耐受性和依赖性是其优点。偶见恶心、眩晕、乏力、锥体外系不良反应。大剂量可抑制呼吸。

四、阿片受体阻断药

纳 洛 酮

纳洛酮(naloxone)为阿片受体完全阻断药，能阻断吗啡的所有作用，而本身无明显药理活性。正常人注射 12mg 无任何症状，注射 24mg 仅有轻度困倦；但对吗啡中毒者，注射小剂量(0.4~0.8mg)即能迅速翻转吗啡的效应，可解除呼吸抑制、瞳孔缩小、颅内压升高、平滑肌痉挛等；对吗啡依赖者，可迅速诱发戒断症状。

临床用于解救阿片类药物急性中毒、阿片类药物依赖者的鉴别诊断，试用于乙醇急性中毒、休克、脊髓损伤、中风、脑外伤的救治。临床急救多采用注射给药。因 $t_{1/2}$ 仅为 0.5~1 小时，需多次给药维持疗效。

纳 曲 酮

纳曲酮(naltrexone)作用与纳洛酮相似，拮抗吗啡的强度为纳洛酮的 2 倍，作用持续时间长达 24 小时。目前本品仅有口服制剂,主要用于治疗对阿片类药物及海洛因等毒品产生依赖性的患者,也可治疗乙醇依赖。

📖 **链接** :::::::::: 癌症患者止痛的三阶梯疗法

第一阶梯疗法:适用于轻度疼痛(指疼痛可以忍受,能正常生活,睡眠基本不受干扰),选用非甾体类抗炎药,如阿司匹林、对乙酰氨基酚、吲哚美辛等。

第二阶梯疗法:适用于中度疼痛(指疼痛为持续性,睡眠受到干扰,食欲有所减退),选用弱阿片类镇痛药,如可待因、曲马多等。

第三阶梯疗法:适用于重度或难以忍受的癌痛(指疼痛使生活睡眠受到严重干扰),选用强阿片类镇痛药,如吗啡、芬太尼等。执行三阶梯疗法时,应同时遵循"口服用药、按时用药、按阶梯给药、用药剂量个体化"的原则。

👩‍⚕️ **案例 4-6 分析**

1. 对乙酰氨基酚属非甾体抗炎药,可待因为阿片类镇痛药,通过不同作用机制发挥镇痛作用,联合用药具有协同作用,但只对轻中度疼痛有效,对中重度疼痛效果不佳。

2. 吗啡为强阿片类镇痛药,对急性剧痛有效。创伤后炎症常在 48 ~ 72 小时达高峰,之后疼痛明显减轻,可根据需要调整吗啡剂量。

3. 应用吗啡过程中应注意监测呼吸、心率,注意患者常见的不良反应如恶心、呕吐、便秘、尿潴留、直立性低血压等。

目 标 检 测

一、选择题

A₁ 型题

1. 关于吗啡的作用,叙述错误的是
   A. 镇痛　　　　　　B. 镇静
   C. 镇咳　　　　　　D. 止吐
   E. 止泻

2. 关于吗啡镇痛作用的叙述,错误的是
   A. 镇痛作用强大
   B. 对急性间断性锐痛的镇痛效力显著
   C. 对慢性持续性钝痛的镇痛效力较差
   D. 镇痛的同时不影响意识
   E. 镇痛的同时可出现欣快感

3. 吗啡的镇痛作用机制是
   A. 抑制痛觉中枢
   B. 激动中枢阿片受体
   C. 阻断中枢阿片受体
   D. 激活外周前列腺素合成酶
   E. 抑制外周前列腺素合成酶

4. 慢性钝痛不宜用吗啡的主要原因是
   A. 疗效差　　　　　　B. 致便秘
   C. 抑制呼吸　　　　　D. 易产生依赖性
   E. 易引起直立性低血压

5. 吗啡不宜用于
   A. 外伤剧痛　　　　　B. 分娩止痛
   C. 手术后疼痛　　　　D. 恶性肿瘤疼痛
   E. 心肌梗死疼痛

6. 利用吗啡抑制呼吸的作用,可用于治疗
   A. 内源性哮喘　　　　B. 外源性哮喘
   C. 支气管哮喘　　　　D. 心源性哮喘
   E. 肺心病

7. 吗啡急性中毒的症状不包括
   A. 针尖样瞳孔　　　　B. 呼吸深度抑制
   C. 昏迷　　　　　　　D. 血压下降
   E. 剧烈腹泻

8. 吗啡中毒致死的主要原因是
   A. 昏迷　　　　　　　B. 心律失常
   C. 血压下降　　　　　D. 呼吸麻痹
   E. 肾衰竭

9. 吗啡中毒的特效解救药是
   A. 美沙酮　　　　　　B. 可待因
   C. 纳布啡　　　　　　D. 纳洛酮
   E. 二氢埃托啡

10. 吗啡的禁忌证不包括
   　A. 哺乳妇止痛　　　　B. 内脏绞痛

C. 支气管哮喘　　　D. 颅内压增高

E. 严重肝功能减退

11. 哌替啶与吗啡比较,叙述错误的是

A. 镇痛作用弱

B. 作用持续时间短

C. 等效镇痛剂量时抑制呼吸作用弱

D. 不延缓产程

E. 依赖性轻

12. 哌替啶禁用于

A. 分娩止痛　　　　B. 麻醉前给药

C. 心源性哮喘　　　D. 支气管哮喘

E. 人工冬眠疗法

13. 治疗胆绞痛宜选用

A. 吗啡+哌替啶　　B. 吗啡+阿司匹林

C. 哌替啶+阿司匹林　D. 哌替啶+阿托品

E. 阿托品+阿司匹林

14. 镇痛作用最强的是

A. 吗啡　　　　　　B. 哌替啶

C. 曲马多　　　　　D. 芬太尼

E. 可待因

15. 广泛用于吗啡、海洛因成瘾者脱毒治疗的是

A. 芬太尼　　　　　B. 哌替啶

C. 美沙酮　　　　　D. 纳曲酮

E. 曲马多

16. 属于阿片受体部分激动药的是

A. 纳洛酮　　　　　B. 纳曲酮

C. 罗通定　　　　　D. 曲马多

E. 喷他佐辛

17. 不列入麻醉药品管理的是

A. 可待因　　　　　B. 曲马多

C. 布桂嗪　　　　　D. 喷他佐辛

E. 阿法罗定

18. 下列哪个药物的镇痛作用与阿片受体无关

A. 吗啡　　　　　　B. 哌替啶

C. 喷他佐辛　　　　D. 罗通定

E. 美沙酮

19. 内脏钝痛伴失眠者宜选用

A. 吗啡　　　　　　B. 阿司匹林

C. 哌替啶　　　　　D. 罗通定

E. 阿托品

二、简答题

1. 试比较吗啡和哌替啶的药理作用、临床应用、不良反应及用药注意。

2. 吗啡和哌替啶为什么能用于心源性哮喘而禁用于支气管哮喘?

附录:制剂与用法

药名	剂型	使用方法
盐酸吗啡	片剂:5mg、10mg。	口服:一次5～15mg
	注射剂: 5mg/0.5ml、10mg/ml	皮下注射:一次5～15mg;静脉注射:一次5～10mg。极量,口服:一次30mg,一天100mg;皮下注射:一次20mg,一天60mg。控释片、缓释片:10mg,30mg,60mg。宜从每12小时服用10～20mg开始,视镇痛效果逐渐调整剂量,以达到在12小时内缓解疼痛的目的
阿片酊	含吗啡1%、乙醇3%	口服:0.3～ml,一天3次。极量:一次2ml,一天6ml
复方樟脑酊	100ml含阿片酊5ml	口服:2～5ml,一天3次
磷酸可待因	片剂:15mg	口服:15～30mg,一天3次。极量:一次100mg,一天250mg
盐酸哌替啶	注射剂: 50mg/ml、100mg/2ml	50～100mg,肌内注射。极量:一次150mg,一天600mg
柠檬酸芬太尼	注射剂:0.1mg/2ml	0.05～0.1mg,皮下注射或肌内注射
盐酸美沙酮	片剂:2.5mg	口服:5～10mg,一天2～3次
	注射剂:5mg/ml	5～10mg,肌内注射
盐酸阿法罗定	注射剂:10mg/ml、20mg/ml、40mg/ml	皮下注射,一次10～20mg,20～40mg/d;静脉注射,一次20mg。极量:一次30mg,60mg/d
盐酸喷他佐辛	片剂:25mg、50mg	口服:一次50mg
乳酸喷他佐辛	注射剂:30mg/ml	30mg,皮下注射或肌内注射

药名	剂型	使用方法
酒石酸布托啡诺	注射剂：1mg/ml、2mg/ml	1~4mg,肌内注射,必要时4~6小时后可重复给药;0.5~2mg,静脉注射
盐酸丁丙诺啡	片剂:0.2mg、0.4mg	舌下含化:0.2~0.8mg,6~8小时后可重复给药
	注射剂：0.15mg/ml、0.3mg/ml、0.6mg/2ml	0.15~0.3mg,一天3~4次,肌内注射或缓慢静脉注射
盐酸纳布啡	注射剂：10mg/ml、20mg/2ml	10mg,肌内注射或静脉注射,3~6小时后可重复给药。极量:一次20mg,一天160mg
盐酸曲马多	胶囊剂:50mg	口服:一次不超过100mg,一天不超过400mg,连续用药不超过48小时,累计用量不超过800mg
	注射剂：50mg/2ml、100mg/2ml	一次50~100mg,一天不超过400mg,肌内注射、皮下注射或静脉注射
布桂嗪	片剂:30mg	口服:60mg,一天3~4次。注射剂:50mg/ml。50mg,皮下注射
盐酸罗通定	片剂:30mg	口服:60~120mg,一天1~4次
硫酸罗通定	注射剂:60mg/2ml	60~90mg,肌内注射
盐酸纳洛酮	注射剂:0.4mg/ml	0.4~0.8mg,肌内注射或静脉注射。极量:一天40mg
纳曲酮	片剂:50mg	戒毒,开始口服25mg,观察1小时,如无戒断症状,再服25mg。次天起,50mg,一天1次,连续服用至少6个月。治疗乙醇成瘾,一天50mg,连服2周

第6节 解热镇痛抗炎药

案例 4-7

患者,女,50岁,诊断为类风湿关节炎,给予阿司匹林0.6g,一天3次,饭后服。4天后,患者关节肿胀疼痛明显缓解。1个月后患者出现上腹部胀痛、返酸、恶心、呕吐,近日刷牙时牙龈出血,并伴有鼻黏膜出血,均未作处理。后因腹痛、黑便入院。胃镜检查提示十二指肠壶腹部溃疡。

问题: 1. 该患者选用阿司匹林治疗是否正确? 为什么?

2. 如何解释患者服用阿司匹林后出现的症状? 如何处理?

3. 继续治疗应如何选药? 依据是什么?

一、解热镇痛抗炎药的共性

解热镇痛抗炎药(antipyretic-analgesic and anti-inflammatory drugs)是一类具有解热、镇痛作用,其中大多数还有抗炎、抗风湿作用的药物。因其化学结构及作用机制与甾体抗炎药糖皮质激素不同,故又称为非甾体抗炎药(non-steroidal anti-inflammatory drugs,NSAIDs)。本类药物共同的作用机制是抑制体内环氧酶(cycloxygenase,COX,前列腺素合成酶),减少前列腺素(prostaglandin,PG)的生物合成,多数药物具有下列共同作用。

1. 解热作用 本类药物降低各种原因引起的发热者的体温,而对正常体温几无影响,这有别于氯丙嗪对体温的影响。

解热作用机制:各种外热原(如病原体及其毒素、组织损伤、抗原抗体复合物等)刺激中性粒细胞释放内热原,内热原作用于下丘脑体温调节中枢,刺激该处环氧酶,增加前列腺素合成

考点: 1. 解热镇痛抗炎药的共同药理作用及作用机制。

2. 阿司匹林的药理作用、临床应用、不良反应及用药注意。

3. 其他解热镇痛抗炎药的作用特点及临床应用。

和释放,使体温调定点上调,这时产热增加、散热减少,从而引起发热。解热镇痛抗炎药的解热作用是通过抑制下丘脑COX的活性,减少PG的合成,使上调的体温调定点恢复到正常水平,通过散热增加而降低发热者体温。

发热是机体的一种防御反应,不同的热型又是诊断疾病的依据,故一般的发热不必急于使用解热药,而应着重病因治疗。但若体温过高或持久发热会消耗体力,同时引起头痛、失眠、谵妄、昏迷,甚至引起惊厥而危及生命,应及时使用解热药。小儿体温达38℃以上时,应使用解热药,以防惊厥。对年老体弱患者应严格掌握剂量,以免用量过大致出汗过多、体温骤降引起虚脱。

2. 镇痛作用　本类药物具有中等程度的镇痛作用,镇痛强度不及镇痛药,对各种严重创伤性剧痛及内脏平滑肌绞痛无效。对慢性钝痛,如头痛、牙痛、肌肉痛、关节痛、神经痛、痛经等均有良好镇痛效果。久用无耐受性、依赖性和欣快感,故临床广泛应用。一般以小量多次为宜,大剂量只延长止痛作用时间,并不增加止痛作用强度,而不良反应可随剂量加大而相应增多。

镇痛作用机制:组织损伤或炎症时,局部产生和释放某些致痛、致炎物质,如缓激肽、组胺、5-HT、PG等,这些介质作用于痛觉感受器引起疼痛。其中PG不仅本身有致痛作用,还能显著提高痛觉感受器对缓激肽等致痛物质的敏感性,即增敏其他致痛物质的致痛作用。解热镇痛抗炎药的镇痛作用部位主要在外周,通过抑制炎症局部组织COX的活性,减少PG的合成,对慢性钝痛产生良好镇痛作用。

3. 抗炎、抗风湿作用　本类药物除苯胺类外都具有抗炎、抗风湿作用,能减轻炎症的红、肿、热、痛等症状,可用于治疗风湿性关节炎和类风湿关节炎。

抗炎、抗风湿作用机制:PG是参与炎症反应的重要活性物质,它不仅能扩张血管、增加血管通透性,引起局部充血、水肿和疼痛,还能增敏缓激肽等其他致炎物质的致炎作用。解热镇痛抗炎药能抑制炎症局部组织COX的活性,减少PG的合成,从而发挥抗炎、抗风湿作用,能有效地缓解炎症引起的临床症状。但无病因治疗作用,也不能阻止病程发展及并发症的发生。

链接┈┈┈┈┈**环加氧酶**

环加氧酶(COX)也称为前列腺素合成酶,有COX-1和COX-2两种同工酶,COX-1参与血管舒缩、血小板聚集、胃黏膜血流、胃黏液分泌及肾功能等的调节,COX-2与炎症、疼痛等有关,故解热镇痛抗炎药的解热、镇痛、抗炎作用可能与抑制COX-2有关,对COX-1的抑制则是其不良反应的原因。根据其对COX作用的选择性分为非选择性COX抑制药和选择性COX-2抑制药。目前临床常用的为非选择性COX抑制药,药理作用和不良反应有许多共同点。

4. 常见不良反应

(1) 胃肠道反应:是解热镇痛抗炎药最常见的不良反应,包括上腹不适、疼痛、恶心、呕吐、消化不良、食管炎及结肠炎,严重者表现为胃十二指肠糜烂、溃疡及威胁生命的胃肠穿孔和出血。发生的主要原因是由于COX-1被抑制所致,与胃黏膜保护剂合用可以减轻这类药物对胃肠的损害。

(2) 皮肤反应:是解热镇痛抗炎药第二大常见的不良反应,包括皮疹、荨麻疹、瘙痒、剥脱性皮炎、光敏等皮肤反应,有时尚可发生一些非常罕见的、严重甚至致命的不良反应。以舒林酸、萘普生、甲氯芬酸、吡罗昔康为多见。

(3) 肾损害:表现为急性肾功能不全、间质性肾炎、镇痛药性肾炎、肾乳头坏死、水钠潴留、高血钾等。对健康个体使用治疗剂量一般很少引起肾功能损害,但对一些易感人群会引起急性肾脏损害,停药可恢复。在某些病理情况下或合并其他肾脏危险因素时,更易发生肾损害。

(4) 血液系统反应:解热镇痛抗炎药几乎都可以抑制血小板聚集,延长出血时间,但只有阿司匹林引起不可逆性反应。再生障碍性贫血、粒细胞缺乏症和其他血液病均有少数报道。

（5）其他：解热镇痛抗炎药所致肝脏障碍，轻者表现为转氨酶升高，重者表现为肝细胞变性坏死；解热镇痛抗炎药长期大量应用还可能引起心血管不良反应，包括血压升高、心律不齐、心悸等，所有的解热镇痛抗炎药均有潜在的心血管风险；中枢神经系统反应表现为头晕、头痛、嗜睡、精神错乱等。

二、非选择性环氧酶抑制药

（一）水杨酸类

阿 司 匹 林

阿司匹林（aspirin）又名乙酰水杨酸，口服吸收迅速，小部分在胃、大部分在小肠吸收，水杨酸盐血浆蛋白结合率为 80% ~ 90%，游离型迅速分布至全身组织，并可进入脑脊液、关节腔、胎盘及乳汁中。水杨酸盐主要经肝代谢、经肾排泄，碱化尿液可促进排泄。

【药理作用和临床应用】

1. 解热、镇痛、抗炎抗风湿　阿司匹林有较强的解热镇痛作用，用于感冒发热及头痛、牙痛、肌肉痛、关节痛、神经痛和痛经等慢性钝痛；较大剂量有较强的抗炎抗风湿作用，治疗急性风湿热疗效迅速可靠，可使患者 24 ~ 48 小时内退热、关节红肿及疼痛减轻、血沉减慢、主观感觉好转，具有诊断和治疗双重意义。对类风湿关节炎也有明显疗效，可迅速缓解疼痛，使关节炎症消退，减轻关节损伤。目前仍是急性风湿热、风湿性关节炎及类风湿关节炎的首选药。抗风湿疗效与剂量呈正相关，因此最好用至最大耐受量，但同时应注意防止中毒。

2. 影响血栓形成　小剂量阿司匹林可选择性抑制血小板 COX，减少血栓素 A_2（TXA_2）的生成，从而抑制血小板聚集，防止血栓形成。较大剂量阿司匹林也能抑制血管内膜 COX，使前列环素（PGI_2）合成减少，而 PGI_2 是 TXA_2 的生理性对抗剂，它的合成减少可促进血栓形成。因此，临床常采用小剂量阿司匹林用于防止血栓形成，用于缺血性心脏病、脑缺血病等，如用于稳定型、不稳定型心绞痛和进展性心肌梗死，能降低病死率及再梗死率，对一过性脑缺血可防止血栓形成。

【不良反应及用药注意】

1. 胃肠道反应　最为常见。口服可直接刺激胃黏膜，引起上腹不适、恶心、呕吐。血药浓度高则刺激延髓催吐化学感受区（CTZ）而引起恶心、呕吐。长期大剂量服用，可致不同程度的胃黏膜损伤，引起胃溃疡及无痛性胃出血，或原有溃疡者症状加重，与抑制胃黏膜 COX-1、减少 PG 合成有关，因内源性 PG 对胃黏膜有保护作用。采用餐后服药、肠溶片或同服抗酸药可减轻或避免上述反应；合用胃黏膜保护药可减少溃疡的发生率。消化性溃疡患者禁用。与糖皮质激素合用更易诱发消化性溃疡，故勿与糖皮质激素长期或大剂量同时服用。

2. 凝血障碍　一般剂量可抑制血小板聚集，延长出血时间。大剂量或长期服用还可抑制凝血酶原形成，引起凝血障碍，可用维生素 K 防治。严重肝损害、血小板减少症、低凝血酶原血症、维生素 K 缺乏、血友病患者、孕妇、产妇禁用。需手术患者，术前一周停用阿司匹林。长期应用阿司匹林患者应定期检查血常规及大便潜血。用药过程中应注意观察患者，如出现皮肤瘀斑、齿龈出血、月经量多、尿血或柏油样便等出血症状，应及时停药处理。

3. 过敏反应　少数患者可出现皮疹、血管神经性水肿、过敏性休克。某些患者可诱发支气管哮喘，称为"阿司匹林哮喘"，它不是以抗原-抗体反应为基础的超敏反应，而是由于阿司匹林抑制 COX 使 PG 合成受阻，花生四烯酸通过脂氧酶途径生成的白三烯及其他脂氧酶代谢产物增多，内源性支气管收缩物质占优势所致。用肾上腺素治疗无效，糖皮质激素治疗有效。哮喘、鼻息肉、慢性荨麻疹患者禁用。

4. 水杨酸反应　剂量过大(>5g/d)可致头痛、眩晕、恶心、呕吐、耳鸣、视力和听力减退,称为水杨酸反应,是水杨酸类中毒的表现,严重者可出现过度呼吸、酸碱平衡失调、高热、脱水、精神错乱、昏迷,甚至危及生命。严重中毒者应立即停药,静脉滴注碳酸氢钠以碱化血液和尿液,加速水杨酸盐自尿排泄。

5. 瑞夷综合征(Reye's syndrome)　儿童患病毒性感染性疾病如流感、水痘、麻疹、流行性腮腺炎等使用阿司匹林退热时,偶可引起急性肝脂肪变性-脑病综合征(瑞夷综合征),以肝衰竭合并脑病为突出表现,虽少见,但预后恶劣,可致死。故病毒性感染患儿不宜用阿司匹林,可给予对乙酰氨基酚。

6. 肝、肾功能损害　与剂量大小有关,当血药浓度达到250μg/ml时易发生。

(二) 苯胺类

对乙酰氨基酚

对乙酰氨基酚(acetaminophen)又名扑热息痛,口服吸收快而完全,0.5~1 小时血药浓度达高峰,$t_{1/2}$ 为 2~4 小时。大部分在肝内与葡萄糖醛酸、硫酸结合后经肾排泄。长期或大剂量用药,可产生引起肝细胞、肾小管细胞坏死的毒性代谢物。

抑制中枢 PG 合成的作用强度与阿司匹林相似,但抑制外周 PG 合成的作用很弱,故解热作用较强而持久,镇痛作用较弱,无抗炎抗风湿作用。临床用于解热镇痛及对阿司匹林过敏或不能耐受的患者。

治疗剂量短期使用不良反应少,对胃肠刺激小,偶见皮疹、药物热等。长期使用或过量中毒(成人 10~15g)可致严重肝、肾损害,尤其肾功能低下者可出现肾绞痛、急性或慢性肾衰竭。

(三) 吡唑酮类

保　泰　松

保泰松(phenylbutazone)抗炎抗风湿作用较强,解热镇痛作用较弱,临床主要用于风湿性及类风湿关节炎、强直性脊椎炎,在疾病的急性期疗效较好。由于不良反应多而重,现已少用。

不良反应主要有胃肠道反应、水钠潴留、超敏反应;偶可引起引起甲状腺肿大和黏液性水肿;大剂量可引起肝肾损害。故宜饭后服,服药期间应限制食盐摄入量并定期检查血象。禁用于溃疡病、高血压、心功能不全及肝、肾功能不良者。

(四) 其他有机酸类

吲　哚　美　辛

吲哚美辛(indomethacin)又名消炎痛,口服吸收迅速而完全,3 小时血药浓度达高峰。血浆蛋白结合率为90% 。主要经肝代谢,代谢物从尿、胆汁、粪便排泄。

【药理作用和临床应用】　为最强的 PG 合成酶抑制药之一,抗炎抗风湿作用比阿司匹林强 10~40 倍,解热镇痛作用与阿司匹林相似。但不良反应多,故仅用于其他药物不能耐受或疗效差的患者,如急性风湿性及类风湿关节炎、关节强直性脊椎炎、骨关节炎、癌性发热及其他难以控制的发热。

【不良反应及用药注意】　治疗剂量时不良反应发生率高达30%~50% ,约20% 的患者必须停药。

1. 胃肠道反应　可见食欲减退、恶心、腹痛、腹泻、上消化道溃疡,偶有穿孔、出血,还可引起急性胰腺炎。溃疡病禁用。

2. 中枢神经系统反应　20%~50% 患者有前额头痛、头晕,偶有精神失常。精神失常、癫痫、帕金森病患者禁用。

3. 造血系统反应　可引起粒细胞减少、血小板减少、再生障碍性贫血等。

4. 超敏反应 常见皮疹,严重者可引起哮喘,哮喘患者禁用。与阿司匹林有交叉超敏反应,"阿司匹林哮喘"者禁用。

布 洛 芬

布洛芬(ibuprofen)口服吸收迅速而完全,1～2小时血药浓度达高峰,吸收量较少受食物和药物的影响。血浆蛋白结合率高达99%,可缓慢进入滑膜腔并保持高浓度。本药主要经肝代谢、经肾排泄。

抑制PG合成酶的作用强度与阿司匹林相似,故具有较强的解热、镇痛、抗炎抗风湿作用,主要用于风湿性及类风湿关节炎,也可用于解热镇痛。其特点是胃肠道反应较轻,患者长期服用本药的耐受性明显优于阿司匹林和吲哚美辛,但长期服用仍应注意消化性溃疡和出血的发生。偶见头痛、眩晕、视力模糊,如出现视力障碍应立即停药。

吡 罗 昔 康

吡罗昔康(piroxicam)又名炎痛喜康,为速效、强效、长效镇痛抗炎药。其抑制PG合成酶的效力等同于吲哚美辛,主要用于风湿性及类风湿关节炎,疗效与阿司匹林、吲哚美辛相当。其主要特点作用维持时间长,一天服药一次即产生满意疗效;用药剂量小,不良反应相对较少。偶见头晕、水肿、胃部不适、腹泻、中性粒细胞减少等,停药后一般可自行消失。剂量过大或长期服用可致消化性溃疡、出血,与阿司匹林有交叉超敏反应。

美 洛 昔 康

美洛昔康(meloxicam)对COX-2的选择性抑制作用比COX-1高10倍。临床应用与吡罗昔康相同,每天一次给药。小剂量时胃肠道不良反应少,剂量过大或长期服用可致消化道出血、溃疡。

双 氯 芬 酸

双氯芬酸(diclofenac)为强效镇痛抗炎药。解热、镇痛、抗炎抗风湿作用强于吲哚美辛、萘普生等。主要用于风湿性及类风湿关节炎、骨关节炎、手术及创伤后疼痛等。不良反应除与阿司匹林相同外,偶见肝功能异常、白细胞减少。

三、选择性环氧酶-2抑制药

塞 来 昔 布

塞来昔布(celecoxib)具有解热、镇痛、抗炎作用,其抑制COX-2的作用较COX-1强375倍,是选择性COX-2抑制药。治疗剂量对COX-1无明显影响,也不影响TXA_2的合成,但可抑制PGI_2的合成。其主要用于风湿性及类风湿关节炎、骨关节炎,也可用于手术后疼痛、牙痛、痛经。胃肠道反应、出血和溃疡的发生率均较其他非选择性NSAIDs低,但仍有可能引起水肿、多尿、肾损害。有血栓形成倾向的患者慎用,磺胺类过敏者禁用。

罗 非 昔 布

罗非昔布(refecoxib)对COX-2有高度的选择性抑制作用,具有解热、镇痛、抗炎作用,不抑制血小板聚集。其主要用于骨关节炎。胃肠道反应较轻,其他不良反应与非选择性NSAIDs类似。

尼 美 舒 利

尼美舒利(nimesulide)是一种新型非甾体抗炎药,具有解热、镇痛、抗炎作用,对COX-2的选择性抑制作用较强,因而其抗炎作用强而不良反应较小。常用于类风湿关节炎、骨关节炎、腰腿痛、牙痛、痛经。

📖 **链接** ┄┄┄┄┄┄ 解热镇痛药的复方配伍

　　临床上常将一些解热镇痛药相互配伍，或与巴比妥类、咖啡因、抗组胺药配伍组成复方制剂，以提高疗效和减少不良反应。常用的有复方阿司匹林片、复方氯苯那敏片、速效伤风胶囊等。但复方制剂的疗效并不优于单用，且大多数含有非那西丁，久用可致药物依赖性、肾乳头坏死，并可能引起肾盂癌；少数患者服用含氨基比林的复方后出现粒细胞缺乏。因此，须慎用解热镇痛药的复方制剂，并避免重复给药。

附

抗 痛 风 药

　　痛风是体内嘌呤代谢紊乱所引起的一种代谢性疾病，以高尿酸血症为特征。尿酸盐在关节、肾及结缔组织中析出结晶。急性发作时尿酸盐微结晶沉积于关节引起局部炎症反应，如未及时治疗则可发展为慢性痛风性关节炎或肾病变。常用药物有抑制尿酸生成药别嘌醇、促进尿酸排泄药丙磺舒、抑制痛风炎症药秋水仙碱。

别 嘌 醇

　　别嘌醇(allopurinol)又名别嘌呤醇，口服易吸收。可抑制尿酸的生成，降低血中尿酸浓度，用于防治慢性高尿酸血症。不良反应少，偶见皮疹、胃肠道反应、粒细胞减少、氨基转移酶升高等，用药期间，要定期检查肝功及血象。

丙 磺 舒

　　丙磺舒(probenecid)又名羧苯磺胺。口服吸收完全，因脂溶性高，易被肾小管重吸收，从而竞争性抑制肾小管对尿酸的重吸收，增加尿酸排泄。因没有镇痛及抗炎作用，不适用于急性痛风。为避免大量尿酸排出时在泌尿道沉积形成结石，开始用药宜加服碳酸氢钠并大量饮水，以促进尿酸排泄。少数患者可有胃肠反应、皮疹、发热等。

秋 水 仙 碱

　　秋水仙碱(colchicine)对急性痛风性关节炎有选择性抗炎作用，可迅速解除急性痛风发作症状，用药后数小时关节红、肿、热、痛等症状即消退。不良反应较多，常见胃肠道反应，可有骨髓抑制、肾损害。慢性痛风者禁用。

👩 **案例 4-7 分析**

　　1. 阿司匹林通过抑制 COX、减少 PG 合成而发挥较强的解热、镇痛、抗炎抗风湿作用，是治疗类风湿关节炎的一线药物。

　　2. 阿司匹林为非选择性 COX 抑制药，其解热、镇痛、抗炎抗风湿作用主要与抑制 COX-2 有关，而抑制 COX-1 则成为其引起胃肠道反应、血液系统反应等的原因。患者服用大剂量阿司匹林后引起严重胃肠道反应和出血，应停服并进行抗溃疡治疗。

　　3. 溃疡愈合后，为控制类风湿关节炎的症状，需继续服用 NASIDs，可选用选择性 COX-2 抑制药尼美舒利，因其对 COX-2 有较强的选择性抑制作用，故抗炎作用强、胃肠道反应少且轻微。

目 标 检 测

一、选择题

A_1 型题

1. 解热镇痛药的解热作用机制是

A. 直接抑制体温调节中枢

B. 抑制下丘脑前列腺素的合成

C. 促进下丘脑前列腺素的合成

D. 抑制外周前列腺素的合成

E. 促进外周前列腺素的合成

2. 关于解热镇痛药的镇痛作用,错误的是

A. 镇痛作用部位主要在中枢

B. 具有中等程度的镇痛作用

C. 对慢性持续性钝痛有良效

D. 对严重创伤性剧痛和内脏平滑肌绞痛无效

E. 无依赖性和欣快感

3. 应用阿司匹林治疗无效的是

A. 头痛　　　　　B. 牙痛

C. 痛经　　　　　D. 关节痛

E. 胃肠绞痛

4. 阿司匹林预防血栓时应采用

A. 小剂量长疗程　　B. 大剂量短疗程

C. 小剂量短疗程　　D. 大剂量长疗程

E. 大剂量突击治疗

5. 阿司匹林大剂量长疗程用于

A. 发热　　　　　B. 慢性钝痛

C. 急性风湿热　　D. 脑血栓

E. 心肌梗死

6. 阿司匹林的不良反应不包括

A. 胃肠道反应　　B. 凝血障碍

C. 超敏反应　　　D. 水杨酸反应

E. 类风湿关节炎

7. 防治阿司匹林过量所致的出血可选用

A. 维生素 A　　　B. 维生素 B_{12}

C. 维生素 C　　　D. 维生素 D

E. 维生素 K

8. 治疗阿司匹林过量引起的水杨酸反应,最有效的措施是静脉滴注

A. 生理盐水　　　B. 葡萄糖溶液

C. 甘露醇　　　　D. 呋塞米

E. 碳酸氢钠

9. 阿司匹林的禁忌证不包括

A. 溃疡病　　　　B. 冠心病

C. 支气管哮喘　　D. 维生素 K 缺乏症

E. 低凝血酶原血症

10. 可引起瑞夷综合征的是

A. 阿司匹林　　　B. 对乙酰氨基酚

C. 塞来昔布　　　D. 尼美舒利

E. 吲哚美辛

11. 阿司匹林禁用于

A. 病毒感染患儿发热　B. 风湿性关节炎

C. 不稳定型心绞痛　　D. 脑血栓

E. 心肌梗死

12. 关于对乙酰氨基酚的叙述,错误的是

A. 解热镇痛作用较强

B. 无抗炎抗风湿作用

C. 胃肠刺激较轻

D. 长期应用可产生依赖性

E. 长期大剂量使用可致严重肝、肾损害

13. 伴消化性溃疡的发热患者宜选用

A. 阿司匹林　　　B. 吲哚美辛

C. 双氯芬酸　　　D. 吡罗昔康

E. 对乙酰氨基酚

14. 无抗炎抗风湿作用的是

A. 阿司匹林　　　B. 对乙酰氨基酚

C. 吲哚美辛　　　D. 布洛芬

E. 尼美舒利

二、简答题

1. 试述阿司匹林的药理作用、临床应用、不良反应及用药注意。

2. 试比较解热镇痛抗炎药和镇痛药的镇痛作用及临床应用。

3. 试比较阿司匹林和氯丙嗪对体温的影响及临床应用。

附录:制剂与用法

药名	剂型	使用方法
阿司匹林	片剂:0.05g、0.1g、0.3g、0.5g。肠溶片:0.025g、0.05g、0.3g、0.5g	口服:解热镇痛:0.3~0.6g,一天3次,需要时可4小时1次。抗风湿,0.6~1g/次,一天3~4g,症状控制后逐渐减量。预防血栓、心肌梗死,25~50mg,一天1次
对乙酰氨基酚	片剂:0.3g、0.5g	口服:0.3~0.6g,一天2~3次,一天量不宜超过2g,疗程不宜超过10天
保泰松	片(胶囊)剂:0.1g	口服:0.1~0.2g,一天3次,饭后服。症状改善后递减至维持量一天0.1~0.2g
羟基保泰松	片剂:0.1g	口服:0.1g,一天3次。一周后递减至一天0.1~0.2g

续表

药名	剂型	使用方法
吲哚美辛	肠溶片(胶囊)剂:25mg	口服:25mg,一天 2 ~ 3 次。以后每周可递增 25mg,至一天 100 ~ 150mg
布洛芬	片剂:0.1g、0.2g	口服:抗风湿,0.4 ~ 0.8g,一天 3 ~ 4 次;止痛,0.2 ~ 0.4g,4 ~ 6 小时 1 次。最大量一天 2.4g
萘普生	片(胶囊)剂:0.125g、0.25g	口服:0.25g,一天 2 ~ 3 次
酮洛芬	肠溶胶囊:25mg、50mg	口服:50mg,一天 3 次
吡罗昔康	片(胶囊)剂:10mg、20mg	口服:20mg,一天 1 次
	注射剂:10mg/1ml、20mg/2ml	10 ~ 20mg,肌内注射,一天 1 次
美洛昔康	片剂:7.5mg、15mg	口服:类风湿关节炎,15mg,一天 1 次,根据治疗后反应,可减至一天 7.5mg;骨关节炎,7.5mg,一天 1 次,若需要,可增至一天 15mg
双氯芬酸	肠溶片剂:25mg	口服:25mg,一天 3 次
	注射剂:50mg/2ml	50mg,深部肌内注射,一天 1 次
塞来昔布	片剂:100mg	口服:关节炎,0.2g,一天 1 次,必要时可增至 0.2g,一天 2 次;止痛,0.4g,一天 1 次,疗程不超过 7 天
尼美舒利	片剂:500mg、100mg	口服:100mg,一天 2 次。儿童常用剂量为 5mg/(kg·d),分 2 ~ 3 次服用

第 7 节 中枢兴奋药

案例 4-8

患者,男,30 岁,因重度哮喘引发急性呼吸衰竭,呼之不应,呼吸 10 次/分,脉搏微弱,血压测不到。立即给予气管插管,呼吸机控制呼吸,并予尼可刹米 0.375g 静脉注射;10 分钟后将尼可刹米 0.375g× 3 支加于 250ml 补液中静脉滴注,至呼吸频率恢复至 20 ~ 30 次/分停止滴注,血压恢复至 120/ 60mmHg。

问题:1. 上述给药的依据是什么?
2. 用药应注意哪些问题?

中枢兴奋药是一类能提高中枢神经系统功能活动的药物。根据其主要作用及作用部位可分为三类:①主要兴奋大脑皮质的药物,如咖啡因等;②主要兴奋延髓呼吸中枢的药物,又称呼吸兴奋药,如尼可刹米等;③大脑功能恢复药,如吡拉西坦等。

一、大脑皮质兴奋药

咖 啡 因

咖啡因(caffeine)为咖啡豆和茶叶中的主要生物碱,现已人工合成。

【药理作用和临床应用】

1. 中枢神经系统　咖啡因兴奋中枢神经系统的范围与剂量有关。小剂量(50 ~ 200mg)即能兴奋大脑皮质,使人精神振奋、思维敏捷、疲劳减轻、睡意消失、工作效率提高;较大剂量(250 ~ 500mg)可直接兴奋延髓呼吸中枢和血管运动中枢,使呼吸加深加快、血压升高,在中

考点:1. 咖啡因的药理作用、临床应用、不良反应及用药注意。
2. 尼可刹米、二甲弗林、洛贝林的作用特点、临床应用及用药注意。
3. 其他中枢兴奋药的作用特点、临床应用及用药注意。

枢处于抑制时更为明显;过量则可引起中枢神经系统广泛兴奋,甚至惊厥。临床用于严重传染病及中枢抑制药中毒引起的昏睡、呼吸循环衰竭。

2. 心血管系统　大剂量咖啡因可直接兴奋心脏、扩张血管,但被兴奋迷走中枢和血管运动中枢的作用所掩盖,无治疗意义。对脑血管有收缩作用,可减少脑血管搏动。可与解热镇痛药配伍治疗一般性头痛,与麦角胺配伍治疗偏头痛。

3. 其他　具有较弱的舒张胆管和支气管平滑肌、刺激胃酸和胃蛋白酶分泌及利尿等作用。

【不良反应及用药注意】　较大剂量可致激动、不安、失眠、心悸、头痛、恶心、呕吐等;中毒时可致惊厥;久用可产生耐受性。婴幼儿高热时易发生惊厥,故不宜选用含咖啡因的复方解热镇痛药。

哌 甲 酯

哌甲酯(methylphenidate)又名利他林,中枢兴奋作用温和,能改善精神活动,解除轻度中枢抑制及疲乏感。较大剂量也兴奋呼吸中枢,过量可引起惊厥。临床用于对抗巴比妥类和其他中枢抑制药中毒引起的昏睡与呼吸抑制,也可用于治疗轻度抑郁症、小儿遗尿症、儿童多动综合征和发作性睡病等。

治疗量不良反应较少,偶见失眠、心悸、厌食、焦虑等;大剂量可引起血压升高、眩晕、头痛等;久用可产生耐受性。癫痫、高血压患者禁用。因抑制儿童生长发育,6 岁以下儿童禁用。

二、呼吸中枢兴奋药

尼 可 刹 米

尼可刹米(nikethamide)又名可拉明,既可直接兴奋延髓呼吸中枢,也可刺激颈动脉体和主动脉体化学感受器而反射性兴奋呼吸中枢,提高呼吸中枢对 CO_2 的敏感性,使呼吸加深加快。当呼吸中枢处于抑制状态时,其兴奋作用更明显。对血管运动中枢有弱兴奋作用。临床用于各种原因引起的中枢性呼吸抑制,对肺心病及吗啡中毒引起的呼吸抑制效果较好,对巴比妥类药物中毒引起的呼吸抑制效果较差。

该药作用温和,安全范围较大,但作用短暂,静脉注射仅维持 5 ~ 10 分钟,故需间歇多次给药。过量可致血压升高、心动过速、呕吐、肌震颤,甚至惊厥。

二 甲 弗 林

二甲弗林(dimefline)又名回苏灵,可直接兴奋呼吸中枢,作用比尼可刹米强 100 倍,迅速、短暂。临床主要用于各种原因引起的中枢性呼吸抑制,苏醒率可达 90% ~ 95% ,也可用于肺性脑病。安全范围小,过量易致惊厥。吗啡中毒者禁用。静脉注射需稀释后缓慢注射。

洛 贝 林

洛贝林(lobeline)又名山梗菜碱,为从山梗菜中提取的生物碱,现已人工合成。通过选择性刺激颈动脉体和主动脉体化学感受器而反射性兴奋呼吸中枢,作用快、弱、短。安全范围大,不易引起惊厥。临床常用于新生儿窒息、小儿感染性疾病所致呼吸衰竭、CO 中毒引起的呼吸抑制。

大剂量可兴奋迷走中枢,引起心动过速、房室传导阻滞;中毒量可兴奋交感神经节和肾上腺髓质,导致心动过速,也可引起惊厥。本品遇光、热易分解变色失效,故应避光、避热保存。

贝 美 格

贝美格(bemegride)又名美解眠,可直接兴奋呼吸中枢。作用快、强、短。主要用于巴比妥类药物中毒的解救。安全范围小,剂量过大或静脉注射过快易引起惊厥。

多沙普仑

多沙普仑(doxapram)小剂量通过刺激颈动脉体和主动脉体化学感受器而反射性兴奋呼吸中枢,较大剂量直接兴奋呼吸中枢。作用强于尼可刹米,安全范围较大。用于解救麻醉药、中枢抑制药引起的呼吸抑制。静脉注射后立即生效,维持5~12分钟。过量可致心律失常、惊厥。

三、大脑功能恢复药

吡 拉 西 坦

吡拉西坦(piracetam)又名脑复康,能降低脑血管阻力,增加脑血流量;促进脑细胞代谢,促进脑组织对葡萄糖、氨基酸、磷脂的利用和蛋白质的合成;增加线粒体内ATP的合成。因此对缺氧脑细胞有保护作用,促进脑细胞信息传递,改善学习、记忆和回忆能力。临床用于阿尔茨海默病、脑动脉硬化、脑血管意外、脑外伤后遗症、慢性乙醇中毒及CO中毒等所致的记忆、思维障碍,也可用于儿童智力低下。

甲 氯 芬 酯

甲氯芬酯(meclofenoxate)又名氯酯醒,主要兴奋大脑皮质,促进脑细胞代谢,增加葡萄糖的利用,使受抑制状态的中枢神经功能恢复。临床用于脑外伤后昏迷、脑动脉硬化及中毒所致意识障碍、阿尔茨海默病、儿童精神迟钝、新生儿缺氧、小儿遗尿症等。因作用缓慢,需反复用药。

胞 磷 胆 碱

胞磷胆碱(citicoline)又名尼可灵,能增加脑血流量,改善脑细胞代谢,促进大脑功能恢复和苏醒。主要用于急性脑外伤和脑手术后所致意识障碍。在颅内出血急性期不宜大剂量应用。

案例4-8分析

1. 尼可刹米为呼吸中枢兴奋药,既可直接兴奋延髓呼吸中枢,也可刺激颈动脉体和主动脉体的化学感受器而反射性兴奋呼吸中枢,临床常用于呼吸衰竭早期出现嗜睡和浅昏迷者。

2. 尼可刹米选择性不高,过量可致惊厥,并且作用维持时间较短,需多次给药,因此必须严格掌握剂量和给药间隔时间,一般限用于短时就能纠正的呼吸衰竭患者。

目 标 检 测

一、选择题

A₁型题

1. 关于中枢兴奋药的作用和临床应用,错误的是
   A. 是一类能提高中枢神经系统功能活动的药物
   B. 选择性高、作用时间长、安全范围大
   C. 主要用于严重传染病及中枢抑制药中毒所致的中枢性呼吸衰竭
   D. 对循环衰竭或心脏骤停所致的呼吸衰竭疗效不佳
   E. 对呼吸肌麻痹所致的呼吸衰竭不宜应用

2. 与麦角胺配伍组成复方制剂治疗偏头痛的是
   A. 尼可刹米　　B. 咖啡因
   C. 哌甲酯　　D. 甲氯芬酯
   E. 二甲弗林

3. 尼可刹米主要用于
   A. 支气管哮喘所致呼吸困难
   B. 呼吸肌麻痹所致呼吸抑制
   C. 低血压状态
   D. 中枢性呼吸抑制
   E. 惊厥后出现的呼吸抑制

4. 对吗啡中毒所致呼吸衰竭疗效较好的是

A. 尼可刹米　　　　B. 二甲弗林
C. 洛贝林　　　　　D. 贝美格
E. 多沙普仑

5. 关于洛贝林的叙述,错误的是
　A. 直接兴奋延髓呼吸中枢
　B. 作用快、弱、短
　C. 通过刺激颈动脉体和主动脉体化学感受器
　　 而反射性兴奋呼吸中枢
　D. 常用于 CO 中毒
　E. 安全范围大,不易引起惊厥

6. 治疗新生儿窒息的首选药是
　A. 咖啡因　　　　　B. 哌甲酯

C. 尼可刹米　　　　D. 二甲弗林
E. 洛贝林

7. 中枢兴奋药过量最主要的反应是
　A. 心动过速　　　　B. 血压升高
　C. 心律失常　　　　D. 房室传导阻滞
　E. 惊厥

二、简答题
1. 简述咖啡因的药理作用、临床应用。
2. 比较尼可刹米、二甲弗林、洛贝林的作用特点、临床应用。
3. 应用中枢兴奋药应注意什么?

附录:制剂与用法

药名	剂型	使用方法
盐苯甲酸钠咖啡因(安钠咖)	注射剂:0.25g/ml、0.5g/2ml	0.25~0.5g,皮下注射或肌内注射。极量:1次0.75g,一天3g
盐酸哌甲酯	片剂:10mg	口服:10mg,一天2~3次
	注射剂:20mg,10~20mg	肌内注射或静脉注射,一天1~3次,临用时配制
尼可刹米	注射剂:0.25g/ml、0.375g/1.5ml、0.5g/2ml	0.25~0.5g,皮下注射、肌内注射或静脉注射。极量:1次1.25g
盐酸二甲弗林	片剂:8mg	口服:8~16mg,一天2~3次
	注射剂:8mg/2ml	8mg肌内注射或静脉注射;8~16mg,用注射用氯化钠溶液或葡萄糖溶液稀释后静脉滴注
盐酸洛贝林	注射剂:3mg/ml、10mg/ml	皮下注射或肌内注射:成人1次3~10mg。极量:1次20mg,一天50mg;小儿1次1~3mg。静脉注射:成人1次3mg。极量:1次6mg,一天20mg;小儿1次0.3~3mg。必要时每隔30分钟可重复1次。新生儿窒息:3mg直接脐静脉注射
贝美格	注射剂:50mg/10ml	50mg,用5%葡萄糖溶液稀释后静脉滴注;也可每3~5分钟静脉注射50mg,至病情改善或出现中毒症状为止
盐酸多沙普仑	注射剂:20mg/ml、100mg/5ml	0.5~1mg/kg,静脉注射或稀释至1mg/ml静脉滴注,总量不宜超过300mg/h
吡拉西坦	片剂:0.4g	口服:0.8~1.2g,一天2~3次,4~8周为1疗程
	注射剂:8g/20ml	4~6g,静脉注射,一天2次,7~14天为1疗程
盐酸甲氯芬酯	胶囊剂:0.1g	口服:成人0.1~0.3g,一天3次。小儿:0.1g,一天3次
	注射剂:0.1g、0.25g	成人:0.25g,一天1~3次。小儿:0.06~0.1g,临用前加注射用水适量使之溶解,肌内注射或静脉滴注,一天2次
胞磷胆碱	注射剂:0.25g/2ml	0.25~0.5g加入5%~10%葡萄糖溶液500ml静脉滴注,一天1次,5~10天为1个疗程。0.1~0.2g加入25%葡萄糖溶液20ml中静脉注射,一天1~2次。一天0.1~0.3g,分1~2次肌内注射

(周艳红)

第5章 利尿药及脱水药

第1节 利 尿 药

考点:1.利尿药的分类、常用药物及各类药物的作用部位。
2.呋塞米、氢氯噻嗪、螺内酯的药理作用、临床应用和不良反应及用药注意。

案例 5-1

患者,男,46 岁,有高血压性心脏病史 10 年。两天前因胸闷、气促而住院。15 分钟前因胸闷在睡眠中憋醒,坐起后仍不能缓解,进而出现明显的呼吸困难、咳嗽、咳粉红色泡沫痰。体检:表情紧张,大汗,张口呼吸,口唇青紫,心率 118 次/分,两肺满布湿啰音。立即予以紧急处理:协助坐位、吸氧,静脉注射毛花苷丙、呋塞米及其他药物治疗。

问题:1. 本案例使用呋塞米的目的是什么?

   2. 用药时应注意什么问题?

利尿药(diuretics)是一类作用于肾脏,促进水及电解质排泄,使尿量增多的药物。临床主要用于治疗各种原因引起的水肿,也可用于治疗某些非水肿性疾病如高血压、高钙血症、肾衰竭等。

一、利尿药的作用机制

尿液的生成是通过肾小球滤过、肾小管的重吸收和肾小管的分泌而实现。药物可通过作用于肾单位的不同部位而产生利尿作用(图 5-1)。

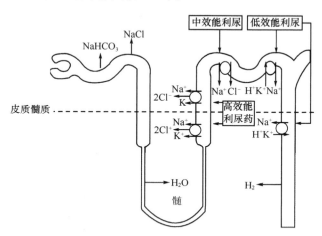

图 5-1 不同利尿药的作用部位

(一)增加肾小球滤过

除蛋白质和血细胞外,血液中的其他成分均可经肾小球滤过而形成原尿。由于肾脏存在球-管平衡的调节机制,原尿中 99% 的钠和水在肾小管和集合管内被重吸收,最后形成终尿。正常人安静状态下,每天由肾小球滤过形成的原尿量可达 180 升,但终尿仅为 1~2 升。尽管某些药物如强心苷、氨茶碱等可通过加强心肌收缩力、扩张肾血管而增加肾血流量和肾小球滤过率,使原尿量增加,但肾小管的重吸收率也随之增加,故只产生极弱的利尿作用,临床不作为利尿药使用。

（二）减少肾小管和集合管的重吸收

临床常用的利尿药主要作用于肾小管,减少其对水、电解质的重吸收而发挥利尿作用。利尿药的作用强度与其作用部位密切相关。

1. 近曲小管　原尿中约 60% 的 Na^+ 在此段被特定的转运系统主动重吸收,60% 的水被动重吸收以维持肾小管管腔内外的渗透压平衡。Na^+ 的重吸收主要通过近曲小管管腔膜 Na^+-H^+ 交换而实现。肾小管细胞内 H^+ 的产生来自 H_2O 与 CO_2 所生成的 H_2CO_3,这一反应需细胞内碳酸酐酶的催化,然后 H_2CO_3 再解离成 H^+ 和 HCO_3^-,H^+ 将 Na^+ 交换进入细胞内,再由 Na^+ 泵将 Na^+ 送回组织间液而重吸收。

在目前应用的利尿药中,只有碳酸酐酶抑制剂在近曲小管中起利尿作用。碳酸酐酶抑制剂乙酰唑胺(acetazolamide,diamox)能使 H^+ 的生成减少,Na^+-H^+ 交换减少,从而抑制近曲小管对 Na^+ 的重吸收,产生利尿作用。但它使近曲小管管腔 Na^+ 浓度增加的同时,导致远曲小管对 Na^+ 重吸收的代偿性加强,利尿作用较弱,临床很少作为利尿药使用。

2. 髓袢降支细段　降支细段只重吸收水。此段髓质高渗,肾小管上皮细胞顶质膜上存在水通道蛋白,对水的通透性很大,水被渗透压驱动而重吸收。水通道功能异常与某些疾病相关,如肾源性尿崩症。目前临床无作用于此段的利尿药。

链接　水通道蛋白在肾脏的分布

水通道蛋白,即水孔蛋白(Aquaporins,AQPs),是水分子在溶液渗透压梯度的作用下跨膜转运的主要途径。科学家 Agre 由于最早发现并证实了细胞膜水通道的功能而获得 2003 年诺贝尔化学奖。

肾脏具有复杂的尿浓缩功能,是人体调节水平衡的主要器官,水通道蛋白在其中起重要作用。其水通道的亚型分布也是最多,主要有 AQP1、AQP2、AQP3、AQP4 等。

AQP1 在肾单位的近曲小管和降支细段中很丰富,对水都有很高的通透性。遗传性 AQP2 缺陷的人,临床表现为肾源性尿崩症,排出大量的稀释尿;在体液明显潴留时,如充血性心力衰竭、肝硬化和妊娠时,AQP2 表达增加,这可能是治疗各种原因引起的水平衡失调的靶点。AQP3 存在于集合管,AQP4 存在于髓质内小血管,两者为集合管对水的重吸收提供通路。

3. 髓袢升支粗段的髓质和皮质部　原尿中约 35% 的 Na^+ 在此段通过肾小管管腔膜上的 Na^+-K^+-$2Cl^-$ 同向转运机制(co-transport)重吸收。该转运系统可将 2 个 Cl^-、1 个 Na^+ 和 1 个 K^+ 同向转运到细胞内。同时,此段对水不通透,因此不伴有水的重吸收。当原尿流经髓袢升支粗段时,随着 Na^+、Cl^- 的重吸收,使髓质间隙保持高渗状态,而管腔内滤液呈现低渗状态,这是尿液的稀释过程。当低渗的尿液流经集合管时,在抗利尿激素的作用下,管腔内大量的水被重吸收,这是尿液的浓缩过程。

高效能利尿药抑制髓袢升支粗段髓质和皮质部对 Na^+ 的重吸收,一方面降低肾的稀释功能;另一方面由于髓质高渗无法维持同时降低了肾的浓缩功能,排出大量低渗尿液,产生强大的利尿作用。

4. 远曲小管　此段重吸收原尿中约 10% 的 Na^+ 量,其机制通过 Na^+-Cl^- 同向转运机制进行。此段与髓袢升支粗段一样对水不通透。Na^+ 的重吸收进一步稀释了小管液。另外,Ca^{2+} 通过在甲状旁腺激素的调节作用下,在此段通过肾小管顶质膜上的 Ca^{2+} 通道和基侧质膜上的 Na^+-Ca^{2+} 交换子而被重吸收。

中效能利尿药作用于此段,抑制远曲小管近端对 Na^+ 的重吸收,使原尿中 Na^+ 的浓度升高,降低了肾的稀释功能,但不影响肾的浓缩功能,产生中等强度的利尿作用。

5. 集合管　此段重吸收原尿中约 2% 的 Na^+,重吸收机制与其他节段不同。重吸收方式为 Na^+-H^+ 交换和 Na^+-K^+ 交换,Na^+-H^+ 受碳酸酐酶活性的影响,Na^+-K^+ 交换受醛固酮调节。

低效能利尿药主要作用于此段,利尿作用较弱。按作用方式的不同可分为两类:①对抗此段醛固酮的调节作用,或直接阻滞此段 Na^+ 通道,抑制 Na^+-K^+ 交换,产生排钠留钾的利尿作用,又称留钾利尿药,如螺内酯、氨苯蝶啶和阿米洛利;②碳酸酐酶抑制剂如乙酰唑胺,临床很少作为利尿药使用。

常用的利尿药根据其排钠能力可分为:

(1) 高效能利尿药:有呋塞米、依他尼酸及布美他尼等。

(2) 中效能利尿药:有噻嗪类利尿药。

(3) 低效能能利尿药:有螺内酯、氨苯蝶啶、阿米洛利。

二、常用的利尿药

(一)高效能利尿药

本类药物利尿作用迅速而强大,即使在肾小球滤过率低于每分钟 10ml 时,在其他类利尿药难以奏效时,仍能产生利尿作用。常用的药物有呋塞米(furosemide、速尿、呋喃苯胺酸)、布美他尼(bumetanide,丁苯胺酸)和依他尼酸(etacrynic acid,利尿酸)。前两者为磺胺类利尿药,药理作用、临床应用和不良反应相似。

呋　塞　米

可口服和静脉注射。口服 30 分钟起效,2 小时血药浓度达峰值,维持 6～8 小时;静脉注射 2～10 分钟起效,1 小时血药浓度达峰值,维持 4～6 小时。血浆蛋白结合率高达 91%～99%。在体内很少代谢,大部分以原形经近曲小管以有机酸分泌机制排泄,或经肾小球滤过随尿液排出。

【药理作用】

1. 利尿作用　呋塞米作用于髓袢升支粗段,特异性地与管腔膜上 Na^+-K^+-$2Cl^-$ 同向转运子结合并抑制其功能,减少 NaCl 重吸收,降低肾的稀释功能;同时使髓质间液渗透压降低,也降低了肾的浓缩功能,尿中水排出增加,利尿作用迅速、强大、短暂。

由于 Na^+ 重吸收减少,原尿流经远曲小管时,Na^+-H^+ 交换和 Na^+-K^+ 交换随之增加,尿中 H^+、K^+ 排出增加,易引起低血钾。

Cl^- 的排出量往往超过 Na^+,故可出现低氯碱血症,还可抑制 Ca^{2+}、Mg^{2+} 重吸收,使 Ca^{2+}、Mg^{2+} 排出增加。长期服用可致低血镁。但 Ca^{2+} 在远曲小管可被主动重吸收,因此一般不引起低钙血症。

2. 扩张血管　呋塞米可直接扩张血管,此作用发生在尿量增加之前,与利尿作用无关。可扩张肾血管,增加肾血流量,改善肾皮质的血液供应;还可扩张肺部容量血管,减少回心血量,减轻左心室负荷,缓解肺水肿。作用机制可能与增加前列腺素合成和减少前列腺素分解有关。

【临床应用】

1. 严重水肿　因利尿作用强大,易致水和电解质紊乱,一般不宜首选,多用于其他利尿药无效的心源性、肝源性和肾源性等严重或顽固性水肿患者。

2. 急性肺水肿和脑水肿　静脉注射呋塞米是急性肺水肿急救的首选药。其利尿和扩张血管作用,可减少回心血量,改善左心负荷,迅速缓解肺水肿症状。同时,其利尿作用强大,可使血液浓缩,血浆渗透压升高,有助于消除脑水肿,常与脱水药合用以提高疗效。

3. 急、慢性肾衰竭　在急性肾衰竭早期,静脉注射呋塞米可扩张肾血管,增加肾血流量和肾小球滤过率,促进利尿,防止肾小管萎缩、坏死及急性肾衰时的无尿,对急性肾衰竭有较好的防治作用。也可用于治疗其他药物无效的慢性肾衰竭,使尿量增加,水肿减轻。

4. 加速某些毒物的排泄 对急性药物中毒患者,呋塞米配合静脉滴注,可使尿量在一天内达 5L 以上,促进毒物随尿液排出。这一作用仅对以原形从肾排出的药物和毒物的中毒抢救有效,如苯巴比妥、水杨酸等。

5. 其他 可用于高钾血症和高钙血症的治疗。还可用于高血压危象、伴肺水肿或肾衰竭的高血压的辅助治疗,一般不作降压药使用。

【不良反应及用药注意】

1. 水与电解质紊乱 常为过度利尿所引起,表现为低血容量、低血钾、低血钠、低血镁、低血氯性碱中毒症等。其中以低血钾最为常见,其症状为恶心、呕吐、腹胀、肌无力及心律失常等。故应注意及时补充钾盐或与留钾利尿药合用。与强心苷、糖皮质激素合用时应注意补钾。

长期应用还可引起低血镁。当低血钾和低血镁同时存在时应先纠正低血镁,这是由于 Na^+-K^+-ATP 酶的激活需要 Mg^{2+},否则即使补钾也不易纠正低钾血症。

2. 耳毒性 大剂量快速静脉给药,可引起眩晕、耳鸣、听力减退或暂时性耳聋,呈剂量依赖性。耳毒性的发生机制可能与内耳淋巴液电解质成分改变和耳蜗外毛细胞受损伤有关。耳毒性主要发生在肾衰竭患者使用高剂量利尿药时。故静脉注射应缓慢,应延长肾功能受损患者的用药间歇时间,并必须避免与有耳、肾毒性的药物如第一代头孢菌素或氨基糖苷类抗生素合用。用药期间进行听力检查随访。

3. 胃肠道反应 表现为恶心、呕吐、上腹部不适,大剂量可致胃肠出血。宜饭后服用。

4. 其他 抑制尿酸排泄,长期用药可致高尿酸血症,并诱发痛风。这与本类药和尿酸竞争肾小管的有机酸分泌排泄途径有关。因此痛风患者慎用。

久用还可致高血糖、高血脂等,糖尿病、高脂血症、冠心病患者慎用。偶可见过敏反应,与磺胺类、噻嗪类利尿药有交叉过敏反应。

布 美 他 尼

布美他尼(bumetanide)利尿强度为呋塞米的 40 ~ 50 倍,具有速效、高效、短效和用量少、低毒的特点。临床主要作为呋塞米的代用品,用于治疗各种顽固性水肿及急性肺水肿等,对急、慢性肾衰竭疗效好。对呋塞米无效的患者仍有效。不良反应与呋塞米相似但较轻,耳毒性仅为呋塞米的 1/6。

依 他 尼 酸

依他尼酸(ethacrynic acid)利尿作用、临床应用与呋塞米相似,其水电解质紊乱和耳肾毒性等不良反应较重,可发生永久性耳聋,临床少用。但对磺胺类利尿药过敏者可选用本药。

(二)中效能利尿药

噻嗪类利尿药

噻嗪类(thiazides)利尿药是临床上广泛应用的口服中效利尿药。此类药有共同的化学结构,含杂环苯并噻二嗪与一个磺酰胺基,也属于磺胺类利尿药。它们在肾小管的作用部位及作用机制相同,利尿效能基本相同,仅效价强度和作用时间长短不同。按照效价强度从弱到强的顺序依次为:氯噻嗪(chlorothiazide)<氢氯噻嗪(hydrochlorothiazide)<氢氟噻嗪(hydroflumethiazide)<苄氟噻嗪(bendroflumethiazide)<环戊噻嗪(cyclopenthiazide),其中以氢氯噻嗪最常用。氯噻酮(chlortalidon)无噻嗪环结构,但其药理作用相似,故在此一并介绍。

本类药物脂溶性较高,口服吸收迅速而完全,除氯噻嗪吸收率只有 30% ~ 35% 外,其他吸收率都在 80% 以上。口服 1 小时起效,2 小时血药浓度达高峰,维持 6 ~ 12 小时。药物在肾脏分布最多,在体内不被代谢,多数以原形经近曲小管分泌排泄,少量由胆汁排泄。氯噻酮因其吸收和排泄缓慢,作用最为持久。

【药理作用】

1. 利尿作用　噻嗪类利尿药抑制远曲小管近端 Na^+-Cl^- 共转运子,抑制 NaCl 的重吸收,从而产生利尿作用。由于转运至远曲小管末端和集合管的 Na^+ 增加,促进了此段的 Na^+- K^+ 交换,因此 K^+ 的分泌排泄也增加。因为对碳酸酐酶有轻度抑制作用,所以也略增加 HCO_3^- 的排泄。

但本类药物与高效能利尿药相反的是,可促进远曲小管由甲状旁腺激素调节的 Ca^{2+} 重吸收过程,减少肾小管原尿中的 Ca^{2+} 含量,可治疗高尿钙所致的肾结石,也可导致高钙血症。

2. 抗利尿作用　噻嗪类利尿药能明显减少尿崩症患者的尿量,口渴等症状也有所减轻。其机制可能有:①增加 NaCl 的排出,导致血浆渗透压的降低,减轻患者的口渴感和减少饮水量,从而减少尿量;②抑制磷酸二酯酶,增加远曲小管和集合管细胞内的 cAMP 浓度,而 cAMP 能提高远曲小管和集合管对水的通透性,增加对水的重吸收,导致尿量减少。

3. 降压作用　本类药是重要的一线抗高血压药物,早期用药通过利尿、减少血容量而达到降压效应,长期用药则通过扩张外周血管而产生降压效应,详见抗高血压药。

【临床应用】

1. 治疗各型水肿　对心性及肾性水肿效果好。对轻、中度心源性水肿疗效较好,是慢性心功能不全患者常用的治疗药物之一。对肾性水肿的疗效与肾功能受损程度相关,损害程度较轻者疗效较好。肝性水肿患者慎用,以防低血钾诱发肝性脑病。

2. 高血压　本类药物是降压药的一线用药之一,常与其他降压药配合使用,增强疗效,减少不良反应。

3. 治疗尿崩症　主要用于肾性尿崩症及加压素无效的垂体性尿崩症。

4. 其他　可用于高尿钙所致的肾结石患者。

【不良反应及用药注意】

1. 电解质紊乱　可导致如低血钠、低血钾、低血镁、低氯碱血症等。长期应用还可致高钙血症。为避免低血钾,给药宜从小剂量开始,逐渐增量,必要时与留钾利尿药合用。对慢性水肿患者适宜间歇用药,在停药期间一方面有利于组织过多的水分进入血管,增强其利尿作用;另一方面有利于机体通过自我调节恢复水电解质的平衡。

2. 代谢性障碍　长期应用本药可出现:①高尿酸血症,减少尿酸排出,引起高尿酸血症,痛风患者慎用;②高血糖,抑制胰岛素的释放、减少组织利用葡萄糖而增加血糖含量,糖尿病患者慎用;③高脂血症,可升高血胆固醇、三酰甘油,高脂血症患者不宜用;④肾功能减退患者的血尿素氮升高,肾功能不全患者禁用。与剂量相关,宜采用小剂量。

3. 过敏反应　如发热、皮疹、过敏反应,偶见严重的过敏反应如溶血性贫血、血小板减少、坏死性胰腺炎等。此类药与呋塞米、磺胺药有交叉过敏反应。

(三) 低效能利尿药

低效能利尿药中的留钾利尿药作用于远曲小管末端和集合管,轻度抑制 Na^+ 重吸收,同时减少的 K^+ 分泌,具有留钾排钠的作用。此类药利尿作用弱,单用效果差,常与其他利尿药合用,既可增加利尿应用,又能预防其他利尿药所致的低血钾。碳酸酐酶抑制药利尿作用弱,在临床较少作为利尿药使用。

螺 内 酯

螺内酯(spironolactone,安体舒通)化学结构与醛固酮相似,作用于远曲小管末端和集合管,与醛固酮竞争醛固酮受体,干扰醛固酮的作用,抑制 Na^+-K^+ 交换,减少 Na^+ 的重吸收和钾的分泌,导致排钠留钾作用。其利尿作用弱、缓慢、持久,口服吸收不完全,服药后 1 天生效,2~3 天到高峰,停药后作用仍可维持 2~3 天。利尿强度与体内醛固酮的浓度有关,对醛固酮增高的水肿患者作用较好。由于其利尿作用较弱,较少单用。常与噻嗪类利尿药或高效利尿药合用治疗伴有醛固酮升高的顽固性水肿,如肝硬化、心力衰竭等水肿。

久用可引起高血钾,尤当肾功能不良时,故肾功能不全和血钾偏高者禁用,常表现为嗜睡、极度疲乏、心率减慢和心律失常等症状。还有性激素样副作用,表现为男性乳房女性化和性功能障碍,女性多毛、月经紊乱等。还可致胃溃疡胃出血,因此禁用于溃疡病患者。

氨 苯 蝶 啶

氨苯蝶啶(triamterene,三氨蝶啶)直接阻滞远曲小管及集合管的 Na^+ 通道,抑制 Na^+-K^+ 交换,产生排钠留钾的利尿作用。利尿作用弱、快、短暂。口服吸收迅速,1~2 小时生效,4~6 小时血药浓度达高峰,作用维持 12~16 小时。药物主要经肝脏代谢,肾脏排泄。

氨苯蝶啶的利尿作用并非竞争性拮抗醛固酮所致,利尿作用不受体内醛固酮水平的影响。常与中效能或高效能利尿药合用,治疗各种顽固性水肿,也可用于氢氯噻嗪或螺内酯无效的患者。能促进尿酸排泄,尤其适用于痛风患者的利尿。

偶见头昏、嗜睡、皮疹及轻度胃肠反应。长期服用引起高血钾症,故肾功能不全或血钾偏高者禁用。还可致巨幼细胞贫血,与其抑制二氢叶酸还原酶、导致四氢叶酸缺乏有关,用药时应加用亚叶酸钙。

阿 米 洛 利

阿米洛利(amiloride,氨氯吡咪)的化学结构与氨苯蝶啶不同,但药理作用与氨苯蝶啶相似。排钠留钾作用强度为氨苯蝶啶的 5 倍,利尿作用可持续 22~24 小时。其药理作用机制、临床应用及不良反应均与氨苯蝶啶相似。

乙 酰 唑 胺

乙酰唑胺(acetazolamide,醋唑磺胺)抑制碳酸酐酶活性,使肾近曲小管细胞内 H^+ 产生减少,Na^+-H^+ 交换减少,使 Na^+ 重吸收减少,水的重吸收也随之减少。但集合管的 Na^+ 重吸收会代偿性增加,使 K^+ 分泌相应增加(Na^+-K^+ 交换增加)。利尿作用弱,临床作为利尿药已很少使用。本药还可抑制睫状体上皮细胞内的碳酸酐酶活性,减少房水的产生,降低眼压,临床多用于治疗各种类型的青光眼。

常见的不良反应有嗜睡,面部和四肢麻木感,长期应用可致代谢性酸中毒。具有磺胺类似结构,对磺胺类过敏者禁用。

案例 5-1 分析

1. 本案例为急性肺水肿,呋塞米可迅速扩张容量血管,降低外周血管阻力,减轻心脏负荷;通过利尿作用降低血容量,减少回心血量,缓解因左心衰竭引起的急性肺水肿。静脉注射呋塞米是急性肺水肿的迅速有效的治疗手段之一。

2. 用药注意 ①每天监测血压、脉率、体重及水肿消退程度;测量出入量,如出现少尿、无尿应及时报告医生。定期检查尿和血清电解质,发现严重电解质紊乱时应停药或减量。鼓励患者多吃富钾食物如香蕉、柑橘、葡萄等,补充钾盐或加服留钾利尿药或间歇给药以减少低血钾的发生。注意预防脱水,一旦出现应立即停药。②如患者同时服用降压药,要注意预防低血压,并告知患者预防直立性低血压的方法。③本品静脉注射前应用生理盐水稀释,切忌加入酸性液中静脉滴注,不得与全血混合滴注。不宜与糖皮质激素、盐皮质激素及雌激素配伍。

第 2 节　脱　水　药

案例 5-2

　　患者,男,64 岁,有明确高血压病史 20 年,近日来常感疲倦。2 小时前突感头痛、头晕,并有喷射状呕吐。急诊入院,诊断为:①高血压;②脑出血;③颅内高压。立即予以吸氧,20% 甘露醇快速静脉滴注等处理。

问题:1. 此时使用甘露醇的目的是什么? 如无甘露醇,还可用什么药物?

　　　2. 如何进行用药护理?

　　脱水药(dehydrant agents)是一类静脉给药后能提高血浆渗透压使组织脱水的药物。这类药物经肾脏排泄时,因升高肾小管腔液的渗透压而减少肾小管和集合管对水的重吸收,产生利尿作用,故又称渗透性利尿药(osmotic diuretics)。包括甘露醇、山梨醇、高渗葡萄糖等。它们具备如下特点:①静脉给药后,不易从血管透入组织液中;②易经肾小球滤过,而不易被肾小管重吸收;③在体内不被代谢,无其他药理作用。

甘　露　醇

　　甘露醇(mannitol)口服不吸收,静脉注射后在体内几乎不被代谢,以原形从尿中排泄。临床用其 20% 的高渗溶液。

考点:甘露醇的作用和临床应用。

　　【药理作用】

　　1. 脱水作用　静脉注射后,该药不易从毛细血管渗入组织,能迅速提高血浆渗透压,使组织间液水分向血浆转移而产生组织脱水作用,可迅速降低颅内压、眼内压。

　　2. 利尿作用　其机制有为:①静脉给药后,通过稀释血液而增加循环血容量,使肾小球滤过率增加;②扩张肾血管,增加肾髓质血流量;③经肾小球滤过后几乎不被肾小管重吸收,使肾小管液中的渗透压增高,减少肾小管和集合管对水的重吸收,从而产生渗透性利尿作用;④另外,由于排尿速率的增加,减少了尿液与肾小管上皮细胞接触的时间,使几乎所有电解质的重吸收减少。

　　【临床应用】

　　1. 脑水肿及青光眼　甘露醇是临床降低颅内压安全有效的首选药,治疗多种原因引起的脑水肿如脑瘤、颅脑外伤、脑组织炎症及缺氧等。合用地塞米松效果更佳。甘露醇还能降低青光眼患者的房水量及眼内压,可用于治疗急性青光眼,或术前准备以降低眼内压。

　　2. 预防急性肾衰竭　在急性肾衰竭少尿期尽早应用甘露醇,能在肾小管液中发生渗透性利尿效应,阻止水分重吸收,维持足够的尿量,使肾小管内有害物质稀释,防止肾小管萎缩和坏死。若急性肾衰竭已经形成,应停止使用,否则有诱发急性左心衰竭、急性肺水肿的危险。

　　【不良反应及用药注意】　静脉注射过快时可致一过性头痛、眩晕、视力模糊、心悸等。可能由于组织脱水过快,使血容量迅速增加,血压升高所致。因可增加循环血量而加重心脏负担,禁用于慢性心功能不全患者。另外,活动性颅内出血患者禁用。

山　梨　醇

　　山梨醇(sorbitol)是甘露醇的同分异构体,作用与临床应用同甘露醇,临床常用其 25% 的高渗液使用。其进入体内在肝脏可部分转化为果糖而失去渗透性脱水作用,故作用较弱。但因其溶解度大,价格便宜,不良反应较轻,临床常作为甘露醇的代用品。

高渗葡萄糖

　　50% 的葡萄糖溶液静脉注射后具有脱水和渗透性利尿作用。但葡萄糖易被代谢,并可从血管弥散到组织中,故其作用较弱且不持久。单用于脑水肿治疗时,由于葡萄糖可进入脑脊液和脑组织内,同时带入水分而出现颅内压降低后又回升的反跳现象,故临床上常与甘露醇或山梨醇交替使用,以巩固疗效。

案例 5-2 分析

1. 甘露醇是治疗脑水肿,降低颅内压安全而有效的首选药物。此时用 20% 甘露醇快速静脉滴注,能迅速提高血浆渗透压,促使间液和细胞内的水分向血浆转移,而产生组织脱水作用,从而降低颅内压。如无甘露醇,还可使用山梨醇,高渗葡萄糖,但后者可被人体代谢利用,作用弱且不持久。

2. 用药护理

1) 每小时监测血压、脉搏、呼吸和体温。注意观察尿量,必要时放置导尿管记录尿量,如尿量每小时少于30,应报告医生。同时应及时监测血清 K^+、Na^+、Cl^-。肾衰患者应检测各种肾功能指标。

2) 心脏病患者、老年及小儿患者使用时要防止出现心功能不全。

3) 静脉注射切勿漏出血管外,否则可致局部组织肿胀甚至坏死。一旦外漏应及时热敷。

4) 不能与其他药物混合静脉滴注,以免产生结晶沉淀。气温较低时,易析出结晶,可用热水浴(80℃)加温,振摇溶解后使用。

目 标 检 测

一、选择题

A_1 型题

1. 以下哪种利尿药的排钠效能最高
   A. 氢氯噻嗪　　B. 呋塞米
   C. 环戊噻嗪　　D. 阿米洛利
   E. 螺内酯

2. 呋塞米的不良反应不包括
   A. 高血钾　　B. 高尿酸血症
   C. 低氯碱血症　　D. 胃肠道反应
   E. 耳毒性

3. 噻嗪类利尿药的药理作用不包括
   A. 抗利尿作用　　B. 利尿作用
   C. 降压作用　　D. 拮抗醛固酮作用
   E. 轻度抗碳酸酐酶作用

4. 不宜与氨基糖苷类合用的利尿药是
   A. 氨苯喋啶　　B. 呋塞米
   C. 氢氯噻嗪　　D. 螺内酯
   E. 环戊噻嗪

5. 竞争性拮抗醛固酮的利尿药是
   A. 氢氯噻嗪　　B. 螺内酯
   C. 呋塞米　　D. 氨苯蝶啶
   E. 氯噻酮

6. 长期应用可能升高血钾的利尿药是
   A. 氯噻酮　　B. 乙酰唑胺

C. 呋塞米　　D. 氨苯蝶啶
E. 布美他尼

7. 氢氯噻嗪的利尿机制是
   A. 抑制远曲小管和集合管对 Na^+ 的重吸收
   B. 抑制远曲小管近端对 Na^+、Cl^- 的重吸收
   C. 竞争性对抗醛固酮的作用
   D. 抑制髓袢升支粗段对 Na^+、Cl^- 的重吸收
   E. 抑制远曲小管对 K^+ 的分泌

8. 急性肾衰竭少尿时,宜选用
   A. 螺内酯　　B. 乙酰唑胺
   C. 氨苯蝶啶　　D. 呋塞米
   E. 氢氯噻嗪

9. 作为基础降压药宜选用
   A. 螺内酯　　B. 乙酰唑胺
   C. 氨苯蝶啶　　D. 呋塞米
   E. 氢氯噻嗪

10. 不受醛固酮影响的留钾利尿药是
   A. 螺内酯　　B. 乙酰唑胺
   C. 氨苯蝶啶　　D. 呋塞米
   E. 氢氯噻嗪

11. 治疗脑水肿的首选药是
   A. 呋塞米　　B. 氨苯蝶啶
   C. 甘露醇　　D. 葡萄糖
   E. 螺内酯

12. 甘露醇消除组织水肿的给药途径是
　　A. 口服　　　　　　B. 静脉注射
　　C. 肌内注射　　　　D. 皮下注射
　　E. 直肠给药
13. 抑制碳酸酐酶活性最强的药物是
　　A. 呋塞米　　　　　B. 螺内酯
　　C. 乙酰唑胺　　　　D. 氨苯蝶啶
　　E. 氢氯噻嗪
14. 治疗青光眼可选用的药是
　　A. 呋塞米　　　　　B. 螺内酯
　　C. 乙酰唑胺　　　　D. 氨苯蝶啶
　　E. 氢氯噻嗪
15. 尿崩症可用下列哪种药物治疗
　　A. 呋塞米　　　　　B. 螺内酯
　　C. 乙酰唑胺　　　　D. 氨苯蝶啶
　　E. 氢氯噻嗪
16. 以下哪项不是脱水药的作用特点
　　A. 能从肾小球自由滤过
　　B. 为低分子非盐类物质
　　C. 很少被肾小管重吸收
　　D. 通过代谢变成有活性的物质

　　E. 不易透过血管
17. 大量使用呋塞米不会引起
　　A. 低血容量症　　　B. 低钾血症
　　C. 高镁血症　　　　D. 低氯碱血症
　　E. 低钠血症
18. 不会引起低血钾的利尿药是
　　A. 布美他尼　　　　B. 螺内酯
　　C. 呋塞米　　　　　D. 氢氯噻嗪
　　E. 氯噻酮
19. 长期应用可引起低血钾的药物是
　　A. 氨苯蝶啶　　　　B. 螺内酯
　　C. 甘露醇　　　　　D. 氢氯噻嗪
　　E. 阿米洛利
20. 可用于预防急性肾衰竭的药物是
　　A. 氨苯蝶啶　　　　B. 螺内酯
　　C. 甘露醇　　　　　D. 氢氯噻嗪
　　E. 阿米洛利

二、简答题

1. 比较三种利尿药利尿作用的不同点。
2. 急性肺水肿的患者能使用甘露醇吗？为什么？

附录：制剂与用法

药名	剂型	使用方法
呋塞米	片剂：20mg	口服：一次 20mg，一天 2 次。为避免发生电解质紊乱，应从小剂量开始，间歇用药，服药 1～3 天，停药 2～4 天
	注射剂：20mg/2ml	一次 20mg，肌内注射或稀释后缓慢静脉注射，每天或隔天 1 次
布美他尼	片剂：1mg、5mg	一天 1～5mg
依他尼酸	片剂：25mg	口服：一次 25mg，一天 1～3 次
氢氯噻嗪	片剂：25mg	一次 25～50mg，一天 2 次。对不同的疾病，用药次数可以有所变动
氯噻酮	片剂：50mg、100mg	一次 100mg，一天 1 次或隔天 1 次
螺内酯	胶囊：20mg	一次 20mg，一天 3～4 次
氨苯蝶啶	片剂：50mg	一次 25～50mg，一天 2～3 次
阿米洛利	片剂：50mg	一次 5～10mg，必要时可增加至 1 次 20mg，一天 2～3 次
乙酰唑胺	片剂：0.25g	治疗青光眼，一次 0.25g，一天 2～3 次。利尿，1 次 0.25g，一天 1 次或隔天 1 次
甘露醇	注射剂：20g/100ml、50g/250ml	1～2g/kg，静脉注射，必要时 4～6 小时重复使用 1 次
葡萄糖	注射剂：50% 溶液 20ml/支	静脉注射，一次 40～60ml

（张　旭）

第6章 心血管系统药

第1节 抗高血压药

案例 6-1

　　患者,男,48 岁,公务员,6 年前诊断为 2 型糖尿病,复诊体检时测得血压 160/115mmHg,心率 92 次/分,空腹血糖 7.8mmol/L,心电图及 X 线胸片均显示左心室肥厚。在治疗糖尿病的同时,应指导患者控制血压,注意生活方式调节,注意休息,调整心境,适度锻炼,限制钠盐摄入,同时配合药物治疗。

问题:1. 根据患者情况,最好选哪一类抗高血压药物?
　　　2. 本类药物的作用机制及作用特点是什么?
　　　3. 本类药物的不良反应与用药注意事项是什么?

　　凡能降低血压而用于高血压治疗的药物称为抗高血压药。成人在安静休息时,凡收缩压≥140mmHg 或舒张压≥90mmHg 者为高血压。高血压是危害人类健康的常见病。按其发病原因可分为原发性高血压和继发性高血压。其中,原发性高血压占 90%~95%,病因尚未阐明;继发性高血压是某些疾病如肾动脉狭窄、肾实质病变、嗜铬细胞瘤等的继发表现。合理应用抗高血压药不仅能控制血压,改善症状,延缓动脉粥样硬化的形成和发展,还可减少脑血管意外、肾衰竭、心力衰竭等并发症的发生,提高患者生活质量、降低病死率、延长寿命。

考点:1. 抗高血压药的分类及代表药物。

2. 钙通道阻滞药、肾素-血管紧张素系统抑制药的药理作用、临床应用、不良反应与用药注意。

3. 利尿药、肾上腺素 β 受体阻断药、血管平滑肌扩张药的作用特点、不良反应及用药注意。

一、抗高血压药的分类

　　形成动脉血压的基本因素是外周血管阻力和心排血量。前者主要受小动脉紧张度的影响,后者受心脏功能、回心血量和血容量的影响。以上因素主要通过交感神经系统和肾素-血管紧张素系统的调控来保持血压的相对稳定。抗高血压药的种类繁多,依据各类药物的作用部位或作用机制,可分为以下几类(表6-1)。

表6-1　抗高血压药的分类及常用药物

类别	常用药物
1. 利尿药	氢氯噻嗪、吲达帕胺等
2. 钙通道阻滞药	硝苯地平、氨氯地平、尼群地平、尼莫地平等
3. 血管紧张素转化酶抑制药	卡托普利、依那普利等
4. 血管紧张素 Ⅱ 受体阻断药	氯沙坦、缬沙坦等
5. β 受体阻断药	普萘洛尔、美托洛尔、阿替洛尔等
6. 其他抗高血压药物	
(1) 中枢性降压药	可乐定、莫索尼定等
(2) 血管平滑肌扩张药	硝普钠、肼屈嗪等
(3) 神经节阻断药	樟磺咪芬等
(4) α₁ 受体阻断药	哌唑嗪、多沙唑嗪、特拉唑嗪等
(5) 去甲肾上腺素能神经末梢阻断药	利血平、胍乙啶等
(6) 钾通道开放药	米诺地尔、吡那地尔等

118

利尿药、钙通道阻滞药、血管紧张素Ⅰ转化酶抑制药及血管紧张素Ⅱ受体阻断药、β受体阻断药因疗效确切、安全有效，临床最为常用，称为一线抗高血压药。中枢性降压药、影响交感神经递质药及血管扩张药已很少单独使用，在复方降压药中仍常使用。交感神经节阻断药由于作用广泛、副作用多，已基本不用于抗高血压。

二、常用抗高血压药

（一）利尿药

氢氯噻嗪

氢氯噻嗪（hydrochlorothiazide）又名双氢克尿塞，是利尿降压药中最常用的一类。

【药理作用】　用药初期通过排钠利尿，减少细胞外液和血容量，导致心排血量减少而降压；长期用药，因排钠而致血管平滑肌内 Na^+ 减少，影响 Na^+-Ca^{2+} 交换机制，使细胞内 Ca^{2+} 浓度降低，致使血管平滑肌对缩血管物质的反应性降低，血管舒张而降压。

【临床应用】　目前主张小剂量（单独使用不超过25mg）治疗轻度高血压，与其他降压药合用治疗中、重度高血压。对老年收缩期高血压患者、合并心功能不全及肥胖者降压效果较好。用药后2～4周内见效，对正常人无降压作用。不影响心率和心排血量，无钠、水潴留现象，不引起直立性低血压。与β受体阻断药、血管紧张素Ⅰ转化酶抑制药或血管紧张素Ⅱ受体阻断药合用，可纠正肾素活性增加的缺点；与血管紧张素Ⅰ转化酶抑制药或留钾利尿药合用可减少失钾。

【不良反应及用药注意】　小剂量使用（6.25～12.5mg/d）不良反应少。长期大剂量应用可减少血钾、血钠及血镁；因增多血中总胆固醇、三酰甘油及低密度脂蛋白，减少高密度脂蛋白，可诱发动脉粥样硬化，可诱发高尿酸血症引起痛风，还可降低糖耐量诱发糖尿病等。服药期间应定期查电解质，宜多食深色蔬菜、海带、香蕉等含钾丰富的食物或补充钾盐。痛风、糖尿病及血脂异常者应慎用。

吲哒帕胺

吲哒帕胺（indapamide）具有利尿和钙通道阻滞双重作用，为新型的强效、长效降压药。口服后2～3小时起效，作用可持续24小时。其主要用于轻、中度高血压，长期应用可减轻和逆转左心室肥厚，对糖和脂肪代谢无影响，伴有高脂血症患者可用本品代替氢氯噻嗪。不良反应轻，可有上腹不适、恶心、食欲减退、头痛、嗜睡、皮疹等。严重肝、肾功能不全和急性脑血管病患者禁用，孕妇慎用。

（二）钙通道阻滞药

钙通道阻滞药（calcium channel blockers，CCB）又称钙拮抗药（calcium antagonists），临床上用于治疗高血压、心律失常、心绞痛等疾病。该类药物可选择性地阻滞心肌及血管平滑肌等细胞膜上的钙通道，阻滞 Ca^{2+} 的内流，而使心肌收缩力减弱，血管平滑肌松弛，血压下降。按化学结构本类药可分为二氢吡啶类和非二氢吡啶类。二氢吡啶类主要对血管平滑肌的选择性高，较少影响心脏，常用的药物是硝苯地平，同类药物还有尼群地平（nitrendipine）、尼卡地平（nicardipine）、非洛地平（felodipine）等。尼莫地平（nimodipine）、氟桂嗪（flunarizine）选择作用于脑血管，用于治疗脑血管痉挛及脑供血不足、偏头痛等疾病。非二氢吡啶类包括维拉帕米（verapamil，异搏定）和地尔硫䓬（dilitiazem）等，对心脏和血管均有作用，维拉帕米对伴快速性心律失常的高血压患者更为适宜。二氢吡啶类的降压特点是：①降压效应与原血压水平有关，对正常血压影响不明显；②对动脉血管及冠状血管松弛作用明显，对静脉影响小；③降压同时不减少重要脏器如心、脑、肾的血流量；④不引起脂类代谢和葡萄糖耐受性的改变；

⑤长期应用可防止或逆转心肌肥厚,改善血管重构。

硝 苯 地 平

硝苯地平(nifedipine,心痛定)舌下含化3分钟起效,口服30～60分钟开始起效,作用持续3小时。口服吸收率大于90%,生物利用度60%～70%,血浆蛋白结合率高达98%。经肝脏代谢,80%原药及代谢产物自肾脏排泄。

【药理作用】 降压作用快而强,但对正常血压无明显影响。因降压时使肾素活性水平增高,伴有反射性心率加快,心排血量增多,合用β受体阻断药可对抗此反应且增强降压作用。

【临床应用】 可用于轻、中、重度高血压的治疗,尤其是低肾素型高血压。可单用或与β受体阻断药、利尿药、血管紧张素转化酶抑制药等合用。为了减轻迅速降压造成的反射性交感活性增加,目前多推荐使用缓释或控释制剂,起效缓慢,药效持久,降压平稳,患者依从性好。也可用于治疗心绞痛。

【不良反应及用药注意】 不良反应轻微,主要是血管扩张引起的面部潮红、头痛、体位低血压、踝部水肿等,血压下降可反射性引起心悸、心动过速等。

本药慎用于心力衰竭、低血压及老年患者,孕妇、肝肾功能不全及过敏者禁用。在用药过程中要规律监测血压,特别是同时服用β受体阻断药和其他降压药的患者,应从小剂量开始服用,逐渐增加剂量。与蛋白结合率高的药物如双香豆素类、苯妥英钠、奎尼丁、奎宁等合用时作用加强,毒性增加;药酶抑制剂西咪替丁可提高硝苯地平的血药浓度。

尼 群 地 平

尼群地平(nitrendipine)为第二代钙通道阻滞药。作用与硝苯地平相似,其对正常人血管的舒张作用明显强于硝苯地平。本药降压作用温和而持久,由于对冠状血管舒张作用较佳,可降低心肌耗氧量,故适用于各型高血压,尤其是伴有冠心病的患者。不良反应与用药注意与硝苯地平相似,肝功能不良者宜慎用或减量。

氨 氯 地 平

氨氯地平(amlodipine)为第三代长效钙通道阻滞药。本药对血管平滑肌的选择性高,对心脏无明显影响。本药作用缓慢、持久,一天给药一次,对稳定型心绞痛、轻、中度高血压效果明显;无反射性心动过速,长期应用无直立性低血压,无水钠潴留,对脂质无不良影响,不产生耐受性,是目前治疗高血压评价较好的长效药物。

(三)血管紧张素转化酶抑制药

肾素-血管紧张素系统(rennin-angiotensin system,RAS)存在于循环系统和肾脏、心脏、血管、脑组织等局部组织中,不仅对心血管系统有重要的调节作用,而且在高血压、心肌肥大、充血性心力衰竭等病理过程中具有重要作用。血管紧张素原在肾素的作用下转变为血管紧张素Ⅰ(angiotensin Ⅰ,Ang Ⅰ),后者在血管紧张素转化酶(ACE)的作用下转变为血管紧张素Ⅱ(angiotensin Ⅱ,Ang Ⅱ)。循环中的Ang Ⅱ通过激动血管紧张素受体(angiotensin receptor,AT)亚型1,即AT_1受体,产生收缩血管、促进肾上腺皮质分泌醛固酮、钠水潴留、血压升高等作用,Ang Ⅱ还有生长激素样作用,可促进心肌肥大、血管增生及动脉粥样硬化等病理过程。ACE还可降解组织内缓激肽。

ACE抑制药(angiotensin-converting enzyme inhibitor,ACEI)通过抑制ACE,产生良好的降压作用。ACEI是原发性高血压治疗史上的一大进步。ACEI作用特点为:①降压时不伴有反射性心率加快,对心排血量没有明显影响;②可防止或逆转高血压患者的血管壁增厚、心肌重构;③能增加肾血流量,保护肾脏;④能改善胰岛素抵抗;⑤不引起电解质紊乱和脂质代谢改变;⑥久用不易产生耐受性。

卡 托 普 利

卡托普利(captopril,巯甲丙脯酸)作用强、起效快,口服15分钟即可生效,1~2小时达高峰,持续4~5小时。口服生物利用度约70%,食物可减少其吸收,宜在饭前1小时空腹服用。部分在肝脏代谢,40%~50%原形药物随尿排出。肾功能不全者易引起蓄积,$t_{1/2}$为2小时,乳汁中有少量分泌,不透过血脑屏障。

【药理作用】　具有中等强度的降压作用。降压机制:①抑制ACE,减少Ang Ⅱ形成,从而取消Ang Ⅱ收缩血管、促进儿茶酚胺释放的作用;②抑制Ang Ⅱ生成的同时,减少醛固酮分泌,有利于水、钠排出;③可减少缓激肽降解,提高血中缓激肽含量,进而促进一氧化氮(NO)及依前列醇(PGI_2)的生成,增强扩张血管效应(图6-1)。

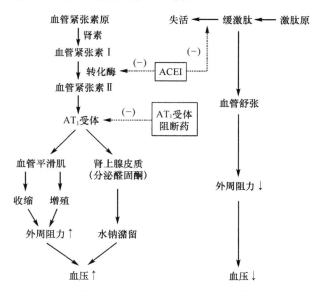

图6-1　肾素-血管紧张素系统抑制药的作用机制

【临床应用】　用于各型高血压,降压作用与血浆肾素水平相关,对血浆肾素活性高者疗效较好,尤其适用于合并有糖尿病、左心室肥厚、心力衰竭、心肌梗死的高血压患者。重型及顽固性高血压宜与利尿药或β受体阻断药合用。卡托普利是FDA唯一批准的用于糖尿病肾病治疗的ACE抑制药。

【不良反应及用药注意】

1. 刺激性干咳　是最常见的不良反应,也是被迫停药的主要原因。常在开始用药几周内出现,一般停药后4天内咳嗽消失。其可能与肺血管床内的缓激肽及前列腺素等物质的积聚有关。吸入色甘酸钠可以缓解。

2. 低血压　与开始剂量过大有关,宜从小剂量开始,并密切监测,尤其老年人对其降压作用敏感,应加强观察。

3. 高血钾　与醛固酮分泌减少有关。避免与保钾利尿剂及其他补钾药物合用,以免引起高血钾。肾动脉狭窄者、高血钾患者应禁用本药。

4. 对妊娠的影响　对胎儿有不利影响,妊娠期应禁用本药。

5. 其他　有血管神经性水肿,可发生在嘴唇、舌头、口腔、鼻部或面部其他部位,与缓激肽体内蓄积有关;因含有巯基(—SH),可产生味觉障碍、皮疹等。

依 那 普 利

依那普利(enalapril)为前药,口服后在肝脏代谢为依那普利酸发挥作用。抑制 ACE 的作用较卡托普利强 10 倍,起效缓慢,口服后 4 ~ 6 小时作用达高峰,作用维持 24 小时,每天给药 1 次。不良反应轻且短暂,因不含巯基,味觉障碍少见。

其他 ACEI 还有:赖诺普利(lisinopril)、喹那普利(quinapril)、培哚普利 (perindopril)、雷米普利(ramipril)、福辛普利(fosinopril)等。这些药物的共同特点是作用维持时间长,每天只需服用 1 次。药理作用及临床应用与依那普利相似。

(四) 血管紧张素 Ⅱ 受体阻断药

氯 沙 坦

氯沙坦(losartan,洛沙坦)口服易吸收,首过效应明显,生物利用度约为33% ,达峰时间约为 1 小时,$t_{1/2}$ 为 2 小时。部分在体内转变为作用更强、$t_{1/2}$ 更长的活性代谢产物。每天服药 1 次,作用可维持 24 小时。

【药理作用及临床应用】 氯沙坦竞争性阻断 AT_1 受体,拮抗 Ang Ⅱ 的缩血管作用,降低外周血管阻力及减少血容量,使血压下降;能预防与逆转高血压所致的血管平滑肌增生和左心室肥厚;尚能促进尿酸排泄。氯沙坦可用于各型高血压的治疗,适用于不能耐受 ACE 抑制药所致咳嗽的患者,还可用于治疗慢性心功能不全。

【不良反应及用药注意】 不良反应与 ACEI 相似,也可引起低血压、高血钾及影响胎儿发育等。因不影响缓激肽降解,不引起咳嗽及血管神经性水肿。妊娠期、哺乳期妇女和肾动脉狭窄者禁用。

常用的本类药物还有缬沙坦(valsartan)、厄贝沙坦(irbesartan)、坎地沙坦(candesartan)等。

(五) β 受体阻断药

普 萘 洛 尔

普萘洛尔(propranolol,心得安)为非选择性 β 受体阻断药,对 β_1、β_2 受体都有作用。口服首过效应明显,生物利用度为25% ,个体差异大,$t_{1/2}$ 约为 4 小时。起效慢,连用 2 周以上才产生降压作用,收缩压、舒张压均降低。本药不引起直立性低血压和水钠潴留,长期应用不易产生耐受性。

【药理作用】 降压机制:①减少心排血量:阻断心肌 β_1 受体,使心肌收缩力减弱、心率减慢、心排血量减少而发挥作用;②抑制肾素分泌:阻断肾小球旁器的 β_1 受体,减少肾素分泌,从而抑制肾素-血管紧张素系统;③降低外周交感神经活性:阻断去甲肾上腺素能神经突触前膜 β_2 受体,消除正反馈作用,减少 NA 的释放;④中枢性降压:阻断血管运动中枢的 β 受体,从而抑制外周交感神经张力而降压,促进具有扩张血管作用的前列环素生成。

【临床应用】 主要用于轻、中度高血压的治疗。对伴有心排血量偏高或血浆肾素活性增高者效果好;尤其适用于伴有心绞痛、心动过速或脑血管疾病的患者。治疗重度高血压时需与利尿药或扩管药合用,以增强降压效果,减少不良反应。

【不良反应及用药注意】 常见恶心、呕吐、腹泻、头痛、头晕、忧郁、失眠、恶梦等。可致心动过缓、房室传导阻滞等心脏抑制反应,还可引起外周血管痉挛如四肢发冷、皮肤苍白等。阻断 β_2 受体可诱发支气管哮喘。长期用药还可见血糖下降、血脂升高等。

普萘洛尔的用量个体差异大,宜从小剂量开始,逐渐增量,直到疗效满意。但每天用量不要超过 300mg。长期应用不能突然停药,以免诱发或加重心绞痛,应于停药前 10 ~ 14 天逐步减量。支气管哮喘、严重左心室衰竭及重度房室传导阻滞者禁用。

美托洛尔、阿替洛尔

美托洛尔(metoprolol)和阿替洛尔(atenolol)的降压机制与普萘洛尔相同，但对心脏 β_1 受体有较高选择性，对支气管的 β_2 受体影响较小。口服用于轻、中度高血压，降压作用持续时间较长，1~2 次/天，作用优于普萘洛尔。诱发或加重支气管哮喘，延缓血糖水平恢复的作用较普萘洛尔小。

拉贝洛尔

拉贝洛尔(labetalol，柳胺苄心定)兼有 α、β 受体阻断作用，阻断 β_1 和 β_2 受体作用强度相似，对 α_1 受体作用较弱，对 α_2 受体则无阻断作用。本药适用于各种程度的高血压及高血压急症(如高血压危象)、嗜铬细胞瘤、妊娠期高血压等。常见眩晕、乏力、幻觉、胃肠反应等不良反应，大剂量可致直立性低血压。支气管哮喘患者禁用。

三、其他抗高血压药

(一)中枢性降压药

中枢性降压药包括可乐定、甲基多巴、胍法辛、胍那苄、莫索尼定和利美尼定等，分别作用于孤束核 α_2 肾上腺素受体和中枢咪唑啉 I 型受体产生降压作用。

可 乐 定

可乐定(clonidine)口服吸收良好，生物利用度约为 75%。30 分钟起效，可持续 6~8 小时，50% 经肝代谢，50% 以原形经肾排泄，能透过血脑屏障，$t_{1/2}$ 为 5.2~13 小时。

【药理作用】　可乐定的降压作用中等偏强，降压时伴有心率减慢、心排血量减少及肾血流量的增加；还有镇静、抑制胃肠道分泌和蠕动的作用。其降压机制主要是激动延髓腹外侧区的 I_1 咪唑啉受体，使交感神经张力下降，外周血管阻力降低而降压。

【临床应用】　主要适用于中度高血压，尤其适用于伴有溃疡病的高血压患者。与利尿药合用有协同作用，可用于重度高血压。不影响肾血流量和肾小球滤过率，可用于高血压的长期治疗。口服用于预防偏头痛和阿片类镇痛药成瘾者的脱瘾治疗。

【不良反应及用药注意】　常见不良反应是口干、便秘、嗜睡、抑郁、眩晕、食欲减退等。久服可致水钠潴留，合用利尿药可以避免。长期服用突然停药会出现交感神经亢进而引起反跳现象，因此不宜突然停药，可逐渐减量。用药过程中要注意血压和脉搏的监测，告诉患者用药后避免体位的突然变化。

甲 基 多 巴

甲基多巴(methyldopa)降压作用与可乐定相似，降压时伴有心率减慢和心排血量减少，但不减少肾血流量和肾小球滤过率。本药适用于中度高血压，特别是伴有肾功能不全的高血压患者。

莫 索 尼 定

莫索尼定(moxonidine)为第二代中枢性降压药。其主要激动延髓腹外侧区的咪唑啉 I_1 受体而降压，因与受体结合牢固，降压作用维持时间较长。降压时不减慢心率，能逆转高血压患者的左心室肥厚，还能促进肾脏 Na^+ 的排出。本药可用于轻、中度高血压的治疗。不良反应少，不激动中枢 α_2 受体，不产生镇静作用，所以较少引起嗜睡、口干等不良反应，且无停药后的反跳现象。

(二)血管平滑肌扩张药

本类药物通过直接松弛血管平滑肌，降低外周阻力而产生降压作用。由于本类药物的不良反应较多，临床上一般不单独使用本类药物用于高血压治疗，仅在利尿药、β 受体阻断药或其他降压药无效时才加用本类药物。

硝 普 钠

硝普钠（sodium nitroprusside）口服不吸收，需静脉给药。静脉滴注后1～2分钟起效，停药后5分钟血压回升，可通过调节静滴速度将血压控制在所需水平。

【药理作用和临床应用】 硝普钠直接作用于血管平滑肌，扩张小静脉、小动脉血管，降低心脏前、后负荷，为速效、强效、短效的降压药。其主要用于高血压急症的治疗，也可用于急性心肌梗死及急、慢性心功能不全的治疗。

【不良反应及用药注意】

1. 不良反应主要有恶心、呕吐、头痛、心悸、发热等，停药后消失。长期或大剂量使用，可出现畏食、恶心、乏力、定向障碍、肌肉痉挛等硫氰化物蓄积中毒症状，并可致甲状腺功能减退，特别是肝、肾功能损害者更易出现。上述不良反应可用硫代硫酸钠防治。长期输注需监测血液中硫氰酸盐浓度（应<0.1mg/ml）。

2. 硝普钠遇光易分解，药液现配现用，溶液内不宜加入其他药品，静脉滴注过程中应注意用黑色布包裹整个静脉滴注系统以避光。

3. 给药期间密切观察患者反应，根据血压调整滴速。若给药过程中出现恶心、呕吐、心悸、烦躁、头痛、肌肉痉挛、发热、出汗等症状，应停药或控制滴速，使血压平稳下降。

4. 肝、肾功能不全、甲状腺功能减退者慎用。孕妇禁用。

📖 **链接** ┈┈┈┈ 高血压危象与高血压脑病

高血压危象是指患者在紧张、寒冷、疲劳、突然停服降压药、嗜铬细胞瘤发作等不良诱因影响下，小血管发生强烈痉挛，血压急剧升高到200/120mmHg以上，影响心、脑、肾、视网膜等重要脏器血液供应而产生的急性损害危急证候。危象发生时，患者感到突然头痛、头晕、烦躁不安、恶心、呕吐、心悸、气短、视物模糊或失明等症状，严重者可出现暂时性瘫痪、失语、心绞痛、尿混浊、抽搐甚至昏迷。

高血压脑病是指过高的血压突破了脑血流自动调节范围，大脑过度灌注，导致脑水肿和颅内压增高，引起弥漫性严重头痛、呕吐、意识障碍、精神错乱等脑病症状与体征的一系列临床表现，严重者可致抽搐、昏迷。

（三）神经节阻断药

樟磺咪芬、美卡拉明

樟磺咪芬（trimethaphan camsylate）、美卡拉明（mecamylamine，美加明）为 N_1 胆碱受体阻断药，通过阻断交感神经节扩张小动脉、静脉，使外周阻力降低，回心血量和心排血量减少而产生降压作用。由于降压作用快而强，且不良反应多，现已少用。目前本类药物仅用于特殊情况，如高血压危象、主动脉夹层动脉瘤、外科手术中控制血压。

（四）α_1 肾上腺素受体阻断药

哌 唑 嗪

哌唑嗪（prazosin）口服吸收良好，首关消除显著，生物利用度为60%。30分钟起效，血药浓度1～2小时达峰值，$t_{1/2}$ 为2～4小时，作用可持续6～10小时。药物大部分经肝脏代谢。

【药理作用】 选择性阻断血管平滑肌 α_1 受体，扩张小动脉及静脉血管，使外周血管阻力降低，降压作用中等偏强。其降压时对肾血流量和肾小球滤过率无明显影响，不提高肾素水平；长期应用可降低血浆总胆固醇、三酰甘油、低密度脂蛋白和极低密度脂蛋白，升高血浆高密度脂蛋白浓度，改善血脂代谢，减轻冠状动脉病变；松弛前列腺平滑肌，改善轻、中度良性前列腺增生引起的排尿困难症状。

【临床应用】　主要适用于轻、中度高血压及伴有肾功能不全、血脂代谢紊乱或前列腺增生的高血压患者。本药与利尿药和 β 受体阻断药合用可提高疗效。

【不良反应及用药注意】

1. 首剂现象　部分患者首次用药 30 ~ 90 分钟,易出现严重的直立性低血压,尤其在直立、饥饿、低钠时发生率高,表现为晕厥、心悸,甚至意识丧失等。应嘱咐患者首次用量减为 0.5mg 并于临睡前服用,可避免此反应发生。患者用药后,由卧位起立时先慢慢坐起,无头晕、视物模糊等反应时再缓缓站起。

2. 其他　常见口干、鼻塞、头晕、头痛、嗜睡、乏力、心悸、恶心等,减少剂量可逐渐减轻。严重心脏病患者、有精神病史者慎用,有活动性肝脏疾病及过敏者禁用本品。

同类药物还有特拉唑嗪(terazosin)、多沙唑嗪(doxazosin)等,作用维持时间长,每天服药 1 次可有效控制血压。

(五)肾上腺素能神经末梢阻滞药

利 血 平

利血平(reserpine)主要通过影响儿茶酚胺递质的储存、释放及再摄取而产生降压作用。其降压作用缓慢、温和、持久,适用于轻度高血压患者。不良反应多,可引起鼻塞、胃酸分泌过多、胃肠蠕动亢进、心率减慢、嗜睡、淡漠、疲惫、精神抑郁等,现已很少单独使用。消化性溃疡和抑郁症患者禁用。

(六)钾通道开放药

米 诺 地 尔

米诺地尔(minoxidil)为钾通道开放药。其能促进血管平滑肌细胞膜上钾通道开放,K^+ 外流增加,使细胞膜超极化而致钙通道失活,Ca^{2+} 内流减少,导致小动脉扩张,血压下降。本药降压作用强而持久,临床上主要用于治疗其他降压药无效的顽固性高血压和肾性高血压。由于降压时可反射性兴奋交感神经,故不宜单用。本药常与利尿药及 β 受体阻断药合用,可提高疗效,减少不良反应。主要不良反应有水钠潴留、心悸、多毛症等。

同类药物还有尼可地尔(nicorandil)、吡那地尔(pinacidil)等。

四、抗高血压药物的合理应用

高血压不仅表现为血压升高,长期的血压升高可导致心、脑、肾及血管等靶器官损害,部分患者还伴有血糖、血脂的异常。因此不仅要有效地控制血压,更要注意逆转靶器官损伤,以减少并发症,降低发病率及死亡率,延长患者寿命。高血压治疗时应考虑以下几个方面。

(一)综合治疗

高血压的主要危险因素包括:年龄、性别、高血脂、吸烟、不平衡膳食、糖尿病、肥胖、缺少运动及精神压力等,因此应将药物治疗与非药物治疗相结合。非药物治疗包括限制钠盐摄入、控制体重、戒烟限酒、合理膳食、愉悦精神、适宜的运动及充分的休息等,维持和改善患者的生活质量,降低心血管的发病率及死亡率。非药物治疗不能有效控制血压时,则应结合药物进行治疗。

(二)个体化治疗

抗高血压药物种类众多,应根据患者的年龄、性别、种族、病情轻重、并发症和接受治疗的情况等制订治疗方案。

1. 依据病情选择及联用药物　病情轻的患者宜在常用药物中选择一种,单独应用。单用一种药物不能有效控制血压或出现不良反应时,应联用两种或三种药物。应将不同作用机制的药物合用,使其产生协同作用,同时可使每一种药物的用量减少,减轻副作用。任何两类常用药物均可联合应用,其中β受体阻断药加CCB,ACEI加CCB可互相抵消相应的副作用,联用效果较好。

2. 依据并发症选择药物　高血压患者往往有心、脑、肾及代谢等方面的并发症,应依据并发症选择药物,保护靶器官。

（1）当原发性高血压合并心力衰竭时,宜用利尿剂、ACEI和长效CCB,不宜用肼屈嗪。

（2）高血压肾病时,ACEI、AT₁受体阻断药和CCB对肾脏有保护作用,可延缓高血压肾病的进程,利尿剂和β受体阻断药则无肾脏保护作用,不宜选用。

（3）并发支气管哮喘、慢性阻塞性肺病时,宜用利尿剂、CCB,不宜用ACEI和β受体阻断药。

（4）并发糖尿病时,宜用ACEI、CCB,不用噻嗪类利尿剂及β受体阻断药。

（5）并发血脂异常时,宜用α₁受体阻断药、CCB,避免应用噻嗪类利尿剂及β受体阻断药。

3. 剂量个体化　每位患者对药物的敏感性及耐受程度不同,不同患者或同一患者在不同病程时期,所需剂量不同,如普萘洛尔的治疗量可相差数倍,所以应根据"最好疗效,最少不良反应"的原则选择最佳剂量,并根据患者的临床反应和耐受情况调整剂量。

（三）平稳降压及终生治疗

多数高血压患者需长期服药以控制症状,保持血压平稳可减少靶器官的损伤,显著降低并发症的发生率,药物也应能防止或逆转高血压及其并发症的病理生理过程,以延缓病程发展,最终延长患者生命。平稳降压应注意:①药物应从最低剂量开始治疗,以免引起血压过低,随后依据血压情况逐渐增加剂量;②尽量选用缓释剂、控释剂或长效药物;③不可突然停药,以免发生反跳现象,引起血压骤升。

案例6-1分析

1. 最好选择ACE抑制药。

2. 降压机制:抑制血管紧张素转化酶(ACE),减少AngⅡ形成,减少醛固酮分泌和缓激肽降解,从而扩张血管,促进水、钠排出而降压。

作用特点:①降压时不伴有反射性心率加快,对心排血量没有明显影响;②可防止或逆转高血压患者的血管壁增厚、心肌重构;③能增加肾血流量,保护肾脏;④能改善胰岛素抵抗;⑤不引起电解质紊乱和脂质代谢改变;⑥久用不易产生耐受性。

3. 不良反应有刺激性干咳、血管神经性水肿、低血压、高血钾、致畸等。不能耐受咳嗽的患者可换用AT₁受体阻断药;宜从小剂量开始用药,并密切监测血压;避免与保钾利尿剂及其他补钾药物合用;禁用于肾动脉狭窄者、高血钾患者及妊娠期、哺乳期妇女。

目标检测

一、选择题

A₁型题

1. 高血压伴有快速型心律失常患者最好选择
   A. 硝苯地平　　B. 桂利嗪
   C. 尼莫地平　　D. 普萘洛尔
   E. 氢氯噻嗪

2. 高血压危象宜选用
   A. 硝普钠　　B. 硝苯地平
   C. 卡托普利　　D. 普萘洛尔
   E. 氢氯噻嗪

3. 下列哪项不属于依那普利的作用
   A. 减少缓激肽降解
   B. 逆转血管重构
   C. 减少醛固酮释放

D. 阻断血管紧张素 II 受体 (AT$_1$ 受体)

E. 抑制 ACE

4. 易引起"首剂现象"的抗高血压药物是

　　A. 肼屈嗪　　　　　　B. 哌唑嗪

　　C. 利血平　　　　　　D. 硝苯地平

　　E. 卡托普利

5. 高血压伴外周血管痉挛性疾病时宜选用

　　A. 硝苯地平　　　　　B. 氢氯噻嗪

　　C. 普萘洛尔　　　　　D. 卡托普利

　　E. 利血平

6. 长期用药突然停药易出现心率加快的是

　　A. 哌唑嗪　　　　　　B. 氢氯噻嗪

　　C. 普萘洛尔　　　　　D. 维拉帕米

　　E. 依那普利

7. 易引起顽固性干咳的抗高血压药物是

　　A. 依那普利　　　　　B. 缬沙坦

　　C. 哌唑嗪　　　　　　D. 氢氯噻嗪

　　E. 硝苯地平

8. 对 ACE 抑制药的描述错误的是

　　A. 适用于各型高血压

B. 降压同时无反射性心率加快

C. 对糖代谢无不良影响

D. 有心脏保护作用

E. 能降低机体对胰岛素敏感性

9. 具有中枢降压作用的是

　　A. 可乐定　　　　　　B. 氯沙坦

　　C. 氢氯噻嗪　　　　　D. 硝苯地平

　　E. 卡托普利

10. 兼有钙通道阻滞和利尿作用的药物是

　　A. 可乐定　　　　　　B. 氯沙坦

　　C. 氢氯噻嗪　　　　　D. 硝苯地平

　　E. 吲达帕胺

二、简答题

1. 简述抗高血压药物的分类及代表药物。哪些是一线降压药？

2. 氢氯噻嗪、硝苯地平、普萘洛尔的作用机制和作用特点是什么？其不良反应和用药注意有哪些？

3. 简述卡托普利的药理作用、作用特点、临床用途和不良反应。

附录：制剂与用法

药名	剂型	使用方法
氢氯噻嗪	片剂：25mg	口服：12.5～25mg，一天 1～2 次
吲达帕胺	片剂：2.5mg	口服：2.5mg。一天 1～2 次，用药 2 个月后若疗效不满意者可增至 5mg，一天 1～2 次
硝苯地平	片剂：10mg；胶囊剂：5mg	口服：5～10mg，一天 3 次，急用时舌下含服
尼群地平	片剂：10mg、20mg	口服：10～20mg，一天 1～2 次
氨氯地平	片剂：5mg	口服，每次 5～10mg，一天 1 次
卡托普利	片剂：25mg、50mg、100mg	口服：开始 25mg，一天 3 次，逐渐增至 50mg，一天 3 次
马来酸依那普利	片剂：5mg、10mg	口服：2.5～5.0mg，一天 1～2 次
氯沙坦	片剂：25mg、50mg	口服：25mg，一天 1～2 次
盐酸普萘洛尔	片剂：10mg	口服：10～20mg，一天 3 次。以后每周增量一天 10～20mg
阿替洛尔	片剂：25mg、50mg、100mg	口服：50～100mg，一天 1 次
美托洛尔	片剂：50mg、100mg	口服：每天 50～100mg，分 2～3 次服用
盐酸可乐定	片剂：0.075mg	口服：0.075～0.15mg，一天 1～3 次，根据病情增加剂量。极量：一次 0.4～0.6mg
	注射剂：0.15mg/ml	0.15～0.3mg，肌内注射或静脉注射。必要时每 6 小时重复 1 次
盐酸哌唑嗪	胶囊剂：1mg、2mg、5mg	口服：首次 0.5mg，以后 1mg，一天 3 次
硝普钠	粉针剂：50mg	静脉滴注：临用时以 5% 葡萄糖溶液 2～3ml 溶解后再稀释于 500ml、1000ml 的 5% 葡萄糖溶液中，缓慢静脉滴注，滴速不超过 3μg/(kg·min)，配制时间超过 24 小时的溶液不宜再用
米诺地尔	片剂：2.5mg	口服，开始每次 2.5mg，一天 2 次，以后逐渐增至每次 5～10mg，一天 2 次。遮光密闭保存

第 2 节 抗心绞痛药

案例 6-2

患者,男,56 岁,公务员。半年来,劳累后及情绪激动后反复发作胸骨后压榨性疼痛,并向左肩放射,休息后有所缓解。查体:心率 78 次/分,心电图 S-T 段压低,提示有心肌缺血,心脏彩色多普勒显示有冠状动脉粥样硬化斑块。

诊断:冠心病、心绞痛。

处方:

硝酸甘油片 0.5mg×30   用法:0.5mg,必要时,舌下含化

普萘洛尔片 10mg×30   用法:10mg,3 次/天,口服

问题:1. 请分析该处方是否合理,为什么?

2. 患者在用药中应注意什么?

考点:1. 硝酸酯类抗心绞痛的作用机制、临床应用、不良反应及用药注意。

2. β受体阻断药、钙通道阻滞药抗心绞痛的作用特点。

3. 硝酸甘油与β受体阻断药合用的目的。

心绞痛是冠状动脉供血不足引起的心肌急剧的、暂时的缺血缺氧综合征。临床表现为胸骨后及心前区阵发性绞痛或闷痛,可放射至左上肢,休息或含硝酸甘油在几分钟内缓解。心绞痛持续发作得不到及时缓解则可能导致急性心肌梗死。心绞痛最常见的病因是冠状动脉粥样硬化。冠状动脉粥样硬化斑块的形成和(或)冠状动脉痉挛均可造成冠状动脉狭窄,使冠状动脉血流量不足,导致心肌氧的供需平衡失调,致心肌暂时性缺血、缺氧,代谢产物(乳酸、丙酮酸、组胺、激肽样多肽、K^+等)聚积心肌组织,刺激心肌自主神经传入纤维末梢引起疼痛。根据世界卫生组织"缺血性心脏病的命名及诊断标准",将心绞痛分为三种类型:①劳累性心绞痛:由劳累、情绪波动或其他增加心肌耗氧量的因素所诱发,休息或舌下含服硝酸甘油可缓解,此类心绞痛又分为稳定型心绞痛、初发型心绞痛和恶化型心绞痛;②自发性心绞痛:发作与耗氧量无明显关系,多发生于安静状态,发作时症状重、持续时间长,且不易被硝酸甘油缓解,包括卧位型、变异型、中间综合征和梗死后心绞痛;③混合性心绞痛:心肌需氧量增加或无明显增加时都可能发生。临床常将初发型、恶化型及自发性心绞痛统称为不稳定型心绞痛。

心绞痛发作是心肌需氧和供氧之间矛盾尖锐化及冠状动脉血栓形成引起的。影响心肌供氧的因素有冠状动脉血流量及心肌动-静脉氧分压差;影响心肌耗氧量的因素有心室壁张力、心率和心肌收缩力。心绞痛治疗的基本原则是降低心肌耗氧量,增加冠状动脉血液供应。抗心绞痛药通过以下作用可达到此目的:舒张冠状动脉和促进侧支循环的形成,抑制血栓形成;舒张血管,减轻心脏负荷;减慢心率,抑制心肌收缩力等。常用的药物有硝酸酯类、β受体阻断药及钙通道阻滞药。ACE 抑制药、肾上腺素受体阻断药卡维地洛(carvedilol)等也用于心绞痛治疗。

一、硝酸酯类

硝酸酯类是临床上最常用的抗心绞痛药物,包括硝酸甘油、硝酸异山梨酯和单硝酸异山梨酯等。

硝酸甘油

硝酸甘油(nitroglycerin)起效快、疗效肯定、经济方便,是目前防治心绞痛最常用的药物。首过效应明显,舌下含服吸收迅速,1~2 分钟起效,3~10 分钟达最大效应,维持 20~30 分钟,$t_{1/2}$ 为 2~4 分钟。本品亦可经皮肤吸收,用 2% 硝酸甘油软膏或贴膜剂睡前涂抹在前臂皮肤或贴在胸部皮肤,有效浓度可保持较长时间。经肝脏代谢,最后由肾排出。

【药理作用】 硝酸甘油的基本作用是松弛平滑肌,其中对血管平滑肌的选择性最高,作用最显著。

1. 降低心肌耗氧量 硝酸甘油可扩张容量血管,减少静脉回心血量,降低心脏前负荷,从而使心室舒张末期压力及容量降低,降低室壁张力,降低耗氧量。在较大剂量时也可扩张小动脉而降低后负荷,使心肌耗氧量下降。

2. 增加心肌供氧量

(1)硝酸甘油能明显舒张较大的心脏包层血管及狭窄的冠状血管及侧支血管,此作用在冠状动脉痉挛时更为明显,因而增加冠状动脉血流量,缓解心肌缺血。

(2)硝酸甘油对阻力血管的舒张作用较弱,能使冠状动脉血流量重新分配,能增加心内膜下区的血液灌注量(图6-2)。

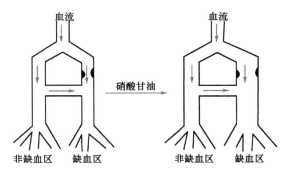

图6-2 硝酸甘油对冠状动脉血流分布的影响
血流从阻力较大的非缺血区经扩张的侧支血管流向阻力较小的缺血区

3. 其他 促进保护心肌物质的释放,减轻缺血心肌的损伤,缩小心肌梗死范围,减少心律失常的发生;抑制血小板聚集和黏附,对抗血栓形成。

【临床应用】

1. 心绞痛 对各类心绞痛均有效,舌下含服或吸入给药可迅速缓解心绞痛症状,常作为心绞痛急性发作时的首选药物;预防发作可用其油膏或贴膜敷于胸部和背部。

2. 急性心肌梗死 静脉滴注给药,可减少急性心肌梗死患者的心肌耗氧量;本药还具有抗血小板聚集和黏附作用,可使梗死面积缩小,降低梗死后心绞痛的发生率。连续使用注意限制用量,以免过度降压而引起不良反应。

3. 心功能不全 本药可降低心脏前、后负荷,改善心功能,可用于难治性心功能不全的治疗。

【不良反应】

1. 血管舒张反应 可出现颜面潮红、搏动性头痛、眼压及颅内压升高、直立性低血压等不良反应。剂量过大可使血压过度下降,冠状动脉灌注压过低,并可反射性加快心率,加强心肌收缩力,反而使耗氧量增加而诱发心绞痛发作或心肌梗死,合用 β 受体阻断药可纠正之。青光眼及颅内高压患者禁用。

2. 耐受性 多于连续用药2周左右出现,停药1～2周后可消失。防止耐受性发生的措施有:①采用最小剂量;②间歇给药,无论采用何种给药途径,每天不用药的间歇期必须在8小时以上;③补充含巯基的药物及食物(硝酸甘油产生耐受性与巯基消耗过多有关),如合用卡托普利,补充乳制品、芝麻、葵花子等含巯基丰富的食物。

3. 高铁血红蛋白症 大剂量引起,可致呕吐、发绀等。

【用药注意】

（1）本药遇光、遇热极易分解失效，故应置于棕色玻璃瓶内，密闭避光保存。药物有效时溶化快、略有甜味且有刺麻感，否则已失效，应及时更换。

（2）发作时舌下含化片剂，不可吞服。应采取坐位含药，症状若无缓解，5 分钟内可再含 1 片，最多可连续使用 3 次，15 分钟仍不缓解，提示有心肌梗死的可能，应及时就医。

（3）喷雾给药时应喷于口腔黏膜上，不可将药物吸入；缓释剂应整粒吞服，不能嚼碎；贴膜剂应贴于胸腹、大腿前部及前臂等无毛发处。

（4）本药与其他抗高血压药合用，可增加降压作用；阿司匹林可降低硝酸甘油的肝清除率，合用应注意调整剂量。

硝酸异山梨酯

硝酸异山梨酯（isosorbide dinitrate，消心痛）口服生物利用度较硝酸甘油高，也可舌下含服、气雾吸入或静脉注射。作用弱、起效慢、维持时间较长。其临床应用及不良反应与硝酸甘油相似，主要用于预防心绞痛发作和心肌梗死后心力衰竭的长期治疗。

单硝酸异山梨酯（isosorbide mononitrate）作用及不良反应与硝酸异山梨酯相似，作用持续时间较长，适于心绞痛的预防及长期治疗。

二、β 受体阻断药

β 受体阻断药可减少心绞痛的发作次数、提高运动耐量、减少心肌耗氧量、改善缺血区的代谢、减少心肌梗死患者的死亡率，现已成为一线防治心绞痛的药物。临床常用的药物有普萘洛尔、阿替洛尔、美托洛尔。

【药理作用】

1. 降低心肌耗氧量　心绞痛发作时，心肌局部和血中儿茶酚胺含量明显增加，激动 β_1 受体，使心肌收缩力增强、心率加快、血管收缩，从而使左心室后负荷增加，心肌耗氧量增加。由于心率加快，心室舒张期缩短，又使冠状动脉血液灌注量减少，加重心肌缺氧。本药通过阻断 β_1 受体，使心率减慢、心肌收缩力减弱、血压降低，从而明显降低心肌耗氧量，缓解心绞痛。

2. 改善心肌缺血区的供血　本药对缺血和非缺血心肌冠状动脉的 β 受体作用不同，可促使血液向已代偿性扩张的缺血区流动，增加缺血区的供血。此外，β 受体阻断药能减慢心率，使舒张期延长，使冠状动脉的血液灌流时间延长，有利于血液从心脏包层血管流向易缺血的心内膜区。本药还可增加缺血区的侧支循环，改善心肌缺血区的供血。

3. 改善心肌代谢　本药可促进缺血区的心肌细胞对葡萄糖的摄取和利用，改善糖代谢，减少耗氧，从而使缺血区的心肌得到保护；促进氧合血红蛋白的解离，提高组织对氧的利用。

【临床应用】　治疗稳定型及不稳定型心绞痛，可减少发作次数及硝酸甘油的用量，对兼有高血压或快速心律失常的患者更为适用，对于冠状动脉痉挛诱发的变异型心绞痛不宜应用。对心肌梗死也有效，能缩小梗死范围，但因抑制心肌收缩力，应慎用。

β 受体阻断药可降低心肌收缩力，从而增加心室容积，使心室射血时间延长，导致心肌耗氧量增加。临床上将普萘洛尔和硝酸甘油合用治疗心绞痛，可取长补短，如普萘洛尔可取消硝酸甘油所引起的反射性心率加快，而硝酸甘油可克服普萘洛尔导致的冠状动脉收缩和心室容积扩大（表 6-2）。此外，两药对心肌耗氧量的降低却有协同作用。应用中注意调整剂量，避免过度降压带来冠状动脉血流量减少，对心绞痛不利。

表 6-2　三类抗心绞痛药对决定心肌耗氧量因素的影响

心肌耗氧因素	硝酸酯类	β 受体阻断药	钙通道阻滞药	
			硝苯地平	维拉帕米
室壁张力	↓	↑	↓	↓
心率	反射性↑	↓	反射性↑	↓
心肌收缩力	反射性↑	↓	反射性↑	↓

【不良反应及用药注意】　普萘洛尔的有效剂量个体差异较大,一般宜从小量开始逐渐增加剂量。突然停药可导致心绞痛的发作,甚至诱发心肌梗死。禁用于血脂异常的患者。

三、钙通道阻滞药

钙通道阻滞药是临床预防和治疗心绞痛的常用药。抗心绞痛常用的钙通道阻滞药有硝苯地平(nifedipine)、维拉帕米(verapamil,异搏定)、地尔硫䓬(diltiazem)等。

【药理作用】

1. 降低心肌耗氧量　本类药物通过阻滞钙通道,减少 Ca^{2+} 内流,可减弱心肌收缩力、减慢心率、扩张外周动脉,减轻心脏负荷,降低心肌耗氧量。由于扩张冠状动脉,特别是痉挛状态的血管,因此能增加缺血区血流量。此外,本药还可增加侧支循环,改善缺血区的供血。

2. 保护缺血心肌细胞　心肌缺血缺氧时,细胞膜对 Ca^{2+} 通透性增加,Ca^{2+} 内流增多,大量 Ca^{2+} 在细胞内聚集,特别是线粒体中 Ca^{2+} 超负荷,会损伤线粒体,促进细胞死亡。本类药物抑制 Ca^{2+} 内流,减轻心肌细胞内 Ca^{2+} 的超负荷,起到保护心肌细胞的作用。

3. 抑制血小板作用　可降低血小板内 Ca^{2+} 浓度,从而抑制血小板黏附、聚集。

【临床应用】

1. 心绞痛　可用于稳定型、不稳定型心绞痛及变异型心绞痛,其中对变异型心绞痛最为有效。本类药物可扩张支气管平滑肌和外周血管,故对伴有哮喘、阻塞性肺疾病、外周血管痉挛性疾病的心绞痛患者更为适用。

2. 急性心肌梗死　对急性心肌梗死能促进侧支循环,缩小梗死面积。

【不良反应及用药注意】　硝苯地平的主要副作用是低血压、心悸、头晕及双踝水肿等。维拉帕米和地尔硫䓬的主要副作用是心动过缓、房室传导阻滞或加重左心功能不全等,和 β 受体阻断药合用时能使传导阻滞和心肌收缩力的减弱更明显,要特别警惕。老年人、心动过缓或左心功能不全的患者应避免上述药物的合用。

案例 6-2 分析

1. 合理。普萘洛尔和硝酸甘油合用治疗心绞痛,不仅有协同降低心肌耗氧量的作用,而且可取长补短。普萘洛尔可取消硝酸甘油降压所致的反射性心率加快、心肌收缩力加强,硝酸甘油可克服普萘洛尔导致的冠状动脉收缩和心室容积扩大。

2. 两药合用中应密切观察血压,避免过度降压带来冠状动脉血流量减少。普萘洛尔个体差异性大,应从小剂量开始逐渐增加剂量,停药时应逐渐减量,否则可出现反跳现象,导致心绞痛的发作,甚至诱发心肌梗死。禁用于支气管哮喘、心动过缓和血脂异常的患者。硝酸甘油连续用药 2 周左右可出现耐受性,停药 1~2 周敏感性可恢复,应避光密闭保存药物,失效及时更替,应采取坐位或卧位含药,避免直立性低血压。

目 标 检 测

一、选择题

A₁ 型题

1. 心绞痛患者随身携带的最重要的急救药是
   A. 普萘洛尔   B. 肾上腺素
   C. 硝苯地平   D. 硝酸甘油
   E. 氢氯噻嗪

2. 变异型心绞痛宜选用
   A. 硝酸甘油   B. 硝苯地平
   C. 普萘洛尔   D. 硝酸异山梨酯
   E. 酚妥拉明

3. 硝酸甘油治疗心绞痛最主要的作用是
   A. 扩张冠状动脉增加心肌供血
   B. 扩张外周动脉,降低血压
   C. 扩张外周动脉、静脉,减轻心脏负荷
   D. 减慢心率
   E. 增加心排血量

4. 心绞痛急性发作最常用的药物是
   A. 维拉帕米   B. 普萘洛尔
   C. 硝苯地平   D. 硝酸甘油
   E. 硝酸异山梨酯

5. 下列不是普萘洛尔的适应证的是
   A. 变异型心绞痛
   B. 甲状腺功能亢进
   C. 高血压伴快速型心律失常
   D. 稳定型心绞痛
   E. 不稳定型心绞痛

6. 硝酸甘油、普萘洛尔、硝苯地平治疗心绞痛的共同作用是
   A. 降低心肌耗氧量   B. 减慢心率
   C. 降低室壁张力   D. 扩张冠状动脉
   E. 降低心肌收缩力

7. 硝酸甘油抗心绞痛最常采用的给药途径是
   A. 舌下含服   B. 软膏涂抹
   C. 肌内注射   D. 贴膜剂经皮给药
   E. 口服

8. 硝酸甘油不具有下列哪种作用
   A. 扩张容量血管   B. 减少回心血量
   C. 降低心肌耗氧量   D. 增加心室壁张力
   E. 扩张冠状动脉

9. 下列哪项不是硝酸甘油的不良反应
   A. 面部潮红   B. 血管搏动性
   C. 眼压升高   D. 全身水肿
   E. 高铁血红蛋白血症

10. 伴有哮喘的心绞痛患者不宜选用
   A. 硝酸甘油   B. 硝苯地平
   C. 普萘洛尔   D. 硝酸异山梨酯
   E. 地尔硫䓬

二、简答题

1. 简述硝酸甘油的作用机制、临床应用、主要不良反应与用药注意。

2. β受体阻断药为什么不宜用于变异型心绞痛?

附录:制剂与用法

药名	剂型	使用方法
硝酸甘油	片剂:0.3mg、0.6mg	舌下含服:0.3~0.6mg
	注射剂:5mg/ml、5~10mg	稀释后缓慢静脉滴注
硝酸异山梨酯	片剂:2.5mg、5mg、10mg	舌下含服:5mg
单硝酸异山梨酯	片剂:20mg	口服:20mg,一天2~3次
	缓释片:30mg、60mg	口服:30~60mg,一天1次
盐酸普萘洛尔	片剂:10mg	抗心绞痛:10mg,一天3次,可根据病情增减剂量
硝苯地平	片剂:10mg	口服:10~20mg,一天3次
美托洛尔	片剂:25mg	口服,每次6.25mg,一天2次,逐渐增至最适剂量,可用到每天200mg
阿替洛尔	片剂:12.5mg	口服,每次6.25mg,一天2次,按需要及耐受量渐增至最适剂量,每天总量不宜超过200mg
富马酸比索洛尔	片剂:2.5mg	口服,每次2.5mg,一天1次,每天最大剂量不超过10mg

续表

药名	剂型	使用方法
硝苯地平	片剂:10mg	嚼服或舌下含服,每次 5～10mg。口服,每次 10～20mg,一天 3 次。缓释片:每次 20mg,一天 1～2 次
维拉帕米	片剂:40mg	口服,每次 40～80mg,一天 3～4 次
地尔硫䓬	片剂:30mg	口服,每次 30～60mg,一天 3～4 次

第 3 节　抗慢性心功能不全药

案例 6-3

　　患者,女,68 岁,既往患高血压 22 年,近 3 年出现间断性心悸、胸闷,1 个月前症状加重伴食欲不振、下肢水肿入院治疗。查血压 165/102mmHg,心率 108 次/分,节律不齐,腹软,肝脏肋缘下 4cm 有压痛,颈静脉怒张,双下肢中度水肿。

　　诊断:充血性心力衰竭。应用地高辛、卡托普利、氢氯噻嗪联合治疗。

问题:1. 试述上述药物在治疗充血性心力衰竭方面的作用。

　　2. 应如何对患者进行用药指导?

　　慢性心功能不全又称充血性心力衰竭(congestive heartfailure,CHF),是由多种原因引起的心脏收缩功能和(或)舒张功能障碍,导致组织、器官血液灌流不足(动脉系统缺血)和(或)肺循环淤血(静脉系统淤血)而产生的一种临床综合征。临床多表现为疲劳、水肿、呼吸困难和运动耐力下降等。引起 CHF 的病因有多种,主要与缺血性心脏病、高血压、心肌肥厚、特发性扩张型心肌病、心脏瓣膜病或先天性心脏病等有关。

　　目前认为慢性心功能不全的发生是由于多种调节机制异常调节的结果(图 6-3),其中心室重构是其发生的基本作用机制。肾素-血管紧张素-醛固酮系统(Renin-angiotensin-aldosterone system,RAAS)和交感神经系统的过度活化在心室重构和心功能恶化上起着关键作用,因此在临床上抗慢性心功能不全的治疗理念有了明显的改变,已从短期血流动力学的改善措施(增强心肌收缩力、降低心脏负荷)转为长期的、修复性的治疗,通过改变衰竭心脏的生物学性质,抑制神经体液的过度活化,逆转心室重构,达到抗慢性心功能不全的目的。

考点:1. 抗慢性心功能不全药的分类及代表药物。
2. 强心苷类药物的药理作用、作用机制、临床应用、不良反应及用药注意。
3. 血管紧张素转化酶抑制剂和血管紧张素II受体阻断药抗慢性心功能不全的作用、临床应用及用药注意。

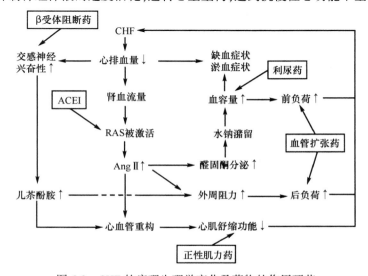

图 6-3　CHF 的病理生理学变化及药物的作用环节

临床上用于治疗慢性心功能不全的常用药物有以下几种。

1. 肾素-血管紧张素系统抑制药

（1）血管紧张素转化酶抑制药：卡托普利等。

（2）血管紧张素Ⅱ受体阻断药：氯沙坦等。

（3）醛固酮拮抗药：螺内酯。

2. 利尿药　氢氯噻嗪、呋塞米等。

3. β受体阻断药　美托洛尔、卡维地洛等。

4. 正性肌力药

（1）强心苷类药物：地高辛等。

（2）非强心苷类药物：包括β受体激动药如多巴酚丁胺，磷酸二酯酶抑制药如氨力农、米力农等。

5. 血管扩张药　硝普钠、硝酸异山梨酯、肼屈嗪、哌唑嗪等。

6. 钙通道阻滞药　氨氯地平等。

一、肾素-血管紧张素系统抑制药

（一）血管紧张素转化酶抑制药

血管紧张素转化酶（ACE）抑制药已成为心功能不全治疗的一线优选药物。本类药物包括卡托普利、依那普利、雷米普利、培多普利、福辛普利等。

【药理作用】

1. 降低外周血管阻力，降低心脏后负荷　ACE抑制药通过抑制血管紧张素转化酶，使血管紧张素Ⅱ的生成减少，并抑制缓激肽的降解，使小动脉扩张，降低心脏后负荷。

2. 减少醛固酮分泌　减轻钠、水潴留，减少回心血量，降低心脏前负荷。

3. 抑制心肌及血管重构　减少血管紧张素Ⅱ及醛固酮的生成，可抑制心肌细胞增生、胶原含量增加及心肌间质纤维化，防止和逆转心肌及血管重构，改善心功能。

4. 对血流动力学的影响　ACE抑制药降低全身血管阻力，增加心排血量，并能降低左心室充盈压、左心室舒张末压，降低室壁张力，改善心脏舒张功能，降低肾血管阻力，增加肾血流量。用药后可改善症状，增加运动耐力。

【临床应用】　用于各种程度、不同阶段的慢性心功能不全的治疗。尤其是心功能不全伴高血压或血中去甲肾上腺素、血管紧张素Ⅱ水平较高的患者。应用中要从小剂量起始逐渐递增，直至达到目标剂量或最大耐受剂量后长期维持使用。

抗CHF时应注意：①从小剂量开始逐渐增加到靶剂量；②开始治疗时，应注意监测血压，每隔3～5天检查肾功能和电解质，直到用量稳定，然后每3～6个月检查一次，一旦发生肾功能不全应立即停药；③血管神经性水肿、无尿性肾衰竭患者及妊娠期、哺乳期妇女禁用。双侧肾动脉狭窄、血肌酐水平显著升高（>225.2μmol/L）、高钾血症（>5.5mmol/L）、低血压（收缩压<90mmHg）患者慎用。

（二）血管紧张素Ⅱ受体阻断药

常用药物有氯沙坦、缬沙坦、厄贝沙坦等。与ACE抑制药相比，其具有以下特点：①对AT_1受体有高度特异性阻断作用；②不影响缓激肽的降解，无咳嗽及血管神经性水肿等不良反应；③直接在受体水平阻断血管紧张素Ⅱ的作用，具有预防及逆转心血管重构的作用，可作为ACE抑制药的替代药物。

（三）醛固酮拮抗药

CHF时血中醛固酮的浓度异常升高，可达正常值20倍以上。醛固酮除了保钠排钾作用之外,还有明显的促生长作用,引起心房、心室、大血管重构,加速心力衰竭恶化,增加心律失常和猝死的可能性。螺内酯拮抗醛固酮的作用,可降低慢性心功能不全患者的发病率和死亡率,具有良好的应用前景。

二、利 尿 药

与其他抗心功能不全的药物比较,利尿药是唯一能迅速缓解心功能不全症状的药物,可使肺水肿和外周组织水肿迅速消退,显著控制心功能不全患者的体液潴留。在临床应用中是否合理地使用利尿药,对其他治疗心功能不全的药物的疗效有着明显的影响,并直接影响预后。因此,利尿药是心功能不全治疗方案中不可或缺、不可取代的重要组成部分。

利尿药早期通过排钠利尿,减少血容量和回心血量,减轻心脏前负荷,改善心功能;久用使血管壁中 Na^+ 减少, Na^+-Ca^{2+} 交换减少,进而使血管平滑肌细胞中的 Ca^{2+} 减少,舒张外周血管,降低心脏后负荷,减轻心功能不全症状。

轻度心功能不全者可单独应用小剂量噻嗪类;中、重度心功能不全或单独使用噻嗪类效果不佳者,可用髓袢利尿药或噻嗪类与保钾利尿药合用;对于严重心功能不全、慢性心功能不全急性发作、急性肺水肿或全身水肿者,可选用呋塞米静脉注射。

利尿药的主要不良反应是电解质和代谢紊乱等,尤其是排钾利尿药引起的低血钾,是慢性心衰时诱发心律失常的常见原因之一,与强心苷合用时发生率更高,应注意补充钾盐或与保钾利尿药合用。

三、β 受体阻断药

临床试验证明,β 受体阻断药卡维地洛(carvedilol)、美托洛尔(metoprolol)和比索洛尔(bisoprolol)等长期应用可改善 CHF 的症状,提高左心室射血分数,改善患者生活质量,降低死亡率。目前 β 受体阻断药已被推荐为治疗 CHF 的常规用药,与 ACE 抑制药合用可提高疗效。

【药理作用】　β 受体阻断药可通过以下几方面缓解 CHF。

1. 拮抗交感神经活性

(1)阻断心脏 β 受体,拮抗 CHF 时过量儿茶酚胺对心脏的毒性作用,减轻由于 NA 过多导致的大量 Ca^{2+} 内流、细胞能量消耗及线粒体损伤,避免心肌坏死。

(2)阻断肾小球球旁细胞 β 受体,减少肾素释放,抑制肾素-血管紧张素系统,减轻 Ang Ⅱ 和醛固酮对心血管的损伤,降低心脏前后负荷,阻止或逆转心血管重构。

(3)减慢心率,降低心肌耗氧量。

(4)卡维地洛可阻断 α_1 受体,扩张血管,减轻心脏负荷。

2. 抗心律失常与抗心肌缺血　β 受体阻断药有明显的抗心律失常与抗心肌缺血作用,这也是其降低 CHF 病死率的重要机制。

3. 抗氧化和抗炎作用　卡维地洛具有强烈的抗氧化作用和抗炎作用,可保护心肌细胞。

【临床应用】　主要用于扩张型心肌病或缺血性心肌病导致的慢性心功能不全,适用于心功能 Ⅱ～Ⅲ 级患者,其中以对扩张型心肌病的疗效最佳。

【不良反应及注意事项】　不良反应详见第 2 章第 5 节。治疗 CHF 时需注意以下几方面。

(1)从小剂量开始,逐渐增加至患者可以耐受又不加重病情的剂量,否则因本类药物有抑制心肌收缩力的作用,可加重心功能障碍而加重病情。

（2）心功能改善与治疗时间呈正相关，一般心功能改善的平均奏效时间为3个月。

（3）应合用其他抗慢性心功能不全药，如利尿药、ACE抑制药和地高辛，否则可导致β受体阻断药的治疗失败。

（4）严重心动过缓、严重左心室功能减退、明显房室传导阻滞、低血压及支气管哮喘者禁用或慎用。

四、正性肌力药

（一）强心苷类药物

强心苷（cardiac glycoside）是一类选择作用于心脏，产生正性肌力作用的苷类化合物，是治疗慢性心功能不全的基本药物。常用的强心苷类药物有地高辛（digoxin）、洋地黄毒苷（digitoxin）、去乙酰毛花苷（deslanoside）、毒毛花苷 K（strophanthin K）、毛花苷丙（cedilanide）等。

强心苷类药物的化学结构和作用性质基本相同，但不同药物的侧链不同，其药物代谢动力学也有所不同（表6-3）。洋地黄毒苷为长效强心苷，脂溶性高，口服吸收完全，生物利用度高，大多数经肝代谢后经肾排泄。地高辛为中效强心苷，不同厂家、不同批号、不同个体的生物利用度均有较大的差异，因此在用药中要注意剂量的调整，个体化用药，肾功能不良者要减量。毛花苷丙和毒毛花苷 K 是短效强心苷，口服吸收很少，需要静脉给药，起效快，持续时间短，大多以原形经肾排泄。

表6-3　不同强心苷类药物的体内过程比较

药物	脂溶性	口服吸收率(%)	蛋白结合率(%)	肝肠循环(%)	主要消除方式(%)	$t_{1/2}$
洋地黄毒苷	高	90~100	97	27	肝代谢(90)	5~7 天
地高辛	中	60~85	25	6~8	肾(60~90)	33~36 小时
毛花苷丙	低	20~30	20	少	肾(90~100)	33 小时
毒毛花苷 K	低	2~5	5	少	肾(90~100)	21 小时

【药理作用】

1. 正性肌力作用（加强心肌收缩力）　强心苷对心脏具有高度的选择性，能显著增强衰竭心脏的收缩力，增加心排血量，从而缓解心功能不全的症状。这是其治疗 CHF 的主要药理学基础。强心苷的正性肌力作用有以下特点。

（1）增强心肌收缩效能：强心苷可加快心肌纤维收缩速度，使心肌收缩敏捷有力，收缩期缩短、舒张期相对延长，既有利于衰竭心脏充分休息，又有利于静脉回流和冠状动脉的血液灌注，增加心肌供氧和改善心肌代谢。

（2）降低衰竭心脏的耗氧量：心肌耗氧量取决于心肌收缩力、心率及心室壁张力。衰竭心脏因心室舒张末期容积增大，心室壁张力增加，加之心率加快，外周阻力增高，故心肌耗氧量明显增多。应用强心苷后，因其正性肌力作用，使心室内残存血量减少，室壁张力降低，以及减慢心率的综合作用，抵消或超过因心肌收缩力增强而增加的耗氧量，使心肌总耗氧量下降。这是强心苷类药物有别于肾上腺素等儿茶酚胺类药物的显著特点。对正常人或心室容积未见扩大的冠心病、心绞痛患者，强心苷可增加心肌耗氧量。

（3）增加衰竭心脏的心排血量：CHF 患者由于心肌收缩力减弱，心排血量减少，代偿性交感神经功能亢进，外周阻力增大，因而心排血量进一步减少。强心苷加强心肌收缩力，改善心脏泵血功能，并反射性降低交感神经兴奋性，其扩张血管的作用超过了直接收缩血管的作用，因

而外周阻力下降,心排血量增加。对正常人不增
加心排血量。

强心苷加强心肌收缩力的机制是:强心苷与
心肌细胞膜上的强心苷受体(即 Na$^+$-K$^+$-ATP 酶)
结合并抑制其活性,导致钠泵失灵,使心肌细胞内
Na$^+$浓度增加,K$^+$浓度降低,此时通过双向性 Na$^+$-
Ca^{2+}交换机制,使 Na$^+$内流减少而 Ca^{2+}外流减少,或
Na$^+$外流增加而 Ca^{2+}内流增加,最终使心肌细胞内
Ca^{2+}增加,又进一步促使肌浆网 Ca^{2+}释放,从而使
心肌收缩力增强(图6-4)。

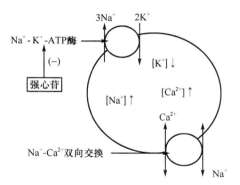

图 6-4 强心苷类药物作用机制示意图

2. 负性频率作用(减慢心率的作用) 心功能不
全时,由于心排血量减少,通过窦弓反射,交感神经兴奋,出现代偿性心动过速。强心苷的正性肌力
作用使心排血量增加,反射性兴奋迷走神经,使过快的心率变慢。强心苷还可增加心肌对迷走神经
的敏感性而减慢心率,故强心苷过量所引起的心动过缓和传导阻滞可用阿托品对抗。心率减慢降
低了心肌耗氧量,同时舒张期延长使回心血量和心肌供血增加,进一步改善心功能。

3. 负性传导作用(减慢房室结传导) 治疗量的强心苷通过兴奋迷走神经而使房室结传
导减慢,不应期延长;较大剂量时,可直接抑制房室结和浦肯野纤维的传导速度(表6-4),使部
分心房冲动不能到达心室,特别在心房颤动和心房扑动时尤为明显;中毒剂量时,可引起不同
程度的房室传导阻滞,甚至引起心搏停止。

表 6-4 强心苷对心肌电生理的影响

电生理特性	窦房结	心房	房室结	浦肯野纤维
自律性	↓			↑
传导性		↑	↓	↓
有效不应期		↓		↓

注:↑提高;↓降低。

4. 收缩血管 强心苷能直接收缩血管平滑肌,使外周阻力上升,动脉压升高。该作用与
交感神经、肾上腺及心排血量的变化无关。慢性心功能不全患者用药后,因交感神经活性降
低,其影响超过直接收缩血管的效应,因此血管阻力下降,心排血量及组织灌流增加,动脉压
不变或略升。

5. 利尿作用 慢性心功能不全患者用强心苷后利尿明显,是正性肌力作用使肾血流增
加所继发的。对正常人或非心性水肿患者也有轻度利尿作用,是抑制肾小管细胞 Na$^+$-K$^+$-
ATP 酶,减少肾小管对 Na$^+$的重吸收的结果。

📖 链 接 ┄┄┄┄┄ 心功能分级

主要是根据患者自觉的活动能力将心功能分为四级。

I级:患者患有心脏病,但活动量不受限制,平时一般活动不引起疲乏、心悸、呼吸困难或
心绞痛。

II级:心脏病患者的体力活动受到轻度的限制,休息时无自觉症状,但一般体力活动下可出
现疲乏、心悸、呼吸困难或心绞痛。

III级:心脏病患者体力活动明显受限,小于平时一般活动即引起上述的症状。

IV级:心脏病患者不能从事任何体力活动。休息状态下出现心力衰竭的症状,体力活动后
加重。

【临床应用】

1. 治疗慢性心功能不全   强心苷是治疗 CHF 的重要药物。强心苷由于增强心肌收缩力,使心排血量增加,故可改善动脉系统供血不足状况,同时因心脏排空完全加之舒张期延长,回心血量增多,静脉压下降而消除静脉系统淤血症状。

强心苷对不同原因所致的 CHF,其疗效有一定的差异:①对心瓣膜病、先天性心脏病、动脉硬化及高血压等导致心脏长期负荷过重、心肌收缩力减弱、心排血量减少引起的 CHF 疗效良好,对伴有心房颤动、心率过速者疗效尤佳;②对继发于甲状腺功能亢进、严重贫血及维生素 B_1 缺乏症的高心排血量型 CHF,由于心肌能量代谢已有障碍,而强心苷并不能改善心肌能量代谢,因此疗效较差,应针对病因治疗;③对肺源性心脏病、严重心肌损伤、活动性心肌炎等引起的 CHF 疗效较差,易引起强心苷中毒,因在此状态下的心肌常有缺氧,能量产生障碍,缺氧又使血中儿茶酚胺增多,并使细胞内低钾,使心肌细胞自律性增高,易引起强心苷中毒;④对缩窄性心包炎、严重二尖瓣狭窄等机械原因引起的 CHF,因心室充盈受阻,强心苷不能增加心排血量,故疗效极差甚至无效。

2. 治疗某些心律失常

(1) 心房颤动:简称房颤,是指心房各部位发生过多紊乱而细弱的纤维颤动,350～600次/分。房颤的主要危害是来自心房的过多冲动经过房室传导系统到达心室,引起心室率过快,妨碍心室排血而致循环障碍。强心苷通过兴奋迷走神经或对房室结的直接作用减慢房室传导,减慢心室率,从而改善心室功能,解除循环障碍。对伴心室率过快的房颤,强心苷是首选药。

(2) 心房扑动:简称房扑,是快速而规律的心房异位节律,250～300次/分。房扑的频率虽较房颤少,但却较强且容易进入心室。因此房扑时心室率比房颤时更快,也更难控制。强心苷是治疗房扑最常用的药物,其能不均一地缩短心房有效不应期,引起折返激动,使房扑转为房颤,再通过抑制房室传导,减慢心室率。部分患者在转为心房颤动后停用强心苷,可恢复窦性节律。

(3) 阵发性室上性心动过速:临床常用压迫眼球、压迫颈动脉窦等提高迷走神经活性的方法终止阵发性室上性心动过速。如无效或对于伴有 CHF 的患者,可使用强心苷,通过兴奋迷走神经,减慢房室传导而使发作停止。

【不良反应及用药注意】   强心苷类药物的安全范围小,毒性反应的发生率高;药物的个体差异大,而且毒性反应和心功能不全的症状相似,不易区别。

1. 毒性反应

(1) 消化系统症状:较为常见,是强心苷中毒的先兆。表现为畏食、恶心、呕吐、腹泻等,是由于强心苷兴奋延髓催吐化学感受区的结果。剧烈呕吐可导致失钾而加重强心苷中毒。强心苷用量不足心力衰竭未有效控制时也有胃肠道症状,应注意与之鉴别。

(2) 神经系统症状:表现为眩晕、头痛、疲倦、失眠、谵妄等症状。黄视、绿视等视觉异常是强心苷中毒的特有症状,是中毒的先兆,也是停药的指征之一,但较少见。

(3) 心脏毒性:是强心苷最严重、最危险的不良反应。①快速型心律失常:室性期前收缩是最常见的早期中毒表现,也可发生二联律、三联律、室性心动过速甚至心室颤动;②缓慢型心律失常:主要有房室传导阻滞和窦性心动过缓。强心苷可引起各种程度的传导阻滞,以 I 度房室传导阻滞最常见。心率降至 60 次/分以下时为停药指征。

2. 中毒的防治

(1) 中毒的预防:低血钾、低血镁、高血钙、心肌缺氧及老年人肾功能低下等是强心苷中毒的诱因,应警惕并注意排除。

（2）中毒的诊断：须密切观察用药前后患者的反应，警惕中毒先兆的出现，如一定次数的室性期前收缩、窦性心动过缓（低于 60 次/分）、视觉障碍等，同时注意心电图的变化与血浆电解质水平。测定强心苷的血药浓度对确诊有重要意义。

（3）中毒的解救：一旦出现强心苷中毒，应立即停用强心苷及排钾利尿药，并根据中毒症状的类型和严重程度，及时采取措施。①快速型心律失常：应及时补钾，轻者可口服 10% 氯化钾溶液，情况较严重可用氯化钾 1.5～3.0g 溶于 5% 葡萄糖 500～1000ml 中，缓慢静脉滴注。肾功能不全、高血钾及严重房室传导阻滞者不宜用钾盐。对严重室性心律失常可用苯妥英钠、利多卡因治疗。其中苯妥英钠是强心苷中毒所致的频发性室性期前收缩、室性心动过速的首选药，因其能与强心苷竞争 Na^+-K^+-ATP 酶，恢复酶的活性。对严重的、危及生命的地高辛中毒者可用地高辛抗体 Fab 片段静脉注射，显效快，作用强。②缓慢型心律失常：可用阿托品治疗，不宜补钾。

3. 用药注意

（1）同服奎尼丁、胺碘酮、维拉帕米、红霉素等药物可使强心苷血药浓度升高，同服苯妥英钠、苯巴比妥、利福平等药物可使洋地黄毒苷的血药浓度降低 50%。

（2）与排钾利尿药、糖皮质激素合用时应注意补钾，否则易诱发强心苷中毒。嘱咐患者多食含钾食物（如香蕉、柑橘、西红柿、菠萝等）。

（3）低镁血症、高钙血症也是引起心脏毒性的主要因素。缺镁时低钾血症及强心苷中毒不易纠正，强心苷应用期间及停药 2 周内禁止静脉注射钙盐。

（4）静脉注射给药要严格控制速度，避免注射过快引起心律失常，毒毛花苷 K 不宜与碱性药物配伍。

4. 给药方法

（1）全效量法：首先在短期内给予足以控制症状而不中毒的最大耐受剂量，使之达"洋地黄化"，即全效量，然后每天给予维持量，以维持疗效。达到全效量的标志是：心率减至 70～80 次/分、呼吸困难减轻、发绀消失、肺部湿性啰音开始减退、尿量增加、水肿消退等。全效量法又分为缓给法和速给法。缓给法适用于病情较缓慢的患者，于 3～4 天内达全效量。速给法即在 24 小时内达全效量，适用于病情危急且 2 周内未用过强心苷的患者。

（2）每天维持量法：即每天给予一定剂量，经 4～5 个 $t_{1/2}$ 可达到稳态浓度而发挥治疗作用。此法安全有效，适用于轻、中度 CHF 患者。

（二）非苷类正性肌力药

1. β 受体激动药

多巴酚丁胺

多巴酚丁胺（dobutamine）激动心脏 β_1 受体，产生明显的正性肌力作用，对 β_2 受体的微弱兴奋还可降低外周血管阻力，增加心排血量，改善心功能。本药主要用于强心苷治疗效果不佳的严重左心功能不全和心肌梗死后心功能不全者。血压过低者不宜使用。

扎莫特罗

扎莫特罗（xamoterol）为选择性 β_1 受体部分激动剂，可进行双向调节作用，在轻度慢性心功能不全或休息时，由于交感神经活性较低，其可发挥激动 β_1 受体作用；而在重症或劳累激动时，由于交感神经活性较高，其可阻断 β_1 受体。它能增加中、轻度慢性心功能不全患者休息时的心排血量及血压，对重症患者也能缓解症状。其应用价值仍在研究中。

异布帕明

异布帕明（ibopamine）可激动 β_1、β_2 受体，也可激动多巴胺 D_1、D_2 受体，增加心肌

收缩力,增加心排血量;扩张血管,降低外周阻力,增加肾血流量,改善肾功能。临床上可改善慢性心功能不全的症状,提高患者运动耐量。

2. 磷酸二酯酶抑制药 磷酸二酯酶抑制药(phosphodiesterase inhibitor,PDEI)通过抑制磷酸二酯酶Ⅲ(PDE-Ⅲ),使心肌细胞内 cAMP 的含量增多,cAMP 通过激活蛋白激酶 A(PKA)而发挥正性肌力作用和血管舒张作用。临床应用已证明磷酸二酯酶抑制药能增加心排血量,减轻心脏负荷,降低心肌氧耗量,缓解慢性心功能不全症状,属正性肌力扩血管药。

氨力农、米力农

氨力农(amrinone)和米力农(milrinone)是双吡啶类衍生物。最早应用的磷酸二酯酶抑制药是氨力农,临床应用有效,但长期口服后约 15% 患者出现血小板减少,可致死亡。另有心律失常、肝功能减退等不良反应,现仅供短期静脉滴注用。其替代品米力农抑酶作用较前者强20 倍,临床应用有效,能缓解症状、提高运动耐力,未见血小板减少,但仍有室上性和室性心律失常、低血压、心绞痛样疼痛及头痛等不良反应,久用故病死率较高,也仅供短期静脉给药治疗急性心力衰竭。

维 司 力 农

维司力农(vesnarinone)除抑制 PDE-Ⅲ外,还能激活钠通道,抑制钾通道,增加心肌对 Ca^{2+} 的敏感性,抑制 TNF-α 和 γ-IFN 等细胞因子的产生和释放。本药可缓解心力衰竭患者的症状,提高生活质量。

匹 莫 苯

匹莫苯(pimobendan)是苯吡咪唑类衍生物。该药除抑制 PDE-Ⅲ外,还可增强心肌细胞收缩成分对 Ca^{2+} 敏感性的作用,使心肌收缩力增强,即不用增加细胞内 Ca^{2+} 量也能加强收缩性。这就可避免因细胞内 Ca^{2+} 过多而继发的心律失常、细胞损伤甚至坏死,属于"钙增敏药"。

临床应用证明匹莫苯可增加患者的运动耐力,减轻心功能不全症状,使发作次数减少,对中、重度的心功能不全患者有效,其不良反应低于双吡啶类药物,偶见头昏、头痛、低血压、心动过速、胃肠道反应等,对本品过敏者不宜用,与强心苷合用要慎重,肝功能低下者应减量。

五、血管扩张药

血管扩张药因迅速降低心脏前、后负荷而明显改善急性 CHF 患者的症状,主要适用于强心苷和利尿药疗效差的严重心力衰竭,如急性心肌梗死或高血压合并急性左心衰竭,在常规治疗的基础上加用扩血管药,可提高疗效。常用药物有:①硝酸酯类(nitrates),以舒张小静脉为主;②肼屈嗪和 ACE 抑制药,以舒张小动脉为主;③哌唑嗪和硝普钠,可均衡地舒张小动脉和小静脉。

血管扩张药治疗 CHF 的机制为:①扩张小动脉,降低外周血管阻力,降低心脏后负荷,增加心排血量,增加动脉供血,缓解组织缺血症状。适用于心排血量明显减少及外周阻力升高者。②扩张小静脉,使回心血量减少,减轻心脏前负荷,降低肺楔压和左心室舒张末压,缓解肺部淤血症状。适用于肺淤血症状明显的患者。

应用血管扩张药时,需注意监测血压,随时调整给药剂量。需防止动脉血压下降超过10~15mmHg,影响冠状动脉血流量,使心肌供血减少。

六、钙通道阻滞药

钙通道阻滞药可扩张外周动脉血管,降低总外周阻力,降低心脏后负荷,改善充血性心力衰竭患者的血流动力学障碍。同时具有降压和扩张冠状动脉的作用,可改善心肌缺血,并可缓解钙超载,保护心肌。

维拉帕米和地尔硫䓬因具有明确的负性肌力作用和负性传导作用而禁用于心功能不全的患者。硝苯地平短效制剂可激活内源性神经内分泌系统,短期和长期使用可导致严重的心血管系统不良反应,不适用于心功能不全的治疗。

目前可用于充血性心力衰竭患者治疗的是长效钙通道阻滞药氨氯地平(amlodipine)和非洛地平(felodipine),作用出现较慢,维持时间较长,舒张血管作用强,负性肌力和反射性激活神经内分泌系统作用弱,并可降低左心室肥厚。本类药物主要用于继发冠心病、原发性高血压及舒张功能障碍的慢性心功能不全,尤其是其他药物治疗无效的患者。但不宜用于心功能不全伴有房室传导阻滞、低血压、左室功能低下伴后负荷低及严重收缩功能障碍的患者。

案例6-3分析

CHF 应采取综合治疗方案。地高辛增加心肌收缩力,增加衰竭心脏的排血量,并降低心肌耗氧量,改善心力衰竭患者血流动力学;氢氯噻嗪消除水肿,减轻心脏负荷,缓解心力衰竭症状;卡托普利降低血管阻力而减轻心脏负荷,减少醛固酮分泌,抑制心肌及血管重构,改善血流动力学,是一线治疗心力衰竭的药物。用药过程中要注意血钾水平。具体用药注意详见教材正文相关内容。

目 标 检 测

一、选择题

A_1 型题

1. 强心苷正性肌力作用的特点是
   A. 缩短收缩期
   B. 缩短舒张期
   C. 加快传导
   D. 增加心肌耗氧量
   E. 加快心率

2. 治疗量强心苷可使心力衰竭患者
   A. 心率加快,心肌耗氧量降低
   B. 心率加快,心肌耗氧量增加
   C. 心率减慢,心肌耗氧量降低
   D. 心率减慢,心肌耗氧量增加
   E. 心率减慢,心肌耗氧量不变

3. 用强心苷时禁忌静脉注射下列何种药物
   A. 钾盐
   B. 葡萄糖溶液
   C. 钙剂
   D. 呋塞米
   E. 螺内酯

4. 目前应用的抗慢性心功能不全药不包括
   A. 肾上腺素
   B. 强心苷
   C. 血管扩张药
   D. 利尿药
   E. ACEI

5. 强心苷对下列何种原因引起的心功能不全最有效
   A. 肺源性心脏病
   B. 活动性心肌炎
   C. 先天性心脏病
   D. 缩窄性心包炎
   E. 严重贫血

6. 强心苷适用于治疗下列哪种类型的心律失常
   A. 室性心动过速
   B. 阵发性室上性心动过速
   C. 心动过缓
   D. 房室传导阻滞
   E. 心室颤动

7. 在肝脏中代谢最多的强心苷类药物是
   A. 洋地黄毒苷
   B. 地高辛
   C. 去乙酰毛花苷
   D. 毒毛花苷 K
   E. 多巴酚丁胺

8. 地高辛在体内消除的主要途径为
   A. 肝代谢
   B. 肾排泄
   C. 脂肪储存
   D. 汗腺、涎腺分泌
   E. 胆汁排泄

9. 应用地高辛治疗慢性心力衰竭,每天给恒定剂量,达到稳态浓度的时间是
   A. 1～2 个 $t_{1/2}$
   B. 2～3 个 $t_{1/2}$
   C. 4～5 个 $t_{1/2}$
   D. 6～7 个 $t_{1/2}$
   E. 7～8 个 $t_{1/2}$

10. 强心苷的毒性反应不包括
    A. 胃肠道反应　　B. 神经系统反应
    C. 心脏反应　　　D. 粒细胞减少
    E. 视觉障碍

11. 易诱发强心苷中毒的因素是
    A. 低血钾　　　　B. 低血钙
    C. 高血镁　　　　D. 低血钠
    E. 高血钾

12. 强心苷与下列哪种药物合用时易引起低血钾
    A. 氢氯噻嗪　　　B. 螺内酯
    C. 氯化钙　　　　D. 氨苯蝶啶
    E. 甘露醇

13. 治疗强心苷中毒引起的室性心动过速的首选药物是
    A. 维拉帕米　　　B. 利多卡因
    C. 普萘洛尔　　　D. 苯妥英钠
    E. 胺碘酮

14. 强心苷中毒时,哪种情况不应给钾盐
    A. 室性期前收缩

    B. 室性心动过速
    C. 阵发性室上性心动过速
    D. 房室传导阻滞
    E. 心房颤动

15. 强心苷中毒引起的窦性心动过缓宜选用何药治疗
    A. 阿托品　　　　B. 苯妥英钠
    C. 氯化钾　　　　D. 利多卡因
    E. 氨茶碱

16. 能防止和逆转充血性心力衰竭时心肌重构并降低病死率的药物是
    A. 地高辛　　　　B. ACEI
    C. 硝普钠　　　　D. 利尿药
    E. 米力农

二、简答题

1. 简述强心苷的药理作用和临床应用。
2. 简述强心苷的不良反应及预防、治疗措施。
3. 应用强心苷过程中为何要补钾禁钙?

附录:制剂与用法

药名	剂型	使用方法
洋地黄毒苷	片剂:0.1mg	口服:0.05～0.2mg。极量:1 次 0.4mg,一天 1mg
地高辛	片剂:0.25mg、0.1mg	一般首剂 0.25～0.75mg,以后每隔 6 小时 0.25～0.5mg,直至洋地黄化,再改用维持量(一天 0.25～0.5mg)。轻型慢性病例一天 0.5mg
毒毛花苷 K	注射剂:0.25mg/ml、0.5mg/2ml	静脉注射:0.25mg,一天 0.5～1.0mg。极量:一次 0.5mg,一天 1.0mg
去乙酰毛花苷	注射剂:0.2mg/ml、0.4mg/2ml	静脉注射:0.4～0.8mg,用葡萄糖注射液稀释后缓慢注射。全效量 1～1.6mg,于 24 小时内分次注射
多巴酚丁胺	注射液:20mg/2ml、250mg/5ml	静脉滴注:40～120mg,用葡萄糖注射液或氯化钠注射液稀释,滴速为每分钟 2.5～10μg/kg
异波帕胺	片剂:10mg	口服:50～100mg,一天 2～3 次
	注射剂:5mg/ml、10mg/ml	静脉注射:0.25～10mg,在 10 分钟左右缓慢注入,以心率不超过 100 次/分为宜
米力农	片剂:2.5mg、10mg	口服:2.5～7.5mg,一天 4 次
	注射液:10mg/10ml	静脉滴注: 每分钟 12.5～75μg/kg。一般开始 10 分钟以 50μg/kg,然后每分钟 0.375～0.75μg/kg 维持。一天最大量不超过 1.13mg/kg
卡托普利	片剂:25mg、50mg、100mg	口服:从 12.5mg,一天 2～3 次开始,最大剂量为一天 150mg

第4节　抗心律失常药

案例 6-4

患者,男,72 岁。心房颤动伴心力衰竭。服用地高辛 0.25mg/次,1 次/天,维拉帕米 80mg/次,2 次/天。患者用药第 7 天呕吐、胸闷、气短,突然晕倒,心电图显示室性心率 156 次/分,测地高辛血药浓度为 4μg/L。

问题:1. 试分析患者出现上述现象的原因。

2. 维拉帕米的不良反应和用药注意有哪些?

3. 采用哪些措施可有效控制患者的室性心动过速?

心律失常(arrhythmias)是由心脏冲动形成异常或冲动传导障碍而引起的心动节律和心动频率的异常,与心肌电生理紊乱密切相关。心律失常可按其发作时心率的快慢分为快速型和缓慢型两大类:①快速型心律失常,包括各种期前收缩、窦性或异位的心动过速、心房和心室的扑动或颤动等;②缓慢型心律失常,包括心动过缓、各种传导阻滞等。缓慢型心律失常,一般采用阿托品或异丙肾上腺素等药物治疗。本章主要讨论快速型心律失常的治疗药物。

一、心律失常的电生理学机制

心律失常是由冲动形成障碍和(或)冲动传导障碍引起的。

1. 冲动形成障碍　自律细胞的自律性增高是心律失常形成的一个重要因素。自律性主要取决于自律细胞 4 相自动除极的速度、最大舒张电位水平及阈电位水平。当 4 相自动除极速度加快、最大舒张电位变小及阈电位降低时均会引起自律性增高,而诱发心律失常。

后除极和触发活动是冲动形成障碍的又一因素。后除极是指动作电位继 0 相除极后发生的除极,后除极主要由 Ca^{2+} 内流增多所引起,或因细胞内 Ca^{2+} 过多诱发 Na^+ 短暂内流所引起,包括早后除极和迟后除极。而触发活动是指由后除极导致的异常冲动的发放。后除极具有频率快、振幅小、膜电位不稳定、呈振荡性波动的特点,一旦膜电位达到阈值,极易引起冲动的发放,形成触发活动。

2. 冲动传导障碍　冲动传导障碍包括单纯传导障碍和折返激动两种情况。单纯传导障碍是指传导减慢、传导阻滞或传导速度不均一等。折返激动是指冲动经传导环路折回原处而反复运行的现象。产生折返激动的条件为:①具有折返通路;②单向传导阻滞;③缓慢传导;④邻近细胞 ERP(有效不应期)不同步。如图 6-5 所示,正常时浦肯野纤维末梢的两个分支 A 与 B 同时传导冲动到达心室肌,引起心室肌一致性地除极,

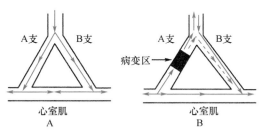

图 6-5　浦肯野纤维末梢正常冲动传导、单向阻滞和折返激动示意图

A. 正常冲动传导;B. 单向阻滞和折返激动

随后冲动在心室肌内各自消失在对方的不应期中。若 A 支出现病变,则产生单向传导阻滞,即冲动不能通过病变区下传,只能沿 B 支经过心室肌,再逆行至 A 支。由于逆行的冲动传导速度慢,当折回 A 支或 B 支时,此处的不应期已过,对心室肌形成折返激动;单个折返激动引起一次期前收缩,连续的折返激动则引发室性心动过速、心室颤动或扑动等快速型心律失常。邻近细胞 ERP 长短不一致也会引起折返。若 A 支的 ERP 延长,冲动到达后落在 ERP 中后消失,则不会引起心律失常,但经邻近的 B 支下传至心室肌而后逆行的冲动可因 A 支的 ERP 已

过,而折回至 AB 处继续运行,形成折返激动。

二、抗心律失常药的分类和基本作用

(一)抗心律失常药的分类

治疗快速型心律失常药通常分为 4 类,其中 I 类药又分 3 个亚类。

Ⅰ类:钠通道阻滞药

Ⅰa类:适度阻滞钠通道药,代表药有奎尼丁等。

Ⅰb类:轻度阻滞钠通道药,代表药有利多卡因等。

Ⅰc类:重度阻滞钠通道药,代表药有氟卡尼等。

Ⅱ类:β受体阻断药,代表药有普萘洛尔。

Ⅲ类:延长动作电位时程药,代表药有胺碘酮。

Ⅳ类:钙通道阻滞药,代表药有维拉帕米。

(二)抗心律失常药的基本作用

治疗快速型心律失常的药物主要通过影响心肌电生理的以下特性而发挥作用:①降低自律性;②减少后除极和触发活动;③影响传导性:改善传导,消除单向传导阻滞,终止折返激动;或通过减慢传导变单向传导阻滞为双向传导阻滞,终止折返激动;④延长有效不应期。

三、常用抗心律失常药

Ⅰ类——钠通道阻滞药

(一)Ⅰa类——适度阻滞钠通道药

奎 尼 丁

奎尼丁(quinidine)是从金鸡纳树皮中提取的生物碱,抗疟药奎宁为左旋体,奎尼丁为右旋体。口服易吸收,1~2 小时后血药浓度达高峰,生物利用度约为 80%,血中药物 80% 与血浆蛋白结合,主要经肝代谢,20% 以原形经肾排出,$t_{1/2}$ 为 5~7 小时。

【药理作用】

1. 对心肌电生理的影响　奎尼丁具有适度阻滞心肌细胞膜 Na^+ 内流的作用,同时能轻度抑制 K^+ 外流和 Ca^{2+} 内流,使有效不应期延长、传导减慢和自律性降低。大剂量可呈现负性肌力作用。

2. 对自主神经的作用　可阻断 α 受体和 M 受体,静脉注射引起低血压和心动过速。

【临床应用】　本药为广谱抗心律失常药,可用于各种快速型心律失常的治疗。临床上可用于心房颤动与心房扑动的复律和复律后窦性心律的维持;预防室上性和室性心动过速;治疗频发性期前收缩等。

【不良反应】　本品安全性较小,用药过程中约有 1/3 患者出现不良反应,尤其是老人和肝、肾功能不良者更易出现。

1. 金鸡纳反应　长期用药可出现恶心、呕吐、头痛、眩晕、耳鸣、视物模糊等症状。

2. 心血管反应　本药的心血管毒性较强,长期大量用药可出现低血压、心力衰竭、室内传导阻滞、房室传导阻滞、室性心动过速等症状。严重者发生奎尼丁晕厥、心室颤动甚至死亡。

【用药注意】

1. 用药前应测量脉率和血压,如发现脉率过快或过慢时,暂不用药并通知医生;用药过程中要密切观察患者心率、血压及心电图的改变,一旦发现异常应及时停药或减量并通知医生。

2. 肝肾功能不全、严重房室传导阻滞、心动过缓、低血压等患者禁用。心力衰竭患者慎用。

3. 苯巴比妥、苯妥英钠为药酶诱导剂,可加速奎尼丁代谢;普萘洛尔、维拉帕米、西咪替丁能减慢奎尼丁在肝脏的代谢,合用时应减少本药的剂量;奎尼丁与地高辛合用,可降低地高辛的清除率,应减少后者的用量。

普鲁卡因胺

普鲁卡因胺(procainamide)是局麻药普鲁卡因的衍生物。与奎尼丁相比,其特点为:①降低自律性,减慢传导速度的作用较弱;②长期口服不良反应多,可引起红斑狼疮样综合征。现已少用,主要供静脉注射抢救室性期前收缩、阵发性室性心动过速的危急病例。

(二) Ⅰb 类——轻度阻滞钠通道药

利 多 卡 因

利多卡因(lidocaine)具有安全、高效、速效的特点,本药首关消除明显,常静脉注射给药,$t_{1/2}$ 约为 1.5 小时。

【药理作用】　利多卡因能抑制浦肯野纤维和心室肌细胞的 Na^+ 内流,促进 K^+ 外流。抑制 Na^+ 内流,可显著减慢缺血区浦肯野纤维和心室肌细胞的 0 相传导速度,降低浦肯野纤维 4 相自动除极速率,抑制其自律性;促进 3 相 K^+ 外流,加快复极,缩短 APD 和 ERP,且缩短 APD 更为显著,相对延长 ERP,有利于消除折返。

【临床应用】　利多卡因是窄谱抗心律失常药,能有效地防治急性心肌梗死、心脏手术及强心苷类药物等所致的室性期前收缩、室性心动过速及心室纤颤,是治疗室性心律失常的首选药,特别适用于危急病例。但对室上性心律失常无效。

【不良反应及用药注意】　不良反应较少见。静脉注射后可出现嗜睡、眩晕等中枢神经系统症状。大剂量时可引起语言障碍、惊厥,甚至呼吸抑制,偶见窦性心动过缓、房室阻滞、血压下降等心脏毒性。严重房室传导阻滞、过敏患者禁用。本药与维拉帕米、西咪替丁合用时需降低静脉滴注速度。

苯 妥 英 钠

苯妥英钠(phenytoin sodium)的作用与利多卡因相似,并且本药还能抑制 Ca^{2+} 内流,与强心苷竞争 Na^+-K^+-ATP 酶,防止强心苷中毒所引起的迟后除极和触发活动,并可加快房室传导。临床上本药主要用于室性心律失常,是强心苷中毒引起的快速型心律失常的首选药,也可用于心导管术、心脏手术、心肌梗死等引发的室性心律失常。

静脉注射过量或过快可引起低血压、心动过缓、传导阻滞,甚至心脏停搏。其他不良反应与用药注意见第 4 章第 2 节。

美 西 律

美西律(mexiletine)对电生理的影响与利多卡因相似。其主要治疗各种室性心律失常,如室性期前收缩、阵发性室性心动过速、心室颤动等,尤其是心肌梗死引起者。常见不良反应有胃肠道反应;长期用药可引起神经系统反应,如共济失调、震颤、眩晕等;静脉注射可出现低血压、心动过缓、传导阻滞等。有癫痫病史、低血压、缓慢型心律失常、重度心力衰竭的患者应慎用或禁用。用药过程中应注意心率、血压和心电图的监测。

(三) Ⅰc 类——重度阻滞钠通道药

普 罗 帕 酮

普罗帕酮(propafenone)可明显阻滞钠通道,抑制 Na^+ 内流,也能阻滞钾通道,而降低浦肯野纤维及心室肌细胞的自律性、减慢传导和延长有效不应期。此外,本药还有较弱的 β 受体阻断作用。本药为广谱抗心律失常药,可用于室上性和室性心律失常、预激综合征伴发的心动过速和心房颤动者的治疗。

常见的不良反应是消化道反应。严重时可致心律失常,如窦性心动过缓、房室传导阻滞,加重心力衰竭。本药一般不宜与其他抗心律失常药合用,用药过程中注意血压及心电的监测。心源性休克、严重房室传导阻滞患者禁用;心力衰竭、低血压患者应慎用或不用。

属于 I c 类的药物还有氟卡尼(flecainide)、恩卡尼(encainide)等。

Ⅱ类——β 受体阻断药

普 萘 洛 尔

普萘洛尔(propranolol)可阻断 β 受体,降低窦房结、心房传导纤维、浦肯野纤维的自律性,减少儿茶酚胺所致的晚后除极而防止触发活动;减慢房室及浦肯野纤维的传导,延长房室结的有效不应期。

普萘洛尔主要治疗室上性心律失常,对交感神经兴奋性过高、甲状腺功能亢进及嗜铬细胞瘤等引起的窦性心动过速效果好;与强心苷或地尔硫䓬合用治疗房颤、房扑及阵发性室上性心动过速;心肌梗死患者长期用药,可减少心律失常的发生,缩小心肌梗死范围,降低死亡率。

索 他 洛 尔

索他洛尔(sotalol)既可非选择性阻断 β 受体,又能阻滞 K^+ 外流,从而明显延长动作电位时程和有效不应期,降低窦房结和浦肯野纤维的自律性,减慢房室传导。本药是广谱抗心律失常药,可用于各种心律失常,如心房颤动、心房扑动、室上性心动过速、室性期前收缩、室性心动过速及心室颤动等,还可用于急性心肌梗死并发严重心律失常。不良反应少,低血钾、肾功能低下及有遗传性长 Q-T 综合征者慎用。

常用于抗心律失常的 β 受体阻断药还有美托洛尔、艾司洛尔、阿替洛尔等。

Ⅲ类——延长动作电位时程药

胺 碘 酮

胺碘酮(amiodarone)口服吸收缓慢、不完全,血浆蛋白结合率高达95%,作用持续时间长,$t_{1/2}$ 约40天,全部清除需4个月。本药广泛分布于组织中,尤以脂肪组织及血流量较高的器官为主,几乎全部在肝中代谢,主要经胆汁由肠道排泄。

【药理作用】 本药阻滞心肌细胞膜上的钾通道、钠通道和钙通道,还有一定的 α 受体和 β 受体阻断作用,明显地抑制复极过程,显著延长 APD 和 ERP。

【临床应用】 本药为广谱抗心律失常药,可用于各种室上性和室性心律失常的治疗,可使心房扑动、心房颤动和阵发性室上性心动过速转复并维持其窦性节律;对预激综合征合并心房颤动或室性心动过速者疗效好。

【不良反应及用药注意】

1. 消化道刺激症状 如恶心、呕吐、便秘、食欲减退等。

2. 甲状腺功能紊乱 本品可导致甲状腺功能亢进或甲状腺功能低下,后者多见于老年人。服用期间应定期检查甲状腺功能,对碘过敏者、甲状腺功能失调者禁用。

3. 肺毒性 最为严重的是,个别患者出现间质性肺炎或肺纤维化,应注意观察咳嗽、胸痛、发热及进行性呼吸困难等肺毒害症状,定期进行肺部 X 线检查。

4. 心血管反应 快速静脉注射可引起低血压、窦性心动过缓、房室传导阻滞等。

5. 其他 服药3~4周以上可引起角膜色素沉着,一般不影响视力,停药后可自行恢复;

患者皮肤和眼睛对强烈日光敏感性增加,可致光过敏反应,应注意防护。

Ⅳ类——钙通道阻滞药

维 拉 帕 米

维拉帕米(verapamil)口服吸收好,但首关消除明显,生物利用度 10% ~ 20% ,口服后 2 小时起效;静脉注射立即起效。本品经肾排泄,$t_{1/2}$ 为 3 ~ 7 小时。

【药理作用】

1. 降低自律性　阻滞 Ca^{2+} 内流,抑制窦房结、房室结 4 相舒张期除极化速率,而降低自律性;减少或取消后除极引起的触发活动。

2. 减慢传导　抑制窦房结、房室结 0 相上升最大速率而减慢传导。此作用有助于终止房室结的折返激动,还能防止心房扑动、心房颤动引起的心室率加快。

3. 延长不应期　阻滞钙通道,使窦房结、房室结的复极时间延长,而延长 ERP。

【临床应用】　本药是治疗阵发性室上性心动过速的首选药,能使 80% 以上患者转为窦性节律;对心房颤动、心房扑动,本药仅能控制心室率;对强心苷中毒、急性心肌梗死、心肌缺血引起的室性期前收缩有效。

【不良反应及用药注意】　常见恶心、呕吐、便秘、眩晕、头痛、心悸、面部潮红等不良反应。静脉注射过快可引起低血压、心动过缓、房室传导阻滞及诱发心力衰竭。

1. 静脉给药时不宜与 β 受体阻断药同时应用,否则加重对心肌收缩力及传导功能的抑制。

2. 洋地黄中毒时不宜静脉注射本药,否则可致严重房室传导阻滞;维拉帕米降低地高辛的肾清除率,两者合用时需减量。

3. 与其他抗高血压药合用时,应调整剂量以免血压过低。

4. 与胺碘酮合用可能增加心脏毒性。

5. 合用血浆蛋白结合率高的药物,可增强维拉帕米的作用,需严密监护。

6. 静脉注射时间不少于 2 分钟,并进行持续心电及血压监测。

地 尔 硫 䓬

地尔硫䓬(dilitiazem,硫氮䓬酮)对心脏电生理作用和维拉帕米相似,也用于治疗阵发性室上性心动过速,合用地高辛控制房颤时的心室频率效果最好。不良反应较少,注射给药可引起房室传导阻滞及低血压。

因本品有一定的 β 受体阻断作用,一般不宜与 β 受体阻断剂合用。Ⅱ度以上房室传导阻滞、病态窦房结综合征、孕妇禁用。明显心功能减退者、哺乳妇慎用。老年患者肝肾功能降低,清除半衰期延长,剂量应酌减。

四、抗心律失常药临床应用原则

抗心律失常药物种类较多,安全范围较窄,不同类型的药物其临床适应证各不相同,又易引发不同类型的不良反应甚至导致心律失常发生,因此要重视临床合理用药。

1. 消除引起心律失常的诱因　采取积极有效措施消除患者缺氧、电解质紊乱(尤其是低血钾)、心肌缺血、甲状腺功能亢进等促发心律失常的常见因素,停用某些引发心律失常的药物(如强心苷类、茶碱类等),有助于在非药物治疗条件下及时控制心律失常的发生。

2. 严格按照临床适应证合理选药　如窦性心动过速,可选 β 受体阻断药或维拉帕米;心房颤动或心房扑动可用奎尼丁转律,预防复发可加用或单用胺碘酮,控制心室频率用强心苷类;阵发性室上性心动过速首选维拉帕米,也可选用普萘洛尔、胺碘酮等;室性心律失常(包括室性期前收缩、阵发性室性心动过速、心室颤动)首选利多卡因,也可用胺碘酮等;强心苷中毒引起的室性心律失常首选苯妥英钠或利多卡因。

3. **实施个体化给药方案** 应综合考虑患者的年龄、体质、心脏功能、肝肾功能、电解质平衡状况,有条件适时进行血药浓度监测,确定个体化给药方案。

4. **注意用药禁忌证** 抗心律失常药的药理作用的差异,决定其临床用药禁忌的不同。选药时应考虑患者的病理状况,以免加重基础疾病。例如,严重的心功能不全者禁用普萘洛尔,慢性肺部疾病患者不宜用胺碘酮等。

案例6-4分析

本例患者出现的室性心动过速是地高辛中毒所致。因维拉帕米能降低地高辛的肾清除率,使地高辛血药浓度升高引起室型心律失常。维拉帕米的不良反应及用药注意见正文。解救措施:应立即停用地高辛,可采取补钾的方法,也可选择苯妥英钠、利多卡因治疗,苯妥英钠可与强心苷竞争 Na^+-K^+-ATP 酶,是首选的解毒药。

目 标 检 测

一、选择题

A_1 型题

1. 对阵发性室上性心动过速宜首选
   A. 奎尼丁　　　B. 维拉帕米
   C. 苯妥英钠　　D. 利多卡因
   E. 胺碘酮

2. 下列何药属于钙通道阻滞药
   A. 利多卡因　　B. 苯妥英钠
   C. 维拉帕米　　D. 奎尼丁
   E. 胺碘酮

3. 下列哪种抗心律失常药对强心苷中毒所引起的快速型心律失常疗效佳
   A. 苯妥英钠　　B. 胺碘酮
   C. 普鲁卡因胺　D. 普萘洛尔
   E. 奎尼丁

4. 应用奎尼丁治疗时,最严重的不良反应是
   A. 胃肠道反应　B. 金鸡纳反应
   C. 心功能不全　D. 奎尼丁晕厥
   E. 低血压

5. 急性心肌梗死引起的室性心动过速的首选药是
   A. 利多卡因　　B. 奎尼丁
   C. 维拉帕米　　D. 普萘洛尔
   E. 地高辛

6. 下列选项中不正确描述是
   A. 利多卡因可选择性降低浦肯野纤维自律性
   B. 利多卡因对室性心律失常有效
   C. 普萘洛尔可用于窦性心动过速

   D. 维拉帕米适用于阵发性室上性心动过速
   E. 奎尼丁安全范围大,可作为门诊用药

7. 长期应用可致角膜色素沉积的是
   A. 奎尼丁　　　B. 苯妥英钠
   C. 利多卡因　　D. 胺碘酮
   E. 维拉帕米

8. 仅用于室性心律失常有效的药物是
   A. 利多卡因　　B. 奎尼丁
   C. 普萘洛尔　　D. 维拉帕米
   E. 胺碘酮

9. 治疗窦性心动过速最佳的是
   A. 奎尼丁　　　B. 普罗帕酮
   C. 普萘洛尔　　D. 维拉帕米
   E. 胺碘酮

10. 胺碘酮是
    A. 钠通道阻断药
    B. β受体阻断药
    C. 钙通道阻滞药
    D. 延长动作电位时程药
    E. 血管紧张素 I 转化酶抑制剂

二、简答题

1. 简述抗心律失常药物的分类及代表药物。

2. 试述利多卡因、维拉帕米的抗心律失常作用特点、临床应用及用药注意。

3. 胺碘酮的作用机制、临床应用及不良反应有哪些?

附录:制剂与用法

药名	剂型	使用方法
奎尼丁	片剂:0.2g	口服:治疗房颤和房扑时,先试服0.1g,如无不良反应,次日0.2g,2~4小时1次,连续5次,如未转为窦律又无明显毒性,第3天0.3g,2小时1次,连续5次,仍无效时可再用一天,每天剂量不超过2.0g。恢复正常心律后,用维持量,0.2g,一天3次。极量:一次0.6g,一天3次
普鲁卡因胺	片剂:0.125g、0.25g	口服:0.25g~0.75g,一天1~2次,心律正常后逐渐减至0.25g,一天1~2次
	注射剂:0.1g/ml、0.2g/2ml、0.5g/5ml	一次0.5g~1.0g,每5分钟静脉滴注100mg或20分钟静脉滴注200mg,直到有效或达1~2g。有效后维持静脉滴注,每分钟1~4mg
利多卡因	注射剂:0.1g/5ml、0.4g/20ml	转复室性心律失常,一次静脉注射50~100mg,有效后以1~4mg/min的速度静脉滴注,每小时不超过100mg
美西律	片剂:50mg、100mg	口服:50~200mg,一天3~4次,维持量1次100mg,一天3次
苯妥英钠	片剂:50mg、100mg	口服:0.1~0.2g,一天2~3次。口服极量:1次0.3g,一天0.5g
	注射剂:100mg/ml、125mg/ml、250mg/ml	一次0.125~0.25g,临用前加注射用水适量溶解后,缓慢静脉注射,总量不超过一天0.5g
普罗帕酮	片剂:50mg、100mg、150mg	口服:150mg,一天3次。3~4天后增至一次300mg,一天2次
	注射剂:17.5mg/5ml、35mg/10ml、70mg/20ml	1次70mg,稀释后在3~5分钟内静脉注射完;若无效20分钟后可再注射1次,一天总量不超过350mg
普萘洛尔	片剂:10mg	口服:10~20mg,一天3~4次,根据疗效增加至最佳剂量
胺碘酮	片剂:100mg、200mg	口服:200mg,一天3次,饭后服。维持一天100~400mg
	注射剂:150mg/2ml、150mg/3ml	5~10mg/kg,用5%葡萄糖注射液250ml,稀释后静脉滴注,于30分钟内滴完
维拉帕米	片剂:40mg	口服:40~80mg,一天3次,根据病情可增一天240~320mg。缓释胶囊(片):120mg、180mg、240mg。口服:240mg,一天1~2次
	注射剂:5mg/2ml	5~10mg,稀释后缓慢静脉注射或静脉滴注

第5节　抗动脉粥样硬化药

案例 6-5

患者,男,51岁,公务员,平时锻炼少,体型偏胖。体检时发现TC7.1mmol/L(正常参考值:2.9~6.0mmol/L),TG1.9mmol/L(正常参考值:<1.7mmol/L,高三酰甘油血症确诊值:>5.65mmol/L)。医生建议其加强锻炼,清淡低脂饮食,控制体重,并给予调血脂药治疗。

问题:1. 应选择何药调节血脂?

2. 试述调节血脂的药物的作用机制及不良反应。

动脉粥样硬化(atherosclerodid,AS)是缺血性心脑血管疾病的病理基础,防治AS是防治心脑血管病的重要措施之一。很多因素能促进AS的发生和发展,如脂质代谢紊乱、肥胖、高血压、糖尿病、氧自由基增加及血小板功能亢进等,因此,在防治AS时应做全面考虑,对血脂

考点:1. 抗动脉粥样硬化药的分类。2. HMG-CoA还原酶抑制剂的药理作用、临床应用和不良反应。

代谢紊乱患者,首先要调节饮食,食用低热量、低脂肪、低胆固醇食品,加强体育锻炼,戒烟限酒,如血脂仍不正常,应用药物治疗。目前临床应用的抗 AS 药包括调血脂药、抗氧化剂、多烯脂肪酸类、黏多糖及多糖类等。

血脂包括胆固醇(cholesterol,Ch)、三酰甘油(triglyceride,TG)、磷脂(phospholipid,PL)和游离脂肪酸(free fatty acid,FFA)。Ch 又分为胆固醇酯(cholesterol ester,CE)和游离胆固醇(free cholesterol,FC),总称为总胆固醇(total cholesterol,TC)。血脂以 CE 和 TG 为核心,外包胆固醇和磷脂构成球形颗粒,再与不同类型的载脂蛋白(apo)相结合,形成脂蛋白(LP),溶于血浆并进行转运与代谢。LP 可分为乳糜微粒(CM)、极低密度脂蛋白(VLDL)、中间密度脂蛋白(IDL)、低密度脂蛋白(LDL)和高密度脂蛋白(HDL)等。其中 VLDL、IDL 和 LDL 促进 AS 的形成,HDL 有防止 AS 形成的作用。

各种脂蛋白在血浆中浓度基本恒定,相互间维持动态平衡,如果比例失调则为脂代谢异常,某些血脂或脂蛋白高出正常范围则为高脂蛋白血症,又称高脂血症。一般将高脂蛋白血症分为六型(表6-5)。

表6-5 高脂蛋白血症的分型

分型	发生率	脂蛋白变化	血脂变化	诱发 AS 的概率	适用药物
I	极低	CM↑	TC↑、TG↑↑↑	无	
IIa	较高	LDL↑	TC↑↑	极高	他汀类、苯扎贝特
IIb	较高	VLDL↑、LDL↑	TC↑↑、TG↑↑	高度	他汀类、非诺贝特、阿西莫司
III	低	IDL↑	TC↑↑、TG↑↑	中度	他汀类、贝特类
IV	高	VLDL↑	TG↑↑	中度	贝特类、阿西莫司
V	较低	CM↑、VLDL↑	TC↑、TG↑↑↑	无	贝特类、阿西莫司

注:↑轻度升高,↑↑中度升高,↑↑↑明显升高。

一、调 血 脂 药

(一) HMG-CoA 还原酶抑制剂

他 汀 类

HMG-CoA 还原酶抑制剂又称为他汀类(statins),常用药物有洛伐他汀(lovastatin)、辛伐他汀(simvastatin)、美伐他汀(mevastatin)、普伐他汀(pravastatin)、阿伐他汀(atorvastatin)、氟伐他汀(fluvastatin)等。

他汀类药物口服吸收较好,生物利用度高。洛伐他汀和辛伐他汀需在肝脏中活化后才能发挥作用。药物原形和代谢活性物质与血浆蛋白结合率高,很少进入外周组织。大部分在肝脏代谢,随胆汁由肠道排出,少量经肾排出。

【药理作用】

1. 调血脂作用　他汀类药物的调血脂作用呈剂量依赖性,用药 2 周出现明显疗效,4~6周达高峰。治疗剂量下,能明显降低 LDL-C,降低 TC 作用次之,降低 TG 作用较弱,而 HDL-C略有升高。其中又以阿伐他汀作用最强。

他汀类药物的作用机制是抑制肝脏合成胆固醇的限速酶羟甲基戊二酸甲酰辅酶 A(3-hydroxy-3-methylglutaryl-CoA,HMG-CoA)还原酶的活性,从而阻断 HMG-CoA 向甲羟戊酸转化,使肝内 Ch 合成减少。由于肝内 Ch 含量下降,可解除对 LDL 受体的抑制,使 LDL 受体合成增加或活性增强,从而使血浆中 LDL 降低,导致 VLDL 合成减少、代谢加快。HDL 升高可能是

VLDL 减少的间接结果。

2. 其他作用　他汀类药物能够调节血管内皮功能,增加血管对扩血管物质的反应性;抑制血管平滑肌细胞的增殖和迁移;稳定和缩小动脉粥样硬化斑块;抑制单核-巨噬细胞的黏附和分泌功能;减少血浆 C 反应蛋白,减轻炎性反应;抑制血小板聚集,提高纤溶活性,抗血栓形成;抗氧化作用;减轻肾脏损害,保护肾脏功能等。

【临床应用】

1. 高胆固醇血症　主要用于Ⅱa、Ⅱb 和Ⅲ型高脂蛋白血症,也可用于 2 型糖尿病、肾病综合征引起的高胆固醇血症。病情较严重时可与胆汁酸螯合剂合用,以降低心血管疾病的死亡率。

2. 其他　用于血管成形术后再狭窄、心脑血管急性事件的预防,以及器官移植后的排异反应、骨质疏松症等。

【不良反应及用药注意】　本类药物不良反应较少而轻。大剂量应用时偶可出现胃肠症状、肌痛、皮肤潮红、头痛等暂时性反应。偶见无症状性血清氨基转移酶升高、肌酸磷酸激酶升高,停药后可恢复正常。极少见的是发生横纹肌溶解症,表现为全身肌肉疼痛、乏力、发热、肌红蛋白尿等,甚至导致急性肾衰竭。用药时定期检测肝功能,有肌痛者应检测肌酸磷酸激酶,必要时停药。孕妇及哺乳期妇女、对本类药物过敏者、活动肝病(或血清氨基转移酶持续升高)者禁用。原有肝病史者慎用。

📖 **链接** ┈┈┈┈┈ 拜斯亭事件

2001 年 8 月 8 日美国 FDA 报道了 31 例与拜斯亭（西立伐他汀钠）有关的横纹肌溶解症导致患者死亡的事件,德国拜尔公司在全球停止销售该药。至召回为止,全球共有上千名患者用药后出现肌肉损害,其中 52 人死亡。他汀类与贝特类药物联用,可增加横纹肌溶解的危险性。横纹肌溶解症是因为某些原因造成骨骼肌被破坏,产生的肌血红素释放入血后,可能堵塞肾小管引起肾衰竭,临床表现主要为肌肉强直或疼痛、病变部位肌肉退化,尿色异常（呈黑红或可乐色）等。

（二）胆汁酸螯合剂

考来烯胺、考来替泊

【药理作用】　考来烯胺（cholestyramine,消胆胺）和考来替泊（colestipol,降胆宁）均为碱性阴离子交换树脂,不溶于水,口服后不被吸收,不易被消化酶破坏,在肠道内通过离子交换与胆汁酸结合后发生下列作用:①被结合的胆汁酸失去活性,减少食物中脂类的吸收;②阻止胆汁酸的肝肠循环和反复利用,使其随粪便排出体外;③由于大量胆汁酸丢失,7α-羟化酶活性增加,加速肝内的 Ch 转化为胆汁酸;④由于肝细胞中 Ch 减少,导致肝细胞表面 LDL 受体增加或活性增强;⑤LDL-Ch 经 LDL 受体进入肝细胞,使血浆 TC 和 LDL-C 水平降低;⑥HMG-CoA 还原酶可有继发性活性增加,但不能补偿 Ch 的减少,与 HMG-CoA 还原酶抑制剂合用,有协同作用。

胆汁酸结合树脂能降低 TC 和 LDL-C 水平,其强度与剂量有关,apoB 也相应降低,但 HDL 几无改变,对 TG 和 VLDL 的影响小。

【临床应用】　适用于Ⅱa 及Ⅱb 型高脂蛋白血症及家族杂合子高脂蛋白血症。于饭前或饭时服,4 ~ 7 天见效,2 周内呈最大效应。对纯合子家族性高 Ch 血症患者无效。对Ⅱb 型高脂蛋白血症者,应与降 TG 和 VLDL 的药物配伍应用。

【不良反应及用药注意】　由于用药剂量较大,考来烯胺又有特殊的臭味和一定的刺激性,少数人用药后可能有嗳气、食欲减退、便秘、腹胀等,一般在 2 周后可消失。鼓励患者食用富含纤维的水果和食物,如便秘过久,应停药。偶可出现短时的氨基转移酶升高、高氯酸血症或脂肪痢等。此外,这类药物在肠腔内与多种其他药物(如他汀类、洋地黄毒苷、脂溶性维生素、口服抗凝药、铁剂、苯巴比妥等)结合,影响这些药物吸收,应尽量避免合用,必要时可在服此药 1 小时前或 4 小时后再服用上述药物。

(三)烟酸类

烟酸(nicotinic acid)属于水溶性 B 族维生素,大剂量使用有调血脂作用。口服吸收迅速而完全,生物利用度 95%,血浆蛋白结合率低,迅速被肝、肾和脂肪组织所摄取,代谢物及原形药物经肾排泄。$t_{1/2}$ 为 20 ~ 45 分钟。

【药理作用】 大剂量烟酸可降低血浆 TG 和 VLDL,服后 1 ~ 4 小时生效,使 TG 下降 20% ~ 60%。降血浆 LDL 的作用慢而弱,用药 5 ~ 7 天显效,3 ~ 5 周达最大效应,降低 10% ~ 15%,若与胆汁酸结合树脂合用,使作用增强,若再加他汀类作用还可加强。烟酸还能升高血浆 HDL。此外,烟酸还能抑制 TXA_2 的生成,增加 PGI_2 的生成,呈现抗血小板聚集和扩血管作用。

烟酸调血脂的机制主要是降低细胞 cAMP 的水平,使脂肪酶的活性降低,脂肪组织中的 TG 不易分解释放出游离脂肪酸(FFA),血液中 FFA 减少,肝脏合成 TG 的原料不足,从而减少 TG 和 VLDL 的合成,血浆 TG 和 VLDL 明显降低,LDL 也随之下降。烟酸升高 HDL 是由于使 TG 浓度降低导致 HDL 分解代谢减少所致。

【临床应用】 烟酸类为广谱调血脂药,对 Ⅱb 和 Ⅳ 型者最好。适用于混合性高脂血症、高 TG 血症、低 HDL 血症及高脂蛋白(a)血症。若与他汀类或贝特类合用,可提高疗效。

【不良反应及用药注意】 最常见的不良反应是面部皮肤潮红、心悸和胃肠道反应,如恶心、呕吐、腹泻、口角炎等,面红可能是前列腺素的释放引起皮肤血管扩张所致,服药前 30 分钟给予阿司匹林可减轻症状。大剂量可引起血糖和血尿酸浓度增高、肝功能异常等。用药速度应缓慢,静脉给药速度应小于 2mg/ml;为减少胃肠道反应,可在进食时服用。痛风、溃疡病、活动性肝炎、2 型糖尿病及孕妇禁用。

阿 西 莫 司

阿西莫司(acipimox,乐脂平)药理作用与烟酸相似,作用较强而持久。口服吸收迅速,经 2 小时可达血药浓度高峰,血浆 $t_{1/2}$ 为 2 小时。本药可明显降低血浆中的 TG,且升高 HDL,与胆汁酸结合树脂合用可加强其降低 LDL-C 的作用。本药用于 Ⅱ、Ⅲ、Ⅳ 型高脂血症及伴有高脂血症的糖尿病。不良反应较少较轻。

(四)苯氧酸类

苯氧酸类也称贝特类,是从氯贝丁酯(clofibrate,氯贝特)衍生出来的一类化合物,包括氯贝丁酯(clofibrate)、吉非贝齐(gemfibrozil)、苯扎贝特(benzafibrate)、非诺贝特(fenofibrate)、环丙贝特(ciprofibrate)等。氯贝丁酯是第一个应用于临床的贝特类降脂药,作用明显,但不良反应较多,特别是肝胆系统并发症,现已不再应用。本类药降低血脂作用强,毒性低,适用于富含三酰甘油脂蛋白升高的高脂蛋白血症患者。

非 诺 贝 特

本类药物口服吸收迅速而完全,50% ~ 75% 被吸收,在肠道或肝脏转化为活性物质非诺贝特酸起效,随餐服用可增加吸收,服药 4 小时即达血药浓度高峰。$t_{1/2}$ 为 22 小时。血浆蛋白结合率为 99%,24 小时后 70% 随尿液排出,25% 以原形从粪便排出。

【药理作用】

1. 调血脂作用 能明显降低血浆 TG、VLDL-C、TC、LDL-C,升高 HDL-C。吉非贝齐、苯扎贝特、非诺贝特的作用较强,其机制可能为:①抑制乙酰辅酶 A 羧化酶,减少脂肪酸进入肝脏合成 TG 及 VLDL;②增强脂蛋白脂肪酶(LPL)活化,加速 CM 和 VLDL 的分解代谢;③增加

HDL 的合成,减慢 HDL 的清除,促进胆固醇逆向转运;④促进 LDL 的清除;⑤非诺贝特可激活核受体-过氧化物酶体增殖激活受体 α(PPAR-α),增加 LPL 和 apoA I 的生成。

2. 其他作用　抗凝血、抗血栓和抗炎作用,共同发挥抗动脉粥样硬化的效应。

【临床应用】　用于原发性高 TG 血症,对Ⅲ型高脂蛋白血症和混合型高脂蛋白血症有较好疗效,亦可用于 2 型糖尿病的高脂蛋白血症。

【不良反应及用药注意】　主要为消化道反应,如食欲不振、恶心、腹胀等。其次有头痛、失眠、乏力、皮疹、阳痿等。偶有肌痛、尿素氮增加、氨基转移酶升高,停药后可恢复。

1. 宜从小剂量开始,逐渐增加剂量,宜早晨服苯氧酸类,晚上服他汀类,避免血药浓度显著升高。

2. 氯贝丁酯可导致心律失常、胆囊炎和胆石症,并增加胃肠道肿瘤的发生率。

3. 肝胆疾病患者、孕妇、儿童及肾功能不全者禁用。

4. 吉非贝齐的血浆蛋白结合率较高,可增加口服抗凝药及降血糖药的作用,合用时应注意调整剂量。

5. 与他汀类联合应用,可增加肌病的发生率。

二、抗氧化剂

普罗布考

普罗布考空腹口服吸收低且不规则,饭后服用可增加吸收。用药后 24 小时达血药浓度高峰,连续应用 3 ~ 4 个月可达稳态浓度。血浆中 95% 的药物分布在脂蛋白。本品主要经粪便排出。

【药理作用】

1. 抗氧化作用　普罗布考为疏水性抗氧化剂,抗氧化作用强,进入体内被氧化为普罗布考自由基,阻断脂质过氧化,减少脂质过氧化物的生成,如抑制 ox-LDL 的生成及由 ox-LDL 引起的一系列病理过程,从而减缓动脉粥样硬化的病变。

2. 调血脂作用　普罗布考能抑制 HMG-CoA 还原酶,降低血浆中 TC 和 LDL-C,但同时也引起 HDL-C 及 apoA I 明显下降,对血浆 TG 和 VLDL 一般无影响。其与他汀类或胆汁酸螯合剂合用,可增强其调血脂作用。

3. 抗动脉粥样硬化作用　普罗布考的抗动脉粥样硬化作用可能是抗氧化和调血脂作用的综合结果。较长期应用可使冠心病发病率降低,缓解心绞痛,改善心肌缺血状态;抑制动脉粥样硬化形成,使黄色瘤明显缩小或消除,使病变消退。

【临床应用】　用于各型高 Ch 血症,单用时调血脂效果较差,最好与胆汁酸螯合剂合用。对继发于肾病综合征或糖尿病引起的Ⅱ型高脂血症也有效。有报道称,普罗布考可预防经皮冠状动脉腔内成形术后的再狭窄。

【不良反应及用药注意】　不良反应少而轻,约 10% 患者发生轻度而短暂的胃肠道反应,如腹泻、腹胀、腹痛、恶心等,偶有嗜酸性细胞增多、肝功能异常、高尿酸血症、高血糖、血小板减少、肌病、感觉异常等。用药期间注意心电图变化,Q-T 延长者或心律失常者禁用,不宜与延长 Q-T 间期的药物同用。近期有心肌损伤(如急性心肌梗死、心肌缺血、心肌炎)者禁用。孕妇、哺乳期妇女及小儿禁用。

三、多烯脂肪酸类

多烯脂肪酸类(polyene fatty acids)是指有 2 个或 2 个以上不饱和键结构的脂肪酸,又称为多不饱和脂肪酸,包括二十碳五烯酸、二十二碳六烯酸和 α-亚麻酸、亚油酸和 γ-亚麻油酸等。

本类药有降低 TG 的作用,长期服用可预防动脉粥样硬化,并使斑块消退。此外,还能抑制血小板聚集,使全血黏度下降,增加红细胞变形性,出血时间略有延长;使白细胞表面白三烯含量减少,血小板与血管内皮反应减弱;并抑制血小板生长因子释放,阻止血管平滑肌细胞的增殖和迁移。本类药适用于高 TG 性高脂血症,亦可用于糖尿病并发高脂血症。本类药物一般无明显不良反应,但若长期或大剂量使用,可使出血时间延长,免疫反应降低。

四、黏多糖和多糖类

肝素(heparin)是黏多糖的典型代表,具有降低 TC、LDL、TG、VLDL,升高 HDL,保护动脉内皮细胞及抗血栓形成等多方面的抗 AS 作用,但口服无效,抗凝血作用过强。

低分子质量肝素制剂有依诺肝素(enoxaparin,克塞)、替地肝素(tedelparin)等,具有分子质量低、生物利用度高、抗凝血作用弱、抗血栓形成作用强的特点。本药主要用于治疗冠心病、急性心肌梗死等。

冠心舒(脑心舒)是猪小肠黏膜提取物,藻酸双酯钠(polysaccharide sulfate,PSS)为海洋酸性糖酯类物质,属于天然类肝素制剂,具有调血脂、抗血小板聚集、保护血管内皮及防止 AS 斑块形成作用。临床用于防治缺血性心脑血管病。

案例 6-5 分析

本例患者宜选择他汀类药物和胆汁酸结合树脂治疗,因为该患者 TC 值明显高于正常参考值,而 TG 值未达到高三酰甘油确诊值。他汀类抑制 HMG-CoA 还原酶,主要降低 TC 和 LDL,胆汁酸结合树脂可使 HMG-CoA 还原酶活性增加,与他汀类合用可明显降低 TC 值,增强抗动脉粥样硬化作用。

目 标 检 测

一、选择题

A_1 型题

1. 下列哪种药物具有抗 LDL 氧化修饰作用
   A. 普罗布考　　　　　B. 美伐他汀
   C. 乐伐他汀　　　　　D. 氯贝丁酯
   E. 烟酸

2. 抗动脉粥样硬化药不包括
   A. 调血脂药　　　　　B. 黏多糖
   C. 多烯脂肪酸类　　　D. 抗氧化药
   E. 硝酸酯类

3. 有调血脂作用,亦能稳定动脉粥样硬化斑块或使斑块缩小的药物是
   A. 辛伐他汀　　　　　B. 吉非贝齐
   C. 考来烯胺　　　　　D. 烟酸
   E. 普罗布考

4. 能明显降低血浆胆固醇的是
   A. 烟酸　　　　　　　B. 苯氧酸类
   C. 多烯脂肪酸　　　　D. 抗氧化剂

E. HMG-CoA 还原酶抑制剂

5. 能明显降低血浆三酰甘油的药物是
   A. 胆汁酸结合树脂　　B. 抗氧化剂
   C. 洛伐他汀　　　　　D. 阿伐他汀
   E. 苯氧酸类

6. 能降 LDL 也降 HDL 的药物是
   A. 烟酸　　　　　　　B. 普罗布考
   C. 塞伐他汀　　　　　D. 非诺贝特
   E. 考来替泊

7. 苯氧酸类对下列哪一型高脂血症效果最好
   A. Ⅱ 型　　　　　　　B. Ⅳ 型
   C. 家族性Ⅲ型　　　　D. Ⅱ 型
   E. Ⅴ 型

8. 可引起横纹肌溶解症的药物是
   A. 考来烯胺　　　　　B. 辛伐他汀
   C. 普罗布考　　　　　D. 肝素
   E. 烟酸

9. 他汀类药物不用于
   A. 2 型糖尿病引起的高胆固醇血症

B. 肾病综合征引起的高胆固醇血症
C. 杂合子家族性高脂蛋白血症
D. 高三酰甘油血症
E. 预防心脑血管急性事件

10. HMG-CoA 还原酶抑制剂中,口服后在肝转化成活性物质的是
   A. 洛伐他汀
   B. 塞伐他汀

C. 美伐他汀　　　　　D. 普伐他汀
E. 普罗布考

二、简答题

1. 试述调血脂药的分类及代表药物。
2. 简述 HMG-CoA 还原酶抑制剂的作用机制、临床应用和不良反应。

附录：制剂与用法

药名	剂型	使用方法
洛伐他汀	片剂:10mg、20mg、40mg	开始一天 20～40mg,晚餐时服用,如需要在 4 周间隔可增至最大剂量,一天 80mg,进餐时服
普伐他汀	片剂:5mg、10mg	5～10mg,一天 1 次,睡前服
辛伐他汀	片剂:5mg、10mg	口服:5～10mg,一天 1 次
氟伐他汀	片剂(胶囊剂):20mg	口服:20～40mg,一天 1 次
考来烯胺	粉针剂:一次 4～5g	一天 3 次,进餐时服
考来替泊	粉针剂:一次 4～5g	一天 3～4 次,进餐时服
氯贝丁酯	胶丸剂:250mg、500mg	口服:250～500mg,一天 2～3 次
吉非贝齐	片剂:600mg。胶囊剂:300mg	口服:600mg,一天 2 次
苯扎贝特	片剂:200mg	口服:100～200mg,一天 3 次
非诺贝特	片剂:100mg	口服:100mg,一天 3～4 次,饭后服
烟酸	片剂:50mg、100mg	开始 50～100mg,以后增加为 500mg,一天 3～4 次,饭后服
烟酸肌醇酯	片剂:200mg	口服:200～600mg,一天 3 次
普罗布考	片剂:250mg、500mg	口服:250～500mg,一天 2 次,早、晚进餐时服
多烯康	胶囊剂:0.45g;含乙酯型 EPA 及 DHA 70% 以上和 1% 的维生素 E	口服:3～5 粒/次,一天 3 次

（马瑜红）

第7章 抗超敏反应药

第1节 组胺及抗组胺药

考点：1. 组胺受体的类型、分布及生物学效应。

2. H_1 受体阻断药的分类、药理作用、临床应用、主要不良反应及常用药物的作用特点。

案例 7-1

患者，男，36 岁，为了防止长途汽车上出现眩晕、恶心、呕吐，在乘车 30 分钟前自行服用了阿司咪唑片。

问题：1. 选用该药防晕止吐是否合理？为什么？

2. 如不合理，应选用什么药物？

一、组　　胺

组胺（histamine）是一类广泛存在于动植物体内的自体活性物质，哺乳动物以肺、皮肤黏膜及支气管和胃肠道平滑肌中含量较高。组胺在体内主要以结合型形式储存于肥大细胞或嗜碱粒细胞的细胞质颗粒中，当组织损伤、炎症、变态反应或神经刺激时，肥大细胞及嗜碱粒细胞则发生脱颗粒从而释放出组胺、缓激肽、白三烯、5-羟色胺等递质。其中释放出来的组胺可激活相应靶细胞上的组胺受体，从而产生多种生理及病理效应。现已证实内源性的组胺是 Ⅰ 型变态反应的重要递质，与过敏反应的发生有密切关系。目前发现的组胺受体有 H_1、H_2 和 H_3 三种亚型，各亚型受体的分布及效应见表 7-1。

表 7-1　组胺受体的分布及效应

受体亚型	分布	效应
H_1 受体	支气管平滑肌	收缩
	胃肠道平滑肌	收缩
	子宫平滑肌	收缩
	皮肤、黏膜血管	扩张、通透性增加
	心房肌	收缩增强
	房室结	传导减慢
H_2 受体	胃壁细胞	分泌增加
	血管	扩张
	心室肌	收缩增强
	窦房结	心率加快
H_3 受体	中枢与外周神经末梢突触前膜	负反馈调节组胺合成与释放

组胺本身无治疗意义，仅用于真假胃酸缺乏症和麻风病的辅助诊断，但其拮抗剂却广泛应用于临床。

二、组胺受体激动药

培他司汀

培他司汀(betahistine)可激动组胺 H_1 受体,引起血管扩张,但不增加毛细血管的通透性,主要用于治疗内耳眩晕症,可促进脑干和迷路的血液循环,减轻迷路积水,消除耳鸣、眩晕等症状;也可用于治疗急性缺血性脑血管疾病,如脑栓塞、一过性脑供血不足等;并对各种原因的头痛有缓解作用。本药可引起胃部不适、恶心、皮肤瘙痒等不良反应。

三、抗组胺药

抗组胺药即组胺受体阻断药,是一类能竞争性阻断组胺受体,产生抗组胺作用的药物。临床常用 H_1 受体阻断药和 H_2 受体阻断药,H_3 受体阻断药(硫丙咪胺)只作为科研工具药使用,无临床治疗价值。

(一)H_1 受体阻断药

目前 H_1 受体阻断药已有第一代和第二代药物供临床使用(表7-2)。其中第一代 H_1 受体阻断药如苯海拉明、异丙嗪、氯苯那敏(扑尔敏)等,具有明显的中枢抑制作用和抗胆碱作用,表现为安静、嗜睡,精神活动或工作能力难以集中。因此,第一代抗组胺药又称为镇静性抗组胺药。第二代 H_1 受体阻断药如特非那定、阿司咪唑(息斯敏)、西替利嗪(仙特敏)等,其抗组胺作用强,维持时间较长,但无明显的镇静作用和抗胆碱作用,表现为中枢神经系统不良反应较少,故第二代抗组胺药又称为非镇静抗组胺药(NSA)。

表 7-2　常用 H_1 受体阻断药的比较

药物	抗组胺	中枢抑制	防晕止吐	作用时间(小时)	临床应用
第一代药物					
苯海拉明	++	+++	++	4~6	皮肤黏膜过敏、晕动病
茶苯海明	+	+++	+++	4~6	晕动病
异丙嗪	+++	+++	++	4~6	皮肤黏膜过敏、晕动病
布克力嗪	+++	+	+++	16~18	皮肤黏膜过敏、晕动病
曲吡那敏	++	++	—	4~6	皮肤黏膜过敏
氯苯那敏	+++	+	—	4~6	皮肤黏膜过敏
第二代药物					
西替利嗪	+++	+		7~10	皮肤黏膜过敏
赛庚啶	+++	+		6~8	皮肤黏膜过敏
特非那定	+++	—		12~24	皮肤黏膜过敏
阿司咪唑	+++	—		10(天)	皮肤黏膜过敏
氯雷他定	+++	—		24	皮肤黏膜过敏
咪唑斯汀	+++	—		>24	皮肤黏膜过敏

【药理作用】

1. H_1 受体阻断作用　本类药物能竞争性阻断 H_1 受体,对组胺引起的毛细血管通透性增加、局部渗出性水肿及支气管、胃肠道平滑肌痉挛性收缩有明显的抑制作用,对组胺引起的血管扩张和血压下降只有部分拮抗作用,需与 H_2 受体阻断药合用才能完全拮抗。

2. 中枢抑制作用　第一代 H_1 受体阻断药能通过血脑屏障,具有不同程度的中枢抑制作用,可引起镇静、催眠,尤以苯海拉明和异丙嗪为甚。中枢抑制产生的原因,可能是由于中枢 H_1 受体被阻断,拮抗了内源性组胺介导的觉醒反应。第二代药物由于不易通过血脑屏障,故中枢抑制作用较弱或几乎无中枢抑制作用。

3. 抗胆碱作用　本类药物多数具有抗胆碱作用,其中苯海拉明和异丙嗪的防晕止吐作用较强,可能与其中枢抗胆碱作用有关。另外,某些 H_1 受体阻断药还有较明显的外周抗胆碱作用,可引起阿托品样副作用。

4. 其他作用　少数药物还有较弱的局麻作用,大剂量时对心脏有奎尼丁样作用,是某些药物产生心脏毒性的药理学基础。

【临床应用】

1. 皮肤黏膜变态反应性疾病　H_1 受体阻断药有助于缓解和消除由于内源性组胺释放引起的过敏症状,对荨麻疹、花粉病、过敏性鼻炎等疗效较好,可作为首选药物,通常选用镇静作用较弱的第二代药物。本类药对昆虫咬伤引起的皮肤瘙痒和水肿亦有疗效;对血清病、药疹和接触性皮炎亦有一定疗效;也可用于输血、输液反应;但对支气管哮喘疗效较差,对过敏性休克无效。

2. 镇静催眠　具有明显中枢抑制作用的苯海拉明和异丙嗪,可短期用于治疗失眠,尤其是过敏性疾病引起的失眠。还可与平喘药氨茶碱配伍使用,可对抗氨茶碱中枢兴奋的副作用,同时也对气道炎症起到一定的缓解作用。异丙嗪常作为冬眠合剂的组分用于人工冬眠。氯苯那敏可与其他药物(如麻黄碱)配伍组成感冒药的复方制剂,既可减轻鼻黏膜水肿,又可对抗麻黄碱的中枢兴奋作用。

3. 晕动病及呕吐　用于晕车、晕船、放射病、手术后和药物等多种原因引起的恶心、呕吐,效果良好。防治晕动病需在乘车、船前 30 分钟服用,常选用的药物为茶苯海明(为苯海拉明和氨茶碱的复方制剂)。

4. 其他　苯海拉明有较强的中枢抗胆碱作用,可用于控制帕金森病及药物引起的锥体外系反应。

【不良反应及用药注意】

1. 中枢神经系统反应　常见困倦、嗜睡、乏力等中枢抑制现象。用药期间勿驾驶车船及危险作业,以免发生意外。第二代 H_1 受体阻断药多无中枢抑制作用,应用更广泛。

2. 消化道反应　可出现口干、恶心、呕吐、便秘等,餐后服用可减轻。

3. 其他　偶见白细胞减少、溶血性贫血。由于多数药物具有阿托品样外周抗胆碱作用,因此,青光眼、尿潴留患者慎用。

4. 近年来发现阿司咪唑与特非那定可引起严重的心律失常,应慎重选用。

(二) H_2 受体阻断药

本类药物对 H_2 受体具有高度的选择性,通过阻断胃壁细胞的 H_2 受体,抑制胃酸分泌,主要用于治疗消化性溃疡。目前常用的药物有西咪替丁、雷尼替丁和法莫替丁等(详见消化系统章节)。

案例 7-1 分析

1. 不合理,因为阿司咪唑为第二代抗组胺药,不易通过血脑屏障,所以中枢抗胆碱作用较弱,因此不能用于预防晕动病。

2. 应该选用第一代抗组胺药,因为第一代药物能通过血脑屏障,具有较强的中枢抗胆碱作用,是其预防晕动病的药理学基础。常用的药物为茶苯海明(为苯海拉明和氨茶碱的复方制剂),苯海拉明防晕止吐作用较强,氨茶碱可对抗苯海拉明中枢抑制的副作用。

第 2 节　钙　　盐

临床常用的钙盐有葡萄糖酸钙(calcium gluconate)、氯化钙(calcium chloride)和乳酸钙(calcium lactate)。

【药理作用和临床应用】

1. 抗过敏　钙盐能增加毛细血管的致密度,降低其通透性,使渗出减少,因而缓解过敏症状。钙盐可用于治疗过敏性疾病,如荨麻疹、血管神经性水肿、血清病、接触性皮炎和湿疹等。一般采用静脉给药。

2. 维持神经肌肉的正常兴奋性　正常血清钙的含量为 90 ~ 110mg/L,当血钙含量降低时,神经肌肉组织的兴奋性增高,可发生感觉异常、手足搐溺、喉痉挛、肌肉抽搐、惊厥等现象,此时静脉注射钙盐可迅速缓解症状,症状控制后可改为口服给药。

3. 促进骨骼的生长和维持骨骼的硬度　钙是构成骨骼的主要成分,人体钙量的 99% 存在于骨中,是保证骨骼生长和维持骨骼硬度所必需的。体内缺钙可导致佝偻病或软骨病及骨质疏松,及时补充钙盐可防治。口服钙盐常同时给予维生素 D,以促进钙的吸收和利用。

4. 解救镁中毒　由于钙与镁的化学性质相似,相互竞争同一结合部位而产生对抗作用,故临床上过量使用镁盐所致的急性中毒,可静脉注射氯化钙或葡萄糖酸钙解救。

5. Ca^{2+} 还有缓解平滑肌痉挛、参与血液凝固等作用。

【不良反应及用药注意】

1. 钙盐刺激性强,口服对胃肠道有刺激性,不宜肌内注射或皮下注射。静脉注射时需稀释后缓慢注射,并避免漏出血管外引起剧痛及组织坏死。如药液外漏,应立即用 0.5% 普鲁卡因注射液做局部封闭。注射用葡萄糖酸钙的含钙量较氯化钙低,故刺激性较小。

2. 钙盐静脉注射时,可引起全身发热感,并兴奋心脏引起心律失常,甚至心脏停搏,故应缓慢注射和密切观察患者反应。

此外,本药能增加强心苷的心脏毒性,故在强心苷治疗期间或停药后 1 周内禁忌静脉注射钙盐。Ca^{2+} 与四环素类抗生素可生成不溶性螯合物而互相影响吸收,故两者不宜同服。

考点:钙盐的药理作用、临床应用及不良反应。

目 标 检 测

一、选择题

A_1 型题

1. H_1 受体阻滞药最佳适应证是
   - A. 支气管哮喘
   - B. 过敏性休克
   - C. 晕动病
   - D. 失眠
   - E. 荨麻疹、过敏性鼻炎等皮肤黏膜超敏反应

2. H_1 受体阻滞药最常见的不良反应是
   - A. 烦躁、失眠
   - B. 镇静、嗜睡
   - C. 消化道反应
   - D. 致畸
   - E. 变态反应

3. H_1 受体阻滞药对下列何症无效
   - A. 过敏性鼻炎
   - B. 过敏性休克
   - C. 接触性皮炎
   - D. 花粉症
   - E. 荨麻疹

4. 下列哪种药物镇吐作用最强
   - A. 氯苯那敏
   - B. 苯海拉明
   - C. 特非那定
   - D. 赛庚啶
   - E. 阿司咪唑

5. 对异丙嗪叙述正确的是
   - A. 具有镇吐作用
   - B. 抗精神病作用
   - C. 可阻滞 H_2 受体
   - D. 减少胃酸分泌
   - E. 对支气管哮喘效果好

6. 镁离子中毒可用下列哪种药抢救
   - A. 氯化铵
   - B. 氯化钾
   - C. 氯化钙
   - D. 尼可刹米
   - E. 甘露醇

7. 患过敏性鼻炎的汽车驾驶员,最好选用
   - A. 苯海拉明
   - B. 氯苯那敏

C. 异丙嗪　　　　　D. 氯雷他定

E. 赛庚啶

8. 关于 H_1 受体激动后引起的效应的叙述，错误的是

A. 支气管平滑肌收缩

B. 皮肤血管收缩

C. 胃肠、子宫平滑肌收缩

D. 心房收缩力加强

E. 房室传导减慢

9. 苯海拉明不具备的作用是

A. 减少胃酸分泌　　B. 镇静

C. 抗晕止吐　　　　D. 抗过敏

E. 以上都不是

10. 氯苯那敏常用于

A. 抢救过敏性休克　B. 治疗支气管哮喘

C. 治疗变态性鼻炎　D. 用于荨麻疹的治疗

E. 用于防治晕动症

附录：制剂与用法

药名	剂型	使用方法
组胺	注射剂：1mg/ml	晨起空腹皮下注射 0.25～0.5mg 后化验胃液，如无胃酸分泌，即可诊断为真性胃酸缺乏症
苯海拉明	片剂：25mg、50mg	25～50mg/次，3 次/天
	注射剂：20mg/1ml	肌内注射，20mg/次，1～2 次/天
异丙嗪	片剂：12.5mg、25mg	12.5～25mg/次，2～3 次/天
	注射剂：25mg/1ml、50mg/2ml	肌内注射，25～50mg/次，1～2 次/天
氯苯那敏	片剂：4mg	4mg/次，3 次/天
	注射剂：10mg/1ml、20mg/2ml	肌内注射，5～20mg/次，1～2 次/天
西替利嗪	片剂：10mg	10mg/次，1 次/天，或早晚各服 5mg
赛庚啶	片剂：2mg	2～4mg/次，3 次/天
阿司咪唑	片剂：10mg	10mg/次，1 次/天
特非那定	片剂：60mg	60mg/次，2 次/天
苯茚胺	片剂：25mg	25～50mg/次，2～3 次/天
葡萄糖酸钙	片剂：0.5g	0.5～2g/次，3 次/天
	注射剂：1g/10ml	1～2g/次，加等量的 10%～25% 葡萄糖注射液稀释后缓慢静脉注射（每分钟不超过 2ml）或加于 5%～10% 葡萄糖注射液 50～100ml 中静脉滴注
氯化钙	注射剂：0.5g/10ml、1g/20ml	0.5～1g/次，加等量的 5%～25% 葡萄糖注射液稀释后缓慢静脉注射（每分钟不超过 2ml）
乳酸钙	片剂：0.25g、0.5g	0.5～1g/次，2～3 次/天

（张　旭）

第8章 消化系统药物

第1节 助消化药

助消化药是指一类能促进消化的药物。大多数药物为消化液中的主要成分,以补偿消化液分泌的不足,促进对食物的消化,增强胃肠消化功能;有的药物则通过促进消化液的分泌或抑制肠道过度发酵而呈现助消化作用。其主要用于消化不良或消化液分泌不足引起的消化功能减弱。

考点:助消化药的基本成分。

稀 盐 酸

稀盐酸(acid hydrochloric dilute)可增加胃液酸度和提高胃蛋白酶活性;尚可促进胰液和胆汁的分泌,并有助于钙和铁的吸收。常用的为10%盐酸溶液。其主要用于各种胃酸缺乏症和消化不良等。常用量0.5~2.0ml/次,宜在饭前或饭时用水稀释后服用。稀盐酸与蛋白酶合用效果较好。服后用碱性液漱口,以保护牙齿。胃酸过多者禁用。

胃 蛋 白 酶

胃蛋白酶(pepsin)在胃酸环境中能使蛋白质水解为蛋白胨等物质。此酶在pH为2时活性最高,故常与稀盐酸同服。其主要用于消化不良、病后恢复期消化功能减退及慢性萎缩性胃炎、胃癌等胃蛋白酶缺乏患者。本药不宜与碱性药物合用,以免影响疗效。

胰 酶

链接 胰 酶

本品为一种消化酶的混合物,即胰蛋白酶、胰淀粉酶、胰脂肪酶。1836年帕肯杰(Parkinje)证明胰腺中蛋白质水解酶的存在;1845年Bouchardat证明胰淀粉酶的存在;1856年伯纳得(Bernard)发现胰脂肪酶。我国于1952年开始生产。

胰酶(pancreatin)是从猪、牛、羊的胰腺中提取的,内含胰蛋白酶、胰淀粉酶和胰脂肪酶。在中性或弱碱性环境中活性较强,遇酸易破坏,故多与等量碳酸氢钠同服或制成肠溶片吞服,而不宜与酸性药物同服。本药用于各种消化不良、食欲不振等,尤其适用于肝胆、胰腺疾病所致消化功能减退。

乳 酶 生

乳酶生(lactasin)又名表飞鸣,为干燥的活乳酸杆菌制剂,在肠内能分解糖类生成乳酸,使肠内酸度增加,从而抑制腐败菌的生长繁殖,并防止肠内发酵、产气。本药用于消化不良、肠胀气及小儿饮食不当所致腹泻等。乳酶生为活菌制剂,不应置于高温处,不宜与抗菌药、抗酸药及吸附剂合用,以免降低疗效。

第2节 抗消化性溃疡药

案例 8-1

患者,男,38岁,近来反复出现上腹部疼痛,饥饿进行时加重,进餐后可缓解,并伴有反酸、嗳气。3

天前因受凉和疲劳,上腹疼痛又发作,大便呈柏油样,前来就医。胃镜检查显示十二指肠壶腹部大弯处有一处0.5~0.6cm的溃疡,幽门螺杆菌(+),诊断为十二指肠壶腹部溃疡。

问题:1. 该患者应用什么药物进行治疗?

2. 治疗中应告知患者药物有哪些不良反应?

消化性溃疡(peptic ulcer,PU)主要包括胃溃疡(gastric ulcer,GU)和十二指肠溃疡(duodenal ulcer,DU),为消化系统的常见病,发病率为10%~12%。其发病涉及神经、内分泌及遗传等多种因素,目前认为主要是消化道黏膜的损伤因子(胃酸、胃蛋白酶、幽门螺杆菌等)作用增强而保护因子(胃黏液、HCO_3^-、前列腺素)作用受损所引起。抗溃疡病药是一类能缓解或消除溃疡症状、治愈和加速溃疡面愈合、防止和减少并发症或复发的药物。

根据作用机制不同可分为抗酸药、胃酸分泌抑制药、胃黏膜保护药和抗幽门螺杆菌药等四类。

考点:1. 抗酸药的作用机制,代表药物。
2. H_2受体阻断药的作用机制、代表药物、不良反应。
3. M胆碱受体阻断药的代表药物。
4. 质子泵抑制药的代表药物、作用机制及不良反应。
5. 黏膜保护药的代表药物和作用机制。
6. 枸橼酸铋钾的不良反应。
7. 抗幽门螺杆菌的治疗方案。

一、抗 酸 药

本类药物多是弱碱性化合物,服药后能中和或吸附胃酸,缓解或解除胃酸、胃蛋白酶对胃及十二指肠黏膜的侵蚀和对溃疡面的刺激,缓解疼痛,并有利于溃疡面的愈合。临床主要用于胃及十二指肠溃疡和胃酸过多症的辅助治疗。常用抗酸药物有:碳酸钙(calcium carbonate)、氧化镁(magnesium oxide)、氢氧化镁(magnesium hydroxide)、三硅酸镁(magnesium trisilicate)、氢氧化铝(aluminum hydroxide)、碳酸氢钠(sodium bicarbonate)等。它们的特点见表8-1。

表8-1 常用抗酸药作用特点比较

	氢氧化镁	氧化镁	三硅酸镁	氢氧化铝	碳酸钙	碳酸氢钠
抗酸强度	强	强	弱	中等	较强	强
起效时间	快	慢	慢	慢	较快	最快
持续时间	久	久	久	久	较久	短暂
收敛作用	无	无	无	有	有	无
保护作用	无	无	有	有	无	无
碱血症	无	无	无	无	无	有
产生CO_2	无	无	无	无	有	有
继发性胃酸增多	无	无	无	无	有	有
排便影响	轻泄	轻泄	轻泄	便秘	便秘	无

抗酸药单用效果差,故常将不同抗酸药配伍制成复方制剂,以减少不良反应,如复方氢氧化铝是氢氧化铝、三硅酸镁与解痉药颠茄流浸膏制成的复方制剂。抗酸药只有将胃内容物排空后,才能发挥更好的作用,因此抗酸药适宜在餐后1~1.5小时或临睡前服用。

二、胃酸分泌抑制药

胃酸分泌是一个复杂的连续过程,受到神经(Ach)、旁分泌(组胺)和内分泌(胃泌素)的共同调控。胃黏膜壁细胞的基膜上分布有他们各自的特异性受体(M受体、H_2受体、CCK_2受体),当这些受体激动时,通过第二信使的介导,最终激活该细胞黏膜侧的H^+-K^+-ATP酶(质子泵),通过H^+-K^+交换将H^+从细胞壁转运到胃腔内,形成胃酸。因此,阻断壁细胞H_2受体、M受体、胃泌素受体或抑制H^+-K^+-ATP酶,均能减少胃酸的分泌,而质子泵是胃酸分泌过程中最重要的终末环节,因此质子泵抑制药是最强的抑制胃酸分泌的药物。

(一)H₂受体阻断药

H₂受体阻断药是仅次于质子泵抑制药的胃酸分泌抑制药。西咪替丁为第一代H₂受体阻断药,雷尼替丁为第二代H₂受体阻断药,第三代H₂受体阻断药有法莫替丁、尼扎替丁、罗沙替丁等。

西 咪 替 丁

西咪替丁(cimetidine)又名甲氰咪胍,口服后吸收迅速而完全,约0.5小时起效,1.5小时达峰值,有效血药浓度维持时间约4小时。生物利用度为58%~89%,半衰期约2小时,肾功能受损时延长。血浆蛋白结合率约为19%,可通过血脑脊液屏障和胎盘屏障。30%的药物在肝内代谢,其化学结构中的咪唑环与细胞色素P450结合而降低肝药酶活性。40%~70%以原形经肾脏排泄,老人及肾功能不全者排泄缓慢。部分药物从乳汁排出。

【药理作用和临床应用】 竞争性阻断胃壁细胞膜上H₂受体,不但能抑制基础(空腹)胃酸分泌,也能明显抑制组胺、五肽促胃液素、食物、胰岛素及茶碱等引起的胃酸分泌,降低胃内酸度,减轻或解除H⁺对胃、十二指肠的刺激和侵蚀。临床主要用于胃及十二指肠溃疡、佐林格-埃利森综合征等胃酸分泌过多症及上消化道出血等。单次口服西咪替丁300mg,可使胃液pH升至5,并保持2小时。胃蛋白酶分泌也减少,对胃黏膜有保护作用。溃疡病患者用药后能缓解症状,促进溃疡愈合。每天1g,疗程4周,十二指肠溃疡愈合率约78%,胃溃疡愈合率约68%。停药后溃疡复发率为24%。

链接 佐林格-埃利森综合征

促胃液素瘤(gastrinoma)是一种具有分泌促胃液素功能的肿瘤,其临床表现为胃液、胃酸分泌过多,高促胃液素血症,多发、非典型部位难治性消化性溃疡和(或)腹泻等综合征。上述综合征由Zollinger和Ellison于1955年首先报道,故命名为佐林格-埃利森综合征(Zollinger-Ellison综合征)。

【不良反应及用药注意】 不良反应发生率1%~5%。一般表现为头痛、头晕、乏力、腹泻便秘、肌肉痛、皮疹、皮肤干燥、脱发。中枢神经系统反应可见嗜睡、焦虑、定向力障碍、幻觉。本药对内分泌系统有抗雄激素作用,促催乳素分泌作用,出现精子数减少、性功能减退、男性乳腺发育、女性溢乳等;此外还可偶见心动过缓、房室传导阻滞、血压骤降、肝肾功能损伤、白细胞减少、谷丙氨基转移酶轻度升高等。

用药时应注意勿与抗酸药同服,以免影响本药的吸收,如需同用,至少间隔1小时。长期服药者勿突然停药。孕妇及哺乳期妇女禁用。

西咪替丁为肝药酶抑制剂,抑制苯二氮䓬类、华法林、苯妥英钠、普萘洛尔、茶碱、奎尼丁等药物的体内转化,使上述药物血药浓度升高,故合用时应注意调整用药剂量。与四环素、酮康唑、阿司匹林同服,可使上述药物吸收减少,应避免同时应用。同时应避免与抗胆碱药和氨基糖苷类药物合用,以免加重毒性。

雷 尼 替 丁

雷尼替丁(ranitidine)为第二代H₂受体阻断药,临床较为常用。本药对H₂受体的选择性较西咪替丁高,对H₁受体几无影响。其抑制胃酸分泌作用较西咪替丁强5~10倍。对肝药酶抑制作用较西咪替丁弱,治疗量不改变血催乳素、雄激素水平。口服吸收快,作用可维持8~12小时。临床用途与西咪替丁相似,对胃及十二指肠溃疡的远期疗效较高且复发率较低。常见不良反应有头痛、头晕、幻觉、躁狂等,静脉注射可致心动过缓,偶见白细胞、血小板减少,血氨基转移酶升高,男性乳房发育等,停药后可恢复。

法 莫 替 丁

法莫替丁(famotidine)为第三代 H_2 受体阻断药,抑制胃酸分泌作用较西咪替丁强 40～50 倍,比雷尼替丁强 6～10 倍。显效快,作用持续时间可达 12 小时以上。不良反应少,不抑制肝药酶,无抗雄激素作用,也不影响血催乳素水平。临床应用与雷尼替丁相似。

(二) M_1 受体阻断药

哌 仑 西 平

哌仑西平(pirenzepine)又名哌吡氮平,主要阻断 M_1 受体,也有轻微的 M_2 受体阻断作用,抑制胃酸的分泌,并减少胃蛋白酶分泌和保护胃黏膜。本药用于治疗消化性溃疡和预防溃疡病出血,与 H_2 受体阻断药合用效果更佳。不良反应以消化道症状多见,大剂量可见口干等阿托品样副作用。

替仑西平(telenzepine)与哌仑西平相似,比哌仑西平作用强,维持时间长,不良反应较少而轻。

(三) 胃泌素受体阻断药

丙 谷 胺

丙谷胺(proglumide)又名二丙谷酰胺,可阻断胃壁细胞上的胃泌素受体,特异性地减少胃泌素分泌,进而抑制胃酸及胃蛋白酶的分泌,并具有保护胃黏膜和促进溃疡愈合作用。本药适用于治疗消化性溃疡和慢性胃炎。不良反应轻微,偶有腹胀、口干、食欲不振、下肢酸胀等反应。

(四) 质子泵抑制药(proton pump inhibitor,PPI)

质子泵抑制药是一类抑制 H^+-K^+-ATP 酶,减少胃酸分泌的药。胃壁细胞通过受体(M 受体、H_2 受体、促胃泌素受体)、第二信使和 H^+-K^+-ATP 酶三个环节分泌胃酸,H^+-K^+-ATP 酶能将 H^+ 从胃壁细胞小管膜上转运到胃腔中,将 K^+ 从胃腔中转运到胃壁细胞内,进行 H^+-K^+ 交换。转运到胃腔内的 H^+ 与 Cl^- 结合形成胃酸。H^+-K^+-ATP 酶抑制药使酶失去活性而具有强而持久的抑酸作用。同时使胃蛋白酶分泌也有减少,对幽门螺杆菌也有抑制作用。

奥 美 拉 唑

奥美拉唑(omeprazole)又名洛赛克,是首个上市的 PPI。口服吸收迅速,单剂量生物利用度为 35%,反复用药生物利用度可增至 60%,血药浓度达峰时间为 0.5～3.5 小时,1 小时内起效,作用持续 24 小时以上。本药易透过血脑屏障,血浆蛋白结合率为 95%～96%。本品在体内经肝脏代谢,约 80% 代谢物从尿液排泄。血浆半衰期为 0.5～1 小时。本品对胃酸不稳定,通常采用肠溶制剂口服或静脉注射给药。

【药理作用和临床应用】 奥美拉唑为强效抗消化性溃疡药,能选择性抑制胃壁细胞 H^+ 泵的作用,使胃壁细胞分泌 H^+ 减少,从而抑制胃酸形成,减少胃酸分泌。同时奥美拉唑能抑制幽门螺杆菌,与抗生素合用产生协同作用,可根除幽门螺杆菌。临床用于治疗反流性食管炎、消化性溃疡、上消化道出血和幽门螺杆菌感染。

【不良反应及用药注意】 不良反应主要有恶心、呕吐、腹痛、腹泻、便秘等胃肠反应;头晕、头痛、嗜睡、失眠等中枢神经系统反应;此外,尚可出现关节疼、阳痿、男性乳房女性化等。长期用药抑制胃酸分泌,可致胃内细菌过度生长,亚硝酸类物质升高,应注意癌变的可能性。

用药注意事项:①与华法林、地西泮、苯妥英钠等药合用,可使上述药物体内代谢减慢;②慢性肝病有肝功能减退者,用量宜酌减;③长期服用者,应定期检查胃黏膜有无肿瘤样增生;④妊娠期和哺乳期妇女、儿童禁用;⑤本药抑制胃酸分泌作用强,时间长,故应用本药时不易同时服用其他抗酸药或抑酸药。

同类药物还有兰索拉唑(lansoprazole)、潘多拉唑(pantoprazole)和雷贝拉唑(rabeprazole)。

📖 **链接** ┈┈┈┈ 第一个质子泵抑制剂——奥美拉唑的诞生历程

Picoprazole 是第一个进行人体试验的质子泵抑制剂,在应用于患有佐林格-埃利森综合征的患者时,发现它是迄今为止最有效的抑酸剂。在此基础上,经过进一步改进,1979 年终于合成了奥美拉唑(洛塞克)。奥美拉唑是世界上第一个应用于临床的质子泵抑制剂。1988 年上市后,由于它的抑酸作用强,持续时间长,有高度选择性,临床观察显示能更快地缓解疼痛,更快地使溃疡愈合,且副作用非常小,因此成为胃及十二指肠溃疡、反流性食管炎和幽门螺杆菌感染等疾病的首选药物。

三、抗幽门螺杆菌药

📖 **链接** ┈┈┈┈ 幽门螺杆菌

自 1983 年 Marshall 和 Warren 从慢性活动性胃炎患者胃黏膜中取样,成功培养出一种病原菌,这种病原菌常居住在胃幽门附近,外形呈螺旋形,称之为幽门螺杆菌(Helicobacter pylori,Hp)。近 20 多年的研究发现,幽门螺杆菌感染是慢性活动性胃炎、消化性溃疡、胃黏膜相关淋巴组织(MALT)淋巴瘤和胃癌的主要致病因素。1994 年世界卫生组织/国际癌症研究机构(WHO/IARC)将幽门螺杆菌定为I类致癌原。根除幽门螺杆菌,使胃炎消退,溃疡愈合良好,复发率低。

幽门螺杆菌(Hp)为革兰阴性杆菌,存在于胃十二指肠的黏液层与黏膜细胞之间,对黏膜产生损伤作用。幽门螺杆菌感染已被公认是消化性溃疡及慢性胃炎发生的主要原因之一,大量研究表明,超过 90% 的十二指肠溃疡和 80% 左右的胃溃疡,都是由幽门螺杆菌感染所导致的。

目前临床应用的抗幽门螺杆菌药可分为抗生素(阿莫西林等)、人工合成抗菌药(甲硝唑等)、硫糖铝、含铋制剂和质子泵抑制药等。单用某一种药物疗效较低,一般需 2 种或 3 种药物合用,以提高根除率,减少耐药性的产生。目前推荐的有效方案主要有以质子泵抑制药为基础加 2 个抗菌药物的联合方案和以铋制剂为基础再加 2 个抗菌药物的联合方案。例如,①奥美拉唑+阿莫西林+克拉霉素;②奥美拉唑+甲硝唑+克拉霉素;③铋制剂+甲硝唑+四环素。

四、胃肠黏膜保护药

胃黏膜屏障包括细胞屏障和黏液-碳酸氢盐屏障。细胞屏障由胃黏膜细胞顶部的细胞膜和细胞间的紧密连接组成,有抵抗胃酸和胃蛋白酶的作用;黏液-碳酸氢盐屏障是双层黏稠的胶冻状黏液,覆盖在黏膜细胞表面,对黏膜细胞起保护作用。当胃黏膜屏障功能受损,溃疡就会产生。胃黏膜保护药主要通过促进胃黏液和碳酸氢盐分泌,促进胃黏膜细胞前列腺素的合成,增加胃黏膜血流量,从而发挥预防和治疗胃黏膜损伤、促进组织修复和溃疡面的愈合。

米索前列醇

米索前列醇(misoprostol)是前列腺素的衍生物,小剂量可促进胃黏膜分泌黏液和 HCO_3^-,增强黏膜的屏障作用,抵御阿司匹林等化学刺激对胃黏膜的损伤。较大剂量抑制胃酸分泌,抑制基础胃酸分泌及食物、组胺、胃泌素、吗啡因等引起的胃酸分泌。本品适用于治疗消化性溃疡、应激性溃疡及急性胃黏膜、急性胃炎、胃出血,对非甾体抗炎药引起的消化性溃疡有特效。不良反应为腹泻、恶心、头痛、眩晕、胀气等,也可引起子宫收缩,故孕妇及前列腺素过敏者禁用。

硫　糖　铝

硫糖铝(sucralfate)是蔗糖硫酸酯的碱式铝盐,不溶于水,溶于酸及碱中。口服后在胃酸环境(pH<4)中聚合成不溶性胶状物,黏附于黏膜及溃疡表面形成保护膜;还有抑制胃蛋白酶活性、增强黏液-碳酸氢盐屏障作用;诱导溃疡区的表皮生长因子聚集及抑制幽门螺杆菌繁殖等作用。本药适用于治疗消化性溃疡、慢性浅表性胃炎和反流性食管炎。其不良反应轻微,主要有便秘、口干,偶有恶心、腹泻、皮疹等。本药不宜与抗酸药、H_2 受体阻断药等同时使用。

枸橼酸铋钾

枸橼酸铋钾(bismuth potassium citrate)是一种溃疡面隔离剂。本药不抑制胃酸,而是在胃内形成氧化铋胶体沉着于溃疡面上,形成保护膜而抵御胃酸、胃蛋白酶等对溃疡面的刺激;并能促进胃黏液分泌,对幽门螺杆菌也有杀灭作用。其具有抗菌和黏膜保护的双重作用,主要用于胃及十二指肠溃疡、慢性胃炎等,特别适用于幽门螺杆菌感染者。服本药期间有恶心、舌及粪便呈黑色等症状,停药后即消失。牛奶和抗酸药可影响其疗效,故不宜同服。偶见恶心等消化道反应。本药在胃肠道不易吸收,肾功能不全者及孕妇禁用,以免引起血铋升高。

第3节　止吐药及胃肠促动力药

考点:止吐药及胃肠促动力药的作用和临床应用。

呕吐是一种复杂的反射性活动,是由多种因素引起,当内脏及前庭功能紊乱、药物、放疗等刺激延髓化学催吐感受区(CTZ)的 $5-HT_3$、多巴胺(D_2)受体、胆碱能 M_1 受体、H_1 受体就会引起恶心呕吐。M_1 和 H_1 受体阻断药见相关章节介绍,本节主要介绍部分 $5-HT_3$ 受体阻断药和 DA 受体阻断药。

一、多巴胺受体阻断药

甲氧氯普胺

甲氧氯普胺(metoclopramide)又名胃复安,能选择性的阻断 CTZ 的 D_2 受体,而产生强大的中枢性止吐作用。对胃肠多巴胺受体也有阻断作用而增强胃及小肠蠕动,促进胃排空,改善胃的功能。临床上用于胃肠功能紊乱所致的呕吐及放射疗法、术后和药物引起的呕吐。本药对前庭功能紊乱所致的呕吐无效。

不良反应有便秘、嗜睡、乏力、头晕等;大剂量或长期应用可引起锥体外系反应、溢乳及月经紊乱;注射给药可致直立性低血压。孕妇慎用。

多潘立酮

多潘立酮(domperidone)又名吗丁啉,口服易吸收,不易通过血脑屏障,主要作用于外周,能够直接阻断胃肠道多巴胺受体,加强胃动力,能增加食管下段括约肌张力,防止胃食管反流;增强胃蠕动,扩张幽门,促进胃肠协调活动而止吐。临床用于胃排空延时、反流性食管炎、慢性胃炎和各种轻度胃瘫,也可用于偏头痛、颅外伤、肿瘤放疗和化疗等引起的恶心呕吐。不良反应包括头痛、促进催乳激素释放及胃酸分泌。注射给药可致心律失常。本药不宜与抗胆碱药合用,以免减弱本药的作用。婴儿及孕妇慎用。

西沙比利

西沙比利(cisapride)属于全胃肠动力药,能促进肠壁肌层神经丛释放乙酰胆碱,促进食管、肾、小肠直至结肠的运动。对胃和小肠作用类似甲氧氯普胺,但它也能增加结肠运动,引起腹泻。无锥体外系、催乳素释放和胃酸分泌的不良反应。

本药用于胃肠运动减弱和各种胃轻瘫;可以治疗胃肠反流性疾病、反流性食管炎,也可治疗慢性自发性便秘和结肠运动减弱。

二、5-HT$_3$受体阻断药

昂 丹 司 琼

昂丹司琼(ondansetron)通过阻断外周及中枢的5-HT$_3$受体发挥强大的止吐作用,对抗肿瘤药引起呕吐的止吐作用强大、迅速,明显较甲氧氯普胺强,且无锥体外系反应。其主要用于恶性肿瘤的化疗和放疗引起的呕吐,也可防止手术后恶心呕吐,对晕动症及阿扑吗啡所致的呕吐无效。不良反应可见头痛、头晕、便秘或腹泻等。对本药过敏者禁用,孕妇及哺乳妇女慎用。

同类药物还有格拉司琼(granisetron)、多拉司琼(dolasetron)、托烷司琼(tropisetron)。

第4节 泻药与止泻药

一、泻　　药

泻药是一类能增加肠内水分、软化粪便或润滑肠道而加速排便的药物。按其作用方式可分为容积性泻药、接触性泻药和润滑性泻药。

（一）容积性泻药

容积性泻药口服后很少吸收,在肠道内形成高渗,从而阻止水分的吸收,使肠腔容积增大,刺激肠蠕动而产生导泻作用,代表药物有硫酸镁和硫酸钠。

硫　酸　镁

【药理作用和临床应用】　硫酸镁(magnesium sulfate)根据给药途径的不同,可呈现不同的药理作用。

1. 导泻作用　在肠道难以吸收,大量口服后在肠内形成高渗盐溶液而阻止肠内水分吸收,使肠腔容积增大,刺激肠壁,反射性引起肠蠕动而导泻。此外,镁盐通过刺激十二指肠,促进小肠和结肠的分泌和蠕动。一般空腹饮用,同时宜大量饮水,1~3小时即可排出稀便或水样便。本药主要用于药物或食物中毒时排出肠内毒物或与某些驱虫药合用以促进虫体排出,也用于急性便秘。

2. 利胆作用　口服33%的硫酸镁溶液或用导管直接注入十二指肠内,可直接刺激十二指肠黏膜,引起胆总管括约肌松弛和胆囊收缩,促进胆汁排出,产生利胆作用。本药可用于慢性胆囊炎、胆石症及阻塞性黄疸等。

3. 抗惊厥作用　注射硫酸镁后,Mg^{2+}可引起中枢抑制和骨骼肌松弛而产生抗惊厥作用。本药可用于各种原因引起的惊厥,尤其对子痫的惊厥有较好疗效。

4. 降压作用　注射给药后,Mg^{2+}可直接扩张外周血管,降低血压,且作用迅速;也可扩张冠状血管,增加心肌供血供氧。本药用于高血压危象或高血压脑病,也可用于急性心肌梗死的治疗。

5. 消炎止痛　50%硫酸镁溶液局部热敷患处有消炎止痛的作用。

考点:1. 泻药的分类、临床应用和用药注意。
2. 止泻药的分类、临床应用和用药注意。

【不良反应及用药注意】

1. 硫酸镁注射过量或静脉注射速度过快可引起急性镁中毒,出现中枢抑制、肌腱反射消失、血压迅速下降、呼吸抑制等。一旦出现中毒应立即进行人工呼吸,并静脉注射钙盐解救。

2. 硫酸镁用于导泻时可引起盆腔充血和失水,故孕妇、月经期妇女禁用;吸收后的 Mg^{2+} 主要经肾脏排泄,故肾功能不全者或老年患者应禁用或慎用。

硫 酸 钠

硫酸钠(sodium sulfate)导泻作用及用法与硫酸镁相同,但作用较弱,无中枢抑制作用。临床多用于口服中枢抑制药中毒时导泻。对肾功能不全者,用硫酸钠导泻较硫酸镁安全。

乳 果 糖

乳果糖(lactulose)口服不吸收,到结肠后被细菌分解成乳酸,刺激结肠局部渗出,引起粪便容积增加,致肠蠕动而促进排便。乳酸还可抑制结肠对氨的吸收,所以有降血氨作用。

纤维素类(celluloses)包括蔬菜、水果中天然和半合成的多糖及纤维素衍生物,如甲基纤维素(methylcellulose)、羧甲基纤维素(carboxymethyl cellulose)等不被肠道吸收,增加肠内容积并保持粪便湿软,有良好通便作用,可防治功能性便秘。

(二)接触性泻药

酚 酞

酚酞(phenolphthalein)口服后在肠道与碱性肠液形成可溶性钠盐,刺激结肠黏膜,推进结肠肠壁蠕动,抑制水、钠吸收而起缓泻作用。本药约有 15% 吸收后进入肝肠循环,故作用可维持 3～4 天,适用于慢性便秘。不良反应轻微,高敏患者可发生皮炎等反应,偶致肠绞痛、紫癜、心、肺、肾损害;长期应用可致水、电解质丢失和结肠功能障碍。经肾脏排泄时在碱性尿液中呈红色,应事先告诉患者。

比 沙 可 啶

比沙可啶(bisacodyl)作用及用途与酚酞基本相同,一般口服 6 小时内,直肠给药 15～60 分钟显效。但刺激性较强,可致腹痉挛、直肠炎。孕妇慎用。

蒽 醌 类

蒽醌类大黄(rhubarb)、番泻叶(senna)等中药含有蒽醌苷类物质,可在肠道内分解释出蒽醌,刺激结肠推进性蠕动,4～8 小时可排出软便或腹泻。丹蒽醌(danthron)是游离的蒽醌,口服后 6～12 小时排便。常用于急、慢性便秘。

(三)润滑性泻药

液 状 石 蜡

液状石蜡(liquid paraffin)为矿物油,口服不被肠道吸收,有润滑肠壁、软化粪便作用,使粪便易于排出。本药适用年老体弱、高血压、痔疮及心力衰竭患者的便秘。久服可妨碍脂溶性维生素及钙、磷吸收。不宜应用于婴幼儿。

甘 油

甘油(glycerol)又名丙三醇,能润滑并刺激肠壁,软化大便,常用其栓剂或 50% 甘油溶液直肠给药,起效快。本药主要用于老人和小儿便秘。

二、止 泻 药

止泻药是指能减少肠蠕动或保护肠黏膜免受刺激而达到止泻作用的药物,适用于剧烈腹泻和长期慢性腹泻。

（一）阿片类止泻药

地 芬 诺 酯

地芬诺酯（diphenoxylate）又名苯乙哌啶，是人工合成的哌替啶衍生物，对肠道运动的影响与吗啡相似，能直接作用于肠道平滑肌，提高其张力，减少肠蠕动，使肠内水分吸收增多而止泻。本药可用于急性功能性腹泻。不良反应轻而少见，大量久服可成瘾。

洛 哌 丁 胺

洛哌丁胺（loperamide）又名苯丁哌胺，结构与地芬诺酯相似，其止泻作用强、快且持久。另可增加肛门括约肌张力，制止大便失禁和便急。本药适用于急性腹泻及慢性腹泻。不良反应轻微。1岁以下儿童禁用，孕妇及哺乳妇女慎用。

（二）收敛性止泻药

鞣 酸 蛋 白

鞣酸蛋白（tannalbin）能与肠黏膜表面蛋白质结合，形成保护膜，减轻对黏膜的刺激，减少炎性渗出而起收敛止泻作用。本药适用于急性胃肠炎、非细菌性腹泻等。

同类药物还有次碳酸铋（bismuth subcarbonate）、次硝酸铋（bismuth subnitras）。

（三）吸附性止泻药

药 用 炭

药用炭（medical charcoal）为不溶性的微细粉末，能吸附肠内大量气体、毒物及细菌毒素等，防止毒物吸收并减弱刺激性肠蠕动而止泻。本药用于腹泻、胃肠胀气及服毒者解救。

（四）菌制剂

双 歧 三 联 活 菌

双歧三联活菌（bifid triple viable）是由双歧杆菌、嗜酸乳酸菌和粪链球菌组成的活菌制剂，用于肠道菌群失调及其他原因引起的腹泻。本药忌与抗菌药物同用，应避光，置干燥处低温（2～8℃）或冷暗处保存，送服水温不宜超过40℃。

多 维 乳 酸 菌 散

多维乳酸菌散（compound vitamin lactobacillus powders）由乳酸菌培养物、活粪链球菌、枯草杆菌和维生素等组成，用于防治婴幼儿消化不良、肠道感染性腹泻、功能性便秘和新生儿黄疸。本药无明显不良反应，对抗生素有耐药性，合用抗生素可提高疗效。送服水温不宜超过40℃。

案例 8-1 分析

1. 可采用质子泵抑制药奥美拉唑、抗幽门螺杆菌药阿莫西林和克拉霉素的"三联疗法"。

2. 奥美拉唑的不良反应主要有恶心、呕吐、腹痛、腹泻、便秘等胃肠反应；头晕、头痛、嗜睡、失眠等中枢神经系统反应；此外，尚可出现关节疼、阳痿、男性乳房女性化等。长期用药抑制胃酸分泌，可致胃内细菌过度生长，亚硝酸类物质升高，应主意癌变的可能性。

目 标 检 测

一、选择题

A_1 型题

1. 雷尼替丁治疗消化性溃疡的作用机制是

A. 阻断 H_2 受体　　B. 阻断 M 受体
C. 阻断 H_1 受体　　D. 阻断促胃液素受体
E. 促使胃黏液分泌，保护溃疡面

2. 哌仑西平的作用机制是
   A. H_1 受体阻断药
   B. H_2 受体阻断药
   C. M_1 受体阻断药
   D. 胃壁细胞 H^+ 泵抑制药
   E. D_2 受体阻断药

3. 抗酸作用强、快而短暂的药物是
   A. 碳酸氢钠　　　　B. 三硅酸镁
   C. 氢氧化铝　　　　D. 氢氧化镁
   E. 碳酸钙

4. 米索前列醇抗消化性溃疡的作用机制是
   A. 中和胃酸
   B. 阻断壁细胞 H_2 受体
   C. 阻断壁细胞 M_1 受体
   D. 阻断壁细胞胃泌素受体
   E. 保护细胞或黏膜作用

5. 阻断壁细胞 H^+ 泵的抗消化性溃疡药是
   A. 米索前列醇　　　B. 奥美拉唑
   C. 三硅酸镁　　　　D. 硫糖铝
   E. 丙谷胺

6. 保护黏膜达到抗消化性溃疡目的药物是
   A. 硫糖铝　　　　　B. 甲硝唑
   C. 乳酶生　　　　　D. 奥美拉唑
   E. 碳酸氢钠

7. 既能保护胃黏膜，又能抗幽门螺旋杆菌的药物是
   A. 硫糖铝　　　　　B. 甲硝唑
   C. 枸橼酸铋钾　　　D. 奥美拉唑
   E. 氢氧化铝

8. 抗消化性溃疡药米索前列醇禁用于妊娠妇女是由于
   A. 子宫收缩作用　　B. 致畸胎作用
   C. 女性胎儿男性化　D. 升高血压作用
   E. 胃肠道反应

9. 氢氧化铝合剂可阻止下列哪个药物的肠道吸收
   A. 异烟肼　　　　　B. 氯霉素
   C. 四环素　　　　　D. 红霉素
   E. 麦迪霉素

10. 西咪替丁治疗十二指肠溃疡的机制为
    A. 中和过多的胃酸
    B. 吸附于溃疡面，保护胃黏膜
    C. 阻断胃壁细胞上的 H_1 受体抑制胃酸分泌
    D. 阻断胃壁细胞上的 H_2 受体抑制胃酸分泌
    E. 以上都不是

11. 注射硫酸镁过量中毒应选用何药解救
    A. 肾上腺素　　　　B. 去乙酰毛花苷
    C. 氯化钙　　　　　D. 碳酸氢钠
    E. 利多卡因

12. 昂丹司琼主要用于治疗
    A. 化疗、放疗引起的呕吐
    B. 晕动病引起的呕吐
    C. 阿扑吗啡引起的呕吐
    D. 十二指肠溃疡
    E. 胃溃疡

13. 硫酸镁不具有下述哪一项作用
    A. 降低血压　　　　B. 中枢兴奋
    C. 骨骼肌松弛　　　D. 导泻
    E. 利胆

14. 奥美拉唑用于治疗
    A. 消化不良
    B. 慢性腹泻
    C. 慢性便秘
    D. 胃肠道平滑肌痉挛
    E. 十二指肠溃疡

15. 溃疡病应用某些抗菌药的目的是
    A. 清除肠道寄生菌
    B. 抗幽门螺杆菌
    C. 抑制胃酸分泌
    D. 减轻溃疡病的症状
    E. 保护胃黏膜

16. 多潘立酮的止吐作用是通过阻断
    A. 5-HT 受体　　　B. M_1 受体
    C. α_1 受体　　　　D. 多巴胺受体
    E. H_2 受体

A_2 型题

17. 患者，女，29 岁，妊娠 34 周，因四肢肌肉抽搐、惊厥而入院，诊断为妊娠高血压综合征、子痫。医生给开了硫酸镁静脉注射，请问下列哪项用药注意事项不正确
    A. 用 10% 的葡萄糖溶液将硫酸镁稀释成 1% 的浓度后进行静脉滴注
    B. 准备好氯化钙或葡萄糖酸钙注射剂
    C. 密切监测患者的血压、呼吸及腱反射
    D. 如腱反射消失则提示血镁浓度过低，应加快滴注速度
    E. 如出现呼吸抑制、血压骤降等中毒症状时，立即进行人工呼吸并缓慢注射钙剂抢救

18. 患者，男，32 岁。婚后 5 年未育，自述近几天嗳气、反酸较严重，并有上腹饱胀感，伴进食后疼痛，钡餐透视示胃溃疡，此患者不宜使用

A. 西咪替丁　　　　B. 法莫替丁

C. 雷尼替丁　　　　D. 哌仑西平

E. 胶体碱式枸橼酸铋

A. 呼吸 20 次/分　　B. 心率 72 次/分

C. 膝反射消失　　　D. 血压 120/75mmHg

E. 尿量 1500ml/24h

19. 患者,男,25 岁。5 年来上腹痛,服药后短时间即缓解。近来因天气转冷,工作劳累又发。上腹灼痛,反酸,疼痛多出现在上午 10 点,下午 4 点左右,有时夜间痛醒,进食后缓解。X 线钡餐检查:十二指肠溃疡。该患者首选何药治疗?

A. 西咪替丁　　　　B. 雷尼替丁

C. Al(OH)₃ 凝胶　　D. 复方氢氧化铝

E. 阿托品

20. 孕 39 周孕妇,因头痛、眼花、恶心、呕吐就诊。测血压 170/115mmHg,尿蛋白(+++),呼吸、脉搏正常,以"先兆子痫"收入院。遵医嘱予硫酸镁治疗,医师停药的指征是

21. 患者,男,22 岁,消化性溃疡,给予胶体次枸橼酸铋+克拉霉素+呋喃西林三联治疗期间出现黑便,担心病情加重。进行粪便隐血试验,报告呈阴性。此时影响患者解释其黑便原因是

A. 溃疡出血

B. 溃疡癌变

C. 呋喃西林不良反应

D. 克拉霉素不良反应

E. 胶体次枸橼酸铋不良反应

二、简答题

1. 治疗消化性溃疡药物的分类及代表药物?

2. 简述硫酸镁的作用与给药途径的关系和用药注意事项?

附录:制剂与用法

药名	剂型	使用方法
胃蛋白酶合剂	100ml/瓶	口服:10ml,一天 3 次,餐前或餐时服
胰酶	片剂:0.3g、0.5g	口服:0.3～1.0g,一天 3 次,餐前服
碳酸氢钠	片剂:0.3g、0.5g	口服:0.3～1.0g,一天 3 次
氢氧化铝凝胶	含 4% 氢氧化铝	口服:4～8ml,一天 3 次,餐前 1 小时服
三硅酸镁	片剂:25mg	口服:0.3～0.9g,一天 3～4 次
哌仑西平	片剂:25mg、50mg	口服:50mg,一天 2 次。早晚餐前 1.5 小时服,4～8 周为 1 个疗程
丙谷胺	片剂:0.2g	口服:0.4g,一天 3～4 次,餐前 15 分钟服,4～6 周为一个疗程
奥美拉唑	胶囊剂:20mg	口服:20 mg,一天 1 次,清晨服用,2～4 周为一个疗程
硫糖铝	片(胶囊)剂:0.25g	口服:1.0g,一天 3 次
米索前列醇	片剂:200μg	口服:200μg,一天 1 次
枸橼酸铋钾	片剂:0.3g	口服:0.3g,一天 3 次,餐前 1 小时或睡前服,2～4 周为 1 个疗程
甲氧氯普胺	片剂:5mg	口服:5～10mg,一天 3 次,餐前半小时服
多潘立酮	片剂:10mg	口服:10～20mg,一天 3 次,餐前 15～30 分钟服
西沙必利	片剂:5mg	口服:5～10mg,一天 3 次,餐前半小时服
昂丹司琼	片剂:4 mg、8 mg	口服:8mg,8 小时 1 次
	注射剂:4 mg/ml、8 mg/2ml	0.15mg/kg,化学治疗前半小时静脉注射,以后每 4 小时 1 次,共 2 次,再改口服给药
硫酸镁	粉剂	口服:5～20mg,同时喝大量温开水。利胆:2～5g,一天 3 次,餐前服。十二指肠引流:33% 溶液 30～50ml,用导管注入十二指肠

药名	剂型	使用方法
酚酞	片剂:50mg、100mg	口服:50~200mg,睡前服
液体石蜡	溶液剂:15~30ml	睡前服
开塞露	溶液剂:10ml(小儿用),20ml(成人用)	10~20ml,经肛门注入直肠
复方地芬诺酯	片剂:每片内含盐酸地芬诺酯2.25~2.75mg,硫酸阿托品0.020~0.030mg	口服:1~2片,一天3次
鞣酸蛋白	片剂:0.25g	口服:1~2g,一天3次
药用炭	片剂:0.3g、0.5g	肠道疾病:1~3g,一天3次,空腹服;解毒:30~100g,混悬于水中服用

(张艳军)

第9章　呼吸系统药物

呼吸系统疾病是临床常见病和多发病,如上呼吸道感染、支气管炎、支气管哮喘、慢性支气管炎及其并发的肺炎、阻塞性肺气肿、肺源性心脏病等,虽发病原因各不相同,但咳、痰、喘为常见的症状,这三大症状常同时存在并相互影响,某种症状未有效控制,则可能诱发或加重其他症状,可使疾病反复发作甚至加重。因此,在治疗呼吸系统疾病时,除了对因治疗外,还应适当对症治疗,及时应用镇咳药、祛痰药、平喘药缓解症状防止并发症的发生。

第1节　平　喘　药

案例 9-1

患者,女,20岁,呼吸困难急诊入院。诊断为支气管哮喘急性发作,医生处方:沙丁胺醇与异丙托溴铵气雾吸入。

问题:药物应用时应注意什么?

考点:1.沙丁胺醇、氨茶碱的作用、临床应用、不良反应及用药注意。

2.其他平喘药的作用特点。

支气管哮喘是由免疫性或非免疫性等多种因素共同参与的气道慢性炎症性疾病,临床表现为突然的反复性喘息、呼吸困难、胸闷和咳嗽等症状。其发病机制复杂,涉及炎症、变态反应、神经调节失调、遗传、药物、环境、精神心理等诸多因素。凡能够缓解或消除哮喘及喘息症状的药物称为平喘药(antiasthmatic drugs)。常用的平喘药按其结构和作用环节可分为五类:肾上腺素受体激动药、茶碱类、M胆碱受体阻断药、肾上腺皮质激素和肥大细胞膜稳定药。

一、肾上腺素受体激动药

肾上腺素受体激动药分为非选择性的 β 受体激动药和选择性的 β_2 受体激动药。本类药物主要是激动支气管平滑肌 β_2 受体,产生支气管平滑肌松弛,降低毛细血管的通透性,减少渗出,减轻气道黏膜下水肿,抑制肥大细胞释放炎症递质等效应,发挥其平喘作用。

(一)非选择性 β 受体激动药

本类药物包括肾上腺素、异丙肾上腺素和麻黄碱。肾上腺素、异丙肾上腺素平喘作用起效快而强,维持时间短,主要用于控制哮喘急性发作,麻黄碱平喘作用缓慢、温和持久,口服有效,可用于轻症哮喘或预防哮喘发作。本类药物因对 β_1 受体和 β_2 受体无选择性,故平喘时易引起心血管反应如心率加快、心悸,严重可出现心律失常,临床已少用。

(二)选择性 β_2 受体激动药

本类药物包括沙丁胺醇、特布他林、克伦特罗和福莫特罗等,能选择性激动支气管平滑肌 β_2 受体,使支气管平滑肌松弛,扩张支气管作用强,对 α 受体无作用,对 β_1 受体的亲和力低,常规剂量疗效好而心血管反应等副作用少,是缓解哮喘急性症状的首选药物。

沙 丁 胺 醇

【药理作用和临床应用】　沙丁胺醇(salbutamol,舒喘灵)可选择性激动支气管平滑肌上的 β_2 受体,扩张支气管,产生平喘作用。本药口服有效,15~30分钟起效,作用维持4~6小时,可用于慢性哮喘控制症状或预防发作;气雾吸入 5~15 分钟起效,1 小时作用达到高峰,疗效维持 2~4 小时,用于控制哮喘的急性发作。

【不良反应及用药注意】 少数患者可引起肌肉震颤(好发于四肢和面颈部)、恶心、头晕、头痛等。过量可致心动过速,长期或反复用药,可产生快速耐受性,或气道反应性增高,使哮喘发作加重。本品可引起代谢紊乱:能增加肌糖原分解,引起血乳酸、丙酮酸升高,并产生酮体。糖尿病患者应注意血糖,防止出现酮症酸中毒或乳酸中毒。

特 布 他 林

特布他林(terbutaline,博利康尼)对 β_2 受体选择性高,有口服、气雾吸入及静脉滴注等多种给药途径。起效快,气雾吸入后 5 分钟内出现明显的支气管扩张作用,迅速缓解喘息,作用持续时间 4~6 小时。

克 伦 特 罗

克伦特罗(clenbuterol,氨哮素、克喘素)扩张支气管作用较沙丁胺醇强 100 倍,是强效 β_2 受体激动药。本药可气雾吸入、口服、直肠给药。

福莫特罗(fomoterol)、沙美特罗(salmeterol)、班布特罗(bambuterol)均为长效 β_2 受体激动药,福莫特罗、沙美特罗气雾吸入作用可维持 8~12 小时。其主要用于慢性哮喘与慢性阻塞性肺病的维持治疗与预防发作。班布特罗是特布他林的前体药,作用可持续 24 小时以上,是目前唯一的口服长效 β_2 受体激动药。

二、茶 碱 类

本类药物有松弛平滑肌作用,尤其对痉挛状态的支气管平滑肌作用更显著;同时还有一定的抗炎和免疫调节等作用。

氨 茶 碱

氨茶碱(aminophyline)为茶碱和乙二胺制成的复盐,其水溶性高,碱性较强。口服、静脉注射、直肠给药均有效。本药主要由肝脏代谢,约 10% 以原形从肾脏排出。

【药理作用和临床应用】

1. 平喘作用 通过抑制磷酸二酯酶使细胞内的 cAMP 分解减少;阻滞腺苷受体,使气管平滑肌松弛;增加内源性儿茶酚胺类物质释放;增强呼吸肌的收缩力,换气功能得到加强。本药主要用于治疗急、慢支气管哮喘及喘息性支气管炎。对重症哮喘及哮喘持续状态常选用本品与肾上腺皮质激素配伍进行治疗;口服用于预防哮喘急性发作。

2. 强心利尿 加强心肌收缩力,增加心排血量;扩张肾血管,增加肾血流量,提高肾小球滤过率,并抑制肾小管对氯化钠的重吸收,使尿量增加。本药用于治疗能不全、心源性哮喘及源性水肿的辅助治疗。

【不良反应与用药注意】 本药刺激性较强,口服易致恶心、呕吐,宜饭后服用,或用缓释剂和控释剂;氨茶碱安全范围较小,静脉注射过快或剂量过高,可引起失眠、兴奋不安,必要时可用镇静催眠药;易致心悸、心律失常、血压骤降等中毒反应,甚至惊厥致死,故应使用安全剂量,稀释后缓慢静脉注射。

葆 乐 辉

葆乐辉(protheo,优喘平)为茶碱的缓释或控释制剂。其具有下列特点:①血药浓度稳定,峰值与谷值之间差异不大;②作用持续时间长,对慢性反复发作与夜间哮喘有较好疗效;③胃肠刺激反应明显减少,患者易耐受。

三、M 受体阻断药

异丙托溴铵

异丙托溴铵(iprtropine,异丙阿托品)为阿托品的异丙基衍生物,季铵盐。它能选择性阻断支气管平滑肌上的 M 受体,松弛支气管平滑肌;同时还可减少支气管腺体的分泌。本药主要用于防治各种支气管哮喘,尤以老年性哮喘、合并心血管疾病、对糖皮质激素类药物疗效差或不能耐受及不能耐受 β_2 受体激动药者为宜。

口服难吸收,常采用气雾吸入给药,在呼吸道内保持较高药物浓度,局部作用强而全身作用弱。吸入给药 5 分钟起效,30 ~ 60 分钟作用达高峰,药效维持 4 ~ 6 小时。不良反应少见,但大量应用可引起口干、干咳、喉部不适及肌肉震颤等症状。青光眼患者禁用。

同类药物还有氧托溴铵(oxitropium,氧托品)、泰乌托品(tiotropium,噻托溴铵)。

四、抗炎性平喘药

糖皮质激素(glucocorticoids,GCs)是目前控制支气管哮喘最有效的抗炎平喘药,其平喘作用与其强大的抗炎、抗免疫等作用有关,主要用于中、重度哮喘或支气管舒张药不能缓解的患者。地塞米松、泼尼松、泼尼松龙等抗炎作用较强,平喘效果明显,但全身用药不良反应多而严重,仅限静脉滴注用于严重的哮喘发作或哮喘持续状态。气雾吸入给药的糖皮质激素,具有局部抗炎作用强、用量小,且可减少或避免全身性药物不良反应的特点,常用于气雾吸入给药的糖皮质激素有倍氯米松、布地奈德、曲安奈德、氟尼缩松等。

倍 氯 米 松

倍氯米松(beclomethasone,二丙酸氯地米松)为地塞米松的衍生物,是局部吸入给药的糖皮质激素类药物,具有强大局部抗炎作用,为地塞米松的 500 ~ 600 倍。气雾吸入后可直接作用于气道发挥抗炎平喘作用,吸收作用小,几乎无全身性不良反应。本品起效缓慢,一般用药 10 天左右产生最大疗效,不宜用于哮喘急性发作及哮喘的持续状态的治疗,但可作为治疗哮喘发作间歇期及慢性哮喘的首选药,对于中、重度哮喘患者可采用长期低剂量或短期高剂量疗法,需提前 1 ~ 2 周用药。

长期用药可出现声音嘶哑,少数可发生口腔、咽部白色念珠菌感染,每次用药后及时漱口,减少咽喉部药物残留,可明显降低发生率。

五、肥大细胞膜稳定药

本类药物通过稳定肥大细胞膜,抑制过敏递质释放和轻度的抗炎作用,起效较慢,主要用于预防哮喘发作。

色 甘 酸 钠

色甘酸钠(sodium cromoglicate,咽泰)口服难以吸收,常用其微细粉末制成喷雾剂吸入给药。其作用机制是通过稳定肥大细胞膜,阻止肥大细胞脱颗粒,减少组胺、白三烯等过敏介质的释放,且能降低支气管患者对非特异性刺激的敏感性和气道高反应性。

本品起效慢,用药数日或数周后才显效。故应在接触抗原和刺激物前 7 ~ 10 天给药,主要用于预防各种支气管哮喘发作,短期疗法用于季节性哮喘、运动性哮喘、诱因不明的哮喘。长期疗法用于治疗各种慢性哮喘。本药对过敏性鼻炎、胃肠道过敏性疾病或溃疡性结肠炎等也有预防作用,对正在发作的哮喘无控制作用。

本药毒性较低,不良反应少见,是防治支气管哮喘最安全的药物。少数患者在吸入粉雾时因刺激引起呛咳、咽喉刺激感或支气管痉挛,必要时可同时吸入异丙肾上腺素预防。

奈多罗米钠

奈多罗米钠(nedocromil sodium)为色甘酸钠衍生物,稳定肥大细胞作用强于色甘酸钠;还具有明显的抗炎作用和降低非特异性气道反应性作用。吸入给药,可作为哮喘长期预防或哮喘早期的维持治疗药。儿童及妊妇慎用。不良反应为头痛、恶心等。

酮 替 芬

酮替芬(ketotifen)主要通过抑制肥大细胞释放过敏介质,阻断组胺 H_1 受体发挥作用。其疗效优于色甘酸钠。本药主要用于预防多种原因引起的支气管哮喘,对儿童哮喘效果好,对正在发作的哮喘无效也可用于过敏性鼻炎、食物或药物过敏等。口服易吸入,作用维持时间长。用药后可出现头晕、嗜睡、乏力等副作用,继续用药可自行缓解。

第2节 镇 咳 药

考点:常用镇咳药的作用、临床应用、不良反应及用药注意。

咳嗽是呼吸道受到刺激后产生的一种保护性反射活动,有利于痰液和呼吸道异物的排出,保持呼吸道的通畅。轻度咳嗽一般不必应用镇咳药,但对于剧烈、频繁的咳嗽,不仅给患者增加痛苦、消耗体力、影响休息和睡眠,而且可能加重病情甚至引起并发症。因此,应在对因治疗的同时及时应用镇咳药。镇咳药按其作用机制不同分为中枢性镇咳药和外周性镇咳药。

一、中枢性镇咳药

中枢性镇咳药主要是通过直接抑制延髓咳嗽中枢而发挥镇咳作用,镇咳作用较强。

可 待 因

可待因(codeine,甲基吗啡)是阿片所含生物碱之一,与吗啡相似,直接抑制延髓咳嗽中枢,镇咳作用迅速而强大,可持续 4~6 小时,镇咳强度约为吗啡的 1/10,并有镇痛作用,镇痛为吗啡的 1/10~1/4。可待因主要用于各种原因引起的剧烈干咳,对伴有胸痛的干咳者尤为适宜,也可用于中等程度的疼痛患者。

不良反应较吗啡轻,主要为成瘾性,治疗量时偶有恶心、呕吐、眩晕、便秘等副作用,过量可引起呼吸抑制、中枢兴奋、烦躁不安等中毒症状,小儿甚至可引起惊厥;长期用药可产生耐受性和躯体依赖性。因其可使痰液黏稠度增高,黏痰且量多者不宜使用;呼吸不顺畅和支气管哮喘性咳嗽者慎用。

右 美 沙 芬

右美沙芬(dextromethorphan,右甲吗喃)为人工合成的吗啡衍生物。镇咳作用与可待因相似或稍强,但无依赖性,无镇痛作用。治疗量对呼吸无抑制作用,毒性较低。口服 15~30 分钟显效,持续 3~6 小时,主要用于缓解干咳症状,是目前临床应用广泛的镇咳药。本药安全范围大,用药后可出现头晕、嗜睡、口干、便秘等症状,孕妇、哮喘及痰多者慎用;妊娠 3 个月内者、有精神病史及青光眼患者禁用。过量中毒时有中枢抑制症状。

喷 托 维 林

喷托维林(pentoxyverine,维静宁、咳必清)的镇咳作用约为可待因的 1/3;其镇咳作用机制既有中枢的抑制又有外周的麻醉作用:中枢镇咳作用为选择性抑制延髓咳嗽中枢,外周镇咳作用是通过轻度抑制呼吸道感受器及传入神经,并具有阿托品样作用,解除支气管平滑肌痉挛。本药主要用于上呼吸道感染引起的干咳、阵咳和小儿百日咳等。

不良反应轻。偶有口干、恶心、腹胀、便秘等。无躯体依赖性，青光眼及痰多者禁用，前列腺增生及心功能不全患者慎用。

二、外周性镇咳药

外周性镇咳药是主要通过抑制咳嗽反射弧中的黏膜感受器的敏感性及传入神经及传出神经的传导或效应器中的任一环节而产生镇咳作用的药物。

苯佐那酯

苯佐那酯(benzonatate,退嗽)为丁卡因的衍生物，具有较强的局部麻醉作用，抑制肺牵张感受器和感觉神经末梢而减少咳嗽冲动的产生。口服20分钟显效，维持3~4小时。镇咳作用较可待因弱，主要对各种刺激性干咳、镇咳效果好，也可用于支气管镜检查或支气管造影前预防咳嗽。

不良反应较轻，有轻度头晕、嗜睡、口干、胸闷、鼻塞等，偶见过敏性皮炎。服用时勿咬碎药丸，以免引起口腔麻木。

第3节　祛　痰　药

祛痰药是一类能使痰液变稀、黏稠度降低，痰液易于排出的药物。该类药物同时还能促进呼吸道黏膜纤毛运动，加强痰液的排出，痰液的咳出可减轻支气管黏膜的刺激或降低气道的阻力，故在祛痰同时还能起到镇咳、平喘的作用，也有利于控制继发感染。

考点：常用祛痰药的作用、临床应用、不良反应及用药注意。

一、痰液稀释药

氯　化　铵

口服氯化铵(ammonium chloride)对胃黏膜有局部刺激作用，引起轻度恶心，兴奋迷走神经，反射性地使呼吸道腺体分泌增加，稀释痰液而易于咳出。少量氯化铵吸收后，部分由呼吸道排出，因盐类的渗透作用而带出水分，可使痰液进一步被稀释；氯化铵为酸性无机盐，吸收后能酸化体液及尿液。

本药很少单独应用，常与其他药物配伍制成复方制剂，适用于急、慢性呼吸道炎症痰液黏稠不易咳出的患者，也可用于治疗碱血症或酸化尿液。

大量服用，可引起恶心、呕吐等胃肠刺激症状，饭后服用可减轻症状。溃疡病、肝、肾功能不全者慎用。

二、黏痰溶解药

乙酰半胱氨酸

乙酰半胱氨酸(acetylcysteine,痰易净)有较强溶解黏痰作用。本药物分子中所含巯基(—SH)能使痰液中黏蛋白多肽链中的二硫键(—S—S—)发生断裂，变成小分子肽链，从而降低痰液的黏稠度。此外，还能使脓性痰液中的DNA裂解，对白色黏痰或脓性黏痰均有良好的溶解作用。雾化吸入可用于治疗各种原因引起的大量痰液黏稠阻塞气道不易咳出者，紧急情况下可采用气管内滴入给药，迅速溶解黏痰。

本药有特殊蒜臭味，可引起恶心、呕吐；对呼吸道有刺激性，可引起呛咳或支气管痉挛，与异丙肾上腺素同用可预防支气管痉挛。气管内滴入时可产生大量分泌液，应及时吸引排痰。

本药不要与金属、橡胶或氧化剂接触,也不宜与β-内酰胺类抗生素、四环素等合用,以免降低抗菌活性。支气管哮喘患者及呼吸功能不全老年患者禁用或慎用。

溴 己 新

溴己新(bromhexine,必嗽平)可使痰液中的酸性黏蛋白纤维断裂,降低黏液性痰的黏稠度;增加黏滞性较低的小分子黏蛋白分泌,降低痰液黏滞性,使痰液易于咳出。口服1小时生效,维持6~8小时。本药主要用于(急、慢性)支气管炎、肺气肿、支气管扩张症等痰液黏稠不易咳出的患者。脓性痰患者应加用抗菌药控制感染。不良反应有恶心、胃部不适及血清氨基转移酶升高等。溃疡病及肝病患者慎用。同类药物还有氨溴索(ambroxol)。

羧 甲 司 坦

羧甲司坦(carbocisteine,羧甲半胱氨酸)可使黏液中黏蛋白二硫键(—S—S—)断裂,使痰液黏稠度下降而易于咳出。口服用药起效快,主要用于各种呼吸道疾病所致痰液黏稠而不易咳出者;也可用于手术后咳痰困难者。偶有轻度头晕、恶心、胃部不适、腹泻等不良反应,严重者可有胃肠出血及皮疹等。有出血倾向的消化性溃疡患者慎用。

同类药物还有美司坦(mecysteine)、厄多司坦(erdosreine)、美司钠(mesna)等。

案例 9-1 分析

药物应用时应注意:①在气雾吸入时指导患者做深而慢的吸气;②监测患者心律和心率;③重复吸入相隔应在20~30分钟以上。

目 标 检 测

一、选择题

A_1 型题

1. 非选择性兴奋β受体,大剂量可致心动过速
   A. 异丙肾上腺素 　B. 氨茶碱
   C. 色甘酸钠 　D. 沙丁胺醇
   E. 异丙托溴铵

2. 抑制咳嗽中枢,并有镇痛作用
   A. 喷托维林 　B. 苯佐那酯
   C. 可待因 　D. 苯丙哌林
   E. 右美沙芬

3. 不能与乙酰半胱氨酸混合使用的药物是
   A. 氨茶碱 　B. 青霉素
   C. 2% NaHCO₃ 　D. 胰蛋白酶
   E. 异丙肾上腺素

4. 治疗急性哮喘发作宜选用
   A. 肾上腺受体激动药 　B. 茶碱类
   C. M受体阻断药 　D. 倍氯米松
   E. 色甘酸钠

5. 异丙托溴铵的给药途径是
   A. 吸入 　B. 肌内注射
   C. 皮下注射 　D. 口服
   E. 舌下含服

6. 李先生,哮喘发作,用异丙肾上腺素治疗,护士监测其不良反应时最常出现的是
   A. 心动过缓 　B. 心动过速
   C. 嗜睡 　D. 血压升高
   E. 直立性低血压

7. 陈小姐,因哮喘住院治疗,给其气雾吸入的抗炎平喘药是
   A. 酮替酚 　B. 氨茶碱
   C. 色甘酸钠 　D. 异丙肾上腺素
   E. 丙酸倍氯松

8. 对氨茶碱的叙述,正确的是
   A. 中枢抑制作用明显
   B. 抑制过敏介质释放
   C. 口服有明显的首关消除
   D. 激动β₂受体
   E. 用于各种哮喘

9. 沙丁胺醇治疗哮喘的作用机制是
   A. 激动β₁受体 　B. 激动β₂受体
   C. 阻断β₁受体 　D. 阻断β₂受体
   E. 阻断M受体

10. 预防外源性哮喘发作宜选用

    A. 沙丁胺醇   B. 氨茶碱

    C. 色甘酸钠   D. 特布他林

    E. 肾上腺素

二、简答题

1. 简述平喘药的分类及代表药。

2. 简述氨茶碱严重不良反应及防治。

3. 糖皮质激素气雾剂在应用过程中应注意什么？

附录：制剂与用法

药名	剂型	使用方法
磷酸可待因	片剂：15mg、30mg	口服：15~30mg，一天3次
	注射剂：15mg/ml、30mg/ml	15~30mg，皮下注射。一天30~90mg。极量：1次100mg，一天250mg
氢溴酸右美沙芬	片剂：15mg	口服：15~30mg，一天3~4次
枸橼酸喷托维林	片剂：25mg	口服：25mg，一天3次
复方喷托维林糖浆	100ml含喷托维林0.2g，氯化铵3.0g	口服：10ml，一天3~4次
苯丙哌林	糖衣片：20mg	口服：20mg，一天3~4次
苯佐那酯	糖衣片：25mg、50mg	口服：25~50mg，一天3次
氯化铵	片剂：0.3g	用水溶解后服用：0.3~0.6g，一天3次
乙酰半胱氨酸	喷雾剂：0.5g、1.0g	用时配成10%溶液喷雾吸入1~3ml，一天2~3次
盐酸溴己新	片剂：8mg	口服：8mg，一天3次
羧甲司坦	片剂：0.25g	口服：0.25~0.75g，一天3次
硫酸沙丁胺醇	片剂：2mg	口服：2~4mg，一天3~4次
盐酸克伦特罗	片剂：20μg、40μg	口服：20~40μg，一天3次。气雾剂：2mg/瓶。吸入：10~20μg，一天3~4次
硫酸特布他林	片剂：2.5mg、5mg	口服：2.5mg，一天2~3次
	注射剂：1mg/ml	0.25mg，皮下注射。15~30分钟仍无效者，可重复注射1次
氨茶碱	片剂：0.1g、0.2g	口服：0.1~0.2g，一天3次
	注射剂：0.25g/2ml、0.5g/2ml	0.25~0.5g，用25%或50%葡萄糖注射液20~40ml稀释后缓慢静脉注射
二丙酸倍氯米松	气雾剂：10mg/瓶	吸入：0.1~0.2mg，一天3~4次
布地奈德	气雾剂：10mg/瓶、20mg/瓶	吸入：开始剂量0.2~0.8mg，一天2次。维持剂量0.2~0.4mg，一天2次
异丙托溴铵	气雾剂：20mg/瓶	吸入：40~80μg，一天3~6次
色甘酸钠	粉雾剂胶囊：20mg	一天3~4次，装于专用喷雾器内吸入
酮替芬	片剂：1mg	口服：1mg，早晚各1次

（马俊利）

第 10 章　血液和造血系统药

血液是机体赖以生存最重要的物质之一。血液在血管内保持液态流动、血细胞数量和功能的稳定,以及血容量的维持是发挥血液正常生理功能的重要条件。血液流动性能的改变可导致血栓栓塞性疾病或出血性疾病;造血必需物质的缺乏或造血功能障碍则出现贫血;而各种原因引起大量失血造成的血容量降低,可导致休克,危及生命。

第 1 节　促 凝 血 药

考点:1. 维生素 K、氨甲苯酸、垂体后叶素的作用、临床应用、不良反应及用药注意。

2. 其他促凝血药的特点和临床应用

案例 10-1

患者,男,66 岁,因肝硬化病史 10 余年,近 1 周来全身出现散在出血点而来院就诊。体检:肝病面容,全身散在分布淤点、淤斑,以双下肢为多见,并有牙龈出血。肝肋下 1.5cm,质韧,脾肋下 1cm,质中,肝脾无压痛,腹水(−)。入院后给予护肝药物、维生素 K 等药物治疗。

问题:1. 本案例使用维生素 K 的理由是什么?
　　　2. 用药时应注意什么问题?

生理状态下,血液在血管内维持正常的流动性,既不出血也不凝血,这是因为血液中的凝血系统和抗凝血系统保持着动态平衡,一旦平衡被打破,可导致血管内凝血,发生血栓性疾病或引起出血性疾病。

血液凝固是多种凝血因子参与的一系列蛋白酶水解活化过程,包括内源性和外源性凝血途径,最终生成凝血酶,使可溶性的纤维蛋白原变成稳定难溶的纤维蛋白,发生血液凝固(图 10-1),而纤维蛋白又可在抗凝血因子作用下被降解而产生抗凝作用。任何一种凝血因子缺乏或凝血阶段受到抑制,均使凝血功能发生障碍而引起出血。

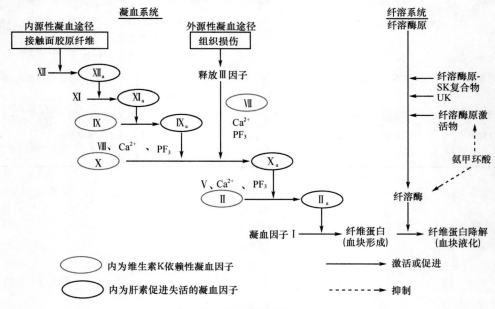

图 10-1　血液凝固的过程、抗凝过程示意图

促凝血药是指能促进血液凝固、抑制纤维蛋白溶解或降低毛细血管通透性而使出血停止的一类药物。

一、促凝血因子生成药

维 生 素 K

维生素 K(vitamin K)是甲萘醌衍生物,包括维生素 K_1、维生素 K_2、维生素 K_3、维生素 K_4。维生素 K_1 存在于植物性食物如苜蓿、菠菜中,维生素 K_2 主要由肠道细菌所产生,维生素 K_1、维生素 K_2 为脂溶性,需胆汁协助吸收。维生素 K_3、维生素 K_4 为人工合成品,两者皆为水溶性,无需胆汁协助吸收。

【药理作用】 维生素 K 是 γ-羧化酶的辅酶,参与通过促进凝血因子 Ⅱ、Ⅶ、Ⅸ、Ⅹ、抗凝血蛋白 C 和抗凝血蛋白 S 等在肝脏的合成而发挥促凝血作用。缺乏维生素 K 时,可使这些凝血因子合成减少,导致凝血酶原时间延长而引起出血。

【临床应用】

1. 维生素 K 缺乏所致出血 主要用于因梗阻性黄疸、胆瘘、肝病,因胆汁分泌不足导致维生素 K 吸收障碍者;用于早产儿、新生儿、由于长期使用广谱抗生素造成肠道大肠埃希菌缺乏所导致的维生素 K 合成不足患者。

2. 凝血酶原过低所致出血 长期应用抗凝血药香豆素类、水杨酸类或其他原因导致凝血酶原过低所致的出血。

【不良反应及用药注意】

1. 维生素 K_3、维生素 K_4 常有刺激性,口服可引起恶心、呕吐等不良反应,宜饭后服用。

2. 维生素 K_1 静脉注射速度过快可引起面部潮红、出汗、呼吸困难、胸闷、血压下降甚至虚脱。静脉滴注速度亦不宜快,且需严密监护,一般应采用肌内注射。

3. 较大剂量维生素 K_3、维生素 K_4 可致新生儿、早产儿溶血,高胆红素血症及核黄疸。故婴儿用药要特别注意检查剂量,防止因过量而引起不可逆的脑损伤。

4. 遗传性葡萄糖-6-磷酸脱氢酶(G-6-PD)缺乏者,可引起急性溶血性贫血。

5. 考来烯胺可减少维生素 K 从胃肠道吸收,降低疗效;口服抗凝血药、水杨酸类药可拮抗本药效应。

6. 用药期间应定期测定凝血酶原时间以调整用药量和给药次数。

7. 本品对光敏感,需避光保存,静脉滴注时也需避光。

二、抗纤维蛋白溶解药

氨 甲 苯 酸

【药理作用】 氨甲苯酸(aminomethylbenzoic acid,PAMBA)能竞争性抑制纤溶酶原激活因子,使纤溶酶原不能转变为纤溶酶,从而抑制纤维蛋白的溶解,增强血液的凝固能力而止血。大剂量可通过直接抑制纤溶酶的活性,进而抑制凝血因子 Ⅰ 和纤维蛋白的降解而产生止血效应。

【临床应用】 氨甲苯酸主要用于纤维蛋白溶解亢进所致的出血,如子宫、前列腺、甲状腺、肺、肝、脾、胰、肾上腺等富含纤溶酶原激活因子的脏器外伤或手术后的出血,因为这些脏器组织大面积损伤时纤溶酶原激活因子被释放入血,导致纤溶酶活性亢进而出血不止。本药也用于链激酶或尿激酶过量所致的出血。但对癌症出血、创伤出血及非纤维蛋白溶解引起的出血则无效。

【不良反应与用药注意】 氨甲苯酸不良反应少,但用量过大可致血栓形成,诱发心肌梗死。静脉给药速度要慢,以免发生血压下降、心律失常或心动过速。有血栓形成倾向或有血管栓塞病史者禁用或慎用。

氨 甲 环 酸

氨甲环酸(tranexamic acid,AMCHA)作用强,其抗纤溶活性是氨甲苯酸的 7～10 倍,为临床最常用的制剂,但不良反应较氨甲苯酸多。

三、作用于血管的促凝药

垂 体 后 叶 素

【药理作用和临床应用】 垂体后叶素(pituitrin)是脑垂体后叶分泌的含氮激素,主要含缩宫素和升压素。其中的升压素可直接作用于血管平滑肌,使小动脉、小静脉和毛细血管收缩,对内脏血管特别是肺和肠系膜血管收缩作用明显,可降低肺及门静脉的血流量和压力,利于血管破损部位的凝血过程而形成凝血块,达到止血目的。临床上用于治疗肺咯血、肝门静脉高压所致的上消化道出血及产后大出血。此外,升压素因可促进肾远曲小管和集合管对水的重吸收,减少尿量,发挥抗利尿作用,可用于治疗尿崩症。

【不良反应及用药注意】 垂体后叶素静脉注射过快可引起面色苍白、心悸、腹痛、血压升高、超敏反应等,应缓慢静脉注射。冠心病、高血压、动脉硬化、心功能不全、妊娠高血压综合征、胎位不正、产道异常、剖腹产史、妊娠晚期者禁用。

四、促进血小板生成药

酚 磺 乙 胺

酚磺乙胺(etamsylate)止血作用迅速,静脉注射 1 小时达高峰,维持 4～6 小时,但作用较弱,对严重出血者疗效不佳。其作用机制为:促使血小板增生,增强血小板黏附性和聚集性;促进血小板释放凝血活性物质,有利于血管破损处血液凝固;降低毛细血管通透性,增强毛细血管抵抗力。本药用于防止手术前后出血过多、各种内脏出血和皮肤出血,也可用于血小板减少性紫癜及过敏性紫癜。不良反应偶见恶心、头痛等,静脉注射可见过敏反应。

五、其他促凝血药

(一)凝血因子制剂

凝血因子制剂是从健康人或动物血液中提取、分离、纯化、冻干而制得的含有各种凝血因子的制剂,主要用于凝血因子缺乏时的替代或补充治疗。

凝 血 酶 原 复 合 物

凝血酶原复合物(prothrombin complex)临床上主要用于治疗乙型血友病(先天性凝血因子Ⅸ缺乏)、严重肝脏疾病、口服香豆素类抗凝剂过量和维生素 K 依赖性凝血因子(Ⅱ、Ⅶ、Ⅸ、Ⅹ)缺乏等引起的出血,也可用于预防。

抗 血 友 病 球 蛋 白

抗血友病球蛋白(antihemophilic globulin)又称抗甲型血友病因子,临床主要用于甲型血友病(先天性凝血酶原Ⅷ缺乏症)的治疗,也可用于严重肝病、弥散性血管内凝血(DIC)和系统性红斑狼疮等引起的获得性凝血因子Ⅷ缺乏症。

（二）局部止血药

凝　血　酶

凝血酶（thrombin）是从牛、猪血中提取和精制而成的凝血酶制剂，可直接作用于血液中凝血因子 I，促使其转变为纤维蛋白而发挥止血作用，此外还有促进伤口愈合的作用。本药用于手术中不易结扎的小血管止血、消化道出血及外伤性出血等。严禁注射给药，如误入血管可导致血栓形成、局部坏死甚至危及生命。

案例 10-1 分析

1. 本例患者因长期肝病致肠道胆汁减少造成了维生素 K 吸收障碍。而维生素 K 的缺乏，致使在肝脏中合成的凝血因子减少，引起凝血障碍，凝血酶原时间延长而导致出血。

2. 用药注意

（1）维生素 K_3、维生素 K_4 常致胃肠道反应，宜饭后服用。

（2）用药期间应定期测定凝血酶原时间以调整用药量和给药次数。

（3）较大剂量可致新生儿、早产儿溶血，高胆红素血症及胆红素脑病。遗传性葡萄糖-6-酸脱氢酶（G-6-PD）缺乏者可引起急性溶血性贫血。

（4）对光敏感，需避光保存，静脉滴注时也需避光。静脉注射、静脉滴注速度都不宜快，且需严密监护，一般采用肌内注射。

第 2 节　抗 凝 血 药

案例 10-2

患者，男，43 岁，因急性胰腺炎急诊入院。入院后病情恶化，出现休克、尿少、弥散性血管内凝血、呼吸困难等情况。立即予以紧急处理：吸氧、补液、抗生素大剂量及联合使用，并给予肝素治疗。

问题： 1. 此时为何使用肝素？

2. 用药时应注意什么问题？

抗凝血药是一类通过干扰机体生理性凝血过程而阻止血液凝固的药物，临床主要用于防止血栓形成和阻止已经形成的血栓进一步发展。

考点： 1. 肝素、华法林、枸橼酸钠、尿激酶的作用、临床应用、不良反应及用药注意。

2. 其他抗凝血药的作用、临床应用。

一、体内、体外抗凝血药

肝　素

肝素（heparin）因最初得自于肝脏而得名，它是由葡萄糖胺和葡糖醛酸交替连接组成的酸性黏多糖硫酸酯，带有大量负电荷的大分子化合物，不易通过生物膜，口服不被吸收，肌内注射局部易引起出血或血肿，临床上多通过静脉给药。药用肝素多取自猪肠黏膜和猪、牛肺脏。

【药理作用】

1. 抗凝作用　在体内、体外肝素均有迅速强大的抗凝作用，静脉注射后，抗凝作用立即发生，使多种凝血因子灭活，可延长血液凝固时间、凝血酶时间和凝血酶原时间。其抗凝机制主要是提高抗凝血酶 III（AT-III）的活性。AT-III 是凝血酶及 XII_a、XI_a、IX_a、X_a 等因子的抑制剂，它与凝血酶形成 AT-III凝血酶复合物而使酶灭活。肝素可加速这一反应千倍以上。带负电荷的肝素与带正电荷的 AT-III 结合，使 AT-III 的构型改变，活性中心充分暴露，迅速与各凝血因子结合，并抑制这些凝血因子而产生抗凝作用。一旦肝素-AT-III-凝血因子复合物形成，肝素则从复合物上解离，再次与另一分子 AT-III 结合而反复利用。肝素还能抑制凝血酶诱导的血小板聚集作用。

2. 其他　还具有调节血脂、抗动脉粥样硬化、抗炎等作用,但因其生物利用度低及抗凝作用强大而影响了其临床应用。

【临床应用】

1. 血栓栓塞性疾病　主要用于防治血栓形成和栓塞,如深部静脉血栓、肺栓塞、周围动脉血栓栓塞。也用于防治心肌梗死、脑梗死、心血管手术及外周静脉术后血栓形成。肝素可防止血栓的形成和扩大,但对已形成的栓塞则无溶解作用。

2. 弥散性血管内凝血(DIC)　用于各种原因引起的 DIC 早期,防止因早期微血栓形成消耗纤维蛋白和凝血因子而引起的继发性出血。

3. 体外抗凝　用于心导管检查、心血管手术、体外循环、血液透析等,防止血液凝固。

【不良反应及用药注意】

1. 自发性出血　是肝素过量最主要的不良反应,表现为各种黏膜出血、关节腔积血和伤口出血等。肝素轻度过量停药即可,如严重出血,可缓慢静脉注射硫酸鱼精蛋白进行解救。硫酸鱼精蛋白是强碱性低分子质量带正电荷蛋白质,可与酸性负电荷的肝素结合成稳定的肝素鱼精蛋白复合物而使肝素失去抗凝性。每 1 mg 硫酸鱼精蛋白可中和 100U 的肝素,但每次用量不可超过 50 mg。

2. 长期用药可致骨质疏松和自发性骨折。少数可见短暂性血小板减少症。

3. 偶见超敏反应如荨麻疹、哮喘、发热等。

4. 对肝素过敏者、有出血倾向、血友病、血小板功能不全、血小板减少、紫癜、严重高血压、肝肾功能不全、溃疡病、颅内出血、孕妇、先兆流产及产后、外伤及术后等患者禁用。

低分子质量肝素

低分子质量肝素(low-molecular-weight heparin,LMWH)是从普通肝素分离制备获得,包括依诺肝素(enoxaparin)、替地肝素(tedelparin)、弗希肝素(fraxiparin)。本类药物可选择性抑制凝血因子 X_a 活性,而对 II_a 及其他因子作用较弱,不影响已形成的凝血酶,残存的凝血酶足以保证初级止血功能,所以抗血栓作用强,抗凝作用弱而降低了出血的危险。作用维持时间长,皮下注射每天只需 1～2 次。本药主要用于高危患者的深静脉血栓和肺栓塞的预防和治疗、外科手术后预防血栓形成、急性心肌梗死、血小板减少症和血液透析、体外循环等。

二、体内抗凝血药

香豆素类

香豆素类(coumarins)是含有 4-羟基香豆素的基本结构,包括双香豆素(dicoumarol)、华法林(warfarin,苄丙酮香豆素)和醋硝香豆素(acenocoumarol,新抗凝)等,药理作用相同,口服吸收后参与体内代谢发挥抗凝作用,故又称口服抗凝药。

【药理作用和临床应用】　本类药物是维生素 K 的拮抗剂,由于化学结构与维生素 K 相似,在肝内竞争性抑制维生素 K 环氧转化酶,阻止维生素 K 由环氧化型向氢醌型转化过程,妨碍维生素 K 的循环利用,阻止凝血因子 II、VII、IX、X 的羧化作用,使这些因子停留在无凝血活性的前体阶段,从而发挥抗凝作用。但对已活化的上述凝血因子无抑制作用,因此,本类药物在体外无效,且抗凝作用出现较慢,至少 12～24 小时才出现作用,可维持 3～4 天。

主要口服用于防治血栓栓塞性疾病,如静脉血栓栓塞、外周动脉血栓栓塞、肺栓塞等,可防止血栓形成和发展,但起效慢,剂量不易控制。对需快速抗凝者则应先用肝素发挥治疗作用后再用香豆素类药物维持疗效。本药也可用于预防关节固定术、人工心脏瓣膜置换术后静脉血栓发生。

【不良反应及用药注意】 双香豆素类药物应用过量易发生自发性出血,最严重者为颅内出血,应密切监测凝血酶原时间。如用量过大引起出血时,应立即停药并缓慢静脉注射大剂量维生素 K 治疗,并输新鲜血、血浆以补充凝血因子。本类药物能通过胎盘屏障,影响胎儿骨骼正常发育,甚至可见致死性胎儿出血和畸形,孕妇禁用。

三、体外抗凝血药

枸 橼 酸 钠

枸橼酸钠(sodium citrate,柠檬酸钠)的枸橼酸根离子能与血液中的 Ca^{2+} 结合,形成难解离的可溶性络合物,降低血中 Ca^{2+} 浓度,使凝血过程受阻,发挥抗凝作用。其仅适用于体外抗凝,如体外血液保存和输血。每 100ml 全血中加入 2.5% 枸橼酸钠 10ml 可保持血液不凝固。

当大量输血(超过 1000ml)或输血速度过快时,机体不能及时氧化枸橼酸钠,可引起血钙含量下降,导致心功能不全、血压骤降、手足抽搐等,新生儿及幼儿因缺少枸橼酸钠氧化酶,更易发生,必要时可静脉注射钙盐解救。

四、纤维蛋白溶解药

纤维蛋白溶解药可使纤溶酶原转变为纤溶酶,纤溶酶通过降解纤维蛋白和凝血因子Ⅰ,导致血栓溶解,又称为血栓溶解药,用于治疗急性血栓栓塞性疾病。本药对于形成已久并已机化的血栓难以发挥作用。目前应用的纤溶药主要缺点是对纤维蛋白的作用无特异性,在溶解血栓的同时可诱发严重出血。

链 激 酶

【药理作用】 链激酶(streptokinase,SK)是由 β-溶血性链球菌培养液中提取的一种非酶性蛋白质,现应用基因重组技术已可合成重组链激酶。本品可与内源性纤溶酶原结合成复合物,促使纤溶酶原转变为纤溶酶,迅速水解血栓中纤维蛋白,导致血栓溶解。

【临床应用】 临床上主要用于治疗血栓栓塞性疾病。静脉注射治疗动静脉内新鲜血栓形成和栓塞,如急性肺栓塞和深部静脉血栓。心肌梗死早期冠状动脉注射链激酶可使阻塞冠状动脉再通,恢复血流灌注,缩小心肌梗死面积。用药越早效果越好,血栓形成不超过 6 小时疗效较好,24 小时后几乎无效。

【不良反应及用药注意】
1. 最严重的不良反应是出血,一般不需治疗,如严重出血可注射氨甲苯酸对抗,必要时可补充凝血因子Ⅰ或全血。也可见皮疹、药热等超敏反应。
2. 出血性疾病、伤口愈合中、消化性溃疡、严重高血压、癌症患者禁用。
3. 溶解链激酶时不可剧烈振摇,溶解后在冰箱保存不得超过 12 小时。禁与生物碱、抗菌药、蛋白沉淀剂合用。
4. 在进行治疗和护理的过程中,应尽量避免出血;尽量减少对患者的干扰和搬动;避免皮下和肌内注射以免产生血肿;如必须要做静脉注射,注射后要紧压针眼处;如有明显出血征兆应立即停药。

尿 激 酶

尿激酶(urokinase,UK)系从健康人新鲜尿液中提取的蛋白质酶,抗原性低,极少发生超敏反应。本药可直接激活纤维蛋白溶酶原转变为纤溶酶,发挥溶栓作用。临床应用同 SK,对脑栓塞疗效明显,因价格昂贵,一般仅用于对 SK 过敏或耐药者。不良反应及禁忌证同 SK。

阿 尼 普 酶

阿尼普酶(anistreplas)属于第二代溶栓药。常用于急性心肌梗死,可改善症状,降低病死率,亦用于其他血栓性疾病。最常见不良反应为注射部位和胃肠道出血、一过性低血压和超敏反应。

雷 特 普 酶

雷特普酶(reteplase)属于第三代溶栓药,是应用基因重组技术,对天然溶栓药的结构进行改良的药物。本药具有溶栓疗效高、见效快、耐受性好、生产成本低、给药简便的优点,可用于急性心肌梗死患者。常见不良反应有出血、血小板减少症。有出血倾向者慎用。

重组组织型纤溶酶原激活物

重组组织型纤溶酶原激活物(recombinant tissues-type plasminogen,t-PA)能选择性激活附着在血栓表面的纤溶酶原转变成纤溶酶而使纤维蛋白降解,溶解血栓,不易引起全身性出血现象。本药用于急性心肌梗死、肺梗死。

📖 **链 接** ········· **基因工程药物**

基因工程药物是指应用DNA重组技术生产的药品。 DNA重组技术是指将编码的目的基因与适当的载体连接起来形成重组DNA分子,然后将其导入靶细胞,使目的基因在靶细胞中得到表达,最后将基因表达产物进行分离纯化,提取精制的目的基因产物。

自1982年世界第一个基因工程药物重组胰岛素诞生以来,应用DNA重组技术已成功开发了数十个药品并广泛应用于治疗癌症、肝炎、发育不良、糖尿病、囊纤维变性和一些遗传病上。 由于基因工程药物的研发多是以对疾病在分子水平上有了解为基础的,故往往会产生意想不到的高疗效,在很多领域特别是疑难病症上,起到了传统化学药物难以达到的作用。 目前全世界有近千种药物处于研发状态,形成了一个巨大的高新技术产业,产生了不可估量的社会效益和经济效益。可以预见,在不久的将来会有大量基因工程药物应用于临床。

👩‍⚕️ **案例10-2分析**

1. 本例患者因出现了弥散性血管内凝血情况,此时及时使用肝素,可防止因早期微血栓形成消耗纤维蛋白和凝血因子而引起的继发性出血。

2. 如果使用肝素过量会出现自发性出血,表现为各种黏膜出血、关节腔积血和伤口出血等。如情况较轻度停药即可,如严重出血,可缓慢静脉注射特效拮抗剂硫酸鱼精蛋白。

第 3 节 抗 贫 血 药

案例 10-3

患者,女,60岁,嗳气、腹胀、恶心呕吐3年,近3个月恶心呕吐频繁并日趋加重,且有头晕、心悸,伴有舌炎,舌质绛红呈瘦牛肉样,肢体末端麻木发凉,四肢无力、行走不稳。骨髓穿刺表现为巨幼红细胞贫血。胃镜检查呈萎缩性胃炎改变。

问题:1. 应用什么药物治疗该患者的贫血?
　　　　2. 应采取什么途径给药? 为什么?

考点:铁剂、叶酸、维生素B₁₂的作用、临床应用、不良反应及用药注意。

贫血是指单位体积循环血液中的血红蛋白含量或红细胞数低于正常值的一种病理现象。根据病因和发病机制的不同可分为:①缺铁性贫血:因制造血红蛋白的铁缺乏,使红细胞生成障碍。其特点是患者血红蛋白含量下降,红细胞体积小,染色淡,又称小细胞低色素性贫血。可通过补充铁剂进行治疗。②巨幼红细胞性贫血:由于体内叶酸和(或)维生素B₁₂缺乏或其他原因引起的DNA合成障碍所致一类贫血,特点是红细胞体积大,数量少,又称大细胞高色素性贫血。由于内因子缺乏导致维生素 B_{12} 吸收不良引起的恶性贫血也属此类贫血,可用叶酸和维生素 B_{12} 治疗。③再生障碍性贫血:简称再障,由于感染、药物、放疗等多种因素造成骨髓造血功能衰竭所致,治疗比较困难。

铁　剂

临床常用的口服铁制剂有硫酸亚铁(ferrous sulfate)、葡萄糖酸亚铁(ferrous gluconate)、枸橼酸铁铵(ferric ammonium citrate)、富马酸亚铁(ferrous fumarate)等;注射用铁剂有右旋糖酐铁(iron dextran)、山梨醇铁(iron sorbitex)。

铁的吸收部位主要在十二指肠和空肠上段,以 Fe^{2+} 形式吸收,Fe^{3+} 很难吸收。吸收进入肠黏膜的 Fe^{2+},部分转为 Fe^{3+},与肠黏膜去铁铁蛋白结合成铁蛋白储存;另一部分则进入血浆被氧化为 Fe^{3+},以转铁蛋白为载体转运至骨髓供造血使用。铁的排泄途径主要是肠道、皮肤等含铁细胞的脱落,少量随尿液、胆汁和汗液排出,每天约1mg。

【药理作用】　铁是构成血红蛋白、肌红蛋白及多种酶系的主要成分。吸收到骨髓的铁进入骨髓幼红细胞,然后在线粒体内与原卟啉结合形成血红素,后者再与珠蛋白结合成为血红蛋白,进而促进红细胞的成熟。

【临床应用】　铁剂用于急慢性失血(月经过多、消化性溃疡、痔疮出血和子宫肌瘤钩虫病等)、需铁量增加或供给不足(妊娠、哺乳期及儿童生长期等)、铁吸收障碍(萎缩性胃炎、胃癌、慢性腹泻等)和红细胞大量破坏(如疟疾、溶血等)等情况下引起的缺铁性贫血。

【不良反应及用药注意】

1. 胃肠反应　口服可出现恶心、呕吐、上腹不适等胃肠道刺激症状,餐后服用可减轻。由于 Fe^{2+} 与肠腔中的硫化氢结合生成硫化铁,减弱了硫化氢对肠蠕动的刺激作用,可引起便秘、黑便。

2. 急性中毒　小儿误服 1 g 以上可致急性中毒,表现为坏死性胃肠炎症状,可有恶心、呕吐、腹痛、血性腹泻,甚至休克、惊厥、呼吸困难、死亡。急性中毒急救措施为用磷酸盐或碳酸盐溶液洗胃,使其形成难溶物以减少吸收,并用特殊解毒剂去铁胺(deferoxamine)注入胃内以结合残存的铁。

3. 酸性环境　如稀盐酸、维生素 C、食物中的果酸和半胱氨酸等,可使 Fe^{3+} 还原为 Fe^{2+},可促进铁的吸收。而高钙、高磷酸盐食物,含鞣酸的植物(茶叶等),抗酸药及四环素类药物等可妨碍铁的吸收,应避免和铁剂合用。

4. 用药禁忌　消化性溃疡、克罗恩病、溃疡性结肠炎患者慎用口服铁剂。注射右旋糖酐铁时应询问过敏史。

叶　酸

叶酸(folic acid)广泛存在于动、植物中,尤以酵母、肝脏及绿叶蔬菜中含量较高。

【药理作用】　叶酸本身无生物活性,主要在空肠上段吸收,吸收后经门静脉入肝,在二氢叶酸还原酶的作用下,生成具有活性的四氢叶酸,四氢叶酸作为一碳基团的传递体,参与体内嘌呤、嘧啶等物质的合成。当叶酸缺乏时,DNA 合成受阻,蛋白质的合成也受影响,造成红细胞的发育和成熟受阻,出现巨幼红细胞性贫血。

【临床应用】

1. 治疗巨幼红细胞性贫血　叶酸可用于各种原因所致的巨幼红细胞性贫血,与维生素 B_{12} 合用效果更好。长期应用二氢叶酸还原酶抑制剂(甲氨蝶呤、乙胺嘧啶、甲氧苄啶等)所引起的巨幼红细胞性贫血,因二氢叶酸还原酶受抑制,四氢叶酸的生成障碍,故补充叶酸无效,需用亚叶酸钙(甲酰四氢叶酸钙)治疗。对于缺乏维生素 B_{12} 所致的恶性贫血,叶酸仅能纠正异常血常规,而不能改善神经损害症状。故治疗时应以维生素 B_{12} 为主,叶酸为辅。

2. 预防神经管畸形　怀孕前后服用叶酸可有效预防神经管畸形,如脊柱裂和无脑儿等。

【不良反应与用药注意】　本药不良反应少,罕见过敏反应。但长期服用叶酸,有些患者可能出现恶心、畏食、腹胀等胃肠道反应。大剂量还可出现黄色尿。

维 生 素 B_{12}

维生素 B_{12}(vitamin B_{12})是一类含钴的复合物,广泛存在于动物内脏、牛奶、蛋黄中,植物性食物中几乎不含维生素 B_{12}。正常人每天需要 $1 \sim 2\mu g$,必须从外界摄取,药用者系通过微生物发酵法制得,包括氰钴胺素和羟钴胺素。

口服的维生素 B_{12} 必须与胃黏膜壁细胞分泌的"内因子"结合形成复合物。在"内因子"的保护下才能避免胃液的破坏,顺利在空肠吸收。胃黏膜萎缩可引起"内因子"分泌缺乏,而影响维生素 B_{12} 的吸收,引起恶性贫血,此时应采用注射给药。

【药理作用】　维生素 B_{12} 参与机体多种生化代谢过程,为细胞生长、发育成熟和维持有鞘神经纤维功能完整性所必需。

1. 促进叶酸再循环利用　维生素 B_{12} 作为辅酶,在使同型半胱氨酸甲基化成蛋氨酸的过程中,使5-甲基四氢叶酸转化成四氢叶酸再循环利用。当维生素 B_{12} 缺乏时,叶酸代谢循环受阻,四氢叶酸物质循环利用受影响,出现巨幼红细胞性贫血。

2. 维持有鞘神经纤维功能　维生素 B_{12} 能促进甲基丙二酰辅酶 A 转化为琥珀酰辅酶 A,参与三羧酸循环,有助于神经髓鞘脂质的合成,以保证有鞘神经纤维功能的完整性。维生素 B_{12} 缺乏时,影响正常神经髓鞘磷脂的合成,导致神经髓鞘结构缺损而出现神经病变。

【临床应用】　维生素 B_{12} 主要用于恶性贫血及巨幼红细胞性贫血,治疗恶性贫血时,维生素 B_{12} 与叶酸合用效果好;也可用于神经系统疾病(如神经炎、神经萎缩等)、肝脏疾病、白细胞减少症等辅助治疗。

【不良反应及用药注意】　维生素 B_{12} 本身无毒,偶可引起过敏反应,甚至过敏性休克,应引起注意。痛风、心脏病患者慎用。本品与葡萄糖有配伍禁忌;且不宜与氯丙嗪、维生素 C、维生素 K 等溶液混合给药。

案例 10-3 分析

1. 应用维生素 B_{12} 治疗该患者的贫血。

2. 应肌内注谢给药。因为维生素 B_{12} 必须与胃壁细胞分泌的"内因子"结合形成复合物才能免受胃液破坏而进入空肠吸收。本例患者因胃黏膜萎缩导致"内因子"缺乏而影响维生素 B_{12} 吸收,引起了"恶性贫血",如果以口服来补充维生素 B_{12} 依然无法吸收,因此必须注射给药并终生使用。

第 4 节　血容量扩充药

考点：右旋糖酐的作用、临床应用、不良反应及用药注意。

大量失血或失血浆可使血容量降低,严重者可导致休克。迅速、有效地扩充血容量是治疗低血容量性休克的基本疗法。血容量扩充药是一类能提高血浆胶体渗透压,增加血容量,改善微循环的高分子物质。目前临床最常用的是右旋糖酐。

右 旋 糖 酐

右旋糖酐(dextran)是葡萄糖的聚合物,由于聚合的葡萄糖分子数目不同,其作用和用途也有所区别。临床常用的有中分子右旋糖酐(右旋糖酐 70,平均相对分子质量为 70 000)、低分子右旋糖酐(右旋糖酐 40,平均相对分子质量为 40 000)和小分子右旋糖酐(右旋糖酐 10,平均相对分子质量为 10 000)。分子质量高者扩充血容量的效果好,分子质量低者改善微循环的效果好。

【药理作用和临床应用】

1. 扩充血容量　右旋糖酐为大分子聚合物,不易被机体代谢,静脉滴注后可提高血浆胶体渗透压,吸收血管外水分而扩充血容量,维持血压。分子质量大者作用维持时间长,扩容作用明显。以右旋糖酐 70 效果较好,因其分子质量大,作用可维持 12 小时。临床上主要用于防治低血容量性休克,如外伤大出血或烧伤性休克等。

2. 抗血栓和改善微循环　右旋糖酐可吸附于红细胞和血小板表面之上,阻止红细胞、血小板聚集,并因其有血容量扩充作用,使血液黏滞性降低,从而改善微循环。本药可用于预防休克后期弥散性血管内凝血,也用于防治心肌梗死和脑血栓形成、外科手术后防止血栓形成。以低分子和小分子者改善微循环作用为佳,可选用右旋糖酐 40 或右旋糖酐 10。

3. 渗透性利尿作用　低分子和小分子右旋糖酐由肾小球滤过后,不被肾小管重吸收,可提高小管腔内的渗透压,产生渗透性利尿作用。本药用于防治急性肾衰竭。

【不良反应及用药注意】

1. 超敏反应　偶见超敏反应如发热、皮疹等,部分患者可见血压下降、呼吸困难等严重反应。首次用药应严密观察 5~10 分钟,以防出现超敏反应,一旦发现症状应立即停药,及时抢救。

2. 凝血障碍与出血　用量过大可致凝血障碍和出血。用药期间应观测尿量,出现少尿或无尿要及时停药,报告医生。

3. 禁忌　血小板减少症、出血性疾病患者禁用;心、肝、肾功能不全者慎用。

目标检测

一、选择题

A₁ 型题

1. 氨甲苯酸的促凝作用机制是
   A. 抑制纤溶酶原激活因子
   B. 促进血小板聚集
   C. 促进凝血酶原合成
   D. 抑制二氢叶酸合成酶
   E. 减少血栓素的生成

2. 维生素 K 的作用机制是
   A. 抑制抗凝血酶
   B. 促进血小板聚集
   C. 竞争性对抗纤溶酶原激活因子
   D. 作为羧化酶的辅酶促进凝血因子的合成
   E. 抑制纤溶酶

3. 维生素 K 对下列哪种疾病引起的出血无效
   A. 阻塞性黄疸　　B. 新生儿出血
   C. 肝素过量　　　D. 华法林过量
   E. 继发性凝血酶原缺乏

4. 铁剂用于治疗
   A. 溶血性贫血
   B. 巨幼红细胞性贫血
   C. 再生障碍性贫血
   D. 小细胞低色素性贫血
   E. 红细胞减少症

5. 有关肝素的叙述,错误的是
   A. 具有体内、外抗凝作用
   B. 可用于防治血栓形成和栓塞
   C. 抑制血小板聚集
   D. 抑制炎症反应作用
   E. 可用于各种原因引起的 DIC

6. 影响维生素 B₁₂ 吸收的主要因素是
   A. 胃酸　　　　　B. 乙胺嘧啶
   C. 内因子　　　　D. 铁剂
   E. 维生素 K

7. 香豆素类过量引起出血时可选用
   A. 垂体后叶素　　B. 氨甲苯酸
   C. 鱼精蛋白　　　D. 维生素 K
   E. 维生素 C

8. 可减弱香豆素类抗凝作用的药物是
   A. 阿司匹林　　　　　B. 四环素
   C. 苯巴比妥　　　　　D. 可乐定
   E. 乙酰胆碱

9. 仅能用于体外抗凝的药物是
   A. 尿激酶　　　　　　B. 华法林
   C. 肝素　　　　　　　D. 双香豆素
   E. 枸橼酸钠

10. 口服下列哪种物质有利于铁剂的吸收
    A. 维生素 C　　　　　B. 牛奶
    C. 茶　　　　　　　　D. 咖啡
    E. 氢氧化铝

11. 对于甲氨蝶呤所引起的巨幼红细胞性贫血，应
    用哪个药物进行治疗
    A. 甲酰四氢叶酸钙　　B. 维生素 B₁₂
    C. 叶酸　　　　　　　D. 硫酸亚铁
    E. 维生素 C

12. 过量肝素引起出血可选用
    A. 氨甲苯酸　　　　　B. 维生素 C
    C. 维生素 K　　　　　D. 鱼精蛋白
    E. 垂体后叶素

13. 尿激酶引起的出血可选用
    A. 氨甲苯酸　　　　　B. 维生素 C
    C. 维生素 K　　　　　D. 鱼精蛋白
    E. 凝血酶

14. 哪种原因引起的贫血用铁剂治疗无效
    A. 慢性腹泻　　　　　B. 疟疾
    C. 内因子缺乏　　　　D. 钩虫病
    E. 月经过多

15. 扩充血容量最有效的药物是

A. 葡萄糖　　　　　　B. 氯化钠
C. 甘露醇　　　　　　D. 右旋糖酐 70
E. 右旋糖酐 40

16. 门静脉高压所致上消化道出血可选用
    A. 氨甲苯酸　　　　　B. 维生素 C
    C. 维生素 K　　　　　D. 鱼精蛋白
    E. 垂体后叶素

17. 新生儿出血应选用
    A. 维生素 K　　　　　B. 肝素
    C. 叶酸　　　　　　　D. 垂体后叶素
    E. 链激酶

18. 急性肺栓塞应选用
    A. 维生素 K　　　　　B. 甘露醇
    C. 叶酸　　　　　　　D. 垂体后叶素
    E. 链激酶

19. 关于右旋糖酐错误的描述是
    A. 低、中分子质量右旋糖酐均可用于抗休克
    B. 具有渗透性利尿作用
    C. 禁用于血小板减少症及出血性疾病
    D. 心功能不全者慎用
    E. 易渗出血管

20. 患者，男，45 岁，突发肺栓塞，可用于溶栓的药
    物有
    A. 肝素　　　　　　　B. 华法林
    C. 双嘧达莫　　　　　D. 链激酶
    E. 右旋糖酐

二、简答题

1. 影响铁剂吸收的因素有哪些？
2. 列表比较肝素、香豆素类、枸橼酸钠抗凝作用特点。

附录：制剂与用法

药名	剂型	使用方法
维生素 K₁	注射剂:10mg/ml	10mg,肌内注射或静脉注射,一天 2～3 次,静脉注射速度不宜超过 5mg/min
维生素 K₃	片剂:2mg	口服:2～4mg,一天 2～3 次
	注射剂:2mg/ml、4mg/2ml	4mg,肌内注射,一天 2～3 次
维生素 K₄	片剂:2mg、4mg	口服:2～4mg,一天 3 次
氨甲环酸	片剂:0.125g、0.25g。胶囊剂:0.25g	口服:0.25～0.5g,一天 3～4 次。注射剂:0.1g/2ml、0.25g/5ml。0.25～0.5g,静脉注射或静脉滴注,一天 1～2 次
垂体后叶素	注射剂:5U/ml、10U/ml	肺出血、食管静脉曲张破裂出血:10U,静脉注射或静脉滴注,静脉注射时加 25% 葡萄糖液 20ml 缓慢注入

药名	剂型	使用方法
凝血酶	粉剂:200U/支、500U/支、1000U/支、2000U/支、5000U/支、10 000U/支	局部出血:以干燥粉末或含凝血酶 1%～3% 的等渗盐水溶液(或每毫升含凝血酶 50～250U),洒或喷雾于创面。消化道出血:以溶液(每毫升含凝血酶 10～100U)口服或灌注
肝素钠	注射剂:5000U/ml、12 500U/ml、1000U/2ml、5000U/2ml	5000～10 000U,稀释后静脉注射或静脉滴注,需要时每 3～4 小时 1 次,一天 25 000U。过敏体质者应先试用 1000U,如无反应,可用至足量
华法林钠	片剂:2.5mg、5mg	口服:首次一天 6～20mg,以后一天 2～8mg
枸橼酸钠	注射剂:0.25g/10ml	每 100ml 全血中加入 2.5% 枸橼酸钠液 10ml
链激酶	粉针剂:10 万 U/支、20 万 U/支、30 万 U/支	首次剂量,50 万 U 溶于 0.9% 氯化钠溶液或 5% 葡萄糖液中,静脉滴注,30 分钟滴完。维持剂量,每小时 60 万 U,静脉滴注。疗程一般 24～72 小时。为防止超敏反应可给予糖皮质激素
尿激酶	粉针剂:1 万 U/支、5 万 U/支、10 万 U/支	1.5 万～2 万 U,用注射用水 3～5ml 使之溶解后,加于 10% 葡萄糖液 20～40ml 静脉注射,一天 2 次。第 4 天起改为 1 万～2 万 U,一天 1 次,维持 7～10 天
重组组织型纤溶酶原激活物	注射剂:50mg	首剂 10mg,静脉注射。以后第 1 小时 50mg,第 2、3 小时各 20mg 静脉滴注
硫酸亚铁	片剂:0.3g	口服:0.3～0.6g,一天 3 次,饭后服
富马酸亚铁	肠溶片剂:0.05g、0.2g。咀嚼片剂:0.1g。胶囊剂:0.2g	口服:0.2～0.4g,一天 3 次,饭后服用
叶酸	片剂:5mg	口服:5～10mg,一天 3 次
	注射剂:15mg/ml	15～30mg,肌内注射,一天 1 次
甲酰四氢叶酸钙	注射剂:3mg/ml	3～6mg,肌内注射,一天 1 次
维生素 B_{12}	注射剂:0.05mg/ml、0.1mg/ml、0.25mg/ml、0.5mg/ml、1mg/ml	0.05～0.5mg,肌内注射,一天 1～2 次
右旋糖酐	注射剂:右旋糖酐 70:30g/500ml。右旋糖酐 40:10g/100ml、15g/250ml、30g/500ml。右旋糖酐 10:30g/500ml、50g/500ml	视病情选择药物品种和剂量,静脉滴注

(马俊利)

第11章　子宫兴奋药和抑制药

第1节　子宫兴奋药

案例 11-1

患者,女,45 岁。孕 7 产 3,本孕 17^{+1} 周。3 天前行羊膜腔注射依沙吖啶引产术,胎儿未娩出,1 小时前出现下腹疼痛、阴道流血,遂急诊入院。查体:阴道通畅,有较多鲜红色血流出,宫颈开大 2cm,可触及少量柔软组织,子宫底在脐耻之间,阵发性子宫收缩。给予缩宫素 5U 静脉滴注,每分钟 10 ~15 滴,间隔 6 小时重复 1 次,共滴缩宫素 10U,患者腹痛加剧,仍未见胎儿娩出。此期间无详细病程记录。后行剖腹探查术。

术后诊断:1. 孕 7 产 3 孕 17^{+1} 周宫内孕,死胎。

2. 子宫下段不完全破裂。术后经抗炎止血支持治疗,痊愈出院。

问题:本案例的用药及护理有什么问题?

子宫兴奋药是一类能选择性地兴奋子宫平滑肌,引起子宫收缩增强的药物,临床常用的有垂体后叶素类、麦角生物碱类和前列腺素类等。

一、垂体后叶素类

缩　宫　素

缩宫素(oxytocin)又名催产素,可由猪、牛的神经垂体后叶提取,也可人工合成。本药易被酸、碱和消化酶破坏,口服无效,需注射给药,亦可经鼻腔吸收。其作用快速、短暂,肌内注射 3 ~5 分钟内起效,维持 20 ~30 分钟,静脉注射作用更快,但维持时间短,需静脉滴注维持疗效。

【药理作用】

1. 兴奋子宫平滑肌　兴奋子宫平滑肌的缩宫素受体,使子宫收缩力加强,频率加快。缩宫素对子宫平滑肌的作用具有 3 个特点。

(1)剂量不同,子宫收缩的性质及强度不同:小剂量(2 ~5U)可引起子宫体节律性收缩,其性质类似正常分娩,有利于胎儿娩出;大剂量(10U)可引起子宫强直性收缩,不利于胎儿娩出,并有导致胎儿窒息甚至子宫破裂的危险。

(2)对子宫不同部位平滑肌的作用不同:小剂量缩宫素可使子宫体部和底部平滑肌产生节律性收缩,而使子宫颈平滑肌松弛,利于胎儿娩出。

(3)对子宫平滑肌的作用受女性激素水平的影响:雌激素可提高子宫对缩宫素的敏感性,孕激素则降低其敏感性。妊娠早期体内孕激素水平高,子宫对缩宫素不敏感,可保证胎儿安全发育;妊娠中、后期,孕激素水平逐渐下降,雌激素水平逐渐上升,子宫对缩宫素的敏感性逐渐增高,临产时达到高峰;分娩后子宫对缩宫素的敏感性又逐渐降低。

2. 促进排乳　可兴奋乳腺上的缩宫素受体,引起乳腺腺泡周围的肌上皮细胞收缩,促进排乳,但不增加排乳总量。

【临床应用】

1. 催产和引产　对于胎位及产道正常的宫缩无力的产妇,可用小剂量缩宫素催产,以加强子宫节律性收缩,促进分娩;对于死胎、过期妊娠及妊娠合并严重疾病(如心脏病、肺结核等)需提前终止妊娠者,可用小剂量缩宫素进行引产。一般每次 2.5~5U,用 5% 葡萄糖溶液500ml 稀释后,先以每分钟 8~10 滴的速度静脉滴注,密切观察并根据宫缩和胎心情况调整滴速,最快不超过每分钟 40 滴。

2. 产后止血 产后出血时,应立即肌内注射或皮下注射较大剂量(5~10U)缩宫素,以迅速引起子宫强直性收缩,压迫肌层内血管而止血。因缩宫素作用短暂,常需加用作用快而持久的麦角制剂使子宫维持收缩状态。

3. 催乳 在哺乳前 2~3 分钟,以滴鼻剂滴鼻,每次 3 滴,可促进乳汁排出,也可肌内注射2~5U 催乳。

【不良反应及用药注意】

1. 偶见恶心、呕吐、心律失常等不良反应。

2. 缩宫素过量可导致子宫持续性强直性收缩,引起胎儿宫内窒息,甚至子宫破裂。因此,用于催产、引产时必须注意。

(1)严格掌握剂量:应严格控制静脉滴注速度,滴注过程中密切监测产妇血压、心率、宫缩和胎儿心音情况,根据宫缩及胎心情况及时调整静脉滴注速度,避免子宫的强直性收缩。

(2)严格掌握禁忌证:产道异常、胎位不正、头盆不称、前置胎盘、三胎以上经产妇及有剖宫产史者禁用,以防子宫破裂或胎儿宫内窒息。

二、麦角生物碱类

麦角是寄生在黑麦及其他禾本科植物上的一种麦角菌的干燥菌核,因其在麦穗上突出似角,故名麦角,目前已用人工培养方法生产。其有效成分是多种麦角生物碱,包括麦角新碱、氢麦角碱和麦角胺等。

麦 角 新 碱

【药理作用】 麦角新碱(ergometrine)能选择性兴奋子宫平滑肌,其作用强度也与子宫的功能状态有关,妊娠子宫比未孕子宫敏感,尤以临产时和新产后的子宫最敏感。与缩宫素比较,麦角新碱的特点是:子宫兴奋作用迅速、强大而持久,剂量稍大即引起子宫强直性收缩。因为对子宫体和子宫颈的兴奋作用无明显差别,不利于胎儿娩出,故禁用于催产、引产。

【临床应用】

1. 子宫出血 用于产后、刮宫术后、月经过多等引起的子宫出血。肌内注射麦角新碱可引起子宫平滑肌强直性收缩,机械地压迫子宫肌层内血管而止血。

2. 产后子宫复旧 可促进产后子宫收缩,加速子宫复旧。

【不良反应及用药注意】

1. 部分患者有恶心、呕吐、头晕、出冷汗、面色苍白及血压升高等反应,伴妊娠高血压综合征的孕妇慎用,偶见超敏反应。

2. 用药时要监控血压、脉率和子宫活动情况,如出现血压突然升高、子宫过度出血、子宫张力不足或子宫过度痉挛等情况时应调整剂量。

3. 禁用于催产引产、胎儿及胎盘娩出之前,以免引起子宫破裂、胎儿宫内窒息及胎盘滞留宫内;禁用于血管硬化、冠心病。

氢 麦 角 碱

氢麦角碱(dihydroergotoxine)又名海特琴,可阻断 α 受体,使外周血管扩张,临床用于治疗血管痉挛性疾病;此外,还具有中枢镇静作用,可与异丙嗪、哌替啶组成冬眠合剂,用于人工冬眠疗法。

麦 角 胺

麦角胺(ergotamine)能收缩脑血管,降低脑动脉搏动幅度,可用于偏头痛的诊断与治疗。其常与咖啡因配伍使用。本品久用可损坏血管内皮细胞,导致肢端坏死。

三、前列腺素类

前列腺素(prostaglandins,PG_S)是一类广泛存在于身体各组织和体液中的自体活性物质,可人工合成。本类药物对心血管、呼吸、消化及生殖系统等有广泛的生理和药理作用。作为子宫兴奋药,主要有地诺前列酮(dinoprostone,PGE_2、前列腺素 E_2)、地诺前列素(dinoprost,$PGF_{2\alpha}$、前列腺素 $F_{2\alpha}$)、硫前列酮(sulprostone)、卡前列素(carboprost,15-甲基前列腺素 $F_{2\alpha}$)等。

【药理作用和临床应用】 PG_S 对子宫有收缩作用,其中以 PGE_2 和 $PGF_{2\alpha}$ 在分娩中具有重要意义,它们对妊娠各期子宫均有显著的兴奋作用,临产前的子宫更为敏感。引起子宫收缩的性质类似正常分娩,在增强子宫平滑肌节律性收缩的同时,也能使子宫颈部肌肉松弛。本药可用于足月妊娠引产和终止早、中期妊娠。

【不良反应及用药注意】

1. 可见恶心、呕吐、腹痛、腹泻等胃肠反应,此乃前列腺素兴奋胃肠平滑肌所致;少数人还有头晕、发热、血压下降等,一般停药后即消失。

2. 过量可引起子宫强直性收缩,用药时应密切观察,以防宫缩过强而致子宫破裂。

3. 青光眼、支气管哮喘患者禁用。

四、其他子宫兴奋药

米 非 司 酮

米非司酮(mifepristone)又名息隐、抗孕酮,是新型抗孕激素,为黄体酮受体阻断药,有较强的抗黄体酮作用。本药能兴奋子宫、软化宫颈、诱导月经和抗着床,可作为非手术性抗早孕药,与前列腺素合用可提高疗效。主要用于抗早孕、死胎引产,还可用于紧急避孕。可有恶心、呕吐等消化道反应,有时引起大出血,有出血史者慎用,心、肝、肾脏疾病及肾上腺皮质功能不全者禁用。

依 沙 吖 啶

依沙吖啶(ethacridine)又名利凡诺(rivanol),原为外用杀菌防腐剂,能抑制革兰阳性球菌,多用于外科创伤、皮肤黏膜的洗涤和湿敷。在羊膜腔内或羊膜腔外注射本品,可刺激子宫平滑肌收缩;并引起胎盘蜕膜变性坏死,从而产生内源性前列腺素,进一步增强宫缩和软化宫颈。本药可用于中期妊娠引产,成功率达95%以上。主要不良反应为出血较多,胎膜残留;大剂量可引起肾功能损害。心、肝、肾病患者禁用。

📖 **链接** ⋯⋯⋯ 药 物 流 产

药物流产又称药流,是指采用打针或服药的方法终止早期妊娠的药物抗早孕方法,是近20年来的医学新进展。 目前常用的是米非司酮和前列腺素联合应用,前者使子宫蜕膜变性坏死、宫颈软化,后者使子宫收缩,促使胚胎排出,目前用于终止7周以内的妊娠,完全流产率可达90%~95%。药流简便、有效、无创伤,避免了人流手术进宫腔操作可能造成的并发症,且痛苦小、副作用轻、后遗症少,服药者心理压力也不大,易于让人接受,又被称为"催经止孕药"。 但药流并非常规避孕方法,而是避孕失败的一种补救措施,若应用不当,会发生严重副作用与并发症,因此必须在有条件的医院,在医生监护和指导下进行,孕妇切忌擅自在家中服药流产,否则后果不堪设想。

第2节　子宫抑制药

子宫抑制药又称子宫舒张药、抗分娩药,可抑制子宫平滑肌收缩,减少子宫活动,主要用于痛经和防止早产。

利 托 君

【药理作用和临床应用】　利托君(ritodrine)为选择性 β_2 肾上腺素受体激动药,可兴奋子宫平滑肌 β_2 受体,使子宫平滑肌松弛,降低子宫收缩的频率和强度,对子宫自发性收缩或由缩宫素引起的收缩均有抑制作用,可减少子宫活动,延长妊娠期,推迟分娩,有利于胎儿发育成熟。

临床上主要用于防治妊娠 20~37 周内的早产。应用时先静脉滴注,然后改口服维持。

【不良反应及用药注意】　本品对 β_2 受体的选择性不高,同时也激动 β_1 受体,故可发生心率加快、心悸、胸闷及心律失常等;静脉给药时还可见恶心、呕吐、震颤、头痛、焦虑不安等;还可升高血糖,降低血钾。有严重心血管疾病者及妊娠不足 20 周的孕妇禁用,糖尿病患者及使用排钾利尿药者慎用。

β_2 受体激动药特布他林(terbutaline)、沙丁胺醇(salbutamol)等,除用于防治哮喘外,也适用于防治早产。

硫 酸 镁

硫酸镁(magnesium sulfate)主要通过拮抗 Ca^{2+} 的作用,使子宫平滑肌松弛,并降低子宫对缩宫素的敏感性,从而抑制子宫的收缩。本药可用于防治早产、妊娠高血压综合征及子痫的发作。

案例 11-1 分析

1. 缩宫素用于催产、引产时,如过量可导致子宫持续性强直性收缩,引起胎儿宫内窒息,甚至子宫破裂。因此必须注意:①严格掌握剂量:严格控制静脉滴注速度,滴注过程中密切监测产妇血压、心率、宫缩和胎儿心音情况,根据宫缩及胎心情况及时调整静脉滴注速度,避免子宫的强直性收缩;②严格掌握禁忌证:产道异常、胎位不正、头盆不称、前置胎盘、三胎以上经产妇及有剖宫产史者禁用,以防子宫破裂或胎儿宫内窒息。

2. 本例患者孕 7 产 3,是 3 胎以上经产妇,为明确的缩宫素禁忌证;患者系多胎多产 45 岁患者,腹痛剧烈伴阴道流血,宫口可触及少量柔软组织,应考虑胎盘前置等禁忌证的可能,不应盲目地滥用缩宫素。本例使用缩宫素静脉滴注 2 次 10U,没有详细记录及床旁观察。未能及时发现和处理异常情况,导致了子宫下段不完全破裂的严重后果。患者虽幸得存活,但遭受了身体上的痛苦和经济上的损失。

目 标 检 测

一、选择题

A_1 型题

1. 对子宫体和子宫颈兴奋作用最快最强的是
   A. 缩宫素　　　　　B. 麦角胺
   C. 麦角新碱　　　　D. 米非司酮
   E. 地诺前列酮
2. 缩宫素可用于
   A. 治疗尿崩症

   B. 抑制乳腺分泌
   C. 大剂量用于催产和引产
   D. 小剂量用于催产和引产
   E. 小剂量用于产后止血
3. 麦角新碱不用于催产和引产的原因是
   A. 作用较弱
   B. 使血压下降
   C. 起效缓慢

D. 妊娠子宫对其敏感性低

E. 对子宫体和子宫颈的作用无明显差别

4. 下列关于缩宫素的叙述错误的是

A. 直接兴奋子宫平滑肌

B. 小剂量可加强子宫的节律性收缩

C. 大剂量可以引起子宫强直性收缩

D. 小剂量可引起子宫体和子宫颈的节律性收缩

E. 子宫平滑肌对缩宫素的敏感性受性激素水平的影响

5. 麦角新碱治疗产后出血的主要机制是

A. 收缩血管

B. 促进凝血过程

C. 降低血压

D. 引起子宫平滑肌强直性收缩

E. 降低毛细血管通透性

6. 麦角胺治疗偏头痛的作用机制是

A. 阻断血管平滑肌 α 受体

B. 抑制前列腺素的合成

C. 增加脑血流量

D. 收缩脑血管,降低脑动脉搏动幅度

E. 镇痛作用

7. 治疗尿崩症选用

A. 缩宫素　　　　　　　　B. 垂体后叶素

C. 麦角胺　　　　　　　　D. 麦角新碱

E. 米非司酮

8. 缩宫素用于催产时,给药方法应是

A. 大剂量肌内注射　　　　B. 大剂量口服

C. 小剂量静脉滴注　　　　D. 小剂量静脉注射

E. 治疗量皮下注射

9. 可增加子宫平滑肌对缩宫素敏感性的是

A. 麦角新碱　　　　　　　B. 米非司酮

C. 雌激素　　　　　　　　D. 孕激素

E. 垂体后叶素

二、简答题

比较缩宫素与麦角新碱的异同。

附录:制剂与用法

药名	剂型	使用方法
缩宫素	注射剂:10U/ml	用于引产或催产:2.5 ~ 5U,加入 5% 葡萄糖注射液 500ml 中静脉滴注,从每分钟 8 滴的速度开始,以后根据宫缩及胎心情况而定,最快不超过每分钟 40 滴。也可用鼻腔给药法
麦角新碱	片剂:0.2mg、0.5mg。	口服 0.2 ~ 0.5mg,一天 1 ~ 2 次
	注射剂:0.2mg/ml、0.5mg/2ml	0.2 ~ 0.5mg,肌内注射,必要时半小时后可重复 1 次。极量:口服,一次 1mg,一天 2mg;肌内注射,一次 0.5mg,一天 1mg
氢麦角碱	片剂:0.25mg、0.5mg。	0.5 ~ 2mg,一天 4 ~ 6 次,舌下给药
	注射剂:0.3mg/ml	0.3 ~ 0.6mg,肌内或皮下注射,一天 1 次或隔天 1 次
麦角胺咖啡因片	每片含酒石酸麦角胺 1mg,咖啡因 100mg	偏头痛发作时口服 0.5 ~ 1 片,如无效,可间隔 1 小时重复同剂量
米非司酮	片剂:25mg、200mg	抗早孕:孕期 7 周内,25mg,一天 2 ~ 4 次,连服 3 ~ 4 天。孕期 7 周以上,100mg,一天 2 次,连服 4 天。催经止孕:于月经第 23 ~ 26 天,100 ~ 200mg,连服 4 天
米索前列醇	片剂:0.2mg	服用米非司酮的第 3 或第 4 天,空腹服 0.6mg。治胃溃疡:口服,0.2mg,一天 4 次
依沙吖啶	注射剂:100mg	50 ~ 100mg 加 5ml 注射用水稀释后缓慢注入羊膜腔内,若第一次注药引产失败,应相隔 72 小时后方可再给药;或 50 ~ 100mg 加 50 ~ 100ml 注射用水稀释后经导尿管缓慢注入宫腔内羊膜腔外

(苏湲淇)

第12章 激素类药

第1节 肾上腺皮质激素类药

案例 12-1

患者,女,30岁,病前为某医院护工。2003年4月22日,咳嗽,气喘,浑身酸痛10天。体温38.8℃,CT:双下肺斑片状阴影,诊断:SARS。

治疗措施:①支持疗法;②清热解毒:鱼腥草针60mg/d;③预防感染:青霉素80万U/d;④激素应用:甲泼尼龙40mg/d;⑤呼吸机应用。

问题:1. SARS为什么要用糖皮质激素治疗?

2. 大剂量应用糖皮质激素应注意什么不良反应?

考点:1. 什么是糖皮质激素的"四抗"作用?

2. 糖皮质激素治疗感染性炎症的目的是什么?应用时应注意什么问题?

3. 长期大量应用糖皮质激素能引起哪些不良反应?

肾上腺皮质激素是肾上腺皮质所分泌激素的总称,其分泌受促皮质素(ACTH)调节,属甾体类化合物。其可分为三类:①盐皮质激素,由球状带分泌,有醛固酮和去氧皮质酮等;②糖皮质激素,由束状带分泌,有氢化可的松和可的松等;③性激素,由网状带分泌。临床上常用糖皮质激素。

糖皮质激素

糖皮质激素的作用广泛而复杂,超生理量的糖皮质激素有抗炎、抗免疫等药理作用,而糖皮质激素影响物质代谢和水盐代谢的生理作用,则表现为各种不良反应。常用糖皮质激素类药物见表12-1。

表12-1 常用糖皮质激素类药物的比较

类别	药物		抗炎作用（比值）	水盐代谢（比值）	等效剂量（mg）	持续时间（小时）
短效	氢化可的松	hydrocortisone	1.0	1.0	20	8~12
中效	泼尼松	prednisone	3.5	0.6	5	12~36
	泼尼松龙	prednisolone	4.0	0.6	5	
	甲泼尼龙	methylprednisolone	5.0	0.5	4	
长效	地塞米松	dexamethasone	30	0	0.75	36~54
	倍他米松	betamethasone	25~35	0	0.60	
外用	氟氢可的松	fludrocortisone	12	125		
	氟轻松	fluocinolone acetonide	40			

糖皮质激素口服吸收后主要在肝中代谢,可的松和泼尼松在肝内分别转化为氢化可的松和泼尼松龙而生效,故严重肝功能不全的患者只宜应用氢化可的松或泼尼松龙。

氢化可的松注射液(醇型)中含有50%乙醇,不能直接静脉推注,必须用5%葡萄糖注射液或0.9%氯化钠注射液稀释至0.2mg/ml后供静脉滴注用,同时观察是否有乙醇过敏或中毒现象。

注射用氢化可的松琥珀酸钠可供肌内注射与静脉滴注用,肌内注射时需每次更换注射部位,深注臀大肌(不可用三角肌),以免局部肌肉萎缩。不可做皮下注射,因常致无菌性脓肿或皮下层萎缩,往往延续数周至数月。

【药理作用】

1. 抗炎作用　糖皮质激素有强大的抗炎作用,能对抗理化、生物、免疫等各种原因所引起的炎症反应。炎症初期抑制毛细血管扩张,减轻渗出和水肿,又抑制白细胞的浸润和吞噬,从而减轻炎症症状。炎症后期抑制毛细血管和纤维母细胞的增生,延缓肉芽组织的生成而减轻瘢痕和粘连等炎症后遗症。

2. 抗毒作用　细菌内毒素可致人体高热、乏力、食欲减退等毒血症状,糖皮质激素能提高机体对内毒素的耐受力,迅速退热并缓解毒血症状。

3. 免疫作用　抑制免疫过程的许多环节,对细胞免疫和体液免疫均有抑制作用。

4. 抗休克　超大剂量的糖皮质激素具有抗休克作用。其原因除抗炎、抗毒及抗免疫作用外,可能还与下列因素有关:①加强心脏收缩;②降低血管对某些缩血管活性物质的敏感性,使微循环血流动力学恢复正常,改善休克状态;③稳定溶酶体膜,减少心肌抑制因子(myocardial depressant factor,MDF)的形成。

5. 其他作用

(1) 血液与造血系统:糖皮质激素刺激骨髓造血功能,使红细胞、血红蛋白、血小板增多;使中性粒细胞数量增多,但却降低其游走、吞噬等功能。

(2) 中枢神经系统:能提高中枢神经系统的兴奋性,出现欣快、激动、失眠等,偶可诱发精神失常。大剂量对儿童能导致惊厥。

(3) 消化系统:糖皮质激素能使胃酸和胃蛋白酶分泌增多,提高食欲,促进消化,但大剂量应用可诱发或加重溃疡病。

【临床应用】

1. 感染性炎症　限于严重感染并伴有明显毒血症者,如中毒性菌痢、暴发型流行性脑膜炎、中毒性肺炎、猩红热及败血症等的辅助治疗。

应用糖皮质激素的目的在于消除对机体有害的炎症反应,迅速缓解症状,防止心、脑等重要器官的损害,有助于患者度过危险期。但必须注意以下几方面。

(1) 糖皮质激素不能消灭病原体,在抑制炎症、减轻症状的同时,也降低机体的防御功能,所以糖皮质激素用于感染性炎症时必须在给予足量有效的抗菌药物之后使用,而停用糖皮质激素又必须在停用抗菌药物之前。

(2) 病毒性感染一般不用激素,因目前尚无有效的抗病毒药,用后反使感染扩散而加剧。但对严重传染性肝炎、乙型脑炎等病毒感染也有缓解症状的作用。

(3) 糖皮质激素可直接抑制体温调节中枢,降低其对致热原的敏感性,又能稳定溶酶体膜而减小内热原的释放,而对严重感染具有良好退热和改善症状作用。但不能单独作为"解热药"使用,以免感染扩散。

2. 防止某些炎症后遗症　糖皮质激素在炎症后期可抑制毛细血管和成纤维细胞的增生,延缓肉芽组织生成,防止粘连及瘢痕形成,减轻后遗症。例如,结核性脑膜炎、心包炎、损伤性关节炎以及烧伤后瘢痕挛缩等,早期应用糖皮质激素可防止后遗症发生。对虹膜炎、角膜炎、视网膜炎和视神经炎等非特异性眼炎,应用后也可迅速消炎止痛、防止角膜混浊和瘢痕粘连的发生。

3. 免疫性疾病

(1) 自身免疫性疾病:风湿热、风湿性心肌炎、风湿性及类风湿关节炎、全身性红斑狼疮、结节性动脉周围炎、皮肌炎和肾病综合征等。应用糖皮质激素后可缓解症状。一般采用综合疗法,不宜单用,以免引起不良反应。

（2）过敏性疾病：荨麻疹、花粉症、血清热、血管神经性水肿、过敏性鼻炎、支气管哮喘和过敏性休克等，主要用抗组胺药等抗过敏药治疗，病情严重或无效时，也可用糖皮质激素治疗，也用于异体器官移植手术后所产生的排异反应。

4. 抗休克　超大剂量的皮质激素类药物已广泛用于各种严重休克，特别是感染中毒性休克的治疗。

5. 其他应用

（1）替代疗法：用于急慢性肾上腺皮质功能减退症、垂体前叶功能减退及肾上腺次全切除术后。

（2）血液病：可用于急性淋巴细胞性白血病、再生障碍性贫血、粒细胞减少症、血小板减少症和过敏性紫癜等的治疗，但停药后易复发。

（3）局部应用：对接触性皮炎、湿疹等，宜用氢化可的松或氟轻松局部用药。对天疱疮及剥脱性皮炎等严重病例需全身用药。

【不良反应及用药注意】

1. 长期大量应用引起的不良反应

（1）类肾上腺皮质功能亢进症：因物质代谢和水盐代谢紊乱所致，如满月脸、水牛背、向心性肥胖、皮肤变薄、痤疮、多毛、水肿、低血钾、高血压、糖尿等，停药后可自行消退，必要时采取对症治疗（图12-1）。

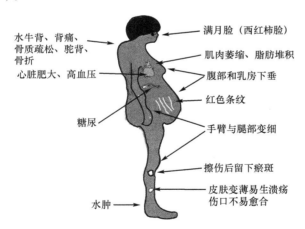

图 12-1　长期服用糖皮质激素不良反应示意图
物质代谢和水盐代谢紊乱

用药注意：①长期用药者应采用低盐、低糖、高蛋白饮食，多食高钾食物；②注意水、电解质紊乱，每周测量身高、体重；③注意检查血糖、尿糖等。

（2）诱发或加重感染：因糖皮质激素抑制机体防御功能所致。长期应用常可诱发感染或使体内潜在病灶扩散，如使原来静止的结核病灶扩散、恶化，特别是在原有疾病已使抵抗力降低如肾病综合征者更易产生。

用药注意：①结核病患者必要时应合用抗结核药；②注意观察有无延迟不愈的伤口、皮肤破损、炎症等，保持皮肤清洁，做好口腔、会阴护理。

（3）消化系统并发症：使胃酸、胃蛋白酶分泌增加，抑制胃黏液分泌，降低胃肠黏膜的抵抗力，故可诱发或加剧胃、十二指肠溃疡，甚至造成消化道出血或穿孔。对少数患者可诱发胰腺炎。注意有无上腹部疼痛、柏油样大便等。

（4）骨质疏松：与激素增加钙、磷排泄有关。骨质疏松多见于儿童、老人和绝经妇女，严重者可有自发性骨折。注意检查血钙,做 X 线检查,有无背痛、腰痛或其他部位骨痛等。

(5)其他:精神失常;因抑制生长素分泌和造成负氮平衡,还可影响生长发育。孕妇偶可引起畸胎。

2. 停药反应

(1)肾上腺皮质功能减退征:长期应用糖皮质激素能反馈性抑制腺垂体 ACTH 的分泌,使内源性肾上腺皮质激素分泌功能减退,甚至造成肾上腺皮质萎缩,此时一旦减量过快或突然停药,可引起肾上腺皮质功能不全。在停药后患者遇到严重应激状态(如感染、创伤、手术时)可发生肾上腺危象,如恶心、呕吐、乏力、低血压、休克等,需及时抢救。这种皮质功能不全需半年甚至 1~2 年才能恢复。

(2)反跳现象:因患者对激素产生了依赖性或病情尚未完全控制,突然停药或减量过快而致原病复发或恶化。常需加大剂量再行治疗,待症状缓解后再逐渐减量、停药。

【用法及疗程】 宜根据患者病情、药物特点确定制剂、剂量、用药方法及疗程。

1. 大剂量突击疗法 用于严重中毒性感染及各种休克。氢化可的松首次剂量静脉滴注 200~300mg,一天量可达 1g 以上,疗程不超过 3 天。

2. 一般剂量长期疗法 用于结缔组织病、肾病综合征、顽固性支气管哮喘、淋巴细胞性白血病等。一般开始时用泼尼松口服 10~20mg,一天 3 次,产生临床疗效后,逐渐减量至最小维持量,持续数月。

3. 小剂量替代疗法 用于腺垂体功能减退、艾迪生病及肾上腺皮质次全切除术后。一般维持量,氢化可的松一天 10~20mg。

4. 隔天疗法 皮质激素的分泌具有昼夜节律性,每天上午 8~10 时为分泌高峰,随后逐渐下降,午夜 12 时为最低。长期疗法一般用泼尼松、泼尼松龙等中效制剂,根据昼夜节律采用隔天一次给药法,即将一天或两天的总药量在隔天早晨一次给予,此时正值激素正常分泌高峰,对肾上腺皮质功能的抑制较小。

案例 12-1 分析

1. SARS 是一种由新型冠状病毒感染引起的严重急性呼吸综合征,目前尚无有效的抗病毒药物,因此病毒性疾病多为对症处理。糖皮质激素应用的目的在于减轻全身炎症反应,改善机体的一般情况,减轻肺的渗出及损伤,防止或减轻后期的肺纤维化。

2. 糖皮质激素的副作用很大,如消化道出血、二重感染、精神错乱、低钾血症、高血糖、骨质疏松等。

重点提示

糖皮质激素的抗炎作用和抗免疫作用是其治疗作用的基础,而它对各种物质代谢的影响,则是其不良反应和并发症的主要原因之一。用糖皮质激素辅助治疗感染性疾病时,必须与足量有效的抗菌药物配合使用,以免感染扩散,导致病情恶化;治疗其他疾病时,也要严格选择适应证,并适当配合其他辅助疗法,以免顾此失彼,造成不良后果。

目 标 检 测

一、选择题

A₁ 型题

1. 长期或大剂量使用糖皮质激素可引起

  A. 胃酸分泌减少　　　B. 血糖降低

C. 促进骨骼发育　　　D. 向心性肥胖

E. 防止消化性溃疡形成

2. 糖皮质激素用于严重感染时必须

  A. 逐渐加大剂量

B. 加用促皮质激素

C. 与有效、足量抗菌药合用

D. 用药至症状改善1周,以巩固疗效

E. 合用肾上腺素防止休克

3. 糖皮质激素的抗毒机制是

A. 直接中和细菌外毒素

B. 直接中和细菌内毒素

C. 提高机体对内毒素耐受力

D. 抑制细菌内毒素的产生

E. 拮抗心肌抑制因子的作用

4. 长期使用糖皮质激素突然停药可导致

A. 类肾上腺皮质功能亢进症

B. 肾上腺皮质萎缩和功能不全

C. 诱发消化性溃疡

D. 骨质疏松

E. 诱发感染

5. 严重肝病时不宜用

A. 氢化可的松　　　　B. 泼尼松

C. 泼尼松龙　　　　　D. 地塞米松

E. 倍他米松

6. 糖皮质激素清晨一次给药法可减轻

A. 反跳现象

B. 诱发感染

C. 类肾上腺皮质功能亢进症

D. 垂体-肾上腺皮质功能的反馈抑制

E. 诱发或加重溃疡病

7. 糖皮质激素用于严重感染的目的是

A. 加强抗菌药物的抗菌作用

B. 提高机体抗病能力

C. 消除对机体有害的炎症反应

D. 加强心肌收缩力,改善微循环

E. 提高机体免疫力

8. 糖皮质激素隔天一次疗法的给药时间最好在隔天

A. 早上3~5时　　　B. 上午8~10时

C. 中午12时　　　　D. 下午3~5时

E. 晚上8~10时

9. 使用糖皮质激素治疗的患者宜

A. 低盐、低糖、高蛋白饮食

B. 低盐、高糖、高蛋白饮食

C. 低盐、高糖、低蛋白饮食

D. 高盐、高糖、低蛋白饮食

E. 高盐、低糖、低蛋白饮食

10. 糖皮质激素治疗严重感染时应采用

A. 大剂量肌内注射

B. 大剂量突击疗法,静脉给药

C. 小剂量多次给药

D. 一次负荷量,然后给予维持量

E. 较长时间大剂量给药

11. 糖皮质激素诱发或加重感染的主要原因是

A. 激素用量不足,无法控制症状

B. 患者对激素不敏感,未反映出相应疗效

C. 使用激素时,未用足量有效的抗菌药物

D. 激素促使许多病原微生物繁殖

E. 抑制机体的免疫功能

12. 关于糖皮质激素的临床应用,下列哪一项是错的

A. 中毒性肺炎　　　　B. 心包炎

C. 虹膜炎　　　　　　D. 角膜溃疡

E. 感染性休克

13. 下列糖皮质激素药物中,哪一种抗炎作用最强

A. 氢化可的松　　　　B. 泼尼松

C. 甲泼尼龙　　　　　D. 泼尼松龙

E. 地塞米松

14. 长期应用糖皮质激素可引起

A. 高钾血症　　　　　B. 低血糖

C. 低血钙　　　　　　D. 高钙血症

E. 减少磷的排泄

15. 长期应用糖皮质激素突然停药出现反跳现象是由于

A. 肾上腺皮质功能低下

B. 体内糖皮激素水平过高

C. 由于无抗菌作用

D. 肾上腺皮质功能亢进

E. 促肾上腺皮质功能亢进

16. 关于糖皮质激素药理作用的叙述错误的是

A. 抗炎　　　　　　　B. 抗菌

C. 抗休克　　　　　　D. 抗毒

E. 抗免疫

17. 患者,44岁,患结核性脑膜炎,伴有高热不退、呕吐、意识模糊,应用糖皮质激素治疗,以下哪一项不是其目的

A. 抑制结核杆菌的生长

B. 减轻炎症渗出

C. 退热

D. 防止脑膜粘连和瘢痕形成

E. 减轻中毒症状

18. 某患者,因患肾病综合征使用泼尼松治疗,每次20mg,每天3次,见症状已控制,于是自行将泼尼松减至10mg/d,现感到全身不适、肌肉

无力、头昏眼花。该患者最可能是

A. 反跳现象

B. 类肾上腺皮质功能亢进症

C. 停药症状

D. 低血糖

E. 低血压

二、简答题

1. 应用糖皮质激素治疗严重感染的目的是什么？如何使用抗菌药物？

2. 糖皮质激素应用时如何选择给药方法？

3. 一般病毒性感染是否可应用糖皮质激素治疗？为什么？

附录：制剂与用法

药名	剂型	使用方法
氢化可的松	片剂：10mg、20mg	替代疗法：一天 20～30mg，分两次口服，清晨服 2/3，午餐后服 1/3
	注射剂（醇型）：10mg/2ml、25mg/5ml、50mg/10ml、100mg/20ml	一次 100～200mg 或更多，临用时以 0.9% 氯化钠注射液或 5% 葡萄糖注射液稀释至 0.2mg/ml 后静脉滴注，一天 1～2 次
	氢化可的松琥珀酸钠粉针剂：135mg/支（相当于氢化可的松 100 mg）	一次 135mg，用注射用水 2ml 溶解，再用 0.9% 氯化钠注射液或 5% 葡萄糖注射液稀释后缓慢静脉滴注
泼尼松	片剂：5mg	开始一次口服 5～15mg，一天 2～4 次，维持量一天 5～10mg
泼尼松龙	片剂：5mg	开始一次口服 5～15mg，一天 2～4 次，维持量一天 5mg
	注射剂：10mg/2ml	一次 10～25mg，溶于 5%～10% 葡萄糖注射液 500ml 中静脉滴注
	混悬液：125mg/5ml	用于关节腔、滑膜腔内注射或局部注射
甲泼尼龙	片剂：2mg、4mg	开始一天 16～40mg，分 4 次口服，维持量一天 4～8mg。
	琥珀酸钠注射剂：53mg（相当于甲泼尼龙 40 mg）	肌内注射或静脉注射
地塞米松	片剂：0.75mg	开始一次口服 0.75～1.5mg，一天 2～4 次，维持量一天 0.5～0.75mg
	注射剂：2.5mg/0.5ml、5mg/ml、25mg/5ml	一次 5～10mg，一天 2 次，肌内注射或静脉滴注
倍他米松	片剂：0.5mg	开始一天 1.5～2mg，分 3～4 次口服，维持量一天 0.5～1mg
氟氢可的松	软膏剂：0.025%	局部涂搽，一天 2～3 次
氟轻松	乳膏、软膏、洗剂：0.025%	外用，一天 3～4 次

第 2 节　甲状腺激素和抗甲状腺药

考点：1. 甲状腺激素主要用于什么疾病？

2. 硫脲类药物最严重的不良反应是什么？如何监测？

案例 12-2

患者，女，34 岁。1 年前出现怕热、多汗、心悸、消瘦。诊断："甲亢"。治疗措施：①甲巯咪唑（10mg bid）；②普萘洛尔（10mg tid）。近 5 天患者感咽痛、发热。

问题：患者有可能出现了什么问题，如何处理？

一、甲状腺激素

甲状腺激素为碘化酪氨酸的衍化物，包括甲状腺素（thyroxin，T_4）和三碘甲状腺原氨酸（triiodothyronine，T_3）。甲状腺片中的 T_3、T_4 含量不稳定，每次更换新的批号时应仔细观察其疗效和不良反应。

【药理作用和临床应用】　甲状腺激素为人体正常生长发育所必需,甲状腺功能不足时,躯体与智力发育均受影响,小儿可致呆小症(克汀病);成人则可引起黏液性水肿。甲状腺激素主要用于甲状腺功能低下的替代疗法。

1. 呆小症　功能减退始于胎儿或新生儿,若尽早诊治,则发育仍可正常;若治疗过晚,则智力仍然低下,应终身治疗。

2. 黏液性水肿　一般服用甲状腺片,从小量开始,逐渐增大至足量。

3. 单纯性甲状腺肿　其治疗取决于病因。由于缺碘所致者应补碘;无明显原因者可给予适量甲状腺激素,补充内源性激素,抑制促甲状腺激素(TSH)过多分泌,以缓解甲状腺组织代偿性增生肥大。

【不良反应】　甲状腺激素服用过量可引起心悸、颤抖、头痛、神经过敏、失眠、发热等表现,宜用 β 受体阻断药对抗,并停用甲状腺激素。

【用药注意】

1. 每次服药前均应测量脉搏,当脉搏>100 次/分,或有突然增快、不整及其他异常改变时,应回报医师。

2. 老年人和心脏病患者,可发生心绞痛和心肌梗死,应加强心电图及血压监测。

3. 青少年患者可出现严重的脱发,体重迅速减轻,身高快速增长,应注意测量身高。

4. 用药期间,勿服用含碘药物及食含碘高的食物(如海带、海藻及紫菜等),不可局部涂搽碘酊、碘甘油等,做含碘造影剂造影时应告知医生,需停用本药4~6周。

二、抗甲状腺药

甲状腺功能亢进(简称甲亢)是由多种原因引起的甲状腺激素分泌过多所致的一组常见内分泌疾病。主要临床表现为:多食、消瘦、畏热、多汗、心悸、激动等高代谢综合征,以及不同程度的甲状腺肿大和突眼、手颤、颈血管杂音等症状,严重时可出现甲状腺危象甚至危及生命。

📖 **链接** ⋯⋯⋯⋯　甲亢的治疗方法比较

1. 药物治疗

优点:①疗效确切、安全、无创伤、经济、方便、易于购买;②儿童、成年、老年患者和孕妇或哺乳患者均可应用。

缺点:①副作用较多,包括粒细胞缺乏、肝功能损害、药疹等,严重者可使患者死亡;②疗程长,需要 1.5~2 年,减药过程中病情易反复,复发率高达 60%~80%。

2. 手术治疗

优点:甲状腺功能在术后迅速恢复正常,效果显著,治愈率达 70%~90%。

缺点:①不能避免术后甲亢复发或并发甲减;②可能引起喉返神经损伤、手足搐搦、甲亢危象等并发症。

3. ^{131}I 治疗

优点:①方法简便、安全、成本低,效益高,服用 1 次药物,90% 以上的患者在 3~6 个月内治愈,总有效率在 95% 以上,复发率小于 5%;②不增加患者甲状腺癌和白血病的发病率;③不影响患者的生育能力。

缺点:无法避免并发症甲减。

治疗甲状腺功能亢进的药物有硫脲类、碘及碘化物和 β 受体阻断药。

(一)硫脲类

硫脲类可分为 2 类:①硫氧嘧啶类,包括甲硫氧嘧啶(methylthiouracil)、丙硫氧嘧啶(propylthiouracil);②咪唑类,包括甲巯咪唑(thiamazole,他巴唑)、卡比马唑(carbimazole,甲亢平)。

【药理作用和临床应用】　硫脲类抑制甲状腺过氧化物酶所中介的酪氨酸的碘化及耦联，从而抑制甲状腺激素的生物合成。

1. 内科药物治疗　适用于轻症和不宜手术或 ^{131}I 治疗者，如儿童、青少年及术后复发而不适于 ^{131}I 治疗者。硫脲类药物对已合成的甲状腺激素无效，需待已合成的激素被消耗后才能完全生效。一般用药 2～3 周甲亢症状开始减轻，1～3 个月基础代谢率才恢复正常，疗程 1～2 年。

2. 手术前准备　为减少甲状腺次全切除手术患者在麻醉和手术后的合并症，防止术后发生甲状腺危象，在手术前应先服用硫脲类药物，使甲状腺功能恢复或接近正常，但因用药后 TSH 分泌增多，使甲状腺体增生和血管增生，需要在术前 2 周加服大剂量碘剂，使甲状腺缩小、变硬、减少出血，便于手术进行。

3. 甲状腺危象　患者可因高热、虚脱、心力衰竭、肺水肿、电解质紊乱而死亡。此时除主要应用大剂量碘剂和采取其他综合措施外，大剂量硫脲类可作为辅助治疗，以阻断甲状腺激素的合成。

【不良反应】　常见的不良反应有瘙痒、药疹等过敏反应；严重者出现粒细胞缺乏症。

【用药注意】

1. 药物治疗初期，特别是前 3 个月内最好每 1～2 周测 1 次白细胞计数及分类。若用药后出现咽痛或发热，应及时诊治。

2. 治疗一段时间后，部分患者的甲状腺明显增大。这可能是药物治疗过量，引起药物性甲减，反馈性引起 TSH 分泌增加，继而刺激甲状腺增大所致。此时，只要减少抗甲状腺药物剂量，或加大甲状腺片剂量，增大的甲状腺就会明显缩小。

（二）碘及碘化物

【药理作用和临床应用】　碘（iodine）和碘化物（iodide）是治疗甲状腺病最古老的药物，不同剂量的碘化物对甲状腺功能可产生不同的作用。

小剂量的碘是合成甲状腺激素的原料，用于治疗单纯性甲状腺肿，在食盐中加入碘化钾或碘化钠可有效地防止发病。

大剂量碘主要抑制甲状腺素的释放产生抗甲状腺作用，还可抑制甲状腺激素的合成。大剂量碘只限用于：①甲状腺功能亢进的手术前准备：一般在术前 2 周给予复方碘溶液；②甲状腺危象的治疗：将碘化物加到 10% 葡萄糖溶液中静脉滴注，需同时配合用硫脲类药物。

大剂量的碘抗甲状腺作用快而强，用药 1～2 天起效，10～15 天达到最大效应。此时若继续用药，反使碘的摄取受抑制、胞内碘离子浓度下降，因此失去抑制甲状腺激素合成的效应，甲亢的症状又可复发。这就是碘化物不能单独用于甲亢内科治疗的原因。

【不良反应及用药注意】

1. 急性反应　可于用药后立即或几小时后发生，主要表现为血管神经性水肿、上呼吸道水肿及严重喉头水肿。

2. 慢性碘中毒　表现为口腔及咽喉烧灼感、唾液分泌增多、眼刺激症状等。

3. 诱发甲状腺功能紊乱　长期服用碘化物可诱发甲亢。碘还可进入乳汁并通过胎盘引起新生儿甲状腺肿，故孕妇及乳母应慎用。

（三）β 受体阻断药

β 受体阻断药是甲亢及甲状腺危象时有价值的辅助治疗药，通过阻断 β 受体而改善甲亢的症状。常用普萘洛尔等药物。

β受体阻断药不干扰硫脲类药物对甲状腺的作用,且作用迅速,缓解甲亢所致的心率加快,心收缩力增强等交感神经活动增强的症状很有效。但单用时其控制症状的作用有限,若与硫脲类药物合用则疗效迅速而显著。

用药时应监控心率:心率大于80次/分,表示甲亢未得到满意的控制,可继续服用β受体阻断药;心率在60~80次/分,表示甲亢已得到控制,可逐渐减少甚至停服β受体阻断药;心率小于60次/分,则必须马上停服β受体阻断药。

案例12-2分析

抗甲状腺药物治疗中最严重的副作用是白细胞减少症、粒细胞缺乏症,由于粒细胞过少,全身抵抗力显著下降,继而导致全身严重的感染,对生命的威胁极大。粒细胞缺乏症发生多在用药1~3个月,但也见于用药后的任何时间,因此,在用药期间应注意定期查白细胞计数,如果白细胞数少于$3×10^9$/L时,一般需停药观察;用药后出现咽痛或发热,往往是白细胞下降的先兆,应及时诊治。

重点提示

甲状腺激素主要用作替代疗法,治疗呆小症和黏液性水肿。对于甲状腺功能亢进症则需用抗甲状腺药治疗。最常用的抗甲状腺药为丙硫氧嘧啶和甲巯咪唑,它们能减少甲状腺激素的合成,但收效缓慢,多需长期用药。其主要不良反应是白细胞减少症,故用药期间应定期检查血常规。大剂量碘能抑制甲状腺激素的释放,故也有抗甲状腺的作用,但疗效不持久,主要用于甲状腺功能亢进症患者的术前准备。

目标检测

一、选择题

A_1型题

1. 硫脲类药物严重的不良反应是
   A. 白细胞减少(粒细胞缺乏症)
   B. 药热
   C. 药疹
   D. 甲状腺肿大
   E. 突眼加重

2. 放射性碘的严重不良反应是
   A. 过敏反应　　　　B. 甲状腺功能低下
   C. 肝毒性　　　　　D. 再生障碍性贫血
   E. 血小板减少症

3. 甲状腺功能亢进的内科治疗宜选用
   A. 小剂量碘剂　　　B. 大剂量碘剂
   C. 甲状腺素　　　　D. 甲巯咪唑
   E. 地巴唑

4. 甲亢术前使用硫脲类药物后于术前2周再加服大剂量碘剂,原因是
   A. 硫脲类作用不强,合用后者可增加其抗甲状腺作用
   B. 大剂量碘剂可防止术后发生甲状腺肿大

C. 大剂量碘剂可使代偿性增生的甲状腺腺体缩小变韧
D. 大剂量碘剂可降低基础代谢率,便于手术
E. 可使甲状腺组织的腺体和血管增生

5. 黏液性水肿宜用
   A. 氢氯噻嗪　　　　B. 甲状腺激素
   C. 甲巯咪唑　　　　D. 氨苯蝶啶
   E. 小剂量碘剂

6. 甲状腺素对以下何种疾病应及早治疗
   A. 黏液性水肿　　　B. 呆小病
   C. 单纯性甲状腺肿　D. 结节性甲状腺肿
   E. 甲状腺功能亢进

7. 大剂量的碘剂不能单独长期用于治疗甲亢是因为
   A. 为合成甲状腺素提供原料
   B. 失去抑制合成激素的效应
   C. 使T_4转化为T_3加重甲亢
   D. 使腺体增生肿大
   E. 甲状腺危象

8. 下列哪一种情况慎用碘制剂
   A. 甲状腺危象　　　B. 甲亢患者术前准备
   C. 单纯性甲状腺肿　D. 孕妇和哺乳妇女

E. 粒细胞缺乏

9. 丙硫氧嘧啶的抗甲状腺作用原理是

  A. 阻止碘的吸收

  B. 抑制甲状腺素的释放

  C. 抑制过氧化酶

  D. 抑制 T_4 在周围组织中脱碘转变为 T_3

  E. 破坏甲状腺腺泡上皮

10. 甲状腺素过量时,下列现象除哪一种外都可能出现

A. 心绞痛   B. 手抖、多汗

C. 情绪激动 D. 心脏代偿失调

E. 便秘

二、简答题

1. 抗甲状腺药物用于甲状腺功能亢进患者术前准备的目的是什么?

2. 为什么碘制剂既能治疗单纯性甲状腺肿,又能治疗甲状腺功能亢进?

附录:制剂与用法

药名	剂型	使用方法
甲状腺片 (thyroid)	片剂:40mg(主要成分为 T_4 和 T_3)	治疗黏液性水肿,开始不超过一天 5～30mg,渐增至一天 90～180mg,分 3 次服用;基础代谢率恢复到正常(成人在-5% 左右,儿童应在+5% 左右)后,改用维持量(成人一般为一天 60～120mg)。单纯性甲状腺肿,开始一天 60mg,渐增至一天 120～180mg,疗程一般为 3～6 个月
碘塞罗宁 (liothyronine)	片剂:20μg	成人开始一天 10～20μg,以后渐增至一天 80～100μg,分 2～3 次服用。儿童体重在 7kg 以下者开始一天 2.5μg,7kg 以上者一天 5μg,以后每隔一周一天增加 5μg,维持量一天 15～20μg,分 2～3 次服
	注射剂 20μg	黏液性水肿昏迷,首剂 40～120μg,静脉注射,以后每 6 小时给予 5～15μg,直至患者清醒后改为口服
左甲状腺素 (levothyroxine)	片剂:25μg、50μg、100μg	甲状腺功能减退症,起始量一天 25～50μg,每 2～4 周增加 25μg,直至完全替代剂量,一般为一天 100～150μg,维持量一天 75～125μg
	注射剂:100μg、200μg、500μg	黏液性水肿昏迷,首剂 200～400μg,静脉注射,以后 50～100μg,直至患者清醒后改为口服
丙硫氧嘧啶	片剂:50mg,100mg	开始剂量一天 300～600mg,分 3～4 次服;维持量一天 25～100mg,分 1～2 次服
甲巯咪唑	片剂:5mg,10mg	开始剂量一天 20～60mg,分 3 次服用,维持量一天 5～10mg,服药最短不能少于 1 年
卡比马唑	片剂:5mg	一天 15～30mg,分 3 次服用。服用 4～6 周后如症状改善,改用维持量,一天 5～10mg
碘化钾	片剂:10mg	治疗单纯性甲状腺肿开始剂量宜小,一天 10mg,20 天为 1 个疗程,连用 2 个疗程,疗程间隔 30～40 天,1～2 个月后,剂量可渐增大至一天 20～25mg,总疗程 3～6 个月
复方碘溶液(卢戈液)	含碘 5%、碘化钾 10%	治疗单纯性甲状腺肿:一次 0.1～0.5ml,一天 1 次,2 周为 1 个疗程,疗程间隔 30～40 天。用于甲亢术前准备:一次 3～10 滴,一天 3 次,用水稀释后服用,约服用 2 周。用于甲状腺危象:首次服 2～4ml,以后每 4 小时 1～2ml,或静脉滴注,3～5ml 加于 10% 葡萄糖注射液 500ml 中

第 3 节　胰岛素及口服降血糖药

案例 12-3

　　患者,男,52 岁。因多饮、多尿,前来就诊。检查:身高 175cm,体重 90kg,空腹血糖 8.6mmol/L,餐后血糖 12.8mmol/L。诊断:2 型糖尿病。

问题:请为患者设计治疗方案。

考点:1. 胰岛素过量易导致什么问题? 如何处理?

2. 常用的口服降血糖药有哪几类?

　　糖尿病是由于胰岛素分泌不足或胰岛素抵抗引起的以高血糖为突出表现的全身性、慢性内分泌代谢疾病,典型患者常有食多、喝多、尿多和消瘦,即"三多一少"症状。糖尿病主要分为 1 型糖尿病和 2 型糖尿病。1 型糖尿病多发生于青少年,胰岛素分泌缺乏,必须依赖胰岛素治疗。2 型糖尿病多见于 30 岁以后中老年人,病因主要是胰岛素抵抗。糖尿病治疗的近期目标是控制糖尿病症状,防止出现急性代谢并发症,远期目标是通过良好的代谢控制达到预防慢性并发症,提高糖尿病患者的生活质量。糖尿病在经过饮食控制和体育锻炼后,如血糖仍未控制者,则需用药物治疗。治疗糖尿病的药物包括胰岛素制剂和口服降血糖药。

一、胰　岛　素

　　胰岛素制剂根据其来源可分为动物胰岛素、人胰岛素和胰岛素类似物。

　　胰岛素是一种酸性蛋白质,口服易被消化酶破坏,因此胰岛素制剂必须注射给药。短效胰岛素可用于静脉注射(限急救时用),为延长胰岛素的作用时间,用碱性蛋白质与之结合可制成中效及长效制剂,经皮下注射后,在注射部位发生沉淀,再缓慢释放、吸收。所有中、长效制剂均为混悬剂,不可静脉注射。预混胰岛素:即将短效与中效预先混合,可一次注射,且起效快(30 分钟),持续时间长达 16 ~ 20 小时,见表 12-2。

表 12-2　胰岛素制剂及其作用时间

分类	胰岛素制剂	起效时间	峰值时间	作用持续时间
短效	胰岛素(regular insulin,RI)	15 ~ 60 分钟	2 ~ 4 小时	5 ~ 8 小时
速效胰岛素类似物	门冬胰岛素(insulin aspart)	10 ~ 15 分钟	1 ~ 2 小时	4 ~ 6 小时
	赖脯胰岛素(insulin lispro)	10 ~ 15 分钟	1 ~ 1.5 小时	4 ~ 5 小时
中效	低精蛋白锌胰岛素(neutral protamine hagedorn,NPH)	2.5 ~ 3 小时	5 ~ 7 小时	13 ~ 16 小时
长效	精蛋白锌胰岛素(protamine zinc insulin,PZI)	3 ~ 4 小时	8 ~ 10 小时	长达 20 小时
长效胰岛素类似物	甘精胰岛素(insulin glargine)	2 ~ 3 小时	无峰	长达 30 小时
预混胰岛素	30R　30% RI+ 70% NPH	0.5 小时	2 ~ 12 小时	14 ~ 24 小时
	50R　50% RI+ 50% NPH	0.5 小时	2 ~ 3 小时	10 ~ 24 小时
预混胰岛素类似物	门冬胰岛素 30 30% 门冬胰岛素 +70% 精蛋白门冬胰岛素	10 ~ 20 分钟	1 ~ 4 小时	14 ~ 24 小时
	赖脯胰岛素 25R 25% 赖脯胰岛素 +75% 精蛋白锌赖脯胰岛素	15 分钟	1.5 ~ 3 小时	16 ~ 24 小时

【药理作用】

1. 对代谢的影响

（1）降低血糖：胰岛素可增加葡萄糖的转运，加速葡萄糖的氧化和酵解，促进糖原的合成和储存，抑制糖原分解和异生而降低血糖。

（2）增加脂肪酸的转运，促进脂肪合成并抑制其分解，减少游离脂肪酸和酮体的生成。

（3）增加氨基酸的转运和蛋白质的合成，同时又抑制蛋白质的分解。

2. 促进 K^+ 转移　胰岛素与葡萄糖同用，可促使钾从细胞外液进入组织细胞内，从而纠正高钾血症和细胞内缺钾。

【临床应用】

1. 糖尿病

（1）1 型糖尿病：必须使用胰岛素治疗才能控制高血糖。

（2）2 型糖尿病：当口服降糖药的失效和出现口服药物使用的禁忌证时，仍需要使用胰岛素控制高血糖，以减少糖尿病急、慢性并发症发生的危险。

（3）酮症酸中毒、非酮症高渗性昏迷和乳酸性酸中毒等急救时应选用短效胰岛素静脉滴注，血糖下降速度控制在每小时降低 $3.9 \sim 6.1 mmol/L$。

链接 ┈┈┈┈ **胰岛素强化治疗**

病例：患者，男，49 岁，初次诊断为 2 型糖尿病，空腹血糖 18mmol/L。给予胰岛素强化治疗，3 个月以后，血糖降至正常，停胰岛素。

初发的 2 型糖尿病，尤其是空腹血糖>11.1mmol/L 的患者，由于葡萄糖毒性作用等因素，导致胰岛 β 细胞功能暂时受抑制。此时使用口服降糖药物可能效果不佳，采用胰岛素强化治疗不仅能尽快将血糖降到正常，而且能使胰岛 β 细胞功能得到改善。治疗 1 周到 3 个月后，即使停用外源胰岛素，由于患者自身胰岛 β 细胞功能恢复，有可能不需降糖药物而仅靠节食、运动，血糖就能得到控制，我们称这一段血糖容易控制的时期为"蜜月期"。

不过，不是所有初发 2 型糖尿病患者都适合胰岛素强化治疗。有些患者发病时血糖轻中度增高，使用胰岛素效果一般，并且有出现低血糖的危险。

2. 纠正细胞内缺钾　用普通胰岛素 10U 和 10% 氯化钾 10ml 加入 10% 葡萄糖液 500ml 中组成极化液（G-I-K 液）静脉滴注，能使病态的心肌细胞恢复细胞膜的极化状态，对保护缺血损伤的心肌、改善窦房和房室传导，防止心肌梗死并发心律失常有一定作用。

【不良反应及用药注意】

1. 低血糖症　为胰岛素过量所致，出现饥饿感、出汗、心跳加快、震颤等症状，严重者引起昏迷、惊厥及休克，甚至脑损伤及死亡。

（1）胰岛素制剂有多种规格，使用前应仔细看清，尤其是要弄清楚所要用的注射液的含量，以免因抽吸剂量错误而发生事故。

（2）发生低血糖应紧急处理，避免产生不可恢复的脑损害。及早摄食糖饼或糖水以缓解，较重者应立即静脉注射 50% 葡萄糖液 40ml 以上。

（3）为防止患者血糖突然下降而失去知觉，给及时救治带来不便，故应给患者随身携带 1 张具有明显标志的《急救告示卡》，并随身携带含糖食物以备自救。

2. 过敏反应　患者偶有注射部位红肿、瘙痒现象，通常在几天或几周内消失，如有局部反应发生，立即告知医生。偶可引起全身过敏反应，出现全身皮疹、呼吸短促、气喘、血压下降、脉搏加快、多汗，严重者可危及生命。

3. 局部反应　注射部位可有皮肤发红、皮下结节和皮下脂肪萎缩等局部反应。

（1）经常更换注射部位。

（2）冰箱中取出胰岛素时不能马上就用，应于注射前约 30 分钟从冰箱取出备用，或用手握至其温度同体温后再用。

4. 耐受性 少数患者可产生耐受性。

链接 ∷∷∷∷∷∷∷∷ 胰岛素的混合

有时需要将短效胰岛素和中效胰岛素或长效胰岛素混合使用，一定要先抽短效胰岛素，后抽中效胰岛素或长效胰岛素。如果违反了这个原则，就可能使中效胰岛素或长效胰岛素进入短效胰岛素药瓶，从而导致整瓶短效胰岛素的性质发生改变。

操作步骤：①先将针头插入中效胰岛素或长效胰岛素瓶内，注入相当于所需胰岛素用量的空气后拔针，注意此时针头不能接触胰岛素药液；②然后按胰岛素抽取的步骤抽取准确量的短效胰岛素，拔除针头；③轻晃中效或长效胰岛素瓶将其混匀，瓶口向下，插入已抽取短效胰岛素的注射器针头，轻拉针芯，即可见胰岛素进入针管内，直至所需刻度后，拔出注射器。

二、口服降血糖药

口服降血糖药主要针对 2 型糖尿病的两个异常改变——胰岛素分泌受损和胰岛素抵抗，分为促胰岛素分泌剂和非促胰岛素分泌剂两类。

（一）促胰岛素分泌剂

促胰岛素分泌剂主要是刺激胰岛 β 细胞分泌胰岛素，增加体内的胰岛素水平。它适用于饮食治疗、运动治疗仍不能控制的非肥胖的 2 型糖尿病患者，必须在胰岛功能尚存时方可使用。

磺 脲 类

磺脲类主要通过结合胰岛 β 细胞膜上特异性受体，促进胰岛素分泌而发挥降糖作用，是目前最便宜的一类口服降血糖药物，主要包括以下药物。

1. 第一代 甲苯磺丁脲（D860）、氯磺丙脲，目前少用。

2. 第二代 格列苯脲（glyburide，优降糖）、格列齐特（gliclazipe，达美康）、格列吡嗪（glipizide，灭糖灵）、格列喹酮（Gliquidone，糖适平），由于比第一代作用强、剂量小、不良反应相对较少，已广泛应用于临床。

3. 第三代 格列美脲（glimepiride，科德平）能增加组织对胰岛素的敏感性而发挥降血糖作用，具有起效快、作用强、持续时间长、剂量小、安全低毒等特点。

格列苯脲降糖作用最强，作用维持时间最长，也最容易发生低血糖反应；格列喹酮是作用维持时间最短、作用最弱的磺脲类药，主要从胆汁排泄，可改善肾脏血流，较少引起肾功能障碍，适用于肾功能轻度受损的糖尿病患者；第三代的格列美脲较少引起低血糖。

【不良反应】

1. 低血糖 特别是老年患者和肝、肾功能不全者。注意剂量由小到大，按时定量进餐。服药后不进餐、少进餐或不恰当的增加运动量和运动时间都很容易导致低血糖。

2. 胃肠道反应（恶心、呕吐、腹胀） 少数患者会出现过敏反应（皮肤瘙痒、皮疹）。

格 列 奈 类

本类药物通过刺激胰岛素的早期分泌有效降低餐后血糖，具有吸收快、起效快和作用时间短的特点，需在餐前即刻服用。常用的有瑞格列奈（repaglinide）和那格列奈（nateglinide）。

【不良反应】 格列奈类可引发低血糖，但发生频率和程度较磺脲类药物轻。

（二）非促胰岛素分泌剂

双胍类药物

双胍类药物可以降低高血糖,减轻胰岛素抵抗,并协助改善脂代谢,降低血脂,减少对胰岛 β 细胞的脂毒性。

【不良反应】

1. 胃肠道不适　出现食欲下降、恶心、腹部不适、腹泻等。

2. 低血糖　与胰岛素或促胰岛素分泌剂联合使用时可增加低血糖发生的危险性。

3. 乳酸性酸中毒　禁用于肝肾功能不全、严重感染、严重缺氧或接受大手术的患者。

噻唑烷二酮类药

噻唑烷二酮类药主要通过促进靶细胞对胰岛素的反应而增加胰岛素敏感性。常用药物有罗格列酮(rosiglitazone)和吡格列酮(pioglitazone)。在糖尿病治疗指南中推荐控制 2 型糖尿病患者高血糖的主要用药之一,尤其是胰岛素抵抗患者。

【不良反应】

1. 体重增加和水肿,与胰岛素联合使用时表现更加明显,有潜在心力衰竭危险的患者可加重心力衰竭。

2. 与胰岛素或促胰岛素分泌剂合用时可增加发生低血糖的风险。

3. 注意检查肝功能,有活动性肝病或氨基转移酶增高超过正常上限 2.5 倍的患者禁用本类药物。

α-糖苷酶抑制剂

通过抑制糖类在小肠上部的吸收,降低餐后血糖,并通过对餐后糖负荷的改善而改善空腹血糖,适用于以糖类为主要食物成分和餐后血糖升高的患者。常用的药物有阿卡波糖(acarbose)和伏格列波糖(voglibose)。

【不良反应】

1. 胃肠道反应,服药时从小剂量开始,逐渐加量。

2. 使用 α-糖苷酶抑制剂的患者如果出现低血糖,治疗时需使用葡萄糖、牛奶或蜂蜜,而食用蔗糖或淀粉类食物纠正低血糖的效果差。

📖 链接 ┈┈┈┈┈ 口服降血糖药的健康教育

1. 降糖药物宜从小剂量开始, 逐渐加量。 调整药量主要根据血糖的高低, 每次调整幅度不宜太大, 以免引起血糖的大幅波动。凭自我感觉加减药物, 不利于血糖的平稳控制, 是糖尿病治疗中的大忌。对于血糖的控制, 不要急于求成、矫枉过正, 严重低血糖的危害甚至比高血糖更大。

2. 当使用足量口服降糖药, 空腹血糖仍然≥9.0mmol/L, 同时, 糖化血红蛋白（HbAlc）仍然不能达标时, 应当考虑使用胰岛素, 停用促胰岛素分泌剂。补充外源胰岛素, 能使其自身的胰岛 β 细胞充分休息, 达到保护胰岛 β 细胞的作用。

3. 用药时间的选择, 通常, 磺脲类药物应在餐前半小时服, 瑞格列奈应于餐前即刻服; α-糖苷酶抑制剂与第一口饭嚼碎同服; 双胍类药物对胃肠道有刺激, 最好在餐后服用（甲福明肠溶片对胃刺激较小, 也可在餐前或餐中服用）。

4. 服用口服降糖药者不宜饮酒（尤其是空腹饮酒）。因乙醇可损害肝功能, 尤其是能抑制糖原异生而致低血糖。

案例12-3分析

1. 偏胖的2型糖尿病患者,甲福明应作为一线用药。

2. 若血糖控制不理想,启动每天一次的基础胰岛素治疗能有效控制空腹血糖,使空腹和全天血糖尽快控制达标。

3. 患者应注意饮食控制和运动降低体重。

4. 也可选用增加体重相对较少的降糖药,如格列美脲或格列齐特等。

重点提示

1型糖尿病患者必须使用胰岛素治疗才能控制高血糖。

2型糖尿病患者在饮食治疗、运动治疗仍不能控制高血糖者,可口服降血糖药物。根据作用机制的不同,口服降血糖药物分为促胰岛素分泌剂(磺脲类和格列奈类)和非促胰岛素分泌剂(双胍类、噻唑烷二酮类和α-糖苷酶抑制剂)。

目 标 检 测

一、选择题

A₁型题

1. 不是胰岛素低血糖反应症状的是
   A. 饥饿感　　　　B. 出冷汗
   C. 心悸　　　　　D. 震颤
   E. 血压升高

2. 胰岛素不适用于
   A. 糖尿病酮症酸中毒
   B. 妊娠糖尿病
   C. 需做手术的糖尿病
   D. 2型糖尿病经口服降糖药治疗无效者
   E. 低钾血症

3. 降血糖作用显效快、维持时间短,适用于糖尿病急救的是
   A. 甲苯磺丁脲　　B. 罗格列酮
   C. 甲福明　　　　D. 精蛋白锌胰岛素
   E. 正规胰岛素

4. 可用于低血糖反应的急救有效措施是
   A. 减少胰岛素用量
   B. 立即食糖果或含糖饮料
   C. 就地休息
   D. 立即输入氯化钠
   E. 加大饭量

5. 为防止胰岛素注射部位皮下组织硬化及脂肪萎缩,应注意
   A. 局部严密消毒
   B. 注射后局部消毒
   C. 注射不可过深
   D. 经常更换注射部位
   E. 药液温度不可过高

6. 配制混合胰岛素时,必须先抽吸胰岛素是为了防止
   A. 发生中和反应
   B. 胰岛素降解加速
   C. 增加胰岛素的不良反应
   D. 胰岛素速效特性丧失
   E. 降低鱼精蛋白胰岛素的药效

7. 某糖尿病患者,因注射胰岛素后未及时进餐,出现头晕、心悸、出冷汗,该患者最可能是
   A. 低血糖
   B. 过敏性休克
   C. 糖尿病性昏迷
   D. 糖尿病酮症酸中毒
   E. 糖尿病合并感染

8. 某患者48岁,患肥胖轻型糖尿病治疗宜选用
   A. 普通胰岛素　　B. 甲福明
   C. 氯磺丙脲　　　D. 甘精胰岛素
   E. 精蛋白锌胰岛素

9. 对于胰岛素休克患者,护士应立即静脉注射
   A. 肾上腺素　　　B. 异丙肾上腺素
   C. 氢化可的松　　D. 50%葡萄糖
   E. 5%葡萄糖

10. 需要和第一口饭合用的口服降血糖药是
   A. 格列本脲　　　B. 阿卡波糖
   C. 瑞格列奈　　　D. 罗格列酮
   E. 甲福明

二、简答题

1. 胰岛素过量会产生什么不良反应?如何防治?
2. 口服降血糖有哪几类?如何应用?

附录：制剂与用法

药名	剂型	使用方法
胰岛素	注射剂：400U/10ml、800U/10ml	中型糖尿病患者每天需给 5~10U，重型患者每天用量在 40U 以上。一般饭前半小时皮下注射，一天 3~4 次，必要时可做静脉滴注
门冬胰岛素	注射笔芯：300U/3ml	餐前 5~10 分钟内皮下注射
赖脯胰岛素	注射剂：400U/10ml、1000U/10ml	注射笔芯：300U/3ml。餐前 15 分钟内皮下注射
低精蛋白锌胰岛素	注射剂：400U/10ml、800U/10ml	剂量视病情而定，早饭或晚饭前 30~60 分钟皮下注射
精蛋白锌胰岛素	注射剂：400U/10ml、800U/10ml	剂量视病情而定，早饭前 30~60 分钟皮下注射，一天 1 次
甘精胰岛素	注射剂：1000U/10ml、300U/3ml	每天 1 次在固定时间皮下注射
格列苯脲	片剂：2.5mg、5mg	开始 2.5mg，早餐前或早餐及午餐各 1 次，7 天后每天递增 2.5mg，最大用量每天不超过 15mg，待增至一天 10mg 时，应分早、晚 2 次服，至出现疗效后，逐渐减量至一天 2.5~5mg
格列齐特	片剂：40mg、80mg	开始时一天 40mg，一天 1 次；随后按情况递增至一天 160~320mg。日剂量超过 160mg 时，需分 2 次服
格列吡嗪	片剂或胶囊剂：2.5mg、5mg，控释片，5mg	剂量因人而异，一般推荐剂量一天 2.5~20mg，早餐前 30 分钟服用。以后根据血糖和尿糖情况增减剂量，每次增减 2.5~5.0mg。日剂量超过 15mg，宜在早、中、晚分 3 次餐前服用
格列喹酮	片剂：30mg	开始时一天 15mg，早餐前 30 分钟 1 次；随后可按情况递增一天 15mg，直至一天 45~60mg，分 2~3 次服
格列美脲	片剂：1mg、2mg	开始时一天 1~2mg，一天 1 次，早餐时或第 1 次主餐时给药。维持量一天 1~4mg，一天 1 次，最大维持量是 6mg，一天 1 次。剂量达到 2mg 后，剂量的增加根据患者的血糖变化，每 1~2 周剂量上调不超过 2mg
瑞格列奈	片剂：0.5mg	开始 1 次 0.5mg，渐增至 1 次 4mg，一天 3 次，餐前服用
那格列奈	片剂：120mg	1 次 120mg，一天 3 次，餐前服用
甲福明	片剂：250mg	应遵医嘱服用。一般开始剂量 250mg，一天 2 次，进餐时或餐后服用，约 1 周后，如病情控制不满足，可加至一天 3 次，1 次 250mg，以后视疗效适当调整用量，每天量不宜超过 1500mg
罗格列酮	片剂：4mg	开始时 1 次 4mg，一天 1 次，经 12 周治疗后，如需要，本品可加量至一天 8mg，一天 1 次或分 2 次服用
吡格列酮	片剂：15mg	开始时一次 15~30mg，一天 1 次，早餐前或早餐后
阿卡波糖	片剂：50mg	用餐前即刻整片吞服或与前几口食物一起咀嚼服用，开始时 1 次 50mg，一天 1 次。以后逐渐增加至 1 次 0.1g，一天 3 次，个别情况下，可增至 1 次 0.2g，一天 3 次
伏格列波糖	片剂：0.2mg	开始时 1 次 0.2mg，一天 3 次，餐前服。疗效不明显时，经充分观察可以将每次用量增至 0.3mg

（廖海涛）

第4节 性激素类药

案例 12-4

患者,女,49岁,近半年来发现月经周期不规则,经期长短不一,经量多少不一,潮热、易出汗、情绪不稳定、易怒。X线发现有骨质疏松现象。诊断:更年期综合征。

问题:该患者应如何处理?

性激素是性腺分泌的甾体类激素,包括雌激素、孕激素和雄激素。临床应用的性激素类药物大多数为人工合成品及其衍生物。

一、雌激素类药

卵巢分泌的雌激素有雌二醇、雌酮和雌三醇,其中雌二醇活性最强。人工合成品是以雌二醇为母体,改变其化学结构而获得。其具有口服有效,强效或长效的共同特点。常用药物有己烯雌酚(diethylstilbestrol)、炔雌醇(ethinyl estradiol)等。

【药理作用和临床应用】

1. 促进女性生殖系统的发育与成熟,维持女性第二性征,参与排卵性月经周期与妊娠过程;调控腺垂体的分泌功能,对抗雄激素的作用。临床用于雌激素缺乏如更年期综合征、功能性子宫出血等。

2. 影响物质代谢 兴奋成骨细胞活性,增加骨骼钙盐的沉积,可减少骨质丢失,防止骨折发生,减轻关节疼痛,与雄激素合用可明显改善骨质疏松症状。大剂量增加高密度脂蛋白形成,降低血清胆固醇和低密度脂蛋白,有预防动脉硬化作用。

【不良反应】

1. 常见食欲不振、恶心、呕吐等。从小剂量开始,逐渐增加剂量或改用注射剂,可减轻症状。

2. 长期大量应用,可引起子宫内膜过度增生而出血,故患有子宫内膜炎或有出血倾向者慎用;还可致水钠潴留引起高血压、水肿,加重心力衰竭等。己烯雌酚具有增加子宫内膜癌的危险性。肝功能不良患者慎用。

【用药注意】

1. 应遵医嘱按时用药,一旦忘记应在想起时立即服,不要补用双倍剂量或漏服,长期用药者不可突然停药。

2. 在用药过程中可能有阴道突然出血或间断出血,突然出血可在增加用药量后停止。持续出血者应做检查。

3. 阴道内用药时,应教给患者用药方法,并告知:①放药前应洗手,放药后应卧床至少1小时;②如阴道有分泌物外流,不可填塞,使用卫生巾即可;③如发生全身反应,或局部有红、肿、表皮脱落或阴道分泌物异常等,应及时停药,并报告医师。

二、孕激素类药

天然孕激素为黄体酮(progesterone),临床应用多为人工合成品,如甲羟孕酮(medroxyprogesterone 安宫黄体酮)、炔诺酮(norethisterone)等。

【药理作用和临床应用】 在月经后期能促进子宫内膜由增生期转化为分泌期,为受精卵着床做好准备;在妊娠期,降低子宫对缩宫素的敏感性,抑制子宫收缩,使胎儿安全生长;促进乳腺腺泡发育,为哺乳做好准备。临床用于功能性子宫出血、先兆流产和习惯性流产等。

【不良反应】 不良反应较少,偶见恶心、呕吐、头晕、头痛和乳房胀痛等。长期应用可引起子宫内膜萎缩,月经量减少。炔诺酮伴有明显雄激素活性可引起女性胎儿男性化。肝功能不良者慎用。

【用药注意】

1. 黄体酮必须避光存放,如有结晶,可加温溶解以便抽吸。注射时宜深注。不论水剂或油剂均有刺激性,尤其是水剂,可致疼痛,需每次更换注射部位。

2. 在用药前应先做盆腔及乳房检查,并告诉患者在用药期间应6~12个月做一次检查。此外,肝功、体重、出入量、血压及脉搏均应做好检查及记录。

3. 告诉患者在用药期间避免紫外线光照射或长时间日晒。光过敏的严重与否与剂量及用药时间长短有关。光毒反应一般看起来像日晒伤,可有急性湿疹样或荨麻疹样反应。反应发生在日晒后15~18小时,最长可为36~72小时。要告诉患者,外出时应将暴露处搽以防晒剂或用衣物保护,即使阴天也应如此。

三、雄激素类和同化激素

本类药可分为雄激素和同化激素两类。

(一)雄激素类药

天然雄激素睾酮(testosteron)主要是由睾丸间质细胞分泌,临床用的多为人工成品,如甲睾酮(methyltestosterone)、丙酸睾酮(testosterone propionate)等。

【药理作用和临床应用】 雄激素类药能促进男性性器官发育、维持第二性征;具有同化作用,促进蛋白质合成,促使钙、磷沉积,促进骨骼生长;刺激骨髓造血功能,使红细胞数目增加。临床上用于替代疗法、功能性子宫出血和再生障碍性贫血等。

【不良反应】

1. 女性男性化 女性患者长期应用可出现痤疮、多毛、声音变粗、闭经等男性化现象,应立即停药。男性患者可发生性欲亢进。

2. 肝脏损伤 可致胆汁淤积性黄疸。应用时若发现黄疸或肝功能障碍时,则应停药。

3. 水钠潴留 长期用药可致水肿、肾炎、肾病综合征、高血压及心力衰竭患者慎用。孕妇和前列腺癌患者禁用。

【用药注意】

1. 注射时宜选大肌群深注 注射剂为油质,如空针不干,抽药后可能出现混浊,一般不影响药效。安瓿中如有析出结晶,可加温摇振使之散开并溶解。本品有不同剂量,应注意看清后使用。

2. 注意高钙症状 恶心、呕吐、便秘、昏睡、肌张力降低、多尿、脱水。每天测血钙、磷及尿酸值;多饮水,使尿量达每天3~4L,以免发生尿结石;卧床不起的患者用本品特别易于出现高钙及结石,应让患者多活动锻炼,至少每天2次,并注意控制食物中的钙入量。

3. 注意水钠潴留 限制钠入量,记出入量,每周测体重2次。如体重上升伴有下肢水肿,应将药物减量并加用利尿剂以消除水肿。

(二)同化激素类药

同化激素是一类以蛋白质同化作用为主的人工合成睾酮衍生物,如苯丙酸诺龙(nandrolone phenylpropionate)、司坦唑(stanozolol,康力龙)等。其特点是同化作用较强而雄激素样作用较弱。其主要用于蛋白质合成减少或吸收不足、分解增多或损失过多所致的慢性消耗性疾病,也可用于再生障碍性贫血、白细胞减少症等。长期应用可致水钠潴留,女性患者轻度男性化。孕妇、前列腺癌患者禁用。本类药物为体育比赛的违禁药物。

案例 12-4 分析

应用雌激素替代疗法已有几十年的历史,但医学界仍有两种不同的意见:一种认为更年期是一种自然生理过程,多数妇女可以自然度过,只有部分症状明显者才需要雌激素替代治疗。持这种意见者往往担心雌激素替代疗法会导致并发症。另一种则认为所有更年期妇女都可以补充雌激素,解除临床症状;早期开始用药并长期坚持治疗,还可以预防骨质疏松发展,减少骨折的概率,改善脂质代谢,延缓动脉粥样硬化形成,从而减少冠心病发作危险。最近有资料报道,雌激素替代疗法有利于早老性痴呆(阿尔茨海默病)的防治。

重点提示

性激素主要作用是促进性器官的发育成熟和维持第二性征,常用作替代疗法,治疗原发性性器官发育不全,如子宫发育不全、无睾症等,也用于子宫功能性出血。由于雌激素和雄激素相互对抗,故雌激素用于治疗前列腺癌,雄激素治疗乳腺癌。此外,雌激素还可治疗月经不调、更年期综合征;孕激素用于保胎、子宫内膜异位症等。

目 标 检 测

一、选择题

A₁ 型题

1. 卵巢功能低下可选用
   - A. 己烯雌酚
   - B. 黄体酮
   - C. 炔诺酮
   - D. 甲睾酮
   - E. 泼尼龙

2. 老年性骨质疏松最好选用
   - A. 黄体酮
   - B. 己烯雌酚
   - C. 甲睾酮
   - D. 丙睾酮
   - E. 苯丙酸诺龙

3. 回乳(退奶)可选
   - A. 缩宫素
   - B. 孕激素
   - C. 雌激素
   - D. 雄激素
   - E. 皮质激素

4. 能促进蛋白质合成的药物是
   - A. 泼尼龙
   - B. 黄体酮
   - C. 己烯雌酚
   - D. 炔诺酮
   - E. 苯丙酸诺龙

5. 青春期功能性子宫出血,止血首选药是
   - A. 雌激素
   - B. 孕激素
   - C. 雄激素
   - D. 绒促性素
   - E. 同化激素

6. 患者,女,25 岁,阴道上皮增生、角化,糖原增多,阴道酸度增强。此变化受哪种激素影响
   - A. 雄激素
   - B. 孕激素
   - C. 雌激素
   - D. 绒毛膜促性腺激素
   - E. 促性腺激素

7. 患者,女,27 岁,宫颈黏液分泌减少,而且变得稠厚,此种变化受哪种激素影响
   - A. 雄激素
   - B. 孕激素
   - C. 雌激素
   - D. 绒毛膜促性腺激素
   - E. 黄体生成素

二、简答题

1. 简述雌激素的临床应用。
2. 简述孕激素的临床应用。
3. 简述雄激素的临床应用。

附录:制剂与用法

药名	剂型	使用方法
己烯雌酚	片剂:0.5mg、1mg、2mg	①用于补充体内不足,一天 0.25～0.5mg,21 天后停药 1 周,周期性服用,一般可用 3 个周期(自月经第 5 天开始服药);②用于乳腺癌,一天 15mg,6 周内无改善则停药;③用于前列腺癌,开始时一天 1～3mg,依据病情递增而后递减,维持量一天 1mg,连用 2～3 个月;④预防产后泌乳、退乳,1 次 5mg,一天 3 次,连服 3 天

续表

药名	剂型	使用方法
炔雌醇	片剂:0.02mg、0.05mg、0.5mg	①性腺发育不全,1 次 0.02 ~ 0.05mg,每晚 1 次,连服 3 周,第 3 周配用孕激素进行人工周期治疗,可用 1 ~ 3 个周期;②更年期综合征,一天 0.02 ~ 0.05mg,连服 21 天,间隔 7 天再用,有子宫的妇女,于周期后期服用孕激素 10 ~ 14 天;③乳腺癌,1 次 1mg,一天 3 次;④前列腺癌,1 次 0.05 ~ 0.5mg,一天 3 ~ 6 次
黄体酮	注射剂:10mg/ml、20mg/ml	肌内注射:①先兆流产,一般 10 ~ 20mg,用至疼痛及出血停止;②习惯性流产史者,自妊娠开始,1 次 10 ~ 20mg,每周 2 ~ 3 次;③功能性子宫出血,用于撤退性出血,血色素低于 7mg 时,一天 10mg,连用 5 天,或一天 20mg 连续 3 ~ 4 天;④闭经,在预计月经前 8 ~ 10 天,一天 10mg,共 5 天;或一天 20mg,用 3 ~ 4 天;⑤经前期紧张综合征,在预计月经前 12 天注射 10 ~ 20mg,连续 10 天
甲睾酮	片剂:5mg、10mg	口服或舌下给药,1 次 5 ~ 10mg,一天 1 ~ 2 次
丙酸睾酮	注射剂:10mg/ml、25mg/ml、50mg/1ml	肌内注射,1 次 10 ~ 50mg,一周 1 ~ 3 次
苯丙酸诺龙	注射剂(油溶液):10mg/ml、25mg/ml	肌内注射,1 次 25mg,一周 1 ~ 2 次

第5节 避 孕 药

考点: 1. 女用避孕药由什么激素类药物配伍组成?

2. 如何使用紧急避孕药?

生殖是个复杂生理过程,包括精子及卵子的形成、成熟、排放、受精、着床及胚胎发育等多个环节,阻断任何一个环节均可达到避孕或终止妊娠的目的。避孕药指阻碍受孕或防止妊娠的药物。

一、女用避孕药

女用避孕药由雌激素和孕激素类药物配伍组成。

雌激素和孕激素吸收后通过负反馈抑制下丘脑促性腺释放激素的分泌,对腺垂体也有直接抑制作用,可使腺垂体促性腺激素分泌减少,血中卵泡刺激素(FSH)分泌受抑制,妨碍卵泡的生长和成熟,没有成熟的卵泡可供排卵;黄体生成素(LH)分泌也受抑制,造成月经中期的 LH 峰消失,排卵过程受到抑制。

【分类和临床应用】 按给药途径分为口服避孕药、注射避孕针、释放系统避孕药及透皮贴剂避孕药。

1. 口服避孕药 包括短效、长效及探亲避孕药。

(1)短效避孕药:如复方炔诺酮片。从月经周期第 5 天开始,每晚服 1 片,连服 22 天,如有漏服应在次日早晨补服 1 片。停药 3 ~ 5 天,即可出现撤退性出血。如停药 7 天仍不来月经,应开始服下一周期药物。

(2)长效避孕药:每月服 1 次,成功率为 98.3%。从月经来潮当天算起,第 5 天服 1 片,最初两次间隔 20 天,以后每月服 1 次,一次 1 片。

(3)探亲避孕药:适用于探亲时避孕,有效率达 99% 以上。

2. 长效注射避孕药 如复方己酸孕酮注射液(避孕针 1 号)及复方甲地孕酮注射液。第一次于月经周期的第 5 天深部肌内注射 2 支,以后每隔 28 天或于每次月经周期的第 11 ~ 12

天注射 1 次,一次 1 支。

3. 释放剂 由药物和某些具备释放性能的高分子化合物共同组成。目前国内外比较实用的有 3 类,即皮下埋植剂、缓释阴道避孕环、微球和微囊缓释避孕针。

(1)皮下埋植剂:有效率达 99.6%。于周期第 7 天内在上臂内侧做皮下扇形插入,24 小时后起效,可避孕 5 年。优点是不含雌激素,使用方便,随时可取出,不影响乳汁质量。副作用是有不规则少量阴道流血,少数人闭经,一般 3~6 个月后可逐渐减轻及消失。

(2)缓释阴道避孕环:将药物装入载体上,制成环状放入阴道。其避孕效果好、安全,可避孕 1 年,有效率可达 97% 以上。少数有月经紊乱,出血率为 7%,脱环率为 2% 左右。

(3)微球和微囊缓释避孕针:是近年发展的一种新型缓释系统避孕针,采用可降解的高分子化合物与避孕药混合或包囊制成微球或微囊,将其植入皮下,药物缓慢释放,而高分子化合物在体内降解、吸收。每 3 个月皮下注射一次。主要优点是方法简单、安全、高效,易被接受。副作用为月经延长、经量增多等。

4. 透皮贴剂 是美国研制的。此贴剂含人工合成雌激素和孕激素储存区,药物按比例定量释放,效果同口服避孕药,可接受性比口服避孕药大。

【不良反应及用药注意】

1. 类早孕反应 为雌激素刺激胃黏膜所引起。用药初期可见恶心、呕吐、食欲减退等。一般不需特殊处理,连续用药 2~3 个月后症状可减轻或消失。

2. 子宫不规则出血 少数人用药后可有阴道点滴出血或月经样出血,多因漏服药物所致。少量流血者,每天加服炔雌醇 1 片(0.005mg)与避孕药同时服到 22 天停药;流血稍多者,每天加服炔雌醇 2 片(0.01mg)与避孕药同时服到 22 天停药;流血时间已近经期时,可提前停药,作月经处理,到第 5 天再开始服药。

3. 泌乳减少和闭经 少数哺乳妇女用药可使乳汁减少,有 1%~2% 的服药者可发生闭经,如连续闭经 2 个月应停药。

4. 凝血功能亢进 国外报道甾体避孕药可引起血栓性静脉炎和血栓栓塞,如肺栓塞和脑血管栓塞等,可能与其中雌激素成分有关。国内尚未见报道。有血栓形成倾向者慎用。

5. 色素沉着 少数妇女颜面皮肤可出现淡褐色色素沉着,停药后多数妇女可自然减轻或恢复。

6. 其他如头痛、乳房胀痛、食欲增强、体重增加、皮疹、瘙痒等,可对症处理,必要时停药。

7. 禁用于严重心血管疾病者(如高血压、充血性心力衰竭),急慢性肝炎、肾炎者,血液病或血栓性疾病者,糖尿病需要胰岛素控制者及甲状腺功能亢进者,恶性肿瘤、癌前病变、子宫或乳房肿块者,哺乳期、月经稀少或大于 45 岁者,不明原因的阴道异常出血者。

二、紧急避孕药

紧急避孕应在无保护性生活后 3 天内口服,妊娠率小于 2%。

1. 激素类 ①雌、孕激素复方制剂,如复方左旋炔诺孕酮药(左旋炔诺孕酮与炔雌醇配伍);②单纯孕激素制剂,如炔诺孕酮、左旋炔诺孕酮;③非孕激素制剂如 53 号避孕药。紧急避孕药的副作用可能有恶心、呕吐、不规则阴道流血。

2. 非激素类 米非司酮是一种高效、安全、简单的紧急避孕药,作为紧急避孕药已展示良好前景。其优点是效果显著而副作用少,优于炔诺酮。米非司酮的避孕作用机制正在研究中,可能主要影响子宫内膜发育,不利于受精卵着床。妊娠率 2%。副作用少而轻,一般无需特殊处理。

三、抗早孕药

抗早孕药是指用于终止早期妊娠的药物。如早期应用，其效果相当于一次正常月经，故又称为催经止孕药。其方法简便，完全流产率高；不需宫内操作，无创伤性，避免手术操作可能造成的穿孔、损伤、粘连等一系列并发症；流产后月经可迅速恢复，对再次妊娠无影响。临床常用米非司酮（mifepristone）和米索前列醇（misoprostol）序贯配伍用药。

米非司酮对孕激素受体的亲和力比黄体酮高5倍，而无孕激素活性，从而阻断黄体酮对子宫内膜的作用而终止妊娠。

米索前列醇对妊娠子宫有明显收缩作用，并有促进宫颈软化和扩张作用。

用法：①单次口服米非司酮200mg或一次25mg，一天2次，连服3天；②36~48小时后再口服米索前列醇600μg。其适用于终止49天内的早期妊娠。

不良反应：可见恶心、呕吐、头晕、腹痛等，过敏者禁用，35岁以上孕妇避免使用。

值得提出的是，药物流产的主要副作用是流产后出血时间长和出血量多，虽在药物流产后加用宫缩剂及抗生素，但疗效仍不显著。出血量多者需急诊刮宫。此外，必须警惕异位妊娠，若误行药物流产可导致休克。

四、男用避孕药

棉酚（gossypol）是由棉花的根、茎和种子中提取的一种黄色酚类物质。服用后作用于睾丸曲精管的生精上皮细胞，影响精子的发生过程，使精子数量减少，甚至无精子。一般停药后可逐渐恢复正常。在开始用药的2~3个月，每天口服20mg，其后每月服150~220mg。在常用剂量内，不良反应有乏力、口干、恶心、食欲下降等，极少数人出现低钾血症，可补充钾盐。因可能引起不可逆精子发生障碍，故限制其作为常规避孕药使用。

五、外用避孕药

目前常用的外用避孕药多是一些具有较强杀精作用的药物，如壬苯醇醚（nonoxinol）、孟苯醇醚（menfegol）和烷苯醇醚（alfenoxynol）。本类药物为一种非离子型表面活性剂，以水溶性成膜材料聚乙烯醇为赋形剂，制成半透明膜，放入阴道后迅速溶解，释放出药物杀灭精子。药膜本身溶解的黏稠度可阻碍精子运动，使其不易进入宫腔。该药膜副作用小，不干扰内分泌，不影响月经周期，可有阴道局部刺激症状。

杀精剂使用方便，不影响人体内分泌功能，但其避孕失败率高于其他屏障避孕法，如与其他屏障避孕法合用将更加有效。

📖 **链接** ∷∷∷∷∷∷∷ 甾体避孕药远期安全性

1. 国内外资料表明，长期连续服用（5年以上）短效或长效甾体激素避孕药，不增加子宫内膜癌、宫颈癌、乳腺癌的发病率。并认为可减少子宫内膜癌和卵巢上皮癌的发生。

2. 长期服用短效或长效甾体激素避孕药停药后，3个月恢复排卵者约80%，1年内恢复排卵者占95%~98%，故停药后不影响生育。

3. 应用甾体激素避孕药停药半年后再怀孕是安全的，不影响胎儿的发育和健康，不增加胎儿畸形发病率。停药后短期内怀孕或早孕后继续服药者，胎儿畸形发病率增加。

4. 长期服用甾体激素避孕药对人体三大代谢中的某些项目有暂时改变，其中部分妇女血中三酰甘油、总胆固醇、高密度脂蛋白增高。

总之，长期服用甾体激素避孕药并不增加生殖器官恶性肿瘤的发病率，不影响日后生育，不影响子代发育，对人体三大代谢中的某些暂时性改变，在停药后可恢复正常。

重点提示

　　甾体激素避孕药以孕激素为主,部分配伍雌激素类药物。其主要通过抑制卵巢排卵和抗孕卵着床达到避孕目的。现有多种剂型可供选择应用。外用避孕药主要通过杀灭精子而阻碍受精。

附录:制剂与用法

药名	剂型	使用方法
复方炔诺酮片(口服避孕片1号)	每片含炔诺酮 0.6mg,炔雌醇 0.035mg	口服,从月经周期第5天开始用药,1天1片,连服22天,不能间断,服完后等月经来后第5天继续服药
复方甲地孕酮片(口服避孕片2号)	每片含甲地孕酮 1mg,炔雌醇 0.035mg	口服,于每次月经第5天开始,1天1片,连服22天。停药后3~7天内行经,于行经的第5天再服下一周期的药。产后或流产后在月经来潮再服。服药1个月可以避孕1个月,因此需要每个月服药。一般在睡前服,可减少不良反应
甲地孕酮片(探亲避孕药片1号)	每片含甲地孕酮 2mg	于同居当日中午服1片,当晚服1片,以后每晚服1片,分居次日早晨再加服1片
炔诺酮片(探亲避孕片)	每片含炔诺酮 5mg	于同居当晚服1片,以后每晚服1片,超过半个月者,应继续服1号或2号避孕药片
双炔失碳酯片(53号探亲避孕片)	每片含双炔失碳酯 7.5mg,咖啡因 20mg,维生素 B_6 30mg	于房事后立即服用
米非司酮	片剂:25mg	与米索前列醇配伍抗早孕
米索前列醇	片剂:200μg	与米非司酮配伍抗早孕

(廖海涛)

第13章　抗微生物药

第1节　概　　述

考点：1. 化学治疗药、抗菌谱、抗菌活性、抗生素、抑菌药、杀菌药、抗菌后效应的概念。

2. 药物、机体和病原体之间相互作用。

3. 抗菌药物的作用机制。

案例 13-1

患者,女,因泌尿道感染反复使用抗生素治疗,后应用剂量增加,但其抗菌作用减弱甚至消失。

问题：1. 患者可能产生了什么现象?

2. 产生该现象的机制是什么?

3. 如何防止产生该现象?

能对病原微生物、寄生虫或肿瘤细胞有抑制或杀灭作用的药物称化学治疗药物。化学治疗药物包括抗微生物药、抗寄生虫药和抗恶性肿瘤药。抗菌药、抗真菌药和抗病毒药均属于抗微生物药。抗菌药是一类能抑制或杀灭病原微生物,用于防治细菌感染性疾病的药物,包括抗生素和人工合成抗菌药物。

在应用化学治疗药物时应注意机体、病原体和药物三者之间的关系(图 13-1)。在防治感染性疾病时,应重视机体的防御功能,增强机体的抵抗能力;也要注意药物不良反应,延缓病原体耐药性的产生。

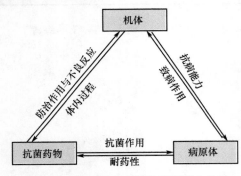

图 13-1　机体、抗菌药物及病原微生物的相互作用关系

一、常用术语

1. **抗菌谱**　即抗菌药物的抗菌范围。根据抗菌范围的大小可将药物分为窄谱抗菌药和广谱抗菌药。前者仅对单一菌种或菌属细菌有效;后者不仅作用于革兰阳性、革兰阴性细菌,且对衣原体、支原体、立克次体等也有作用。

2. **抑菌药和杀菌药**　仅抑制细菌生长繁殖而无杀灭作用的药物称为抑菌药。不仅抑制细菌的生长繁殖,而且具有杀灭细菌作用的药物称为杀菌药。

3. **抗菌活性**　抗菌药物抑制或杀灭细菌的能力。常以最低抑菌浓度(MIC)及最低杀菌浓度(MBC)表示。MIC 是指在体外试验中能抑制培养基内细菌生长的最低药物浓度;MBC 是指能杀灭培养基内细菌的最低药物浓度。

4. **化疗指数**　评价化疗药物安全性的重要指标。一般用动物的半数致死量与半数有效量之比,即 LD_{50}/ED_{50}。化疗指数越大,表明药物的安全性越好。但应注意,某些药物如青霉素,化疗指数很大,几乎对机体无毒性,但可能发生过敏性休克这种严重不良反应。

5. **抗生素**　指某些微生物在代谢过程中产生的具有抑制或杀灭其他病原微生物的化学物质,包括天然抗生素和人工半合成抗生素。

6. **抗菌后效应**　指抗菌药物发挥抗菌作用后,血药浓度低于最低抑菌浓度或被消除之后,细菌生长仍受到持续抑制的现象。抗菌后效应对制定给药方案有重要指导意义。

二、抗菌药物的作用机制

抗菌药主要通过干扰病原体的生物化学代谢过程而呈现抑菌或杀菌作用。其作用机制见图 13-2。

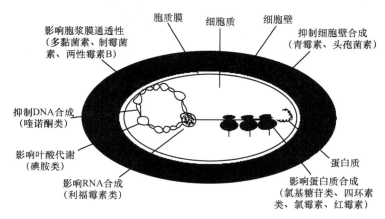

图 13-2　细菌结构与抗菌药作用部位示意图

1. 抑制细菌细胞壁的合成　细菌细胞壁的基础成分是黏肽，青霉素类和头孢菌素类抗生素则作用于胞质膜上的青霉素结合蛋白（penicillin binding protein，PBPs），抑制转肽酶的转肽作用，阻碍黏肽的合成，导致细胞壁的缺损，丧失屏障作用，使细菌细胞肿胀、变形、破裂而死亡。

2. 影响胞质膜的通透性　有些抗菌药可影响胞质膜功能，如多黏菌素具有表面活性作用，能选择性地与革兰阴性细菌胞质膜中的磷脂结合；而制霉菌素、两性霉素 B 则与真菌胞质膜上的固醇类物质结合。从而使胞质膜通透性增加，菌体内重要成分外漏，导致细菌死亡。

3. 抑制蛋白质合成　氨基糖苷类抗生素可影响蛋白质合成的全过程，起到杀菌作用；四环素类可与核蛋白体 30S 亚基结合；大环内酯类、氯霉素和林可霉素可与 50S 亚基结合，从而使蛋白质合成受抑制。

4. 影响叶酸及核酸代谢　磺胺类与甲氧苄啶可妨碍细菌叶酸代谢，从而导致核酸合成受阻，细菌生长繁殖受到抑制。喹诺酮类通过阻碍 DNA 复制、利福霉素类通过干扰转录过程，从而抑制细菌的核酸合成而呈现抗菌作用。

三、细菌的耐药性

细菌的耐药性是指长期应用抗菌药物后，细菌对药物的敏感性下降甚至消失的现象。细菌仅对一种抗菌药产生耐药称单药耐药，细菌同时对两种以上抗菌药产生耐药称多重耐药。随着抗菌药的广泛应用，细菌的耐药性也日趋严重。细菌产生耐药性的机制如下。

1. 细菌产生灭活酶　细菌可产生破坏抗菌药物结构的酶，包括水解酶和合成酶。例如，金黄色葡萄球菌产生 β-内酰胺酶可使青霉素类和头孢菌素类抗生素的 β-内酰胺环水解而失活；合成酶可使氨基糖苷类抗生素的化学结构发生改变，从而引起耐药性。

2. 细菌胞质膜通透性发生改变　细菌可通过多种方式阻止抗菌药透过胞质膜进入菌体内。例如，革兰阴性菌可通过细胞膜上的膜孔蛋白数量减少或孔径减小而使进入细菌的药物量减少。

3. 细菌改变药物作用的靶位蛋白　细菌可通过改变靶位蛋白的结构和数量来降低进入

菌体的药物量。例如,链霉素在 30S 亚基上的作用靶位 P_{10} 蛋白质的构象变化,青霉素作用靶位 PBP_s 的改变,均使药物不易与之结合而产生耐药。

4. 细菌代谢途径的改变 细菌通过改变自身代谢途径而产生耐药。例如,细菌可通过直接利用外源性的叶酸而对磺胺类药物产生耐药。

链接┈┈┈┈ 抗菌药物分级管理

按抗菌药物临床应用管理分类,将抗菌药物分为非限制使用、限制使用和特殊使用三类。

1. **非限制使用** 经临床长期应用证明安全、有效,对细菌耐药性影响小,价格相对较低的抗菌药物。

2. **限制使用** 与非限制使用抗菌药物比较,在疗效、安全性、对细菌耐药性影响、药品价格等某方面存在局限性,不宜作为非限制药物使用。

3. **特殊使用** 不良反应明显,不宜随意使用或临床需要倍加保护以免细菌过快产生耐药而导致严重后果的抗菌药物;新上市的抗菌药物;其疗效或安全性任何一方面的临床资料尚较少,或并不优于现用药物;药品价格昂贵。

四、抗菌药物的合理应用

抗菌药物的广泛使用,尤其是滥用,带来了很多新问题,如二重感染、细菌耐药性等。因此,合理应用抗菌药,以便控制各种细菌感染性疾病,又不引起显著不良反应,同时降低或延缓细菌耐药性的产生,延长抗菌药的使用寿命。

(一)选择抗菌药物的基本原则

1. 尽早确立病原学诊断,为合理应用抗感染药确立先决条件。

(1)采集标本送检:尽快采集临床标本送检,以获得准确的病原学诊断。

(2)进行常规药物敏感试验:体外药敏试验是临床选用抗菌药物的重要依据,选用敏感抗菌药物治疗,治愈率可达 80% 以上。

2. 熟悉各种抗菌药物的抗菌活性、作用和抗菌谱、药动学特征和不良反应;根据药物抗菌效应及疾病严重程度选择药物;根据药动学特点和感染部位选药。

3. 按患者的生理、病理、免疫功能等状态合理用药。

4. 尽量应用抗感染药的序贯治疗,即及早从肠外给药转变为口服给药的方法。尤其适用于老年患者。

5. 对老年人选药需谨慎,老年患者宜掌握下列原则:①选用杀菌剂(如喹诺酮类),严密观察可能发生的不良反应。②避免使用肾毒性大的药物如氨基糖苷类、万古霉素、多黏菌素等。必须应用时需定期检查尿常规和肾功能,并进行血药浓度监测以调整给药剂量和间隔。③老年人肝、肾等重要器官清除功能减退,药物易蓄积,剂量宜采用低治疗量,避免大剂量青霉素静脉滴注。④注意心脏功能及水电解质平衡等全身状况。

6. 避免抗菌药物的不良反应。

(二)应用抗菌药物的基本原则

1. 制定合理的给药方案

(1)给药次数:为保证抗菌药在体内发挥最大药效,应根据药动学和药效学相结合的原则给药。抗感染药分为时间依赖型和浓度依赖型两类:①以时间依赖型的青霉素、头孢菌素为例,对中度以上感染,一天给药 2 次是不够的,最好每隔 6 小时给药 1 次,使血浆和组织中药物浓度尽可能长时间地维持在有效水平;②以浓度依赖型的氨基糖苷类和氟喹诺酮类药物为例,则有所不同,其浓度越高,杀菌活性就越强,且有抗菌后效应,因此,氨基糖苷类无需一天给药多次,将全天剂量 1 次静脉滴注效果更好,耳和肾毒性也更低;氟喹诺酮类(环丙沙星、氧氟沙星)仅需间隔 12 小时给药 1 次。

(2) 以药动学参数为依据,使给药剂量、疗程与病情相适应。

2. 注意给药方法的合理性。

3. 严格控制抗菌药物的联合应用　抗菌药联合应用的指征为:①病因未明的严重感染;②单一抗菌药不能控制的严重感染;③单一抗菌药物不能控制的混合感染;④长期用药致病菌有产生耐药性可能;⑤联合用药毒性较大的药量需减少。

4. 注意肝肾功能减退者的应用。

5. 强调综合性治疗措施的重要性。

案例 13-1 分析

1. 患者可能产生了细菌耐药性。

2. 产生耐药性的机制:接触抗生素后,细菌产生灭活抗生素的酶;细菌细胞外膜通透性改变,对有的抗生素到达靶位起到屏障作用;改变靶位蛋白,使抗生素不能与其结合或亲和力降低,或与靶位蛋白结合数量减少等。

3. 合理应用抗菌药,防止其产生耐药性。女性反复发作泌尿道感染的病原菌主要是大肠埃希菌、其他肠杆菌科细菌、肠球菌属,病情发作时可用呋喃妥因(100mg tid 3～7 天),症状控制后用 SMZ/TMP 或头孢氨苄。

目 标 检 测

一、名词解释

1. 化学治疗药物　2. 抗菌谱　3. 抗菌药
4. 抗生素　5. 抑菌药　6. 杀菌药　7. 抗菌活性
8. 化疗指数　9. 抗菌后效应　10. 耐药性

二、选择题

A₁ 型题

1. 药物抑制或杀灭病原菌的能力称
   A. 抗菌药物　　　　B. 抗菌谱
   C. 抗菌活性　　　　D. 耐受性
   E. 抗菌后效应

2. 不仅有抑制微生物生长,且有杀灭病原菌作用的药物称为
   A. 消毒防腐药　　　B. 杀菌剂
   C. 抑菌剂　　　　　D. 抗菌谱
   E. 抗生素

3. 关于抗生素的叙述,错误的是
   A. 属于抗菌药
   B. 包括天然品和人工半合成品
   C. 是微生物代谢过程中产生的
   D. 可抑制或杀灭其他病原微生物
   E. 是人工合成抗菌药

4. 机体反复或长期应用抗菌药后,细菌对抗菌药的敏感性降低的现象称
   A. 耐受性　　　　　B. 耐药性
   C. 依赖性　　　　　D. 成瘾性
   E. 以上皆否

5. 关于药物、机体、病原体三者之间关系的叙述,错误的是
   A. 药物对机体有防治作用和不良反应
   B. 机体对病原体有抵抗能力
   C. 机体对药物有体内过程
   D. 药物对病原体有抑制或杀灭作用
   E. 病原体对药物产生耐受性

6. 通过抑制细菌细胞壁合成而产生抗菌作用的药物是
   A. 青霉素类　　　　B. 氨基糖苷类
   C. 四环素类　　　　D. 磺胺类
   E. 氯霉素

7. 化学治疗药不包括以下哪些药物
   A. 抗生素　　　　　B. 人工合成抗菌药
   C. 抗寄生虫药　　　D. 抗恶性肿瘤药
   E. 消毒防腐药

8. 药物的抗菌范围称
   A. 抗菌药物　　　　B. 抗菌谱
   C. 抗菌活性　　　　D. 耐受性
   E. 抗菌后效应

9. 通过抑制细菌蛋白质合成而产生抗菌作用的药物是
A. 青霉素类　　　B. 氨基糖苷类
C. 头孢菌素类　　D. 磺胺类
E. 喹诺酮类

10. 通过影响细菌叶酸代谢而产生抗菌作用的药物是

A. 青霉素类　　　B. 氨基糖苷类
C. 磺胺类　　　　D. 多黏菌素类
E. 喹诺酮类

三、简答题
1. 简述抗菌药物的作用机制。
2. 简述细菌的耐药机制。
3. 简述机体、病原体和药物三者之间关系。

第2节　β-内酰胺类抗生素

考点:1. 青霉素 G 抗菌谱、临床应用、不良反应及用药注意。

2. 半合成青霉素的作用特点和临床应用。

3. 各类头孢菌素抗菌特点、临床应用、不良反应及用药注意。

案例 13-2

患者,男,30 岁,因急性化脓性扁桃体炎伴发热,拟给予青霉素治疗。青霉素皮试(-)后,给予青霉素 400 万 U 加 5% GS 250ml 中静脉滴注,液体滴入 50ml 后患者突感胸闷、气喘、四肢厥冷,继而口唇发绀、神志不清、呼之能应。查体:血压 75/40mmHg,心率 110 次/分,心音弱而快速。诊断为青霉素过敏性休克。

问题:1. 可用什么药物抢救?
2. 除药物治疗外,还可采取哪些措施?
3. 如何防止青霉素过敏性休克?

β-内酰胺类抗生素是指化学结构中含有 β-内酰胺环的一类抗生素。其包括青霉素类、头孢菌素类和非典型 β-内酰胺类抗生素。

一、青霉素类

(一)天然青霉素

青霉素 G

青霉素 G(penicillin G)为青霉菌培养液中提取的一种有机酸。青霉素 G 的干燥粉末在室温中保存数年仍有抗菌活性,但水溶液极不稳定,20℃放置 24 小时大部分失效,并产生有抗原性的物质如青霉烯酸等,故应临用现配。不耐热,也易被酸、碱、醇、氧化剂、重金属等破坏。不耐酸,故不宜口服。肌内注射吸收快且完全,约 30 分钟血药浓度达峰值。$t_{1/2}$ 为 0.5 ~ 1 小时。不易通过血脑屏障,但在脑膜炎时青霉素可在脑脊液中达有效浓度。约 90% 由肾小管分泌排泄。

链接 青霉素的发现

1929 年,Fleming 报道发现了青霉素。Fleming 在检查培养皿中葡萄球菌生长情况时,发现有一个培养皿中污染了青霉菌。在他欲抛弃有青霉菌生长的葡萄球菌培养皿时,他犹豫了,因为在青霉菌的周围,已生长的葡萄球菌出现溶解现象。这意味着青霉菌的某种分泌物能抑制葡萄球菌,Fleming 将其分泌的抑菌物质命名为青霉素。但遗憾的是 Fleming 一直未能找到提取青霉素的方法。1940 年,病理学家 Flory 和生物化学家 Chain 用冷冻干燥法提取出青霉素,1941 年实现工业化生产,在第二次世界大战中拯救了无数生命,从此广泛用于临床。三位不同国籍的学者共同获 1945 年诺贝尔奖。

【抗菌作用】
1. **抗菌谱** 青霉素 G 抗菌作用很强,在细菌繁殖期低浓度抑菌,较高浓度杀菌。①对大多数革兰阳性球菌(如溶血性链球菌、肺炎球菌、草绿色链球菌、不产生 β-内酰胺酶的金黄色葡萄球菌及多数表皮葡萄球菌等)作用强,但对肠球菌的作用较差;②对革兰阳性杆菌(如白喉杆菌、炭疽杆菌、产气荚膜杆菌、破伤风杆菌等)敏感;③对革兰阴性球菌(如脑膜炎奈瑟菌和淋病奈瑟菌)敏感;④对少数革兰阴性杆菌(如流感杆菌、百日咳鲍特菌等)敏感;⑤对梅毒螺旋体、钩端螺旋体等高度敏感。

2. 抗菌机制　能与敏感细菌胞质膜上的青霉素结合蛋白结合,抑制转肽酶的活性,阻止细菌细胞壁的重要成分黏肽的合成,造成细胞壁的缺损,水分顺渗透压梯度进入菌体内,使细菌肿胀,在细菌自溶酶的作用下,细菌溶解、破裂、死亡。

3. 耐药性　由于青霉素的长期应用,金黄色葡萄球菌可通过产生 β-内酰胺酶破坏青霉素的 β-内酰胺环结构而产生耐药性,也可以通过靶位变化、膜的通透性变化及自溶酶的减少而产生耐药性。

【临床应用】　青霉素 G 是用于敏感的革兰阳性球菌和杆菌、革兰阴性球菌、螺旋体感染的首选药。例如,溶血性链球菌引起的咽炎、扁桃体炎、猩红热等;草绿色链球菌引起的心内膜炎;肺炎球菌所致的大叶肺炎等;脑膜炎奈瑟菌引起的流行性脑脊髓膜炎;还可作为放线菌病、钩端螺旋体病、梅毒、回归热等及预防感染性心内膜炎发生的首选药,亦可与抗毒素合用治疗破伤风。

【不良反应及用药注意】

1. 变态反应　为青霉素最常见的不良反应。各种类型的变态反应都可出现,以皮肤过敏和血清病样反应多见,停药或服用 H_1 受体阻断药可消失。严重者可发生过敏性休克,若抢救不及时,可因呼吸困难和循环衰竭而死亡。一旦发生,应就地抢救。立即肌内或皮下注射 0.1% 肾上腺素 0.5~1ml,半小时后可重复一次;严重者可将肾上腺素稀释后静脉注射或静脉滴注;心跳停止者,也可心室内注射。必要时加用糖皮质激素、H_1 受体阻断药,以增强疗效;呼吸困难者给予吸氧、人工呼吸或呼吸机维持,必要时做气管切开。

为防治变态反应的发生,应采取如下措施:①用药前应详细询问药物过敏史,特别是有无青霉素过敏,对青霉素过敏者禁用;②进行青霉素 G 皮试:凡初次注射或 3 天以上未使用青霉素者及用药过程中更换批号者均需做皮试,皮试阳性者禁用青霉素;③注射青霉素后需留下观察 20 分钟;④避免在饥饿时注射青霉素,避免局部应用青霉素;⑤用药期间应准备好急救药物,如肾上腺素注射液、氢化可的松等;⑥配制青霉素注射液时最好用 0.9% 氯化钠溶液,应现配现用,避免长时间存放。

2. 青霉素脑病　静脉滴注大剂量青霉素时可引起肌肉痉挛、抽搐、昏迷等反应,偶可引起精神失常,称青霉素脑病。用药时应注意控制用量和滴速,如发生上述情况,应立即停药,给予高渗葡萄糖和糖皮质激素以防治脑水肿,并进行对症处理。

3. 局部反应　肌内注射时可出现局部红肿、疼痛、硬结,甚至引起周围神经炎。

4. 赫氏反应　青霉素 G 在治疗梅毒或钩端螺旋体病时,可有症状加剧现象,一般发生于开始治疗后的 6~8 小时,于 12~24 小时消失,表现为全身不适、寒战、发热、咽痛、肌痛、心率加快等症状。

5. 其他　大剂量应用青霉素钾盐或钠盐时可引起高钾或高钠血症,用药时应注意监测血钾和血钠浓度,心力衰竭患者慎用青霉素钠盐。

链接 　青霉素皮肤试验方法

目前青霉素皮肤试验方法如下。

1. 传统青霉素皮试法。

2. 快速仪器试验法　即以青霉素过敏快速试验仪器进行皮试,其原理为在脉冲电场作用下,将药物离子或带电荷的药物由电极定位无痛导入皮肤。操作步骤：①将青霉素皮试液（皮试液浓度为1万U/ml）和氯化钠注射液各约0.1ml滴入导入小盘；②将导入小盘紧裹于前臂屈侧腕关节上3～5cm处皮肤；③导入时间为5分钟，仪器到时自动报警；④药物导入完成后5分钟观察结果，如局部出现红肿，直径大于1cm或局部红晕或伴有小水疱等异常者为阳性。该方法的优点是操作简单、无痛、儿童较易接受，高敏患者如有感觉不适，可随时关机停止药物渗透。

（二）半合成青霉素

半合成青霉素是在青霉素母核6-氨基青霉烷酸的基础上引入不同侧链而成。克服了天然青霉素不耐酸、不耐酶及抗菌谱较窄的缺点，形成了耐酸、耐酶、广谱的半合成青霉素。与青霉素有交叉过敏反应，常见的半合成青霉素如下。

1. 耐酸青霉素　主要有青霉素V（penicillin V）。其主要特点：①耐酸，可口服；②不耐酶，抗菌谱与青霉素相似，抗菌作用比青霉素弱。

2. 耐酶青霉素　主要有苯唑西林（oxacillin）、氯唑西林（cloxacillin）、氟氯西林（flucloxacillin）等。其主要特点有：①耐酸可口服；②耐酶，可用于耐青霉素的金黄色葡萄球菌感染；③抗菌谱与青霉素相似。

3. 广谱青霉素　主要有氨苄西林（ampicillin）、阿莫西林（amoxicillin）等。本类药物的特点：①耐酸可口服；②不耐酶，对耐青霉素的金黄色葡萄球菌感染无效；③抗菌谱广，对革兰阳性菌作用与青霉素相似，对革兰阴性菌作用较强，对铜绿假单胞菌无效。其主要用于敏感菌所致的伤寒、副伤寒、呼吸道和泌尿道感染等。

4. 抗铜绿假单胞菌广谱青霉素　主要有羧苄西林（carbenicillin）、磺苄西林（sulbenicillin）、替卡西林（ticarcillin）、阿帕西林（apalcillin）、哌拉西林（piperacillin）、阿洛西林（azlocillin）等。本类药物的特点是：①不耐酸，均需注射给药；②不耐酶，对耐青霉素的金黄色葡萄球菌感染无效；③抗菌谱广，对革兰阳性菌和革兰阴性菌均有作用，对铜绿假单胞菌作用强。其主要用于铜绿假单胞菌感染、变形杆菌及大肠埃希菌感染。

5. 抗革兰阴性杆菌青霉素　主要有美西林（mecillinam）、匹美西林（pivmecillinam）、替莫西林（temocillin）等。本类药物对革兰阴性杆菌作用强，但对铜绿假单胞菌无效，对革兰阳性菌作用弱。其主要用于革兰阴性杆菌所致的泌尿道感染等。

二、头孢菌素类

头孢菌素类抗生素是由其母核7-氨基头孢烷酸连接不同侧链而成的半合成抗生素。其具有抗菌谱广、抗菌作用强、可口服、对β-内酰胺酶稳定、过敏反应较青霉素少等优点。根据头孢菌素的抗菌谱、抗菌强度、对β-内酰胺酶的稳定性及对肾脏毒性可分为四代。

1. 第一代头孢菌素　主要有头孢噻吩（cefalotin）、头孢噻啶（cefaloridine）、头孢氨苄（cefalexin）、头孢唑啉（cefazolin）、头孢拉定（cefradine）等。①对革兰阳性菌作用较第二、三代强，对革兰阴性菌作用弱；②对青霉素酶稳定，但可被革兰阴性菌产生的β-内酰胺酶破坏；③脑脊液中浓度低；④有一定肾毒性。本药主要用于耐药金黄色葡萄球菌及其他敏感菌所致呼吸道、泌尿道、皮肤及软组织感染。

2. 第二代头孢菌素　主要有头孢孟多（cefamandole）、头孢呋辛（cefuroxime）、头孢克洛（cefaclor）等。①对革兰阳性菌作用略弱于第一代，对革兰阴性菌有明显作用，对部分厌氧菌有效，对铜绿假单胞菌无效；②对多种β-内酰胺酶稳定；③肾毒性较小。本药主要用于敏感菌所致的呼吸道、胆管、泌尿道和其他组织器官感染。

3. 第三代头孢菌素　主要有头孢噻肟（cefotaxime）、头孢曲松（ceftriaxone）、头孢他啶（ceftazidime）、头孢哌酮（cefoperazone）等。①对革兰阳性菌弱于第一、二代，对革兰阴性菌、铜绿假单胞菌、厌氧菌等作用较强；②对β-内酰胺酶有较高的稳定性；③组织穿透力强，易透过血脑屏障；④基本无肾毒性。本药主要用于危及生命的败血症、脑膜炎、肺炎及泌尿道严重感染的治疗，能有效控制严重的铜绿假单胞菌感染。

4. 第四代头孢菌素　主要有头孢匹罗(cefpirome)、头孢吡肟(cefepime)、头孢利定(cefolidin)、头孢噻利(cefoselis)。①对革兰阳性菌、革兰阴性菌具有强大作用；②对β-内酰胺酶高度稳定；③穿透性好，分布广；④无肾毒性。本药可用于治疗对第三代头孢菌素耐药的细菌感染。

【不良反应及用药注意】

1. 过敏反应　可有皮疹、药热、血管神经性水肿或血清病样反应等，严重者可出现过敏性休克。防治方法与青霉素相似。

2. 肾损害　第一代头孢菌素肾毒性较强，表现为间质性肾炎、肾小管坏死、血中尿素氮和肌酐升高。若与氨基糖苷类抗生素或强效利尿药同用时，肾毒性增强，应避免联用。肾功能不全者禁用。第三、四代基本无肾毒性。

3. 双硫仑样反应　与乙醇合用出现此反应，表现为嗜睡、幻觉、胸闷、呼吸困难等症状。故用药期间及用药结束后72小时内应避免饮酒及饮用含乙醇饮料。

4. 其他　口服头孢菌素可有胃肠道反应；长期应用第三代头孢菌素偶见二重感染；头孢哌酮、头孢孟多可致低凝血酶原血症而致出血，补充维生素K可防治。

三、非典型β-内酰胺类

本类抗生素的化学结构中虽有β-内酰胺环，但无青霉素类和头孢菌素类的基本结构。其包括头霉素类、氧头孢烯类、碳青霉烯类、单环类等。

碳青霉烯类

碳青霉烯类具有广谱、高效、耐酶的特点。常用药物有亚胺培南(imipenem)和美罗培南(meropenem)，该药可由特殊的外膜通道快速进入靶位，抗菌机制与青霉素相似。亚胺培南在体内可被肾脱氢肽酶灭活而失效，故需与抑制肾脱氢肽酶的西司他丁(cilastatin)联合应用才能发挥作用。本药可用于所有需氧和厌氧的革兰阳性菌和革兰阴性菌引起的重症感染。大剂量可引起惊厥、抽搐、头痛等中枢神经系统不良反应。

头 霉 素 类

本类药物有头霉素(cephamycin)、头孢西丁(cefoxitin)等。其抗菌谱广，对革兰阴性菌作用较强，对革兰阳性菌作用较头孢噻吩弱，对厌氧菌也有较好作用。其主要用于敏感菌所致的泌尿道、呼吸道、盆腔、腹腔感染及败血症、心内膜炎等。常见不良反应有皮疹、静脉炎、蛋白尿等。

氧头孢烯类

氧头孢烯类包括拉氧头孢(latamoxef)和氟氧头孢(flomoxef)。本类药物抗菌谱广，对革兰阳性球菌、革兰阴性杆菌、厌氧菌和脆弱类杆菌均有较强抗菌作用。其对多种β-内酰胺酶稳定，可用于敏感菌所致呼吸道、胆管、泌尿道感染及败血症、脑膜炎等。不良反应以皮疹多见，偶见低凝血酶原血症和出血症状。

单 环 类

氨曲南(aztreonam)是第一个应用于临床的单环类药物。它主要对革兰阴性菌如大肠埃希菌、肺炎克雷伯菌、奇异变形菌、流感嗜血杆菌、铜绿假单胞菌、淋病奈瑟菌等具有强大抗菌活性，对革兰阳性菌作用弱。主要用于敏感菌引起的泌尿道、胆管、呼吸道和术后感染。不良反应可见轻度消化道反应、皮疹等。

四、β-内酰胺酶抑制剂

克拉维酸(clavulanic acid,棒酸)为氧青霉烷类广谱 β-内酰胺酶抑制剂,抗菌谱广,但抗菌活性低。与多种 β-内酰胺类抗生素合用时,抗菌作用明显增强。临床使用克拉维酸分别和阿莫西林与替卡西林组成配伍制剂。

舒巴坦(sulbactam,青霉烷砜)为半合成 β-内酰胺酶抑制剂,对金黄色葡萄球菌与革兰阴性杆菌产生的 β-内酰胺酶有很强且不可逆抑制作用,抗菌作用略强于克拉维酸,与其他 β-内酰胺类抗生素合用,有明显抗菌协同作用。

案例 13-2 分析

1. 应立即皮下注射 0.1% 肾上腺素,可重复应用。还可建立静脉通道,加用糖皮质激素、H_1 受体阻断药等增强疗效。

2. 可进行支持疗法,针对患者呼吸困难和循环衰竭,可给予吸氧、人工呼吸等治疗,必要时行气管切开;使用升压药维持血压。

3. ①用药前应询问药物过敏史,特别是有无青霉素过敏,对青霉素过敏者禁用;②进行青霉素 G 皮试:皮试阳性者禁用;③注射后需留下观察 20 分钟;④避免在饥饿时注射青霉素,避免局部应用;⑤用药前应准备好急救药物;⑥应现配现用。

目 标 检 测

一、选择题

A_1 型题

1. 青霉素 G 水溶液不稳定久置可引起
   A. 药效下降　　　　B. 中枢不良发应
   C. 诱发过敏反应　　D. A+B
   E. A+C

2. 下列有关青霉素 G 的错误叙述是
   A. 毒性低
   B. 价格低廉
   C. 钠盐易溶于水
   D. 水溶液性质稳定
   E. 可引起过敏性休克

3. 青霉素过敏性休克抢救应首选
   A. 去甲肾上腺素　　B. 肾上腺素
   C. 异丙肾上腺素　　D. 抗组胺药
   E. 多巴胺

4. 下列头孢菌素的叙述错误项是
   A. 抗菌机制与青霉素类相似
   B. 与青霉素有部分交叉超敏反应
   C. 第一代头孢菌素对铜绿假单胞菌无效
   D. 第三代头孢菌素对 β-内酰胺酶有较高稳定性
   E. 第三代头孢菌素对肾脏有一定毒性

5. 青霉素的抗菌谱不包括
   A. 脑膜炎奈瑟菌　　B. 螺旋体
   C. 支原体　　　　　D. 放线菌
   E. 破伤风杆菌

6. 第三代头孢菌素的特点是
   A. 广谱及对铜绿假单胞菌,厌氧菌有效
   B. 对肾脏基本无毒性
   C. 耐药性产生快
   D. A+B
   E. A+C

7. 患者,男,3 周岁。患猩红热,按医嘱应用抗生素,首选的药物是
   A. 青霉素　　　　　B. 阿司匹林
   C. 维生素 C　　　　D. 庆大霉素
   E. 糖皮质激素

8. 对铜绿假单胞菌有效的药物是
   A. 青霉素　　　　　B. 头孢曲松
   C. 氨苄西林　　　　D. 苯唑西林
   E. 头孢氨苄

9. 属于抗铜绿假单胞菌广谱青霉素类药物是
   A. 青霉素 V　　　　B. 氯唑西林
   C. 氨苄西林　　　　D. 苯唑西林

E. 磺苄西林

10. 以下可以口服应用的抗生素是

　　A. 青霉素 G　　　　B. 头孢拉定

　　C. 头孢曲松　　　　D. 哌拉西林

　　E. 头孢哌酮

二、简答题

1. 简述青霉素 G 的不良反应及防治措施。

2. 简述半合成青霉素的分类及代表药物。

3. 比较四代头孢菌素的抗菌作用特点、临床应用及不良反应。

附录：制剂与用法

药名	剂型	使用方法
青霉素 G 钠盐或钾盐	注射剂:40 万 U、80 万 U、100 万 U	临用前配成溶液,成人一天 80 万 ~200 万 U,分 3 ~ 4 次肌内注射;小儿 2.5 万 U/kg,每 12 小时肌内注射 1 次。成人一天 200 万 ~2000 万 U,分 2 ~ 4 次静脉滴注;儿童一天 5 万 ~ 20 万 U/kg,分 2 ~ 4 次静脉滴注
普鲁卡因青霉素	注射剂:40 万 U、80 万 U(每 40 万 U 含普鲁卡因青霉素 30 万 U 及青霉素钠或钾 10 万 U)	40 万 ~80 万 U,肌内注射,一天 1 ~ 2 次
苄星青霉素	注射剂:30 万 U、60 万 U、120 万 U	成人 60 万 ~ 120 万 U,肌内注射,2 ~ 4 周 1 次;儿童 30 万 ~60 万 U,肌内注射,2 ~ 4 周 1 次
青霉素 V	片剂:0.25g(相当于 40 万 U)	口服:0.5g,一天 3 ~ 4 次
苯唑西林	胶囊剂:0.25g	口服:0.5 ~ 1g,一天 4 ~ 6 次;小儿:一天 50 ~ 100mg/kg,分 4 ~ 6 次服。宜在饭前 1 小时或饭后 2 小时服用
	注射剂:0.5g、1g	1g,肌内注射,一天 3 ~ 4 次;1 ~ 2g 溶于 100ml 溶液内,静脉滴注,0.5 ~ 1 小时滴完,一天 3 ~ 4 次
氯唑西林	胶囊剂:0.25g	口服:0.25 ~ 0.5g,一天 2 ~ 3 次;小儿一天 30 ~ 60mg/kg,分 2 ~ 4 次服
	注射剂:0.25g、0.5g	0.5 ~ 1g,肌内注射或静脉滴注,一天 1 ~ 2 次
双氯西林	片剂:0.25g	口服:0.25 ~ 0.5g,一天 4 次;小儿一天 30 ~ 50mg/kg,分 3 ~ 4 次服
氨苄西林	片剂:0.25g	口服:0.25 ~ 0.5g,一天 4 次;小儿一天 50 ~ 80mg/kg,分 4 次服
	注射剂:0.5g、1g	0.5 ~ 1g,肌内注射,一天 4 次;或 1 ~ 2g 溶于 100ml 溶液中,静脉滴注,一天 3 ~ 4 次,必要时 4 小时 1 次;小儿一天 100 ~150mg/kg,分次给予
阿莫西林	胶囊剂:0.25g	口服:0.5 ~ 1g,一天 3 ~ 4 次;小儿一天 50 ~ 100mg/kg,分 3 ~ 4 次服
舒他西林(氨苄西林-舒巴坦复合制剂)	片剂:0.375g	口服:0.375g,一天 2 ~ 4 次,饭前 1 小时或饭后 2 小时服
	注射剂:0.75g、1.5g	0.75g,肌内注射,一天 2 ~ 4 次。或 1.5g,静脉注射或静脉滴注,一天 2 ~ 4 次
奥格门汀(阿莫西林-克拉维酸钾复合制剂)	片剂:0.375g、0.625g	口服:0.375g ~ 0.625g,一天 3 ~ 4 次
羧苄西林	注射剂:0.5g、1g	1g,肌内注射,一天 4 次。严重铜绿假单胞菌感染时,一天 10 ~20g,静脉注射;小儿一天 100mg/kg,分 4 次肌内注射或一天 100 ~400mg/kg,静脉注射

药名	剂型	使用方法
磺苄西林	注射剂:1g、2g	一天 4 ~8g,分 4 次肌内注射、静脉注射或静脉滴注。肌内注射时需加利多卡因 3ml 以减轻疼痛;小儿一天 40 ~ 160mg/kg,分 4 次注射
替卡西林	注射剂:0.5g、1g	1g,肌内注射或静脉注射,一天 4 次
呋布西林	注射剂:0.5g	一天 4 ~8g,小儿一天 50 ~150mg/kg,分 4 次静脉注射或静脉滴注
哌拉西林	注射剂:1g、2g	一天 4 ~5g,小儿一天 80 ~100mg/kg,分 3 ~4 次肌内注射。一天 8 ~16g,小儿一天 100 ~300mg/kg,分 3 ~4 次静脉注射或静脉滴注
美西林	注射剂:0.5g、1g	一天 1.6 ~2.4g,小儿一天 30 ~50mg/kg,分 4 次静脉注射或肌内注射
匹美西林	片剂或胶囊剂:0.25g	口服:0.25g,一天 2 ~4 次。重症加倍
替莫西林钠	注射剂:0.5g、1g	0.5 ~2g,肌内注射,一天 2 次。为减轻疼痛,可用 0.25% ~ 0.5% 利多卡因注射液作为溶剂
头孢噻吩钠	注射剂:0.5g、1g	0.5 ~1g,肌内注射或静脉注射,一天 4 次。严重感染时,一天 2 ~6g,分 2 ~3 次静脉滴注
头孢噻啶	注射剂:0.5g、1g	一天 1 ~3g,分 2 ~3 次肌内注射。2 ~4g,静脉缓慢注射或静脉滴注,一天 1 次
头孢氨苄	片剂或胶囊剂:0.25g	一天 1 ~2g,分 3 ~4 次服;小儿一天 25 ~50mg/kg,分 3 ~4 次服
头孢唑啉钠	注射剂:0.5g	0.5 ~1g,肌内注射或静脉注射,一天 3 ~4 次;小儿一天 20 ~40mg/kg,分 3 ~4 次注射
头孢拉定	胶囊剂:0.25g、0.5g	一天 1 ~2g,分 4 次服。小儿一天 25 ~50mg/kg,分 3 ~4 次服
	注射剂:0.5g、1g	一天 2 ~4g,分 4 次肌内注射、静脉注射或静脉滴注;小儿一天 50 ~100mg/kg,分 4 次注射
头孢羟氨苄	胶囊剂:0.125g、0.25g	口服:1g,一天 2 次;小儿一天 30 ~60mg/kg,分 2 ~3 次服
头孢孟多	注射剂:0.5g、1g、2g	一天 2 ~6g,小儿一天 50 ~100mg/kg,分 3 ~4 次肌内注射。严重感染时一天 8 ~12g,小儿一天 100 ~200mg/kg,分 2 ~4 次静脉注射或静脉滴注
头孢呋辛	注射剂:0.25g、0.5g、0.75g、1.5g	0.75g,肌内注射,一天 3 次;小儿一天 30 ~60mg/kg,分 3 ~4 次肌内注射。严重感染时一天 4.5g ~6g,小儿一天 50 ~100mg/kg,分 2 ~4 次静脉注射
头孢克洛	胶囊剂:0.25g	一天 2 ~4g,分 4 次服;小儿一天 20mg/kg,分 3 次服
头孢噻肟	注射剂:0.5g、1g	一天 2 ~6g,小儿一天 50 ~100mg/kg,分 3 ~4 次肌内注射。或一天 2 ~8g,小儿一天 50 ~150mg/kg,分 2 ~4 次静脉注射
头孢曲松	注射剂:0.5g、1g	1g 溶于 1% 利多卡因溶液 3.5ml 中深部肌内注射,一天 1 次;或 0.5 ~2g 溶于 0.9% 氯化钠注射液或 5% 葡萄糖注射液中静脉滴注,30 分钟内滴完

续表

药名	剂型	使用方法
头孢他啶	注射剂:0.5g、1g、2g	0.5~2g,静脉注射或肌内注射,一天2~3次;小儿25~50mg/kg,静脉注射或肌内注射,一天2次。静脉滴注时以0.9%氯化钠注射液100ml稀释后30分钟滴完
头孢哌酮	注射剂:0.5g、1g、2g	一天2~4g,小儿一天50~150mg/kg,分2~3次肌内注射、静脉注射或静脉滴注。严重感染时,一天6~8g,分2~3次肌内注射或静脉注射
头孢吡肟	注射剂:1g、2g	1~2g,肌内注射或静脉滴注,一天2次
头孢匹罗	注射剂:1g、2g	1~2g,肌内注射或静脉滴注,一天1~2次
头孢西丁钠	注射剂:1g	1~2g,肌内注射或静脉注射,一天3~4次
亚胺培南-西拉司丁钠	注射剂:0.25g、0.5g、1g(以亚胺培南计量,其中含有等量的西拉司丁钠)	0.25~1g,肌内注射或静脉滴注,一天2~4次
氨曲南	注射剂:0.5g、1g	一天1.5~6g,分3次肌内注射、静脉注射或静脉滴注,静脉滴注时加入0.9%氯化钠注射液100ml中,于30分钟内滴完
拉氧头孢钠	注射剂:0.25g、0.5g、1g	0.5~1g,肌内注射、静脉注射或静脉滴注,一天2次,重症加倍;小儿一天40~80mg/kg,分2~4次静脉注射或静脉滴注
氟氧头孢钠	注射剂:0.5g、1g、2g	一天1~2g,小儿一天60~80mg/kg,分2次静脉注射或静脉滴注。重症:一天4g,小儿一天150mg/kg,分2~4次静脉注射或静脉滴注

注:本制剂与用法仅供参考,具体使用方法请按医嘱或参见药品说明书。

第3节 大环内酯类、林可霉素类及万古霉素类抗生素

案例 13-3

患者,男,6岁。因发热、咽痛2天就诊,查体:扁桃体肿大,耳后、上胸部有皮疹,其特点为针尖大小的密集充血性红疹,压之退色;有"草莓舌"表现。诊断为猩红热。医嘱给予青霉素治疗。

问题:1. 此方案是否合理? 为什么?

2. 还可选用哪些药物?

考点:1. 大环内酯类抗生素抗菌谱、临床应用、不良反应及用药注意。
2. 林可霉素类抗菌作用和临床应用。

一、大环内酯类

本类药物是一类具有大内酯环结构的抗生素,包括天然品和半合成品。天然品有红霉素、麦迪霉素和螺旋霉素等,半合成品有罗红霉素、克拉霉素和阿奇霉素等。

(一)天然大环内酯类

红 霉 素

红霉素(erythromycin)是从链丝菌培养液中提取的碱性抗生素,在酸性环境下易被破坏,碱性条件下抗菌作用增强。口服吸收较好,体内分布广,可进入前列腺和巨噬细胞中,胆汁中浓度约为血清中的30倍。本药不易通过血-脑屏障,主要在肝代谢灭活,少部分以原形经肾排泄。

【抗菌作用】

1. 抗菌谱　红霉素为速效抑菌剂。抗菌谱与青霉素相似且稍广。它对革兰阳性菌有较强的作用,对革兰阴性菌如脑膜炎奈瑟菌、淋病奈瑟菌、百日咳鲍特菌、流感嗜血杆菌、弯曲杆菌及军团菌、支原体、衣原体、厌氧菌有效。

2. 抗菌机制　红霉素可与细菌核糖体50S亚基结合,抑制转肽酶,阻止肽链的延长,抑制细菌蛋白质的合成,呈现快速抑菌效果。

3. 耐药性　细菌对红霉素易产生耐药性,但停用数月后,可恢复敏感性。

【临床应用】　红霉素主要用于对青霉素耐药革兰阳性菌感染和青霉素过敏患者,也可作为军团菌肺炎、支原体肺炎、白喉带菌者、新生儿弯曲杆菌肠炎、泌尿生殖系统衣原体感染首选药,也可用于风湿热及心内膜炎的预防。

【不良反应及用药注意】

1. 局部刺激　以胃肠反应多见,可引起恶心、呕吐、腹痛、腹泻等,饭后服药可减轻。不宜肌内注射,静脉滴注浓度不宜超过0.1%,速度应慢,防止发生血栓性静脉炎。

2. 肝毒性　大剂量或长期使用时(尤其是酯化红霉素),可致胆汁淤积、肝大和氨基转移酶升高等。肝功能不全者禁用。

3. 耳毒性　每天剂量超过4g,数天后可出现耳鸣、听觉障碍,及时停药可逐渐消失。

4. 过敏反应　偶见药热、荨麻疹等。

乙酰螺旋霉素

乙酰螺旋霉素(acetylspiramycin)是螺旋霉素的乙酰化物。口服吸收好。抗菌谱与红霉素相似,但作用较弱。临床主要用于敏感菌引起的呼吸道、软组织和泌尿道感染。不良反应较红霉素轻。

麦 迪 霉 素

麦迪霉素(midecamycin)由链丝菌产生。抗菌谱与红霉素相似但作用较弱,口服吸收好,体内分布广,主要在肝脏代谢。临床用于敏感菌所致的急性扁桃体炎、急性咽炎、呼吸道感染、皮肤软组织及泌尿生殖系统感染。

(二)半合成大环内酯类

半合成大环内酯类与天然品比较有如下特点:①对胃酸稳定,口服生物利用度高;②血药浓度高,组织浓度也高;③半衰期长,有良好的抗菌后效应;④抗菌谱广,对革兰阴性菌和某些细胞内衣原体活性较强;⑤不良反应少。

阿 奇 霉 素

阿奇霉素(azithromycin)对胃酸稳定,口服吸收迅速,生物利用度高。组织及细胞内浓度高,半衰期约为68小时,有明显的抗菌后效应,每天仅需给药一次。抗菌谱较红霉素更广,对肺炎链球菌及流感嗜血杆菌等革兰阴性菌有更高的抗菌活性,对肺炎支原体的作用为大环内酯类中最强者。临床用于敏感菌所致呼吸道、皮肤、软组织感染。不良反应可见胃肠道反应,与红霉素有交叉耐药性。对大环内酯类过敏者禁用,肝功能不全者慎用。

罗 红 霉 素

罗红霉素(roxithromycin)具有良好的药代动力学特征。抗菌谱与红霉素相似,主要用于敏感菌所致呼吸道、泌尿道、皮肤和软组织感染。不良反应以胃肠道反应为主。

克 拉 霉 素

克拉霉素(clarithromycin)对酸稳定,口服吸收好,不受进食影响,但首关消除明显。抗菌谱广,对革兰阳性球菌与军团菌抗菌活性强。它主要用于敏感菌所致呼吸道、泌尿道、皮肤和软组织感染及防治幽门螺杆菌感染。不良反应发生率低于红霉素,以胃肠道反应为主。

泰利霉素

泰利霉素(telithromycin)抗菌谱与红霉素相似,对引起呼吸道感染的多重耐药肺炎链球菌、葡萄球菌、链球菌和流感嗜血杆菌有显著活性。本药与红霉素无交叉耐药性,主要用于耐大环内酯类的肺炎链球菌感染。重症肌无力患者及肝肾功能不全者禁用。

📖 **链接** :::::::: 药品使用提示标签

药师在调配药品时,必须在药品的外包装上标记出使用药品的信息,包括剂量、给药次数等。药品使用提示标签是为了提醒患者在药品使用和保存方面应特别重视的问题,内容简单明了,作为医嘱和药品说明书关于用药重要信息的强化和补充。《中国国家处方集》(2010)根据用药实际情况,附录中遴选【1】~【34】个药品使用提示标签。例如,红霉素肠溶片使用提示标签【5】不要同时服用抗菌药【9】遵照医嘱,完成处方的疗程【24】需整片吞咽,不要咀嚼或掰碎;头孢呋辛缓释片使用提示标签【4】不要饮酒【9】遵照医嘱,完成处方的疗程【20】餐后或与食物同服【24】需整片吞咽,不要咀嚼或掰碎。

二、林可霉素类

林可霉素类抗生素包括林可霉素(lincomycin)和克林霉素(clindamycin)。两药均可口服给药,吸收后在体内分布广泛,易渗入骨组织、关节等部位。其主要在肝代谢,原形药物及代谢物主要经胆汁排泄,小部分经肾排泄。半衰期为3~5小时。

【抗菌作用和临床应用】　两药的抗菌谱与红霉素类似,对葡萄球菌、各型链球菌、肺炎球菌等革兰阳性菌及各类厌氧菌具有强大抗菌作用,对部分需氧革兰阴性球菌、人型支原体和沙眼衣原体也有抑制作用。抗菌机制是与核糖体50S亚基结合,阻止肽链延伸,抑制蛋白质合成。两药之间有交叉耐药。

林可霉素可作为金黄色葡萄球菌引起的骨髓炎的首选药,也可用于厌氧菌引起的口腔、腹腔和妇科感染。

【不良反应及用药注意】　可致胃肠道反应,表现恶心、呕吐、腹泻,口服给药比注射给药多见。林可霉素的腹泻发生率为10%~15%,克林霉素为4%。长期用药可引起假膜性肠炎,可用万古霉素和甲硝唑治疗。大剂量静脉注射或静脉滴注过快可引起血压下降,甚至心跳、呼吸暂停,故不宜大量快速静脉给药。

📖 **链接** :::::::: 难辨梭状芽孢杆菌与假膜性肠炎

假膜性肠炎是一种急性肠道炎症,因在小肠或结肠的坏死黏膜表面覆有一层假膜而得名。一般发生于肿瘤、慢性消耗性疾病及大手术后应用抗生素的过程中或停药后2~3周内,大多数起病急骤,病情发展迅速。临床表现有发热、腹泻、腹痛、腹胀、毒血症和休克,病死率约为30%。常引起假膜性肠炎的抗生素为氨苄西林、林可霉素和头孢菌素类。

难辨梭状芽孢杆菌是与抗生素相关的假膜性肠炎的重要发病原因,是1935年由Hall等首先从婴儿粪便中分离出的厌氧革兰阳性杆菌。长期使用大量抗生素,抑制肠道内敏感细菌的生长,耐药性难辨梭状芽孢杆菌则迅速繁殖,产生大量的外毒素,引起黏膜坏死、渗出性炎症伴假膜形成,导致假膜性肠炎。

目前可用万古霉素类、甲硝唑等治疗。

三、万古霉素类

万古霉素类是由链霉菌培养液提取的一种糖肽类抗生素,包括万古霉素(vancomycin)和去甲万古霉素(demethylvancomycin)。口服难吸收,肌内注射可致局部剧痛和组织坏死,只能静脉给药。体内分布广,但难透过血脑屏障和血眼屏障,主要经肾排泄,半衰期约为6小时。

【抗菌作用与临床应用】 对革兰阳性菌有强大杀菌作用,尤其是MRSA和MRSE,对难辨梭状芽孢杆菌敏感。抗菌机制是抑制细胞壁的合成。临床用于严重革兰阳性菌感染,特别是MRSA、MRSE和肠球菌属所致感染,如败血症、心内膜炎、骨髓炎、呼吸道感染等。口服给药用于治疗假膜性肠炎和消化道感染。

【不良反应及用药注意】

1. 耳毒性 血药浓度超过800mg/L且持续数天,即可引起耳鸣、听力减退,甚至耳聋,及时停药可恢复正常,少数患者停药后仍有致聋危险。应避免同服有耳毒性的药物。用药期间应注意监测听觉功能,出现耳鸣应立即停药。

2. 肾毒性 主要损伤肾小管,表现为蛋白尿、管型尿、少尿、血尿和氮质血症,甚至出现肾衰竭。用药期间注意观察尿液及肾功能的变化,应避免与有肾毒性的药物如氨基糖苷类合用。

3. 过敏反应 可引起皮疹,严重者可出现过敏性休克。快速静脉注射万古霉素时,出现皮肤潮红、红斑、荨麻疹、心动过速和低血压等症状,称为"红人综合征"。故输液浓度不宜过高,滴注速度不宜过快。

4. 其他 口服时可引起恶心、呕吐、异味感等。

案例 13-3 分析

1. 本病病原菌多为溶血性链球菌。青霉素对溶血性链球菌具有杀菌作用。故可首选青霉素进行病原治疗。

2. 若青霉素过敏或青霉素耐药者,可选用红霉素、阿奇霉素、克拉霉素等大环内酯类或头孢曲松(对青霉素有过敏反应者除外)。

目 标 检 测

一、选择题

A₁ 型题

1. 治疗军团病首选药物是
   - A. 红霉素
   - B. 青霉素
   - C. 土霉素
   - D. 多西环素
   - E. 四环素

2. 患者,男,18岁,确诊金黄色葡萄球菌引起的急性骨髓炎,首选药是
   - A. 红霉素
   - B. 乙酰螺旋霉素
   - C. 四环素
   - D. 林可霉素
   - E. 土霉素

3. 治疗克林霉素引起的假膜性肠炎应选用
   - A. 头孢菌素
   - B. 氯霉素
   - C. 万古霉素
   - D. 氨苄西林
   - E. 羧苄西林

4. 下列哪项不是红霉素的不良反应
   - A. 胃肠反应
   - B. 肝毒性
   - C. 大剂量有耳毒性
   - D. 恶心、呕吐
   - E. 过敏性休克发生率高

5. 对肝功能不全患者慎用下列何种抗生素
   - A. 青霉素
   - B. 头孢曲松
   - C. 红霉素
   - D. 氨苄西林
   - E. 林可霉素

6. 下列有关大环内酯类抗生素的叙述,错误的是
   - A. 作用机制为抑制菌体蛋白质合成
   - B. 属杀菌剂
   - C. 抗菌谱较广
   - D. 乙酰螺旋霉素抗菌谱似红霉素而作用较弱

E. 本类抗生素之间有交叉耐药性

7. 下列药物中对支原体肺炎首选的是
    A. 林可霉素　　　　B. 氯霉素
    C. 红霉素　　　　　D. 氨苄西林
    E. 头孢唑林

8. 大环内酯类抗生素的抗菌作用机制是
    A. 与核糖体 30S 亚基结合,抑制细菌蛋白质合成
    B. 抑制细菌细胞壁合成
    C. 与核糖体 50S 亚基结合,抑制细菌蛋白质合成
    D. 抑制细菌叶酸代谢
    E. 抑制细菌 DNA 合成

9. 万古霉素的作用机制是
    A. 抑制细菌蛋白质合成
    B. 抑制细菌细胞壁合成
    C. 影响细菌胞质膜的通透性
    D. 影响细菌叶酸代谢
    E. 影响细菌 DNA 合成

10. 万古霉素与呋塞米合用可导致
    A. 抗菌作用增强　　B. 抗菌谱扩大
    C. 利尿作用增强　　D. 耳毒性加重
    E. 超敏反应加重

二、简答题
1. 简述红霉素的抗菌作用、临床应用和不良反应。
2. 简述林可霉素类的抗菌作用、临床应用。

附录:制剂与用法

药名	剂型	使用方法
红霉素	肠溶片剂:0.125g、0.25g	口服:0.25～0.5g,一天 3～4 次;小儿一天 30～50mg/kg,分 3～4 次服
	注射剂(乳糖酸盐):0.25g、0.3g	一天 1～2g;小儿一天 30～50mg/kg,分 3～4 次静脉滴注
依托红霉素	片剂:0.125g(按红霉素计)	胶囊剂:0.05g、0.125g(按红霉素计)。一天 1～2g;小儿一天 30～50mg/kg,分 3～4 次服
琥乙红霉素	片剂:0.1g、0.125g(按红霉素计)	口服:0.25～0.5g,一天 4 次;小儿一天 30～40mg/kg,分 3～4 次服
乙酰螺旋霉素	片剂或胶囊剂:0.1g、0.2g	口服:0.2～0.3g,一天 4 次;小儿一天 20～30mg/kg,分 4 次服
麦迪霉素	胶囊剂或肠溶片:0.1g、0.2g	口服:0.2～0.3g,一天 3～4 次;小儿一天 30mg/kg,分 3～4 次服
麦白霉素	片剂:0.1g	一天 0.8～1.2g;小儿一天 30mg/kg,分 3～4 次服
罗红霉素	片剂:0.15g	餐前服:0.15g,一天 2 次
	颗粒剂、悬浮剂:0.05g	口服:0.15g,一天 2 次;小儿 2.5～5 mg/kg,一天 2 次
克拉霉素	片剂:0.2g	一天 0.25～0.5g;小儿一天 7.5mg/kg,分 2 次服
阿奇霉素	片剂:125mg、250mg	口服:0.5g,一天 1 次;小儿 10mg/kg,一天 1 次
泰利霉素	片剂:400mg、800mg	口服:0.8g,一天 1 次
盐酸林可霉素	片剂或胶囊剂:0.25g、0.5g	饭后服:0.5g,一天 3～4 次;小儿一天 30～60mg/kg,分 3～4 次服
	注射剂:0.2g、0.6g	0.6 g,肌内注射,一天 2～3 次;或 0.6g 溶于 100～200ml 输液中缓慢静脉滴注,一天 2～3 次;小儿一天 15～40mg/kg,分 2～3 次肌内注射或静脉滴注
盐酸克林霉素	胶囊剂:0.075g、0.15g	口服:0.15～0.3g,一天 3～4 次;小儿一天 10～20mg/kg,分 3～4 次服
	注射剂:0.15g	一天 0.6～1.8g,分 2～4 次肌内注射或静脉滴注

续表

药名	剂型	使用方法
万古霉素	粉针剂:0.5g	一天 1~2g,分 3~4 次静脉注射或静脉滴注。每天量不超过 4g;小儿一天 40mg/kg,分 3~4 次静脉注射或静脉推注。静脉滴注速度应慢,持续时间不少于 1 小时
盐酸去甲万古霉素	粉针剂:0.4g	一天 0.8~1.6g,一次或分次静脉滴注。小儿一天 16~24mg/kg,一次或分次静脉滴注。静脉滴注速度应慢

注:本制剂与用法仅供参考,具体使用方法请按医嘱或参见药品说明书。

第 4 节　氨基糖苷类和多黏菌素类抗生素

考点:1. 氨基糖苷类抗生素的主要不良反应及用药注意。
2. 庆大霉素、阿米卡星的临床应用。

案例 13-4

患者,女,45 岁,经诊断为急性肺水肿并发铜绿假单胞菌引起的肺炎。医嘱予以呋塞米和阿米卡星治疗。

问题:1. 此治疗方案是否合理? 为什么?
2. 应如何治疗?

一、氨基糖苷类

氨基糖苷类抗生素结构相似,是由氨基糖与非糖的氨基环醇苷元组成的碱性苷。水溶性好,性质稳定。天然品有庆大霉素、妥布霉素、链霉素、卡那霉素、巴龙霉素、大观霉素、新霉素、小诺米星、西索米星等;半合成品有阿米卡星、奈替米星、依替米星等。新霉素因毒性大,主要供局部应用。该类抗生素在体内过程、抗菌作用及不良反应方面具有共同特点。

(一)氨基糖苷类抗生素的共同特点

氨基糖苷类口服难吸收,宜注射给药。其主要分布在细胞外液,脑脊液、胆汁及组织中浓度很低,但在肾皮质及内耳淋巴液中容易蓄积,与其肾毒性及耳毒性直接相关,可透过胎盘,故孕妇慎用。约 90% 以原形由肾排泄,有利于泌尿道感染的治疗。同服碳酸氢钠碱化尿液,可增强其抗菌活性。

【抗菌作用】

1. 抗菌谱　氨基糖苷类抗生素属于静止期杀菌药。

该类药物主要作用于革兰阴性杆菌。本类药对需氧革兰阴性杆菌如大肠埃希菌、克雷伯杆菌属、肠杆菌属、变形杆菌属、志贺菌属等具有强大抗菌作用,对枸橼酸菌属、沙雷菌属、沙门菌属、产碱杆菌属、不动杆菌属、分枝杆菌属等也有一定抗菌活性;对链球菌作用强;结核分枝杆菌对链霉素敏感。

2. 抗菌机制　本类药物可增加细菌外膜通透性,使更多的药物分子进入菌体细胞内。药物进一步不可逆地抑制细菌蛋白质合成。其环节包括:①起始阶段,抑制 70S 始动复合物形成;②肽链延长阶段,选择性与 30S 亚基靶蛋白结合,使 mRNA 上的遗传密码错译,合成无功能的异常蛋白质;③终止阶段,阻碍终止因子进入核糖体,使已形成的肽链不能释放,并阻止70S 核糖体解离而耗竭核糖体。

3. 耐药性　本类药物之间存在部分或完全交叉耐药性。

【不良反应及用药注意】

1. 肾毒性　氨基糖苷类蓄积于肾皮质后可损伤近曲小管上皮细胞,可引起肾小管肿胀,严重者产生急性坏死。临床可见蛋白尿、血尿、肾小球滤过减少等,甚至发生少尿、急性肾坏死。一般是可逆的,连续用药较间歇给药发生率高。常用剂量肾毒性的大小顺序为:庆大霉素＞妥布霉素＞阿米卡星＞奈替米星＞链霉素。为防止肾毒性发生,用药期间应注意尿液变化,定期检查肾功能,有条件者可进行血药浓度监测。一旦出现肾功能损害,应调整用量或停药,并避免与两性霉素 B、呋塞米、磺胺类药等有肾毒性的药物合用。老人及肾功能不全者禁用。

2. 耳毒性　包括前庭神经和耳蜗神经损害。前庭功能损害多见于链霉素和庆大霉素,表现为眩晕、恶心、呕吐、眼球震颤和平衡失调等;耳蜗功能损害多见于阿米卡星和卡那霉素,表现为耳鸣与不同程度的听力减退,严重者可致耳聋。为防止和减少耳毒性的发生,应用本类药物期间应注意询问有无耳鸣、眩晕等早期症状,并进行听力监测。一旦出现早期症状,应立即停药;避免与增加耳毒性的药物如强效利尿药、甘露醇等合用,也应避免与能掩盖耳毒性的药物如苯海拉明等抗组胺药合用,不宜用于听力减退患者。

3. 过敏反应　可引起皮疹、发热、嗜酸粒细胞增多等,甚至发生过敏性休克。其中,链霉素过敏性休克发生率仅次于青霉素,但死亡率高于青霉素。一旦发生,应立即注射肾上腺素,同时缓慢静脉注射葡萄糖酸钙等进行抢救。

4. 神经肌肉麻痹　大剂量静脉注射或腹腔给药可阻断神经肌肉接头,出现四肢软弱无力、血压下降、呼吸困难甚至呼吸停止。一旦发生,可用新斯的明和葡萄糖酸钙抢救。

链接 　氨基糖苷类抗生素的发展过程

人类历史上第一个氨基糖苷类抗生素是 1944 年 Waksman 等从链霉菌中分离获得的链霉素,用于结核病的治疗。因有较严重的耐药性,且会损害第Ⅷ对脑神经造成耳聋,现应用受限制。1957年,从卡那链霉菌中提取出卡那霉素,用于治疗革兰阳性菌感染,为解决耐药菌株问题,在其基础上进行结构改造,开发了阿米卡星、妥布霉素等新药。1960 年从大观链霉菌中提取出大观霉素,用于淋病的治疗。1963 年,从小单孢菌发酵液中分离了庆大霉素,有较好的抗革兰阴性菌和相对低的毒性,应用比较广泛。1970 年后,又从链霉菌中提取出了新霉素、核糖霉素等新的氨基糖苷类抗生素。本类抗生素的有效性和严重不良反应构成了治疗矛盾,在当今抗菌作用强、毒性小的 β-内酰胺类抗生素涌现的情况下,其临床地位将有被取代的危险。

（二）常用氨基糖苷类抗生素

链　霉　素

链霉素(streptomycin)为最早应用的氨基糖苷类抗生素,可由链丝菌培养液中提取,水溶液药效在室温下可保持 1 周。因其不良反应发生率高、耐药菌株增多,链霉素的应用范围日渐缩小。目前临床主要用于:①结核病,是治疗结核病的一线药物,常与利福平、异烟肼等同用,以增强疗效并延缓耐药性的产生;②鼠疫和兔热病的首选药。

庆　大　霉　素

庆大霉素(gentamicin)水溶液性质稳定,口服吸收少,主要供肌内注射和静脉滴注。其不易透过血脑屏障,主要以原形经肾排泄,半衰期 2~3 小时,肾功能不全时可明显延长。

对大肠埃希菌、奇异变形菌、肺炎克雷伯杆菌、流感嗜血杆菌、沙雷菌属,尤其是铜绿假单胞菌等多数需氧革兰阴性杆菌有杀灭作用,对革兰阳性菌如耐青霉素的金黄色葡萄球菌及肺炎支原体也有效。庆大霉素耐药性产生较慢,停药后可恢复敏感性。临床主要用于革兰阴性杆菌感染引起的败血症、骨髓炎、肺炎、腹腔感染等;也可与 β-内酰胺类抗生素联用治疗心内膜炎及烧伤患者合并铜绿假单胞菌感染;口服用于菌痢、伤寒等肠道感染或做结肠手术前准备,与克林霉素、甲硝唑合用,减少结肠手术后的感染率。

不良反应主要有前庭功能损害,偶有听力损害,甚至出现不可逆耳聋;也可发生可逆性肾损害;偶见过敏反应。

阿 米 卡 星

阿米卡星(amikacin)又名丁胺卡那霉素,抗菌谱与庆大霉素相似,突出的优点是对多种氨基糖苷类抗生素钝化酶稳定。本药主要用于对其他氨基糖苷类抗生素耐药菌株所致泌尿道感染、肺部感染,以及铜绿假单胞菌、变形杆菌所致的菌血症;也可与羧苄西林或头孢噻吩合用,治疗中性粒细胞减少或其他免疫缺陷者感染。不良反应发生率低,但听力损害较常见,偶见过敏反应。

妥 布 霉 素

妥布霉素(tobramycin)抗菌谱与庆大霉素相似,对大多数肠杆菌科细菌及葡萄球菌有良好的抗菌作用,对铜绿假单胞菌的作用比庆大霉素强 2 ~ 5 倍。临床主要用于治疗铜绿假单胞菌引起的心内膜炎、烧伤、败血症、骨髓炎等,对其他敏感革兰阴性杆菌所致的感染也可应用。本药有一定肾毒性,耳毒性以前庭神经损害多见,但比庆大霉素轻。

奈 替 米 星

奈替米星(netilmicin)又名奈替霉素,抗菌谱与庆大霉素相似,能杀灭多种革兰阴性杆菌如大肠埃希菌、克雷伯杆菌属、肠杆菌属、流感嗜血杆菌等。本药对钝化酶的稳定性强,对某些耐其他氨基糖苷类的革兰阴性杆菌及耐青霉素的金黄色葡萄球菌也有效,主要用于敏感菌所致的呼吸道、泌尿道、消化道、皮肤、软组织、骨和关节、腹腔及创伤部位的感染。本品的肾、耳毒性在氨基糖苷类抗生素中最小,但仍需注意,孕妇禁用。

依 替 米 星

依替米星(etimicin)为国内首创的半合成氨基糖苷类抗生素,抗菌谱广,抗菌谱与奈替米星相似,能杀灭多种革兰阴性杆菌,如大肠埃希菌、克雷伯杆菌属、肠杆菌属、流感嗜血杆菌等。对某些耐庆大霉素的病原菌仍有效。本药主要用于敏感菌所致的呼吸道、泌尿道、腹腔、皮肤和软组织等部位感染及败血症等。其有肾毒性、耳毒性和神经肌肉阻滞的潜在毒性,使用需注意,孕妇禁用。

大 观 霉 素

大观霉素(spectinomycin)又名淋必治,是链霉菌产生的氨基环醇类抗生素,口服不吸收,肌内注射半衰期为 2.5 小时。本药仅对淋病奈瑟菌有强大的杀灭作用,用于淋病的治疗。由于容易产生耐药性,仅限于对青霉素耐药或对青霉素过敏的淋病患者应用。可见注射部位疼痛、荨麻疹、眩晕、恶心、发热、寒战等不良反应。孕妇、新生儿、肾功能不全者禁用。

二、多黏菌素类

多黏菌素类(polymyxins)是从多黏杆菌培养液中获得的一组碱性多肽类抗生素。临床常用的是多黏菌素 E(polymyxin E,黏菌素、抗敌素)和多黏菌素 B(polymyxin B)。

本类药物属窄谱抗生素,对多数革兰阴性杆菌,如铜绿假单胞菌、大肠埃希菌、流感嗜血杆菌、沙门菌属等有强大的杀灭作用;对革兰阴性球菌、革兰阳性菌和真菌无作用。其中,多黏菌素 B 的抗菌作用较多黏菌素 E 略高。因毒性较大,临床多局部用于敏感菌引起的眼、耳、皮肤、黏膜感染及烧伤后铜绿假单胞菌感染。

不良反应主要为肾损害及神经系统毒性。肾损害表现为蛋白尿、血尿等,故肾功能不全者应减量或禁用。神经系统的毒性表现为眩晕、手足麻木、共济失调等,也可因神经肌肉阻滞而出现呼吸困难。用药期间应注意监测,一旦发现上述症状,应停药或调整用药剂量,并给予吸氧和葡萄糖酸钙等急救。偶见过敏反应。

案例 13-4 分析

1. 此方案不合理。呋塞米和阿米卡星均有耳毒性,合用可增加不良反应。
2. 选用抗铜绿假单胞菌 β-内酰胺类,如头孢他啶、头孢吡肟、哌拉西林等治疗。

目 标 检 测

一、选择题

A₁ 型题

1. 患者,男,60 岁,确诊耐药金黄色葡萄球菌心内膜炎,查肾功能不良,青霉素皮试阴性,选用药物是
   A. 庆大霉素　　　　B. 青霉素 G
   C. 头孢唑林　　　　D. 苯唑西林
   E. 阿米卡星

2. 有关氨基糖苷类抗生素的错误叙述项是
   A. 溶液性质较稳定
   B. 易透过胎盘,孕妇禁用
   C. 对革兰阴性菌作用强
   D. 对厌氧菌作用强
   E. 口服不易吸收

3. 对铜绿假单胞菌感染有效的一组药物是
   A. 羧苄西林、多黏菌素、庆大霉素和妥布霉素
   B. 羧苄西林、氨苄西林、头孢氨苄和多黏菌素
   C. 卡那霉素、妥布霉素、多黏菌素和红霉素
   D. 阿米卡星、庆大霉素、氯霉素和苯唑西林
   E. 阿米卡星、庆大霉素、氯霉素和林可霉素

4. 关于阿米卡星的错误项是
   A. 是卡那霉素的半合成衍生物
   B. 有肾毒性和耳毒性
   C. 对肠道革兰阴性菌产生的钝化酶稳定
   D. 可口服治疗全身感染
   E. 可用于对其他氨基糖苷类耐药菌株的感染

5. 对铜绿假单胞菌及耐药金黄色葡萄球菌均有效的抗生素是
   A. 庆大霉素　　　　B. 青霉素 G
   C. 红霉素　　　　　D. 苯唑西林
   E. 氨苄西林

6. 某患者上臂严重烫伤,住院 5 天后出现铜绿假单胞菌感染,此时宜选用的治疗方案是
   A. 青霉素+庆大霉素
   B. 苯唑西林+庆大霉素
   C. 羧苄西林+庆大霉素
   D. 氨苄西林+庆大霉素
   E. 链霉素+庆大霉素

7. 氨基糖苷类抗生素无效的细菌是
   A. 结核分枝杆菌
   B. 革兰阴性菌
   C. 耐药金黄色葡萄球菌
   D. 铜绿假单胞菌
   E. 厌氧菌

8. 患者,男,25 岁,大面积烧伤后铜绿假单胞菌感染,同时伴肾功能严重损害,应选用药物是
   A. 庆大霉素　　　　B. 羧苄西林
   C. 氯霉素　　　　　D. 卡那霉素
   E. 链霉素

9. 患者,女,23 岁,急性泌尿系统感染,用庆大霉素治疗,同时还可加用下列哪个药,以增加疗效
   A. 维生素 B₆　　　　B. 碳酸氢钠
   C. 碳酸钙　　　　　D. 维生素 C
   E. 氯化铵

10. 具有耳毒性的抗生素是
    A. 奈替米星　　　　B. 青霉素
    C. 头孢菌素　　　　D. 克林霉素
    E. 多黏菌素

二、简答题

1. 简述氨基糖苷类抗生素的不良反应及用药注意。
2. 简述氨基糖苷类抗生素的常用药及其临床应用。

附录:制剂与用法

药名	剂型	使用方法
硫酸链霉素	片剂:0.1g、0.5g	口服:0.25~0.5g,一天3~4次;小儿一天60~80mg/kg,分3~4次服
	注射剂:0.5g、0.75g	0.5g,肌内注射,一天2次,或0.75g,肌内注射,一天1次。小儿一天15~25mg/kg,分2次肌内注射
硫酸庆大霉素	片剂:2万U、4万U	口服:8万~16万U,一天3~4次
	注射剂:2万U、4万U、8万U	一天16万~24万U;小儿一天3000~5000U/kg,分2~3次肌内注射或静脉滴注
	滴眼剂:4万U/8ml	滴眼:1~2滴,一天3~4次
硫酸阿米卡星	注射剂:0.1g、0.2g	一天0.2~0.4g;小儿一天4~8mg/kg,分1~2次肌内注射或静脉滴注
硫酸妥布霉素	注射剂:40mg、80mg	1.5mg/kg,肌内注射或静脉滴注,每8小时1次,疗程一般不超过7~10天
硫酸奈替米星	注射剂:150mg	一天3~6.5mg/kg,分2次肌内注射。小儿一天5~8mg/kg,分2~3次肌内注射
硫酸依替米星	注射剂:50mg、100mg	200mg,一天1次,静脉滴注
大观霉素	注射剂:2g	2g溶于0.9%苯甲醇溶液3.2ml中,深部肌内注射,一天1~2次
硫酸黏菌素	片剂:50万U、100万U、300万U	一天150万~300万U,分3~4次服
多黏菌素B	注射剂:50万U、100万U	一天100万~150万U;小儿一天1.5万~2.5万U/kg,分2~3次肌内注射。或一天50万~100万U;小儿一天1.5万~2.5万U/kg,分1~2次静脉滴注

注:本制剂与用法仅供参考,具体使用方法请按医嘱或参见药品说明书。

第 5 节　四环素类抗生素和氯霉素

考点:1. 四环素和氯霉素的不良反应及用药注意。

2. 四环素和氯霉素临床应用。

案例 13-5

患者,男,20岁,因高热、寒战、头痛伴喷射性呕吐入院。查体发现颈项强直,皮肤有大量淤点,面色苍白,四肢发凉。病原学检查发现脑膜炎奈瑟菌。诊断为流行性脑脊髓膜炎。医嘱予以氯霉素治疗。

问题:1. 上述给药是否正确? 为什么?

2. 应用氯霉素应注意什么?

3. 如有不妥,可调换何药?

一、四环素类

四环素类抗生素包括天然品与半合成品。天然品有四环素(tetracycline)、土霉素(oxytet-racycline)等。半合成品有美他环素(metacychline,甲烯土霉素)、多西环素(doxycycline,强力霉素)和米诺环素(minocycline,二甲胺四环素)。半合成四环素较天然品抗菌活性强、耐药菌株少、不良反应轻。

四 环 素

四环素(tetracycline)口服易吸收,广泛分布于各组织和体液中,也可沉积于骨及牙组织内,胆汁浓度为血药浓度的 10~20 倍,但不易透过血脑屏障。本药主要以原形经肾排泄,故尿中药浓度较高,有利于治疗泌尿系统感染。酸性药物如维生素 C 等可促进其吸收。而与 Ca^{2+}、Mg^{2+}、Al^{3+}、Fe^{3+} 等多价金属离子形成螯合物可妨碍吸收。

【抗菌作用】

1. 抗菌谱 本药抗菌谱广,对革兰阳性菌、革兰阴性菌、立克次体、支原体、衣原体、螺旋体及放线菌均有抗菌作用;对革兰阳性菌作用不如青霉素和头孢菌素类,对革兰阴性菌则不如氨基糖苷类和氯霉素。此外,还能间接抑制阿米巴原虫。

2. 抗菌机制 本药可与细菌核糖体 30S 亚基特异性结合,阻碍肽链延长,抑制细菌蛋白质合成。

3. 耐药性 细菌对本类药物的耐药性日渐增多,特别是金黄色葡萄球菌、大肠埃希菌、志贺菌属较为明显且严重。天然品之间存在交叉耐药。但天然品和半合成品之间无完全交叉耐药。

【临床应用】 四环素主要用于立克次体引起的地方性流行性斑疹伤寒和恙虫病,也可用于支原体肺炎、衣原体和螺旋体感染;还可用于布氏菌病及其他敏感菌所致的呼吸道、胆管与泌尿道感染等。

【不良反应及用药注意】

1. 局部刺激症状 可引起恶心、呕吐、上腹不适、腹胀、腹泻等胃肠道刺激症状,饭后服可减轻。大剂量静脉滴注,可引起血栓性静脉炎。

2. 二重感染 长期应用,可破坏体内正常菌群平衡,使敏感菌受到抑制,不敏感菌乘机大量繁殖,造成新的感染,称二重感染或菌群交替症。多见于婴儿、老年人、体弱者或合用肾上腺皮质激素患者。常见的二重感染为真菌和厌氧菌感染,可用抗真菌药和万古霉素或甲硝唑治疗。年老、体弱、免疫功能低下及合用糖皮质激素和抗肿瘤药者慎用。

3. 对骨、牙生长的影响 四环素类能沉积在骨、牙组织中,影响牙齿和骨骼的生长,可使牙釉质变黄和抑制骨骼生长。孕妇、哺乳期妇女及 8 岁以下儿童禁用。

4. 肝、肾损害 长期大量使用可引起严重肝、肾损害,故孕妇及肝、肾功能不全者禁用。

5. 过敏反应 偶见药热、皮疹、光敏性皮炎等。

链接 立克次体感染

立克次体感染是由立克次体引起的急性传染病,有流行性斑疹伤寒、地方性斑疹伤寒、恙虫病等。立克次体是介于细菌与病毒之间的微生物,具有以下特点:①需在活细胞内生长,在代谢衰退的细胞内生长旺盛;②有典型的细胞壁,有 DNA 和 RNA,呈短小、多形性球杆状,染色后光学显微镜可以查见;③对广谱抗生素,如四环素类、氯霉素等敏感。立克次体感染的共同特点是:①病原体主要在啮齿类动物(鼠类)和家畜(牛、羊、犬)等储存宿主内繁殖,虱、蚤、蜱、螨等吸血节肢动物为主要传播媒介;②病理变化为血管周围炎和血栓性血管炎;③主要临床表现是发热、头痛、皮疹等,呈急性表现;④广谱抗生素有效,病后可获持久免疫力。

多西环素和米诺环素

多西环素(doxycycline)和米诺环素(minocycline)两药口服吸收迅速而完全,受食物影响小,多西环素主要由胆汁排泄,可形成肝肠循环,少部分经肾排泄,故肾功能不全时仍可应用。米诺环素可通过血脑屏障在脑脊液达到有效浓度,两药半衰期长,一般感染一天服药一次即可。

其抗菌谱和四环素相似,抗菌作用较四环素强,具有长效、速效、高效的特点。两药对耐天然四环素类和耐青霉素的金黄色葡萄球菌、化脓性链球菌、大肠埃希菌等敏感。主要用于呼吸道感染如老年慢性气管炎、肺炎等;也可用于泌尿生殖道、胆管感染和斑疹伤寒、恙虫病等。

不良反应与四环素相似但较轻。常见胃肠道刺激症状,二重感染少。多西环素静脉注射时,可出现舌麻木及口腔异味感,易致光敏反应。多西环素与苯巴比妥、苯妥英钠等同服,可使其半衰期缩短为 7 小时左右,并使血药浓度降低而影响疗效。米诺环素还能引起可逆性前庭反应,包括恶心、呕吐、头晕及运动失调等,发生率与剂量大小有关,一般停药后 24 ~ 48 小时可消失。用药期间不宜从事高空作业、驾驶和机器操作。

二、氯 霉 素

氯霉素(chloramphenicol)口服吸收快而完全,可广泛分布至全身各组织和体液中,脑脊液中分布浓度较其他抗生素高,约 90% 的药物在肝内与葡糖醛酸结合生成无活性产物,约 10% 原形药物经肾排泄,在尿中达到有效治疗浓度。

【抗菌作用】 本品属广谱抗生素,为速效抑菌剂。本品对革兰阳性菌和革兰阴性菌均有抑制作用,对后者作用较强,尤其对伤寒沙门菌、流感嗜血杆菌、脑膜炎奈瑟菌作用强,在高浓度时有杀菌作用;对脆弱类杆菌、百日咳杆菌、布氏菌作用也较强;对立克次体和沙眼衣原体、肺炎衣原体等有效。抗菌机制是与敏感菌核糖体 50S 亚基结合,阻止肽链延伸,使蛋白质合成受阻。

【临床应用】 氯霉素曾广泛用于治疗各种敏感菌感染,后因对造血系统有严重不良反应,故对其临床应用现已作出严格控制。目前主要用于:①细菌性脑膜炎,由于氯霉素可在脑脊液中达到较高浓度而具有杀菌作用,可治疗脑膜炎奈瑟菌、肺炎链球菌及流感嗜血杆菌等引起的细菌性脑膜炎;②伤寒和副伤寒,伤寒杆菌、副伤寒杆菌及其他沙门菌属感染可做首选。常采用口服给药,待体温下降至正常后继续用药 10 天;③细菌性眼部感染,氯霉素易透过血眼屏障,是治疗敏感菌引起的外眼感染、眼内感染、全眼球感染及沙眼的有效药物;④氯霉素可用于立克次体感染,疗效与四环素类相当。

【不良反应及用药注意】

1. 抑制骨髓造血功能 为氯霉素最严重的毒性反应,表现为红细胞、粒细胞及血小板减少。不良反应有两种类型:一是可逆性抑制,与剂量和疗程有关,停药后即可逐渐恢复;二是不可逆的再生障碍性贫血,与剂量和疗程无关,发生率虽低,一旦发生常难逆转,死亡率高,少数存活者可发展为粒细胞性白血病,妇女、儿童及肝肾功能不全者较易发生。用药时注意勤查血常规,出现血细胞减少应立即停药,并予以治疗。

2. 其他 新生儿、早产儿用药可致灰婴综合征,也可出现胃肠反应、二重感染、中毒性精神病、皮疹、药热等。故精神病史者、新生儿、早产儿、妊娠末期、产后 1 个月的哺乳期妇女及肝功能不全者禁用。

🐣 **案例 13-5 分析**

1. 氯霉素对脑膜炎奈瑟菌有杀菌作用,且易透过血脑屏障进入脑脊液达到有效浓度,故可选用此药。

2. 应注意氯霉素对造血功能的不良反应,应用时定期检查血常规,监测其骨髓抑制毒性。出现血细胞减少应立即停药,并给予治疗。

3. 由于氯霉素有抑制骨髓造血功能的不良反应,故不作首选药物使用。可选用能透过血脑屏障在脑脊液达有效浓度的青霉素、氨苄西林、第三代头孢菌素(如头孢曲松、头孢噻肟)或复方磺胺甲噁唑。

目 标 检 测

一、选择题

A_1 型题

1. 患者,男,30 岁,患斑疹伤寒应选用药物是
   A. 四环素　　　　B. 克林霉素
   C. 链霉素　　　　D. 青霉素
   E. 红霉素

2. 四环素类的不良反应中错误项是
   A. 空腹口服易引起胃肠道反应
   B. 可导致幼儿乳牙釉质发育不全、牙齿发黄
   C. 可引起二重感染
   D. 不引起超敏反应
   E. 长期大量静脉滴注,可引起严重肝损害

3. 氯霉素临床应用受限的主要原因是
   A. 超敏反应
   B. 二重感染
   C. 有严重造血系统毒性
   D. 细菌耐药性多见
   E. 脑脊液浓度高,血液浓度低

4. 用药期间不宜从事高空作业、驾驶和机械操作的四环素类是
   A. 四环素　　　　B. 多西环素
   C. 米诺环素　　　D. 土霉素
   E. 金霉素

5. 四环素类药物抗菌谱不包括
   A. 立克次体　　　B. 衣原体
   C. 革兰阳性细菌　D. 真菌
   E. 支原体

6. 不宜用于铜绿假单胞菌感染的药物是
   A. 多黏菌素　　　B. 四环素
   C. 羧苄西林　　　D. 阿米卡星
   E. 头孢他啶

7. 某患者,因患严重菌痢用何种药物治疗后引起白细胞明显减少
   A. 阿米卡星　　　B. 青霉素
   C. 氯霉素　　　　D. 磺胺嘧啶
   E. 四环素

8. 某患者 7 岁,因反复患上呼吸道感染,长期服用以下何种药物导致牙齿黄染
   A. 链霉素　　　　B. 青霉素
   C. 庆大霉素　　　D. 红霉素
   E. 四环素

9. 可促进四环素吸收的是
   A. 与氢氧化铝同服　B. 与铁剂同服
   C. 与氢氧化钙同服　D. 与维生素 C 同服
   E. 三硅酸镁同服

10. 患者,男,30 岁,因患伤寒选用氯霉素治疗,应注意定期检查
    A. 肝功能　　　　B. 肾功能
    C. 尿常规　　　　D. 血常规
    E. 肝脾肿大

二、简答题

1. 简述四环素临床应用、不良反应及用药注意。
2. 简述氯霉素临床应用、不良反应及用药注意。

附录:制剂与用法

药名	剂型	使用方法
盐酸四环素	片剂或胶囊剂:0.25g	口服:0.5g,一天 3 ~ 4 次
	软膏剂:5g	
	眼膏剂:2.5g、10g	外用
土霉素	片剂:0.125g、0.25g	口服:0.5g,一天 3 ~ 4 次
多西环素	片剂或胶囊剂:0.1g	口服:首次 0.2g,以后一天 0.1 ~ 0.2g,分 1 ~ 2 次服;8 岁以上小儿首剂 4mg/kg,以后一次 2 ~ 4mg/kg,一天 1 ~ 2 次
米诺环素	片剂:0.1g	口服:0.1g,一天 2 次,首剂加倍
氯霉素	片剂或胶囊剂:0.25g	口服:0.25 ~ 0.5g,一天 3 ~ 4 次。眼膏、滴眼液、滴耳液:局部外用

注:本制剂与用法仅供参考,具体使用方法请按医嘱或参见药品说明书。

第6节 合成抗菌药

案例 13-6

患者,女,34岁,近日持续发热,呈稽留热型,体检发现皮肤玫瑰疹、肝脾肿大。血液检查:末梢白细胞和嗜酸粒细胞减少。病原学检查后诊断为伤寒沙门菌感染,给予环丙沙星治疗。

问题:1. 该给药方案是否合理? 为什么?

2. 应用该药时,应注意哪些问题?

3. 临床常用的治疗药物还有哪些?

考点:1. 喹诺酮类抗菌药的作用、临床应用、不良反应及用药注意。

2. 磺胺类及甲氧苄啶的抗菌作用、临床应用、不良反应及用药注意。

一、喹诺酮类

喹诺酮类是一类含有4-喹诺酮母核的人工合成抗菌药,自1962年问世以来,发展迅速,先后有三代产品用于临床。第一代药物萘啶酸,因较强的不良反应已被淘汰。第二代药物以吡哌酸(pipemidic acid)为代表,主要用于消化道和泌尿道感染。第三代为一系列含氟药物,又称氟喹诺酮类,包括诺氟沙星、环丙沙星、氧氟沙星、左氧氟沙星、洛美沙星、莫西沙星、加替沙星等。其抗菌谱进一步扩大,抗菌作用更强,可口服,与其他抗生素之间交叉耐药少,临床应用广泛。

【抗菌作用】

1. 抗菌谱 氟喹诺酮类抗菌谱广,对革兰阴性杆菌(如铜绿假单胞菌、大肠埃希菌、伤寒沙门菌、流感嗜血杆菌、军团杆菌属)及革兰阴性球菌(如淋病奈瑟菌等)均有强大的抗菌作用;对革兰阳性球菌(如金黄色葡萄球菌、肺炎链球菌及厌氧菌)也有较强的抗菌作用;某些品种对结核分枝杆菌、支原体、衣原体也有作用。

2. 抗菌机制 本类药物抗菌机制是抑制细菌DNA回旋酶,影响DNA的合成而导致细菌死亡。

3. 耐药性 长期应用本类药物,耐药菌株呈增长趋势,以金黄色葡萄球菌、肺炎链球菌、大肠埃希菌、铜绿假单胞菌等耐药菌株多见。本类药物之间有交叉耐药性,与其他抗菌药之间无交叉耐药性。

【临床应用】 氟喹诺酮类可用于各种敏感菌所致的呼吸系统感染、肠道感染、泌尿生殖系统感染,也可用于伤寒、副伤寒、淋病、骨关节感染与皮肤软组织感染等。

【不良反应及用药注意】

1. 胃肠道反应 可见恶心、呕吐、腹泻等。溃疡病史者应慎用。

2. 中枢神经系统反应 表现为头痛、失眠、眩晕等,并可致精神症状。多见于用量过大时,有中枢神经系统疾患或癫痫史者慎用。

3. 过敏反应 可出现药疹、皮肤瘙痒和血管神经性水肿,少数患者出现光敏性皮炎。用药期间应避免阳光及紫外线照射。

4. 软骨损害 本类药物可影响软骨发育,故孕妇及18岁以下儿童禁用。

5. 其他 包括肝功能异常、跟腱炎、心脏毒性等,停药后可恢复。

链接 药物的光敏反应

某些药物服用后,在光照刺激下,可致人体过敏性反应,出现皮肤瘙痒、发热、红斑、水肿,甚至水疱、皮肤脱落糜烂等,这种现象称为药物的光敏反应,这类药物称为光敏性药物。常见光敏性药物有四环素、多西环素、磺胺类、喹诺酮类、抗真菌药灰黄霉素、口服降血糖药格列美脲、抗组胺药赛庚啶和异丙嗪、利尿药拖拉塞米和氢氯噻嗪、抗精神病药氯丙嗪等。患者在使用光敏性药物期间和停药后5天内,应避免暴露在阳光或紫外线下,若出现光敏反应或皮肤损害,应立即停用药物,并去皮肤科就诊;光敏感患者在使用光敏性药物期间需要外出,应戴宽檐帽或撑遮阳伞、涂防晒霜等,做好皮肤防护措施;有光敏反应史者慎用或禁用光敏性药物。

诺氟沙星

诺氟沙星(norfloxacin)又名氟哌酸。口服吸收易受食物影响,空腹比饭后服药的血药浓度高2~3倍。抗菌谱广、抗菌作用与氧氟沙星相似,主要用于敏感菌引起的泌尿道生殖系统、肠道、呼吸道、皮肤、黏膜、耳鼻喉、口腔等感染。

氧氟沙星

氧氟沙星(ofloxacin)又名氟嗪酸。口服吸收快而完全,血浆浓度高,维持时间长,尤以痰中浓度较高。本药对革兰阳性菌和革兰阴性菌如耐药金黄色葡萄球菌、铜绿假单胞菌,厌氧菌、奈瑟菌属及结核分枝杆菌等均有较强的抗菌作用。主要用于呼吸道、泌尿道、胆管、皮肤软组织和耳鼻咽喉等部位的感染,也可与异烟肼、利福平合用于结核病。

左氧氟沙星

左氧氟沙星(levofloxacin)口服易吸收,生物利用度接近100%,抗菌活性是氧氟沙星的2倍,对耐甲氧西林金黄色葡萄球菌、表皮葡萄球菌、链球菌和肠球菌的抗菌活性强于环丙沙星,对厌氧菌、支原体、衣原体及军团菌也有较强的杀灭作用。本药用于敏感菌引起的各种急慢性感染、难治性感染等效果良好。

环丙沙星

环丙沙星(ciprofloxacin)口服生物利用度约为50%,血药浓度较低,可采用静脉滴注给药。该药抗菌谱广,对革兰阴性细菌作用较其他喹诺酮类强,对革兰阳性细菌有作用,对耐药的金黄色葡萄球菌、铜绿假单胞菌、流感嗜血杆菌、淋病奈瑟菌等均有效,对肺炎军团菌、弯曲菌及支原体、衣原体也有效。本药对多数厌氧菌无效,主要用于呼吸道、泌尿道、肠道、胆管、盆腔、皮肤软组织、骨与关节及眼、耳鼻咽喉等部位感染,可诱发跟腱炎和跟腱断裂,运动员和老年人慎用。

培氟沙星

培氟沙星(pefloxacin)又名甲氟哌酸。抗菌谱与诺氟沙星相似,但抗菌作用较弱。本药适用于敏感菌引起的败血症、心内膜炎、脑膜炎、骨关节炎及泌尿道、呼吸道、消化道感染。

洛美沙星

洛美沙星(lomefloxacin)抗菌谱广,口服吸收好,生物利用度约98%,主要以原形经肾排泄。本药对革兰阴性菌的抗菌活性与诺氟沙星、氧氟沙星相似,对耐甲氧西林金黄色葡萄球菌、表皮葡萄球菌、链球菌和肠球菌的抗菌活性与氧氟沙星相似,对多数厌氧菌的抗菌活性不如氧氟沙星。本药用于敏感菌引起的呼吸道、泌尿道、肠道、骨及皮肤软组织感染。不良反应以光敏反应常见。

莫西沙星

莫西沙星(moxifloxacin)抗菌谱广,对多数革兰阳性和阴性细菌均有抗菌作用,特别对肺炎链球菌、金黄色葡萄球菌、厌氧菌、支原体、衣原体的作用较强,临床可用于上述细菌所致的急慢性支气管炎和上呼吸道感染,也可用于泌尿生殖系统和皮肤软组织感染等。不良反应发生率低,光敏反应较轻。

加替沙星

加替沙星(gatifloxacin)抗菌谱广,对多数革兰阳性菌作用强,对多数革兰阴性细菌作用与环丙沙星和氧氟沙星相当。本药对厌氧菌、支原体、衣原体的作用高于环丙沙星和氧氟沙星。临床用于呼吸道感染及泌尿生殖系统、皮肤、软组织和耳鼻喉等感染。几乎没有光敏反应。

二、磺 胺 药

📖 **链接** ········· 磺胺类药物的发展

  1932年，德国生物化学家Domagk在试验偶氮染料过程中，发现百浪多息（prontosil）对感染了溶血性链球菌的小白鼠具有很高的疗效。此后研究人员纷纷对百浪多息进行研究，法国特利弗尔等发现，其抗菌作用的有效基团为对氨苯磺胺，并相继合成了一系列磺胺类药物，用于治疗感染性疾病，为化学治疗开辟了新的领域。但随着耐药菌株的出现，加之青霉素、头孢菌素、喹诺酮类等各种抗生素和合成抗菌药的快速发展，其治疗地位逐渐被取代。之后在研究抗疟药中发现的磺胺增效剂甲氧苄啶及磺胺乙基胞嘧啶等高效、长效、广谱的新型磺胺的合成，使磺胺类药物抗菌谱扩大，抗菌活性增强而重新引起医学界的重视。现用于临床的磺胺类药物主要有二十几种。

【抗菌作用】

  1. 抗菌谱　磺胺类药物是最早应用的人工合成抗菌药，抗菌谱广，可抑制细菌的生长。其对化脓性链球菌、脑膜炎奈瑟菌、肺炎链球菌、痢疾志贺菌等较为敏感，对金黄色葡萄球菌、鼠疫耶尔森菌、大肠埃希菌、流感嗜血杆菌、沙眼衣原体也有效；对立克次体无效，甚至会刺激立克次体生长。此外，磺胺甲噁唑对伤寒沙门菌、磺胺嘧啶银对铜绿假单胞菌也有较强抑制作用。

  2. 抗菌机制　本类药物通过干扰细菌叶酸代谢产生抗菌作用（图13-3）。敏感细菌在生长繁殖时，必须利用对氨苯甲酸（PABA）和二氢蝶啶，在二氢叶酸合成酶催化下，生成二氢叶酸，再经二氢叶酸还原酶的作用生成四氢叶酸，进而参加细菌核酸的合成。磺胺类药物由于结构与对氨苯甲酸相似，通过竞争抑制二氢叶酸合成酶，干扰细菌四氢叶酸的合成，进一步影响细菌核酸的形成，从而产生抗菌作用。人和哺乳动物能直接利用外源性叶酸，故不受影响。

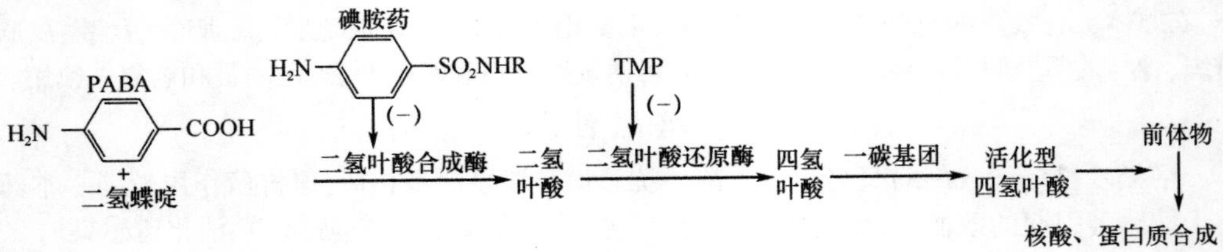

图13-3　磺胺药和TMP抗菌作用机制示意图

  3. 耐药性　细菌对磺胺药易产生耐药性，尤其在用量不足时更易发生。磺胺药之间有交叉耐药性。

【临床应用】　磺胺类药物根据应用范围可分为用于全身感染的磺胺药和局部应用的磺胺药。用于全身感染的磺胺药主要有磺胺嘧啶（sulfadiazine, SD）和磺胺甲噁唑（sulfamethoxazole, SMZ），局部应用的磺胺主要有柳氮磺吡啶（sulfasalazine, SASP）、磺胺米隆（mafenide, SML）、磺胺醋酰钠（sulfacetamide sodium, SA）等。

  1. 磺胺嘧啶　口服易吸收，血浆半衰期为10～13小时。血浆蛋白结合率为45%，脂溶性高，易透过血脑屏障，脑脊液浓度可达血浆浓度的40%～80%，抗菌力强。本药是治疗流行性脑脊髓膜炎的首选药物之一，也适用于治疗尿路感染。

  2. 磺胺甲噁唑　口服易吸收，血浆半衰期为10～12小时。脑脊液浓度不及磺胺嘧啶，尿中浓度较高，常与甲氧苄啶组成复方制剂用于泌尿道、呼吸道、消化道等感染。

3. 柳氮磺吡啶　口服吸收较少,在肠道分解释放出磺胺吡啶和5-氨基水杨酸。前者有抗菌作用,后者有抗感染和免疫抑制作用。主要用于肠道感染特别是溃疡性结肠炎。

4. 磺胺嘧啶银(SD-Ag)　抗菌谱广,对铜绿假单胞菌抑制作用强大,银盐尚有收敛作用,能促进创面的愈合。适用于烧伤、烫伤创面感染。

5. 磺胺嘧啶锌(SD-Zn)　抗菌谱同磺胺嘧啶,因含有人体必需的微量元素锌,在促进伤口愈合方面优于磺胺嘧啶银。用于烧伤、烫伤感染的局部用药。

6. 磺胺米隆　对铜绿假单胞菌、金黄色葡萄球菌及破伤风芽孢梭菌有效。其能迅速渗入创面及焦痂中,抗菌作用不受脓液和坏死组织的影响,并能促进创面上皮组织生长。适用于烧伤和大面积创伤后感染。

7. 磺胺醋酰钠　局部应用穿透力强,可透入眼内组织,几乎无刺激性。可用于沙眼、结膜炎和角膜炎等。

【不良反应及用药注意】

1. 肾损害　用于全身感染的磺胺药及其乙酰化代谢产物,在尿中溶解度较低,易析出结晶损伤肾脏,出现结晶尿、血尿、尿痛、尿路阻塞和尿闭等,尿液呈酸性时尤甚。肾损害可采取以下措施预防:①同服碳酸氢钠碱化尿液,增加磺胺药及乙酰化物在尿中的溶解度;②多饮水促进尿液形成,加强尿液冲洗作用;③用药期间定期检查尿液,避免长期用药;④老年人及肝、肾功能不全者慎用或禁用。

2. 过敏反应　可出现药热、皮疹等,严重者可出现剥脱性皮炎。用药前应询问有无药物过敏史,用药期间若发现超敏反应须立即停药,并给予抗过敏治疗。

3. 抑制造血功能　可引起白细胞减少,偶见粒细胞缺乏、再生障碍性贫血及血小板减少症。长期用药应检查血常规。本类药物对葡萄糖-6-磷酸脱氢酶缺乏的患者可致溶血反应,应禁用。

4. 中枢反应　可见头晕、头痛、乏力、精神不振等,服药期间不宜从事驾驶及高空作业。

5. 其他　还可引起恶心、呕吐等消化系统反应。新生儿可引起胆红素脑病和溶血,药物也可进入乳汁中,故新生儿、临产妇及哺乳期妇女禁用。

三、甲氧苄啶

甲氧苄啶(trimethoprim,TMP)又名磺胺增效剂。抗菌谱与磺胺药相似,抗菌机制是抑制二氢叶酸还原酶,使二氢叶酸不能还原为四氢叶酸,从而阻止细菌核酸的合成。单用抗菌作用弱,与磺胺药同用可使磺胺药的抗菌作用增强数倍至数十倍,甚至呈现杀菌作用。临床用甲氧苄啶和磺胺甲噁唑组成的复方制剂可产生协同效果。其理论基础为:①可使细菌叶酸代谢受到双重阻断,大大增强磺胺药的抗菌作用;②两药半衰期相似,联用可同时达到较高的血药浓度;③联合应用可延缓细菌耐药性的产生。复方磺胺甲噁唑主要用于呼吸道、泌尿道及肠道感染,也可用于伤寒、副伤寒治疗。

甲氧苄啶不良反应较小。大剂量长期应用,可影响人体叶酸代谢,出现中性粒细胞减少、巨幼红细胞性贫血等。应注意查血常规,必要时可用甲酰四氢叶酸钙治疗。本药可能致畸,故妊娠早期禁用。早产儿、新生儿、哺乳期妇女、骨髓造血功能不全及严重肝、肾功能不全者禁用。

四、其他合成抗菌药

甲硝唑

甲硝唑(metronidazol)又名甲硝哒唑、灭滴灵,具有抗厌氧菌、抗阴道滴虫、抗阿米巴原虫和抗贾第鞭毛虫作用。临床作用:①厌氧菌引起的口腔、腹腔、女性生殖器、骨和关节等部位感染的首选药;②阴道滴虫病的首选药,对反复发作者需夫妻双方同时用药以求根治;③肠内、外阿米巴病的首选药;④治疗贾第鞭毛虫最有效的药物。

甲硝唑不良反应主要有胃肠反应、过敏反应和神经系统反应,如食欲不振、恶心、呕吐、腹痛、腹泻、舌炎、口腔金属味等,一般不影响治疗。少数患者出现荨麻疹、红斑、瘙痒等症状,停药后即可恢复。若出现头痛、眩晕、共济失调、肢体麻木及惊厥等症状应立即停药。因干扰乙醛代谢,故用药期间及停药1周内禁酒。妊娠早期、哺乳期妇女禁用。

替 硝 唑

替硝唑(tinidazole)较甲硝唑半衰期长,口服一次,有效血药浓度可维持72小时,对阿米巴痢疾和肠外阿米巴病的疗效与甲硝唑相似而毒性较低,也可用于治疗阴道滴虫病。

硝基呋喃类

本类药物主要有呋喃妥因(nitrofurantoin)、呋喃唑酮(furazolidone)等。抗菌谱广,对革兰阳性菌和阴性菌均有效。抗菌机制是抑制乙酰辅酶A,干扰菌体代谢而呈现作用。呋喃妥因口服吸收完全,血药浓度低,40%原形由肾排出,尿中浓度高,故仅用于泌尿道感染;呋喃唑酮口服吸收少,肠腔浓度高,适用于肠炎、痢疾、伤寒、副伤寒及胃、十二指肠溃疡。

硝基呋喃类药物主要不良反应有胃肠道反应,如恶心、呕吐、食欲不振;周围神经炎,表现为手足麻木、感觉异常等;偶见过敏反应;呋喃妥因长期使用可致肺纤维化。

案例13-6分析

1. 该给药方案合理。因氟喹诺酮类抑制细菌DNA回旋酶,影响DNA合成而产生杀菌作用,抗菌谱广,尤其对革兰阴性菌如伤寒沙门菌等有强大的抗菌作用,所以作为首选治疗药物使用。

2. 对氟喹诺酮类药过敏者禁用;孕妇、哺乳期妇女、18岁以下儿童禁用。

3. 未成年人和妊娠期、哺乳期患者及对喹诺酮类耐药菌所致伤寒患者可选用头孢曲松或头孢噻肟等;也可根据药敏结果选用氨苄西林或阿莫西林、复方磺胺甲噁唑或氯霉素。

目 标 检 测

一、选择题

A₁型题

1. 患者,女,30岁,用庆大霉素治疗泌尿系统感染3天,疗效不好,可改用的药物是
   A. 新霉素　　　B. 氧氟沙星
   C. 红霉素　　　D. 氯霉素
   E. 林可霉素

2. 喹诺酮类药物抗菌作用机制是
   A. 抑制敏感菌二氢叶酸合成酶
   B. 抑制敏感菌二氢叶酸还原酶
   C. 抑制敏感细菌DNA螺旋酶
   D. 破坏细菌细胞壁
   E. 影响细菌细胞膜通透性

3. 应用喹诺酮类药物应注意的事项除外
   A. 不宜用于儿童及孕妇
   B. 不宜与含镁、钙、铝等金属离子的抗酸药合用
   C. 用药期间应避免阳光直射
   D. 有精神病史患者慎用
   E. 不宜用于泌尿生殖系统感染

4. 环丙沙星的特点不包括
   A. 抗菌谱广
   B. 尿中游离浓度高,主要经肾排出
   C. 不良反应有软骨损伤等
   D. 口服生物利用度高
   E. 对多数厌氧菌无效

5. 磺胺类药物的抗菌作用机制是
   A. 破坏细菌细胞壁
   B. 改变细菌细胞膜通透性
   C. 抑制敏感细菌二氢叶酸合成酶
   D. 抑制敏感细菌二氢叶酸还原酶
   E. 抑制细菌DNA螺旋酶

6. 治疗流行性脑脊髓膜炎可选用
　　A. 磺胺甲噁唑　　　　B. 磺胺嘧啶
　　C. 磺胺异噁唑　　　　D. 甲氧苄啶
　　E. 磺胺米隆

7. 磺胺嘧啶用于治疗下列哪种疾病无效
　　A. 溶血性链球菌引起的丹毒
　　B. 肺炎球菌引起的大叶肺炎
　　C. 脑膜炎奈瑟菌引起的流行脑脊髓膜炎
　　D. 立克次体引起的斑疹伤寒
　　E. 大肠埃希菌引起的泌尿道感染

8. 患者,女,40 岁,上呼吸道感染服用磺胺嘧啶时加服碳酸氢钠的目的是
　　A. 防止超敏反应
　　B. 碱化尿液,增加磺胺药及乙酰化物的溶解度
　　C. 增强抗菌作用
　　D. 加快药物吸收速度

9. 关于呋喃妥因的叙述不正确的是
　　A. 口服易吸收
　　B. 多以原形经肾排泄
　　C. 血中浓度高
　　D. 仅用于泌尿道感染
　　E. 有胃肠道反应

10. 能抑制乙醇代谢的药是
　　A. 甲硝唑　　　　　　B. 呋喃唑酮
　　C. 呋喃妥因　　　　　D. 甲氧苄啶
　　E. 诺氟沙星

二、简答题

1. 简述喹诺酮类抗菌药的共性。
2. 简述磺胺类药物的不良反应及用药注意。
3. 简述磺胺类药物的分类及代表药的临床应用。

附录:制剂与用法

药名	剂型	使用方法
吡哌酸	片剂或胶囊剂:0.25g、0.5g	口服:0.5g,一天 3 ~ 4 次。小儿一天 15mg/kg,分 2 次服
诺氟沙星	片剂或胶囊剂:0.1g	口服:0.1 ~ 0.2g,一天 3 ~ 4 次
	1% 软膏剂:10g/支	外用
	0.3% 眼药水:8ml/支	滴眼
氧氟沙星	片剂:0.1g	一天 0.2 ~ 0.6g,分 2 次服
	注射剂:0.4g	0.4g,静脉滴注,一天 2 次
左氧氟沙星	片剂:0.1g	口服:0.1g,一天 3 次
依诺沙星	片剂:0.1g、0.2g	一天 0.4 ~ 0.6g,分 2 次服
培氟沙星	片剂:0.2g、0.4g	口服:0.4g,一天 2 次
	注射剂:0.4g	0.4g 稀释于 5% 葡萄糖注射液 250ml 中,静脉滴注,一天 2 次
环丙沙星	片剂:0.25g、0.5g、0.75g	口服:0.25 ~ 0.5g,一天 2 次
	注射剂:0.1g、0.2g	0.1 ~ 0.2g,静脉滴注(时间不少于 30 分钟),一天 2 次
氟罗沙星	胶囊剂:0.2g、0.4g	口服:0.4g,一天 1 次
磺胺甲噁唑	片剂:0.5g	口服:0.5 ~ 1g,一天 2 次,首次剂量加倍。大剂量长期应用时,需同服等量的碳酸氢钠。小儿 25mg/kg,一天 2 次
磺胺嘧啶	片剂:0.5g	口服:1g,一天 2 次。治疗脑膜炎:1g,一天 4 次
	注射剂:0.4g、1g	1 ~ 1.5g,深部肌内注射,一天 3 次。小儿一般感染一天 50 ~ 75mg/kg,分 2 次用;流行性脑脊髓膜炎时按一天 100 ~ 150mg/kg 用

续表

药名	剂型	使用方法
柳氮磺吡啶	片剂:0.25g	口服:1~1.5g,一天3~4次,症状好转后改为0.5g,一天3~4次
	栓剂:0.5g	0.5g,直肠给药,一天2~3次
磺胺嘧啶银	软膏(乳膏)、散剂:涂敷创面或用软膏油纱布包扎创面	散剂可直接撒布于创面
磺胺嘧啶锌	软膏、散剂	用法同磺胺嘧啶银
磺胺米隆	5%~10%软膏	外用
	5%~10%溶液	湿敷
磺胺醋酰钠	15%滴眼液:5ml、10ml	滴眼:1~2滴,一天3~5次
	6%眼膏:4g	外用
复方磺胺甲噁唑(复方新诺明)	片剂:每片含SMZ 0.4g,TMP 0.08g	口服:2片,一天2次,首剂2~4片;儿童用片:每片含SMZ 0.1g,TMP 0.02g。口服:2~6岁1~2片,6~12岁2~4片,一天2次,服药期间多饮水
甲硝唑	片剂:0.2g	阿米巴病:口服:0.4~0.8g,一天3次,5~7天为1个疗程。滴虫病:口服:0.2g,一天3次,7天为1个疗程。厌氧菌感染:口服:0.2~0.4g,一天3次
	注射剂:50mg/10ml、100mg/20ml、500mg/100ml、1.25g/250ml、500mg/250ml	厌氧菌感染:500mg,静脉滴注,于20~30分钟滴完,8小时1次,7天为1个疗程。小儿1次7.5mg/kg
替硝唑	片剂:0.5g	阿米巴病:口服:2g,一天1次,连服2~3天;小儿一天50~60mg/kg,连服5天。滴虫病:口服:0.2g,一天1次,必要时重复1次;或0.15g,一天3次。连用5天,须男女同治以防再次感染;小儿1次50~75mg/kg,必要时重复1次。厌氧菌感染:口服:2g,一天1次。非特异性阴道炎:口服:2g,一天1次,连服2天。梨形鞭毛虫病:口服:2g,一天1次
	注射剂:400mg/200ml、800mg/400ml	重症厌氧菌感染:一天1.6g,分1~2次静脉滴注,于20~30分钟滴完

注:本制剂与用法仅供参考,具体使用方法请按医嘱或参见药品说明书。

第7节 抗结核病药

考点: 1. 抗结核病药物的分类,一线抗结核药物的作用特点、不良反应及用药注意。

2. 抗结核药的应用原则。

案例 13-7

患者,女,50岁,患糖尿病合并肺结核,用异烟肼、利福平、吡嗪酰胺三联疗法治疗结核病,同时以格列苯脲控制血糖。2个月后,发现糖尿病加重,而且出现恶心、食欲不佳、乏力、皮肤黄染且肝区隐痛,查肝功能出现氨基转移酶升高。

问题: 1. 糖尿病加重的原因是什么?

2. 该患者在抗结核治疗过程中出现了什么不良反应?应如何防治?

3. 抗结核病药物的应用原则是什么?

结核病由结核分枝杆菌感染引起,可累及全身各个组织和器官,是全球面临的公共卫生和社会问题,其中最常见的是肺结核。抗结核病药通过抑制或杀灭结核分枝杆菌而产生病原治疗作用,分为一线抗结核病药和二线抗结核病药。前者包括异烟肼、利福平、链霉素、乙胺丁醇和吡嗪酰胺等,其特点是疗效高、不良反应少、患者较易接受;后者包括对氨基水杨酸、丙硫异烟胺和氧氟沙星等,主要用于对一线药物产生耐药的结核病治疗。

一、常用抗结核病药

异 烟 肼

异烟肼(isoniazid,INH)又名雷米封。口服吸收快而完全,分布广,穿透力强,易透过血脑屏障和浆膜腔,也可进入巨噬细胞、纤维化或干酪样病灶中,主要在肝内被乙酰化而灭活。受遗传因素影响,乙酰化速度有明显的种族和个体差异,分快、慢两种代谢类型。代谢产物及部分原形药物从尿中排泄。

【抗菌作用与临床应用】 异烟肼对结核分枝杆菌具有高度的选择性,低浓度抑菌,高浓度有杀菌作用。抗菌机制可能与抑制细菌分枝菌酸的合成有关。本药具有疗效高、毒性小、口服方便、价格低廉等优点。单用易产生耐药性,与其他抗结核药联用,可延缓耐药性产生。

异烟肼为抗结核病的首选药物,作为联合用药的主药治疗各型结核病,对渗出性病灶疗效尤佳。本药对急性粟粒性结核和结核性脑膜炎需增大剂量,必要时采用静脉滴注。

【不良反应及用药注意】

1. 神经系统毒性 长期或大剂量应用可引起周围神经炎和中枢神经症状,表现为肌肉痉挛、四肢麻木、烧灼感、刺痛及头痛、兴奋、精神异常、惊厥等,多见于慢乙酰化型患者,其发生原因可能与维生素 B_6 缺乏有关,可同服维生素 B_6 防治。癫痫和精神病患者慎用。

2. 肝毒性 可见氨基转移酶升高、黄疸,甚至肝细胞坏死。多见于 50 岁以上患者、快代谢型和嗜酒者。若与利福平合用可增强肝毒性。故用药期间应定期检查肝功能,肝功能不全者慎用。

3. 其他 偶见皮疹、药热、粒细胞缺乏等。因可抑制乙醇代谢,故用药期间不宜饮酒。孕妇慎用。

📖 **链接** 异烟肼的发现

异烟肼最初由布拉格查尔斯大学化学系研究生 Meyer 和 Mally 于 1912 年作博士论文时候合成,当时完全没有意识到他们的产品的巨大药用价值。在被遗忘了约 40 年后,身为医生的斯坦福大学的 Hinshaw 和康奈尔医学院的 Mcdermott 到德国研究了 7000 份用一种新合成的磺胺类药治疗结核病的病历。之后带了一些氨硫脲(conteben,又名结核安)回到美国进行更深入的研究,发现了吡啶酰胺类的抗结核菌活性,于是导致大规模的测试吡啶酰胺衍生物。在试验了几千个衍生物之后,美国罗氏公司、施贵宝公司和德国拜耳公司的研究人员几乎同时找到了异烟肼。异烟肼的临床试验于 1951 年在纽约开始,1952 年由罗氏公司首先在美国上市,商品名为雷米封。

利 福 平

利福平(rifampicin,RFP)又名甲哌利福霉素,为人工合成的口服广谱抗菌药。口服吸收迅速,但食物易影响其吸收,故应空腹服用。本药穿透力强,可分布于全身各组织和体液中。主要经肝代谢、胆汁排泄,代谢产物可使尿、粪、泪液、痰液和汗液等排泄物染成橘红色。

【抗菌作用与临床应用】 本药对结核分枝杆菌有强大的抗菌作用,抗菌作用与异烟肼相似;对革兰阳性菌特别是耐药金黄色葡萄球菌也有很强的抗菌作用,对麻风分枝杆菌、革兰阴性菌(如大肠埃希菌、变形杆菌、流感嗜血杆菌)及沙眼衣原体也有效。抗菌机制是抑制细菌依赖 DNA 的 RNA 多聚酶,阻碍 mRNA 的合成,从而产生抗菌作用。单用易产生抗药性,与异烟肼、乙胺丁醇合用有协同作用,并能延缓耐药性的产生。

利福平应用较广泛:①与其他抗结核病药合用,治疗各种类型的结核病;②对耐药金黄色葡萄球菌及其他敏感菌引起的感染也有效,特别适合胆管感染;③麻风病;④局部应用于沙眼及敏感菌所致的眼部感染。

【不良反应及用药注意】

1. 胃肠反应　是常见的不良反应,表现为恶心、呕吐、腹胀等。

2. 肝损害　少数患者可出现黄疸、氨基转移酶升高、肝大等,原有肝病患者、嗜酒者或与异烟肼合用时较易发生。用药期间应定期检查肝功能。

3. 过敏反应　少数患者可出现皮疹、药热,偶见白细胞减少和血小板减少等。

4. 其他　可见头痛、全身酸痛等流感样综合征及类赫氏反应等。

5. 本药为肝药酶诱导剂,与其他药物合用可使代谢加速,血药浓度降低。

6. 严重肝功能不全、胆管阻塞、对本药过敏者、妊娠早期及哺乳期妇女禁用。

乙 胺 丁 醇

乙胺丁醇(ethambutol)对结核分枝杆菌有较强的抗菌作用,对其他细菌无效。抗菌机制可能与干扰菌体 RNA 的合成有关。单用也可产生耐药性,与其他抗结核病药无交叉耐药性,与异烟肼、利福平联用可增强疗效,延缓耐药性产生,用于治疗各种类型结核病。

大剂量长期应用时可致球后视神经炎,表现为视力下降、视野缩小、辨色力减弱、红绿色盲等。及时停药可恢复,故用药期间应定期做眼科检查。也可出现胃肠反应如恶心、呕吐、腹泻等。偶见过敏反应、肝功能损害、周围神经炎及精神症状等。

吡 嗪 酰 胺

吡嗪酰胺(pyrazinamide)口服吸收迅速,广泛分布于全身各组织与体液中,经肝脏代谢,经肾脏排出。在酸性环境中抗菌作用增强,故对细胞内生长缓慢的结核分枝杆菌有作用。作用较异烟肼、利福平、链霉素弱,单用易产生耐药性,与其他抗结核病药之间无交叉耐药性。常与其他抗结核病药联用,以缩短疗程。

长期或大量使用可产生严重肝损害,可见氨基转移酶升高、黄疸等,用药期间应定期检查肝功能。偶见高尿酸血症、关节痛、胃肠道反应等。肝功能不全者慎用,孕妇、痛风患者禁用。

利福定和利福喷汀

利福定(rifandin)和利福喷汀(rifapentine)两药均为利福霉素的衍生物。作用和临床应用与利福平相似,对结核分枝杆菌的作用比利福平强 3 倍以上,与利福平之间有交叉耐药性。肝功能不全者及孕妇禁用。

对氨基水杨酸钠

对氨基水杨酸钠(aminosalicylic sodium)为二线抗结核病药,仅对结核分枝杆菌有较弱的抑制作用,对其他细菌无效。本药与利福平联合应用时应分开服用,两药用药间隔应大于 6 小时。耐药性产生缓慢,可与异烟肼等其他抗结核病药合用,以延缓耐药性产生。不良反应以胃肠道反应多见。

丙硫异烟胺

丙硫异烟胺(protionamide)仅对结核分枝杆菌有抗菌作用,穿透力强,可透入全身各组织和体液中,呈杀菌作用,对其他抗结核病药耐药的菌株仍有效。本药常与其他抗结核病药合用于复治患者。本药常见胃肠道反应,偶致周围神经炎及肝损害。

二、抗结核病药的应用原则

1. 早期用药　早期用药可提高药物疗效,缩短病程。结核病早期多为渗出性反应,病灶区域血液循环良好,药物易渗入,此时机体的抗病能力和修复能力也较强,且细菌正处于繁殖期,对药物敏感,故疗效显著。

2. 联合用药　为了增强疗效、延缓耐药性的产生,临床常将两种或两种以上抗结核病药联合应用。一般在异烟肼基础上加用利福平、乙胺丁醇、吡嗪酰胺等药物。

3. 规律用药　目前广泛采用的是短程疗法(6~9个月),为一种强化疗法,主要采用异烟肼和利福平联合,大多用于单纯性结核病的初治。若病灶广泛、病情严重者,则采用三联或四联。目前常用的方案有:前2个月每天给予异烟肼(H)、利福平(R)与吡嗪酰胺(Z),后4个月每天给予异烟肼和利福平(即2HRZ/4HR方案)。异烟肼耐药地区在以上三联或二联的基础上分别增加链霉素(S)与乙胺丁醇(E)(即2SHRZ/4HRE方案)。对营养不良、恶性病而免疫功能低下者、复发而有并发症者等情况,可适当延长用药时间。

4. 适量用药　采用适当的剂量,既保证疗效,防止复发,又降低不良反应。

5. 全程督导　即患者的病情、用药、复查等都应在医务人员的监督之下,这是WHO提出的当今控制结核病的首要策略,有利于患者的规范治疗,促进患者痊愈。

案例13-7分析

1. 利福平为肝药酶诱导剂,加速口服降血糖药格列苯脲等的代谢,使其血药浓度降低,降血糖作用减弱,糖尿病加重,故需调整给药方案。

2. 抗结核病的化疗药物常可引起肝损害,联合用药肝毒性增强。因此,在抗结核化疗时,应定期检查肝功能,出现肝损害时应密切观察其变化,必要时可加用保护肝功能的药物或改变用法、减量、换药、停药治疗。

3. 应根据结核病的严重程度、病灶部位、体外药敏试验结果,制定正确合理的化疗方案,治疗中遵循"早期、联合、规律、适量、全程督导"用药的原则。

目 标 检 测

一、选择题

A_1型题

1. 不属于"一线"的常用抗结核病药是
   A. 对氨水杨酸　　　　B. 异烟肼
   C. 利福平　　　　　　D. 乙胺丁醇
   E. 吡嗪酰胺

2. 下列关于异烟肼的叙述错误的是
   A. 不宜过血脑屏障
   B. 对结核杆菌有高度的选择性
   C. 穿透力强
   D. 单用时结核杆菌易产生耐药性
   E. 口服易吸收

3. 利福平的抗结核作用特点是
   A. 食物影响其吸收,应空腹服用
   B. 穿透力强
   C. 单用易产生耐药性
   D. 毒性反应较大
   E. 对麻风杆菌无效

4. 用药期间可引起眼泪、尿等呈橘红色的药物是
   A. 异烟肼　　　　　　B. 利福平
   C. 乙胺丁醇　　　　　D. 对氨基水杨酸
   E. 吡嗪酰胺

5. 可引起球后视神经炎的药物是
   A. 异烟肼　　　　　　B. 利福平
   C. 乙胺丁醇　　　　　D. 对氨基水杨酸
   E. 氨苯砜

6. 无肝损害的抗结核病药是
   A. 异烟肼　　　　　　B. 利福平
   C. 链霉素　　　　　　D. 利福定
   E. 吡嗪酰胺

7. 患者,男,30岁,有癫痫病史,现确诊肺结核,选用抗结核药时应慎用的药物是
   A. 乙胺丁醇　　　　　B. 利福平
   C. 链霉素　　　　　　D. 异烟肼
   E. 吡嗪酰胺

8. 抗结核治疗原则是
   A. 早期用药　　　　　B. 长期用药

C. 规律用药　　　　D. 全程督导用药

E. 以上均是

9. 患者,女,20 岁,患结核性脑膜炎,首选药物是

A. 利福平　　　　　B. 对氨基水杨酸钠

C. 乙胺丁醇　　　　D. 吡嗪酰胺

E. 异烟肼

10. 下列抗结核药中耐药性产生较缓慢的是

A. 异烟肼　　　　　B. 利福平

C. 乙胺丁醇　　　　D. 对氨基水杨酸钠

E. 链霉素

二、简答题

1. 一线抗结核药物有哪些？简述其不良反应及用药注意。

2. 简述抗结核药物的用药原则。

附录:制剂与用法

药名	剂型	使用方法
异烟肼	片剂:0.05g、0.1g、0.3g	口服:0.1~0.3g,一天 2 次;小儿一天 10~20mg/kg,分 3~4 次服。急性粟粒性肺结核或结核性脑膜炎:口服:0.2~0.3g,一天 3 次
	注射剂:0.1g	0.3~0.6g,缓慢静脉注射或静脉滴注,一天 1 次
利福平	片剂或胶囊剂:0.15g、0.3g、0.45g、0.6g	0.45~0.6g,清晨空腹顿服;小儿一天 20mg/kg,分 2 次服
	滴眼液:10ml/支	滴眼
利福定	胶囊剂:0.1 g、0.15g	0.15~0.2g,清晨空腹顿服;小儿一天 3~4mg/kg,分 2 次服
利福喷汀	片剂或胶囊剂:0.15g、0.3g	0.6g,清晨空腹服,一周 1~2 次
乙胺丁醇	片剂:0.25g	口服:0.25g,一天 2~3 次;小儿一天 15~20mg/kg,分 2~3 次服
吡嗪酰胺	片剂或胶囊剂:0.25g、0.5g	一天 35mg/kg,分 3~4 次服
对氨基水杨酸钠	片剂:0.5g	口服:2~3g,一天 4 次;小儿一天 0.2~0.3g/kg,分 4 次服
	注射剂:2g、4g、6g	4~12g 加入 5% 葡萄糖或 0.9% 氯化钠注射液中,稀释为 3%~4% 的溶液,2 小时内滴完。一天 1 次
丙硫异烟胺	片剂:0.1g	口服:0.1~0.2g,一天 3 次;小儿一天 10~15mg/kg,分 3 次服

注:本制剂与用法仅供参考,具体使用方法请按医嘱或参见药品说明书。

第 8 节　抗真菌药和抗病毒药

考点: 1. 抗真菌药的分类和药物的选用。

2. 常用抗病毒药物的特点和临床应用。

案例 13-8

患者,女,40 岁,因长期服用糖皮质激素,患念珠菌性外阴阴道炎。医嘱予以制霉菌素局部用药治疗。

问题: 1. 该方案是否合理？为什么？

2. 常用药物还有哪些？

3. 若引起念珠菌反复感染,如何治疗？

一、抗真菌药

真菌感染可分为浅表真菌感染和深部真菌感染。浅表真菌感染较多见,常侵犯皮肤、毛发、指(趾)甲,引起各种癣症,治疗药物有特比萘芬、克霉唑等。深部真菌感染常由白色念珠

菌和新型隐球菌等引起,主要侵犯内脏器官和深部组织,发病率低,但危害性大,治疗药物常用两性霉素 B 及唑类抗真菌药等。

两性霉素 B

两性霉素 B(amphotercin B)又名庐山霉素。因口服和肌内注射吸收差,一般采用静脉滴注给药。其不易透过血脑屏障,脑膜炎时需鞘内注射。本药对多种深部真菌如新型隐球菌、荚膜组织胞浆菌、粗球孢子菌及白色念珠菌等均有强大抗菌作用,对浅表真菌无效。本药主要用于真菌性肺炎、心包膜炎、脑膜炎、败血症及尿道感染等。

两性霉素 B 不良反应较多见且严重,滴注时可出现寒战、高热、头痛、恶心、呕吐、眩晕等;有肾毒性,表现为蛋白尿、管型尿、无尿、血尿素氮升高等;也可出现白细胞减少、肝损害、复视、皮疹等。用药期间应定期做血钾、血常规、尿常规、肝功能、肾功能和心电图检查。

制 霉 菌 素

制霉菌素(nystatin)又名制霉素,抗菌作用与两性霉素 B 基本相同,但毒性更大,故不做注射给药;口服难吸收,可用于防治消化道念珠菌病,局部用药可治疗口腔、皮肤、阴道念珠菌感染。口服可致恶心、呕吐等胃肠反应,阴道用药可致白带增多。

克 霉 唑

克霉唑(clotrimazole)又名三苯甲咪唑,对皮肤真菌作用较强,但对头癣无效;对深部真菌作用不及两性霉素 B。本药主要供外用治疗体癣、手足癣和外耳道、阴道真菌感染。因毒性较大,仅局部用药,故无明显不良反应。

咪 康 唑

咪康唑(miconazole)又名双氯苯咪唑,口服难吸收,深部真菌感染需静脉给药。本药对皮肤真菌感染和念珠菌感染优于克霉唑,对阴道念珠菌病优于制霉素。当两性霉素 B 不能耐受或疗效差时,可作为替代药治疗多种深部真菌病,也可局部用药,治疗皮肤、黏膜真菌感染。本药可引起血栓性静脉炎、恶心、呕吐及过敏反应等不良反应。

酮 康 唑

酮康唑(ketoconazole)为新型口服广谱抗真菌药,对多种深部真菌和浅表真菌均有强大抗菌活性,疗效相当或优于两性霉素 B。本药主要用于白色念珠菌病,也可治疗皮肤癣菌感染。不良反应有胃肠反应、肝功能异常等。应慎用。

氟 康 唑

氟康唑(fluconazole)抗菌谱似酮康唑,抗菌作用比酮康唑强 10 ~ 20 倍,能透过血脑屏障。其主要用于:①白色念珠菌感染、球孢子菌感染和新型隐球菌性脑膜炎;②各种皮肤癣及甲癣的治疗;③预防器官移植、白血病、白细胞减少等患者发生真菌感染。不良反应在本类药物中最低,可见轻度消化道反应、皮疹及无症状的氨基转移酶升高。过敏者禁用,孕妇慎用,肾功能不全者减量。

伊 曲 康 唑

伊曲康唑(itraconazole)为三氮唑类广谱抗真菌药。本药对多种深部真菌和浅表真菌均有强大抗菌活性,主要用于口、食管、阴道白色念珠菌感染和指(趾)甲癣菌感染,也可用于深部真菌感染。不良反应主要为胃肠道反应,偶见肝毒性、皮疹。

二、抗 病 毒 药

病毒结构简单,具有严格的宿主细胞寄生特点,并借助宿主细胞的代谢系统而进行繁殖。

抗病毒药可通过干扰病毒吸附、阻止病毒穿入和脱壳、阻碍病毒在细胞内复制、抑制病毒释放或增强宿主抗病毒能力等方式呈现作用。目前使用的抗病毒药选择性低,多数有较大毒性,临床治疗效果不是很理想。

根据对不同病毒的作用,抗病毒药分为抗非反转录病毒药和抗反转录病毒药。前者用于一般病毒感染,药物有阿昔洛韦、更昔洛韦、利巴韦林、金刚烷胺等;后者用于艾滋病和病毒性肝炎,药物有干扰素、齐多夫定、拉米夫定、奈韦拉平、依非韦伦等。

阿 昔 洛 韦

阿昔洛韦(aciclovir)又名无环鸟苷,具有广谱抗病毒作用,对单纯性疱疹病毒、带状疱疹病毒、巨细胞病毒等均有较强的抑制作用,对乙型肝炎病毒也有一定作用。其主要用于防治单纯疱疹病毒的皮肤或黏膜感染及带状疱疹病毒感染等;也可用于乙型肝炎。

阿昔洛韦不良反应较少,可见皮疹、恶心、厌食等。静脉给药者可见静脉炎。肾功能不全、小儿及哺乳期妇女慎用,孕妇禁用。

利 巴 韦 林

利巴韦林(ribavirin)又名病毒唑、三氮唑核苷,为广谱抗病毒药,对流感病毒、单纯疱疹病毒、腺病毒、肠病毒、鼻病毒和痘病毒等均有抑制作用。其主要用于防治流感、腺病毒肺炎、疱疹病毒引起的角膜炎、结膜炎、疱疹性口腔炎、带状疱疹等,对甲型、乙型肝炎及麻疹也有效。口服可引起食欲不振、呕吐、腹泻等,用量过大可致心脏损害。本药有较强的致畸作用,孕妇禁用。

阿 糖 腺 苷

阿糖腺苷(vidarabine,vira-A)对多种病毒均有抑制作用。其主要用于单纯疱疹病毒引起的感染、免疫缺陷合并带状疱疹病毒感染及慢性乙型病毒性肝炎。不良反应有恶心、呕吐、腹泻、眩晕和体重减轻,也可致白细胞减少、血小板减少等,肝、肾功能不全者及孕妇禁用。

干 扰 素

干扰素(interferon,IFN)是机体细胞受病毒感染或其他诱导剂刺激产生的一类具有生物活性的糖蛋白,具有高度的种属特异性。药用的干扰素是从人的白细胞、成纤维细胞、免疫淋巴细胞中提取或基因工程生产。

干扰素具有广谱抗病毒作用,通过使未受感染的细胞产生抗病毒蛋白而干扰病毒的复制和增殖,对 RNA 和 DNA 病毒均有效,此外,还有免疫调节和抗恶性肿瘤作用。临床主要用于防治呼吸道病毒感染、疱疹性角膜炎、带状疱疹、单纯疱疹、乙型肝炎、巨细胞病毒感染、恶性肿瘤等。

干扰素不良反应少,注射部位可出现硬结,偶见可逆性骨髓抑制。

聚 肌 胞

聚肌胞(polyinosinic acid-polycytidylic acid)为聚肌苷酸-聚胞苷酸的共聚物。在体内诱生干扰素而发挥抗病毒和免疫调节作用。局部用于治疗疱疹性角膜炎、带状疱疹性皮肤感染和扁平疣;滴鼻用于预防流感;肌内注射用于流行性出血热、乙型脑炎、肝炎。此外,聚肌胞对鼻咽癌及妇科肿瘤等也有一定的疗效。因具有抗原性,故可致过敏反应。孕妇禁用。

齐 多 夫 定

齐多夫定(zidovudine,AZT)为胸腺嘧啶核苷酸衍生物,1987 年被美国食品药品监督管理局批准为第一个抗 HIV 药。其进入细胞后经逐步磷酸化,生成单磷酸、二磷酸和三磷酸 AZT,后者竞争性抑制 RNA 反转录酶,并能插入到病毒 DNA 链中而抑制 DNA 链的延长。该药为治疗艾滋病的首选药,且常与其他 HIV 反转录酶抑制剂合用。不良反应主要为骨髓抑制,表现为贫血、白细胞减少等,发生率与剂量和疗程有关;也可出现咽喉痛、无力、发热、恶心、头痛、皮疹、失眠、肝功能异常及味觉改变等。

拉 米 夫 定

拉米夫定(lamivudine,3TC)抗病毒作用与齐多夫定相似。在被 HIV 和 HBV 感染的细胞和正常细胞内,可生成活性代谢产物——拉米夫定三磷酸(3TC-TP),后者与正常底物脱氧胞苷三磷酸竞争与酶的结合而抑制 HIV、HBV 的反转录酶,并插入到病毒 DNA 链中而抑制 DNA 链的延长,为 DNA 终止药。本药可与齐多夫定合用治疗 HIV 感染;也可用于乙型肝炎,合用干扰素有协同作用。不良反应主要有乏力、疲倦、发热、头痛、恶心、腹痛、腹泻、咽部和扁桃体疼痛等。

链 接　艾滋病"鸡尾酒"疗法

1996 年华裔科学家何大一教授提出将治疗艾滋病的反转录酶抑制剂和蛋白酶抑制剂在内的 3 ~ 4 种药物联合使用,作用于病毒增殖周期的不同环节,提高治疗效果,因治疗艾滋病药物的配置方法类似鸡尾酒的调配方法,俗称"鸡尾酒"疗法。

案例 13-8 分析

1. 制霉菌素对多种深部真菌如新型隐球菌、球孢子菌和白色念珠菌等均有强大抑制作用,可通过局部外用治疗阴道白色念珠菌感染。故该给药方案合理。
2. 还可局部用克霉唑、咪康唑治疗。
3. 对反复发作的念珠菌外阴阴道炎应系统治疗,可使用全身治疗的抗真菌药如氟康唑、伊曲康唑等,减少复发。

目 标 检 测

一、选择题

A₁ 型题

1. 治疗白色念珠菌引起的真菌性肺炎应选
   A. 多黏菌素　　　　B. 两性霉素
   C. 灰黄霉素　　　　D. 制霉菌素
   E. 克霉唑
2. 易透过血脑屏障进入脑脊液的抗真菌药是
   A. 克霉唑　　　　B. 制霉菌素
   C. 酮康唑　　　　D. 咪康唑
   E. 氟康唑
3. 治疗真菌性脑膜炎,可加用小剂量鞘内注射的药物是
   A. 氟康唑　　　　B. 制霉菌素
   C. 两性霉素 B　　D. 氟胞嘧啶
   E. 酮康唑
4. 关于两性霉素 B 的叙述错误的是
   A. 口服和肌内注射吸收差,多静脉滴注给药
   B. 无肾毒性
   C. 首选治疗深部真菌感染

D. 对浅表真菌无效
E. 有肝损害

5. 毒性反应最小的唑类抗真菌药是
   A. 克霉唑　　　　B. 益康唑
   C. 氟康唑　　　　D. 咪康唑
   E. 酮康唑
6. 下列既能抗病毒,又有抗帕金森病作用的药是
   A. 利巴韦林　　　B. 金刚烷胺
   C. 阿昔洛韦　　　D. 齐多夫定
   E. 聚肌胞
7. 下列关于抗真菌药的叙述,错误的是
   A. 氟康唑可治疗真菌性脑膜炎
   B. 克霉唑多局部用药
   C. 咪康唑对浅表真菌和深部真菌均有效
   D. 两性霉素 B 的不良反应较轻
   E. 酮康唑为广谱抗真菌药
8. 下列有关利巴韦林的说法,错误的是
   A. 口服有胃肠反应
   B. 为广谱抗病毒药
   C. 对流感病毒有效

D. 对病毒性肝炎无效

E. 有致畸作用

9. 主要用于治疗 HIV 的药是

A. 阿昔洛韦　　　　B. 利巴韦林

C. 金刚烷胺　　　　D. 齐多夫定

E. 阿糖腺苷

10. 治疗体癣、手足癣常选用

A. 制霉菌素　　　　B. 阿苯达唑

C. 两性霉素 B　　　D. 阿糖腺苷

E. 克霉唑

二、简答题

1. 简述抗真菌药的分类、代表药及其作用特点。

2. 简述两性霉素 B 的应用和不良反应。

3. 简述抗病毒药的分类及代表药。

附录:制剂与用法

药名	剂型	使用方法
两性霉素 B	注射剂:5mg、25mg、50mg	从0.1mg/kg 开始渐增至一天 1mg/kg,静脉滴注,一天 1 次
	鞘内注射:首剂:0.05 ~ 0.1mg,渐增至 1 次 0.5mg,浓度不超过 0.3mg/ml	
制霉菌素	片剂:25 万 U、50 万 U	口服:50 万 ~ 100 万 U,一天 3 次,7 天为 1 个疗程;小儿一天 5 万 ~ 10 万 U/kg,分 3 ~ 4 次服
	软膏剂:10 万 U/g;阴道栓剂:10 万 U;混悬剂:10 万 U/ml	供局部外用
克霉唑	软膏:1%、3% 。外用	口腔药膜:4mg。4mg,贴于口腔,一天 3 次
	栓剂:0.15g,0.15g	阴道给药,一天 1 次
	溶液剂:1.5%	涂患处,一天 2 ~ 3 次
咪康唑	注射剂:0.2g	0.2 ~ 0.4g,静脉滴注,一天 3 次,一天最大量为 2g
	霜剂:2% ,外用	栓剂:0.1g,阴道用
酮康唑	片剂:0.2g	口服:0.2 ~ 0.4g,一天 1 次。深部真菌感染连服 1 ~ 6 个月;浅表真菌感染连服 1 ~ 6 周
氟康唑	片剂或胶囊剂:50mg、100mg、150mg、200mg	口服:50 ~ 100mg,一天 1 ~ 3 次
	注射剂:100mg/50ml、200mg/100ml。100 ~ 200mg,静脉滴注	一天 1 次
伊曲康唑	胶囊剂:100mg	口服:100 ~ 200mg,一天 1 次
阿昔洛韦	片剂或胶囊剂:0.2g	口服:0.2g,4 小时 1 次;或一天 1g,分 5 次服
	注射剂:0.5g	5mg/kg,静脉滴注,一天 3 次,7 天为 1 个疗程
	滴眼液:0.1% 8ml	
	眼膏剂:3% 3g	
	霜剂和软膏剂:3% 10g	供局部用
利巴韦林	片剂:0.1g、0.2g	一天 0.8 ~ 1g,分 3 ~ 4 次服
	注射剂:0.1g	一天 10 ~ 15mg/kg,分 2 次肌内注射或静脉注射
阿糖腺苷	注射剂:1g	一天 10 ~ 15mg/kg,静脉滴注
	眼膏剂:3%	局部用
干扰素	注射剂:100 万 U、300 万 U	100 万 ~ 300 万 U,肌内注射,一天 1 次,5 ~ 10 天为 1 个疗程
聚肌胞	注射剂:1mg、2mg	1 ~ 2mg,肌内注射,2 ~ 3 天 1 次

续表

药名	剂型	使用方法
	治疗肝炎:1~2mg,肌内注射	一周2次,2~3个月为1个疗程
	滴眼液:0.1%	一天8~14次
	滴鼻液:0.1%	一天3~5次,用于预防流感
拉米夫定	片剂:0.1g	慢性肝炎,口服:0.1g,一天1次,疗程52周

注:本制剂与用法仅供参考,具体使用方法请按医嘱或参见药品说明书。

第9节　消毒防腐药

案例 13-9

患者,女,73岁,因患脑卒中长期卧床不起,医嘱用乙醇局部按摩预防褥疮。

问题:1. 应选用何种浓度的乙醇,为什么?

2. 不同浓度的乙醇有何用途?

考点:1. 常用消毒防腐药的类别。2. 常用消毒防腐药浓度与应用关系。

消毒药指能够杀灭病原微生物的药物,防腐药指能抑制病原微生物生长繁殖的药物。低浓度的消毒药只有防腐作用,高浓度的防腐药也能产生消毒作用,两药之间无严格界限,故总称为消毒防腐药。本类药物对病原体与人体组织的作用无选择性差异,对微生物和机体组织细胞均有影响,故不能作为全身用药。主要用于皮肤、黏膜、创面、器械、排泄物和周围环境的消毒。常用消毒防腐药可分为醇类、酚类、醛类、酸类、卤素类、氧化剂、表面活性剂等。

一、醇　类

醇类能使蛋白质变性、沉淀而产生抗菌作用,但对芽孢、病毒、真菌无效。

乙　醇

乙醇(alcohol)又名酒精,有抑菌或杀菌作用,并能扩张血管。20%~30%溶液皮肤擦浴用于高热患者物理降温;40%~50%溶液用于长期卧床患者预防褥疮。75%溶液用于皮肤、器械消毒。乙醇对皮肤、黏膜有刺激性,皮肤破损、糜烂渗出时不能应用,也不能用于黏膜消毒。对芽孢无效。浓度高于75%时可使菌体表层蛋白迅速凝固而妨碍乙醇渗入,影响杀菌效果。

苯氧乙醇

苯氧乙醇(phenoxyaethanol)为无色较为黏稠的液体,有芳香味。其对铜绿假单胞菌有强大的杀灭作用。常用1%~2%溶液或乳剂治疗创面铜绿假单胞菌感染。

二、醛　类

醛类能与蛋白质的氨基酸结合而使蛋白质变性、沉淀,从而杀灭细菌、真菌、芽孢及病毒。其杀菌作用强大,但对皮肤、黏膜刺激性强,对人体毒性也大,主要用于房屋、器械消毒。

甲　醛

40%甲醛(formaldehyde)溶液称为福尔马林(formalin)。10%甲醛溶液(即4%甲醛溶液)可用来固定标本及保存疫苗等;2%甲醛溶液用于器械消毒,需浸泡1~2小时;用于房屋消毒时,每立方米取甲醛1~2ml加等量水,加热蒸发。牙科用甲醛配成干髓剂,充填髓洞,使牙髓失活。挥发性强,其气体对黏膜和呼吸道有强烈刺激性,可引起流泪、咳嗽、气管炎,液体可使皮肤角质化。

戊 二 醛

戊二醛(glutaral)作用较甲醛强。1%溶液用于体癣;2%溶液用于内镜等器械消毒;10%～20%溶液用于甲癣。

三、酚 类

酚类能使菌体蛋白质变性、凝固而呈抗菌作用,对细菌和真菌有效,对芽孢、病毒无效,有的药物能扩张血管改善局部血液循环。

苯 酚

苯酚(phenol)又名石炭酸。1%水溶液用于皮肤止痒;1%～2%甘油溶液滴耳治疗中耳炎;3%～5%溶液用于器具及房屋消毒。局部应用浓度过高可导致组织损伤甚至坏死。

甲 酚

甲酚(cresol)又名煤酚。抗菌作用较苯酚强3倍,毒性和腐蚀性较小。甲酚皂溶液(来苏儿,Ly-sol)是由甲酚500ml、植物油300g和氢氧化铝43g配成的皂液,是常用的消毒剂。2%来苏儿水溶液用于皮肤、橡胶手套消毒;3%～5%水溶液用于器械消毒(浸泡30分钟);消毒金属、木制家具、地面、门窗、墙壁、空气等,可用5%～15%来苏儿水溶液喷雾、喷洒、擦拭,每平方米面积可用药液200～300ml,经0.5～1小时,就能达到消毒目的;另外,5%～15%溶液还可用作排泄物、厕所的消毒。结核分枝杆菌和炭疽芽孢梭菌有很强的抵抗力,被这两种细菌污染后,用来苏儿消毒无效;因来苏儿有甲酚臭味,不能用于食具和厨房的消毒。

鱼 石 脂

鱼石脂(ichthammol)有温和刺激作用和防腐作用,能改善局部血液循环,产生抗炎消肿功效。10%～20%软膏外用于疖、丹毒等。

四、酸 类

酸类可解离出氢离子与菌体蛋白中的氨基结合,形成蛋白质盐类化合物,使蛋白质变性或沉淀而发挥抗菌作用。

过 氧 乙 酸

过氧乙酸(peracetic acid)又名过醋酸,为强氧化剂,遇有机物释放出新生态氧而起氧化作用。它对细菌、芽孢、真菌、病毒均有较强杀灭作用。0.1%～0.2%溶液用于洗手消毒,浸泡1分钟即可;0.3%～0.5%溶液用于器械消毒,浸泡15分钟;0.04%溶液喷雾或熏蒸用于食具、空气、地面、墙壁、家具及垃圾物消毒;1%溶液用于衣服、被单消毒,浸泡2小时。

苯 甲 酸

苯甲酸(benzoic acid)又名安息香酸。毒性小,在酸性环境下抗真菌作用强,常与水杨酸制成复方溶液,用于体癣、手足癣;每100g食物加本品0.1g,用于食物防腐。

硼 酸

硼酸(boric acid)对细菌及真菌有较弱的抗菌作用,刺激性小。2%～5%溶液用于伤口、角膜、皮肤和黏膜冲洗;4%溶液用于外耳道真菌感染;5%～10%软膏用于皮肤及黏膜患处。其钠盐称硼砂,作用与硼酸相似;制成复方硼砂含漱剂可用于咽炎、扁桃体炎、口腔感染等。

乙 酸

乙酸(acetic acid)刺激性小,其0.1%～0.5%溶液用于冲洗阴道,配合其他药物治疗滴虫病;

1%~3%用于洗涤铜绿假单胞菌感染伤口;5%溶液熏蒸用于房屋消毒,可预防流感和普通感冒。

五、卤 素 类

本类药物可使菌体原浆蛋白活化基团卤化或氧化而发挥杀菌作用。

碘 仿

碘仿(iodofor)又名碘伏,为碘与表面活性剂的不定型螯合物,由于表面活性剂起到碘的载体和助溶作用,使碘仿溶液逐渐释放碘,延长了碘的杀菌作用时间。碘仿属强效消毒剂,在酸性环境中碘仿更稳定,作用更强。碘仿对真菌、原虫、细菌、病毒均有杀灭作用。常用于:①手术部位的皮肤消毒;②皮肤烫伤;③滴虫性阴道炎;④化脓性皮肤炎症及皮肤真菌感染;⑤餐具和食具的消毒。

碘 酊

碘酊(iodine tincture)又名碘酒,为含2%碘及1.5%碘化钾的乙醇溶液,对黏膜及皮肤有刺激性,破损处不宜应用。2%碘酊用于一般皮肤消毒;3%~5%碘酊用于手术野皮肤消毒,稍后再用75%(按容积计)乙醇擦去(脱碘);2%碘甘油用于牙龈感染和咽炎时涂擦咽部;500ml水中加入2%碘酊2~3滴,可作饮用水消毒。对碘过敏者禁用。

含 氯 石 灰

含氯石灰(chlorinated lime)又名漂白粉,为含有效氯25%~35%的灰白色粉末,受潮易分解失效,应密闭、干燥保存,临用时配制。该药抗菌谱广,对细菌、病毒、真菌孢子及细菌芽孢都有杀灭作用。

在水中易溶解生成次氯酸,具有快而强的杀菌作用,酸性环境中有利于释放氯。有漂白作用,对皮肤有刺激性,对金属有腐蚀作用。0.5%溶液用于非金属用具和无色衣物的消毒;1:5的干粉用于粪便消毒(放置2小时);每1000ml水中加入含氯石灰5g,用于饮用水消毒;25%~50%溶液可用于餐具、水果和蔬菜的消毒。

氯 胺

氯胺(chloramine)又名氯亚明,含有效氯12%,具有直接的杀菌作用,同时在水中缓慢放出次氯酸产生活性氯而直接杀菌,故作用缓和、持久。1%~2%用于创面消毒及黏膜消毒;0.5%~1%用于食具、器皿消毒;口腔科用2%~5%溶液冲洗牙根管和拔髓前滴入,防止腐败、坏疽的牙髓感染根尖外孔外部。

六、氧 化 剂

本类药物遇有机物释放新生态氧,使菌体内活性基团氧化而杀菌。

高 锰 酸 钾

高锰酸钾(potassium permanganate,P.P.)又称灰锰氧,为强氧化剂,有较强的杀菌作用。还原后形成氧化锰与蛋白质结合成复合物,故低浓度有收敛作用,高浓度有腐蚀作用。0.1%~0.5%溶液用于膀胱及创面洗涤;0.01%~0.02%溶液用于某些药物、毒物中毒时洗胃;0.0125%用于阴道冲洗或坐浴;0.01%用于足癣浸泡;0.02%溶液用于口腔科冲洗感染的拔牙窝、脓腔等。0.1%用于蔬菜、水果消毒(浸泡5分钟)。配制时应用凉开水,因热开水能使高锰酸钾失效;应现配现用,久放变为褐紫色时,失去消毒作用。

过 氧 化 氢

过氧化氢(hykrogen peroxide genoxide)又名双氧水,分解后形成氧化能力很强的羟自由基,从而具有抑菌和杀菌作用。3% 的水溶液可用于冲洗创面、溃疡等;1% 溶液用于口腔炎、扁桃体炎等,也可用于不耐热的塑料制品、餐具、饮水、食品等的消毒与灭菌。

七、表面活性剂

本类药物常用者为阳离子表面活性剂,可降低表面张力,使油脂乳化和油污清除,所以又称清洁剂;而且能改变细菌胞质膜通透性,使菌体成分外渗而杀菌。其特点为抗菌谱广、显效快、刺激性小、性质稳定。其效力可被血浆、有机物、阴离子表面活性剂(如肥皂、合成洗涤剂)所降低。

苯扎溴铵

苯扎溴铵(benzalkonim bromide)又名新洁尔灭。杀菌和去污作用快而强,毒性低,渗透力强,无刺激性,应用方便,是目前常用的消毒防腐药。0.05% ~ 0.1% 溶液用于外科手术前洗手(浸泡 5 分钟);0.1% 溶液用于食具及器械消毒(浸泡 30 分钟,金属器械需加 0.5% 亚硝酸钠以防锈),不宜用于膀胱镜、眼科器械和合成胶皮革的消毒,以及痰、粪便、呕吐物、污水等消毒。

氯 己 定

氯己定(chlorhexidine)又名洗必泰,属表面活性剂,抗菌谱广(包括铜绿假单胞菌和真菌)、作用快而强,毒性小,无刺激性。0.02% 溶液用于术前洗手消毒(浸泡 3 分钟);0.05% 溶液冲洗伤口及牙根炎、牙周炎;0.1% 溶液用于器械消毒;0.5% 醇溶液用于手术野消毒;1% 氯己定软膏用于烧伤、创伤表面消毒。

八、染 料 类

本类药物有酸、碱两性染料,分子中阳离子或阴离子分别与细菌蛋白质羧基或氨基结合,从而抑制细菌的生长繁殖。

甲 紫

甲紫(methylrosanilinium chloride)又名龙胆紫,为碱性阳离子染料。其对革兰阳性菌、念珠菌、皮肤真菌有杀灭作用,对铜绿假单胞菌有效。脓血、坏死组织等可降低其效力。本品有收敛作用,无刺激性及毒性,1% ~ 2% 溶液用于皮肤、黏膜创伤感染、溃疡及真菌感染,也可用于小面积烧伤。

依沙吖啶

依沙吖啶(ethacridine)又名利凡诺、雷佛奴尔,对革兰阳性菌和某些阴性菌有较强的抗菌作用,无刺激性,0.1% ~ 0.3% 溶液用于创伤、皮肤黏膜化脓感染的冲洗和湿敷,也常用于引产。

案例 13-9 分析

1. 应选用 40% ~ 50% 乙醇,用其局部按摩能扩张血管,促进血液循环,预防褥疮。
2. 20% ~ 30% 乙醇用于皮肤擦浴降低体温;40% ~ 50% 乙醇用于涂擦皮肤预防褥疮;75% 乙醇用于皮肤、器械消毒(因对芽孢无效,不用于外科手术器械消毒)。

目 标 检 测

选择题

A₁ 型题

1. 可用来固定标本的是
   A. 2% ~ 3% 硼酸溶液
   B. 1% ~ 3% 过氧化氢溶液
   C. 1% ~ 4% 碳酸氢钠溶液
   D. 0.1% 乙酸溶液
   E. 10% 甲醛溶液

2. 用来消毒皮肤的乙醇浓度是
   A. 20% ~ 30%　　　　B. 40% ~ 50%
   C. 75%　　　　　　　D. 95%
   E. 10%
3. 下列哪种消毒剂可用来空气消毒
   A. 高锰酸钾　　　　　B. 戊二醛
   C. 甲醛　　　　　　　D. 氯己定
   E. 甲紫
4. 下列不属于消毒防腐药的特点是
   A. 低浓度消毒药只有防腐作用
   B. 对各种生活机体的组织、细胞有明显选择性
   C. 高浓度防腐药有消毒作用
   D. 不能做全身用药
   E. 主要用于皮肤、黏膜、器械、排泄物和环境的消毒
5. 关于乙醇的说法错误的是
   A. 可做皮肤消毒　　　B. 可预防褥疮
   C. 可用于皮肤擦浴　　D. 对芽孢有效
   E. 对真菌无效
6. 常用的食品防腐剂是

   A. 水杨酸　　　　　　B. 苯甲酸
   C. 硼酸　　　　　　　D. 乙酸
   E. 硼砂
7. 常用于冲洗创面、溃疡的消毒药是
   A. 过氧乙酸　　　　　B. 苯甲酸
   C. 碘酊　　　　　　　D. 过氧化氢
   E. 乙醇
8. 依沙吖啶常用于
   A. 皮肤消毒　　　　　B. 黏膜消毒
   C. 创面湿敷　　　　　D. 器械消毒
   E. 环境消毒
9. 常用于皮肤病止痒的药是
   A. 1% 苯酚　　　　　B. 2% 甲醛
   C. 75% 乙醇　　　　　D. 2% 碘酊
   E. 0.5% 氯己定
10. 用鱼石脂软膏敷疖肿产生抗炎消肿功效是因其有
   A. 收敛作用　　　　　B. 温和刺激作用
   C. 止痛作用　　　　　D. 止痒作用
   E. 氧化作用

（苏雅拉其其格）

第14章 抗寄生虫药

第1节 抗 疟 药

考点:1. 氯喹、伯氨喹、乙胺嘧啶的作用、临床应用及不良反应。

2. 抗疟药的分类、选药原则及其他抗疟药的作用特点及临床应用。

案例 14-1

患者,男,38 岁,出差尼日利亚 10 天,回国后因发热、身体不适到医院就诊。患者发病以来骤感畏寒,持续约 10 分钟,乃至 1 小时,寒战自然停止,体温达 40℃,持续 2～6 小时,一觉醒来,精神轻快,食欲恢复,又可照常工作。经过一段间歇期后,又开始重复上述发作。

问题: 1. 该患者诊断何病?

2. 应用什么药进行治疗?

疟疾是由疟原虫引起的雌性按蚊叮咬传播的一种寄生虫性传染病。临床以间歇性寒战、高热,继之大汗后缓解为特点。恶性疟发病急症状严重,可短期内引起贫血和多器官损害。抗疟药(antimalarial drugs)是防治疟疾的重要手段。

链接 :::::::: **疟疾全世界流行状况**

疟疾流行于 102 个国家和地区,特别在非洲、东南亚和中南美洲的一些国家,又以非洲的疫情最重,其中恶性疟死亡率极高。就我国而言,疟疾主要的流行地带为华中、华南的丛林多山地区,但疫情远较非洲轻。世界范围内,呈现临床症状的病例每年为 3 亿～5 亿,每年因疟疾死亡的人数为 100 万～300 万,其中大部分为儿童、孕妇、旅游者和各地的新移民,对本地流行的疟原虫免疫力较差,是易患疟疾的高危人群。

一、疟原虫的生活史及抗疟药的作用环节

寄生于人体的疟原虫有四种:间日疟原虫、三日疟原虫、恶性疟原虫和卵形疟原虫。四种疟原虫的生活史基本相同,可分为人体内的发育阶段和雌性按蚊体内的发育阶段(图 14-1)。抗疟药可作用于疟原虫生活史的不同环节以达到预防和治疗疟疾的目的。

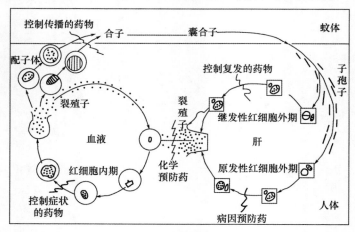

图 14-1 疟原虫生活史和各类抗疟药的作用部位

1. 人体内的发育阶段

（1）红细胞外期：受感染的雌性按蚊叮咬人吸血时，子孢子随唾液进入人体，随血流侵入肝细胞发育、裂体增殖，形成大量裂殖体。此期无临床症状，为疟疾的潜伏期，一般为 10～14 天。乙胺嘧啶对此期疟原虫有杀灭作用，可发挥病因性预防作用。

间日疟原虫和卵形疟原虫有一部分子孢子侵入肝脏后，可进入数月或年余的休眠期成为休眠子，可再被激活，是疟疾复发的根源。恶性疟原虫和三日疟原虫无休眠子，不复发。伯氨喹能杀灭休眠子，控制疟疾的远期复发。

（2）红细胞内期：红细胞外期的裂殖子胀破肝细胞释出，随血液侵入红细胞，相继发育成滋养体、裂殖体，破坏红细胞释放出大量裂殖子、疟色素及其他代谢产物，刺激机体引起寒战、高热等疟疾发作症状。释出的裂殖子再侵入正常的红细胞进行新一轮的裂体增殖，如此反复循环，引起临床症状反复发作。氯喹、奎宁、青蒿素对此期疟原虫有杀灭作用，发挥控制症状发作和症状抑制性预防作用。

2. 按蚊体内的发育阶段　按蚊在刺吸疟原虫感染者血液时，红细胞内发育的各期疟原虫随血液入蚊胃，仅雌、雄配子体继续发育，两者结合成合子，进一步发育产生子孢子，移行至涎腺内，成为感染人的直接感染源。伯氨喹能杀灭配子体，控制疟疾传播；乙胺嘧啶随血液进入蚊体内抑制子孢子的发育，防止疟疾的传播。

二、抗疟药的分类

1. 主要用于控制症状的药物　氯喹、奎宁、青蒿素、甲氟喹等，能杀灭红细胞内期裂殖体，控制症状发作和预防性抑制疟疾症状发作。

2. 主要用于控制远期复发和传播的药物　伯氨喹，能杀灭肝脏中休眠子，控制疟疾的复发；并能杀灭各种疟原虫的配子体，控制疟疾传播。

3. 主要用于病因预防的药物　乙胺嘧啶，能杀灭红细胞外期的子孢子，发挥病因性预防作用。

三、常用的抗疟药

（一）主要用于控制症状的药物

氯　喹

氯喹（chloroquine）是人工合成的 4-氨基喹啉类衍生物。

【药理作用和临床应用】

1. 抗疟作用　仅能杀灭各种疟原虫的红细胞内期裂殖体，能迅速有效地控制疟疾的临床发作，具有起效快、疗效高的特点。一般用药 24～48 小时内临床症状消退，48～72 小时血中疟原虫消失，是临床用于控制各型疟疾症状的首选药物。氯喹对子孢子、休眠子和配子体均无效，故不能用于病因预防及控制远期复发和传播。

2. 抗肠外阿米巴病作用　氯喹对阿米巴滋养体有强大的杀灭作用，口服后在肝脏内药物浓度高，可用于治疗阿米巴肝脓肿。

3. 免疫抑制作用　大剂量氯喹有免疫抑制作用，可用于治疗类风湿关节炎、系统性红斑狼疮等免疫功能紊乱性疾病。

【不良反应及用药注意】　氯喹用于预防时，不良反应罕见。用于治疗疟疾急性发作时可引起恶心、呕吐、头痛、头晕、目眩及荨麻疹等症状，停药后可自行消退。大剂量应用时可导致视网膜病，应定期进行眼科检查。大剂量或快速静脉给药时，可导致低血压；给药剂量过大可发生致死性心律失常。

奎 宁

奎宁（quinine）为奎尼丁的左旋体，是从金鸡纳树皮中提取的一种生物碱。

【药理作用和临床应用】 本药对各种疟原虫的红细胞内期裂殖体均有杀灭作用，能有效控制临床症状，疗效不及氯喹。近年由于氯喹耐药性的出现，奎宁成为治疗恶性疟的主要药物。此外，奎宁具有减弱心肌收缩力、兴奋子宫平滑肌、轻度的阻断神经肌肉接头和微弱的解热镇痛作用。

【不良反应及用药注意】 血药浓度超过 $30 \sim 60 \mu mol/L$ 时，表现为恶心、头痛、耳鸣和视力下降等金鸡纳反应，停药后一般能恢复。用药过量或静脉滴注速度过快，可致低血压、心律失常及严重的中枢神经系统紊乱，故奎宁静脉滴注时应缓慢，并密切观察患者心脏和血压变化。很少发生急性溶血性贫血伴肾衰竭（黑尿热）。孕妇禁用，月经期慎用。其他罕见的不良反应有血恶病质和超敏反应。

青 蒿 素

青蒿素（artemisinin）是从黄花蒿及其变种大头黄花蒿中提取的一种倍半萜类物质，是我国科技工作者根据"青蒿截疟"的记载而发掘出的新型抗疟药。对各种疟原虫红细胞内期裂殖体均有快速的杀灭作用，对红细胞外期疟原虫无效。临床主要用于治疗对耐氯喹或多药耐药的恶性疟，特别是抢救脑型疟。

青蒿素不良反应少，已报道的有：一过性心脏传导阻滞、白细胞减少和短暂的发热等。注射部位较浅时易引起局部疼痛和硬结，宜深部肌内注射。青蒿素治疗疟疾有一定的复发率，与伯氨喹合用可降低复发率。青蒿素与奎宁合用抗疟作用相加，与甲氟喹合用为协同作用，与氯喹或乙胺嘧啶则表现为拮抗。

蒿甲醚和青蒿琥酯

蒿甲醚（artemether）是青蒿素的脂溶性衍生物，青蒿琥酯（artesunate）是青蒿素的水溶性衍生物。两药抗疟作用强于青蒿素，且复发率低。

双氢青蒿素

双氢青蒿素（dihydroartemisinin）为以上三种青蒿素及其衍生物的代谢产物，近年已作为有效的抗疟药。治疗有效率为100%，复发率约为2%。不良反应少而轻。

（二）主要用于控制复发和传播的药物

伯 氨 喹

伯氨喹（primaquine）是人工合成的8-氨基喹啉类衍生物。

【药理作用和临床应用】 伯氨喹对间日疟和卵形疟肝脏中的休眠子及各种疟原虫的配子体有较强的杀灭作用，是目前防治疟疾远期复发、根治良性疟和控制传播的最有效药物。

【不良反应及用药注意】 伯氨喹治疗量不良反应较少，可引起胃肠道反应，停药后可恢复。大剂量时，可致高铁血红蛋白血症伴发绀。禁用于葡萄糖-6-磷酸脱氢酶（G-6-PD）缺乏的患者，因可发生急性溶血。

（三）主要用于病因性预防的药物

乙 胺 嘧 啶

乙胺嘧啶（pyrimethamine）口服吸收慢而完全，$t_{1/2}$ 为 $80 \sim 95$ 小时，服药一次有效药物浓度可维持2周。

【药理作用和临床应用】 本药为二氢叶酸还原酶抑制药，通过阻止二氢叶酸转变为四氢叶酸，阻碍核酸的合成，抑制了疟原虫的增殖，对已发育成熟的裂殖体无效。不能控制本次疟疾发作,对下一个周期有效,故不能用于疟疾发作期的治疗,常用于病因性预防。作用持久,一周服药一次。乙胺嘧啶一般不单独使用,常与磺胺药或砜类合用,对叶酸代谢起到双重阻断作用,疗效明显增强。

【不良反应及用药注意】 乙胺嘧啶治疗剂量毒性小。长期大剂量应用时,干扰人体叶酸代谢,可引起巨幼红细胞性贫血、粒细胞减少,应及时停药或用甲酰四氢叶酸治疗。乙胺嘧啶过量可中毒,表现为恶心、呕吐、发热、发绀、惊厥甚至死亡。严重肝肾功能不全的患者应慎用,孕妇禁用。

磺胺类和砜类

磺胺类和砜类与 PABA 竞争二氢叶酸合成酶,抑制疟原虫二氢叶酸的合成。主要用于耐氯喹的恶性疟,仅抑制红细胞内期疟原虫,与乙胺嘧啶或 TMP 等二氢叶酸还原酶抑制剂合用,可增强疗效。常用药为磺胺多辛和氨苯砜。

第 2 节　抗阿米巴病药与抗滴虫药

一、抗阿米巴病药

考点：抗阿米巴病药甲硝唑的药理作用及临床应用。

📖 链接 ┈┈┈┈┈ 阿 米 巴 病

阿米巴病是由阿米巴的包囊感染人体所致的疾病，包括肠内阿米巴病和肠外阿米巴病。 溶组织内阿米巴原虫的发育过程包括小滋养体、包囊和大滋养体三种类型。 阿米巴包囊在消化道发育成滋养体，滋养体可溶解宿主细胞，侵袭黏膜下层组织，引起肠阿米巴病；也可随血流侵入肝脏或其他部位，引起肠外阿米巴病，表现为各脏器的脓肿。

甲 硝 唑

甲硝唑(metronidazole,灭滴灵),为人工合成的 5-硝基咪唑类化合物。

【药理作用和临床应用】

1. 抗阿米巴作用　甲硝唑对肠内、肠外阿米巴滋养体均有强大的杀灭作用,具有高效、低毒的特点,是治疗急性阿米巴痢疾和肠外阿米巴病的首选药。但对肠腔内阿米巴原虫和包囊无明显作用。

2. 抗滴虫作用　甲硝唑口服后可分布于阴道分泌物、精液和尿液中,对阴道毛滴虫有强大的杀灭作用,是治疗阴道毛滴虫感染的首选药。

3. 抗厌氧菌作用　甲硝唑对革兰阳性或革兰阴性厌氧菌和球菌都有较强的抗菌作用,常用于治疗厌氧菌感染引起的产后盆腔炎、败血症和骨髓炎。

4. 抗贾第鞭毛虫作用　甲硝唑是治疗贾第鞭毛虫的常用药物,治愈率达 90%。

【不良反应及用药注意】 甲硝唑服用治疗量时不良反应少,有轻微的胃肠道反应和头晕、肢体感觉异常等神经系统症状。与酒同服可出现恶心、呕吐、腹痛、腹泻和头痛等症状,故服药期间和停药后不久,应禁饮酒。孕妇禁用。

依 米 丁

依米丁(emetine,吐根碱)作用机制为抑制肽酰基 tRNA 的移位,抑制肽链的延伸,阻碍蛋白质合成,干扰滋养体的分裂与繁殖。对溶组织内阿米巴滋养体有直接杀灭作用,可治疗阿米巴痢疾和阿米巴肝脓肿。对心脏有严重毒性,仅用于甲硝唑治疗无效或禁用者。局部用药刺激性强,应深部肌内注射。孕妇、儿童和有心、肝、肾疾病者禁用。

二 氯 尼 特

二氯尼特(diloxanide)是二氯乙酰胺类衍生物,为目前最有效的杀包囊药。用甲硝唑控制症状后,再用本品可肃清肠内包囊,可有效防止复发。对肠外阿米巴病无效。治疗量时不良反应轻微,大剂量可致流产,无致畸胎作用。

巴 龙 霉 素

巴龙霉素(paromomycin)为氨基糖苷类抗生素,通过抑制蛋白质合成,直接杀灭阿米巴滋养体,可抑制肠道共生菌群的代谢,间接抑制阿米巴原虫的生存和繁殖。本药用于治疗急性阿米巴痢疾。

二、抗滴虫药

抗滴虫药主要用于治疗阴道毛滴虫引起的阴道炎、尿道炎和前列腺炎。其主要治疗药物为甲硝唑,但抗药虫株逐渐增多,替硝唑是甲硝唑的衍生物,和甲硝唑一样也是低毒高效的抗滴虫药。

第3节 抗肠蠕虫药

肠道蠕虫包括线虫、绦虫、吸虫,我国肠蠕虫病以线虫感染最多,包括蛔虫、钩虫、蛲虫、鞭虫等。抗肠蠕虫药是驱除或杀灭肠蠕虫的药物,目前常用的有阿苯达唑、甲苯咪唑、左旋咪唑等(表14-1)。

表 14-1 肠蠕虫病的药物治疗

感染	首选药物	次选药物
蛔虫感染	甲苯咪唑、阿苯达唑	噻嘧啶、哌嗪、左旋咪唑
钩虫感染	甲苯咪唑、阿苯达唑	噻嘧啶
蛲虫感染	甲苯咪唑、阿苯达唑	噻嘧啶、哌嗪
鞭虫感染	甲苯咪唑	
绦虫感染	吡喹酮	氯硝柳胺

阿 苯 达 唑

阿苯达唑(albendazole,丙硫咪唑)是苯并咪唑类衍生物。高效、低毒的广谱驱肠虫药,通过抑制虫体对葡萄糖的摄取,导致虫体糖原耗竭,杀灭蛔虫、钩虫、蛲虫、鞭虫、绦虫和吸虫的成虫和虫卵。本药用于多种肠蠕虫单独感染或混合感染。该药还对包虫病、囊虫病有效。

不良反应少,偶有胃肠道反应和头痛、头晕等,多在数小时后缓解。少数患者出现白细胞减少和血清氨基转移酶升高,停药后可恢复。孕妇、2岁以下儿童及肝肾功能不全者禁用。

甲 苯 咪 唑

甲苯咪唑(mebendazole)是阿苯达唑的同类物,是广谱驱肠虫药,主要用于蛔虫、钩虫、蛲虫、鞭虫、绦虫和粪类圆线虫的单独感染或混合感染。

服用甲苯咪唑无明显不良反应,少数病例可见短暂的腹痛和腹泻,大剂量偶见氨基转移酶升高、粒细胞减少,孕妇、2岁以下儿童及肝肾功能不全者禁用。

哌 嗪

哌嗪(piperazine)为常用驱蛔虫药。对蛔虫、蛲虫具有较强的驱虫作用,对其他寄生虫无效。本药主要是通过改变虫体肌细胞膜对离子的通透性,阻断神经-肌肉接头处传递,导致虫体弛缓性麻痹而不能附着于宿主肠壁,随粪便排出体外。用于驱除肠道蛔虫,治疗蛔虫所致的不完全性肠梗阻和早期胆管蛔虫症。

哌嗪不良反应轻,大剂量时可出现胃肠道反应及神经系统症状,如眩晕、肌颤、共济失调。孕妇、癫痫病史者、肝肾功能不全和神经系统疾病者禁用。

左 旋 咪 唑

左旋咪唑(levamizole)是四咪唑的左旋体。广谱驱肠虫药,其中对蛔虫的作用最强。本药用于治疗蛔虫、钩虫、蛲虫感染,对丝虫病和囊虫症也有一定疗效。不良反应较少,大剂量出现肝功能异常、白细胞减少。

噻 嘧 啶

噻嘧啶(pyrantel)广谱驱肠虫药,为人工合成的四氢嘧啶衍生物。通过抑制虫体胆碱酯酶,使乙酰胆碱堆积,神经肌肉兴奋性增强,随后虫体痉挛性麻痹而丧失附着力排出体外,可用于蛔虫、钩虫、蛲虫单独或混合感染。本药与哌嗪有拮抗作用。

噻嘧啶不良反应较少,偶有胃肠道反应、头痛、发热等。少数患者出现氨基转移酶升高,肝功能不全者禁用。孕妇及 2 岁以下儿童禁用。

氯 硝 柳 胺

氯硝柳胺(niclosamide,灭绦灵)为水杨酸胺类衍生物,对多种绦虫成虫有杀灭作用。本药主要用于牛肉绦虫、猪肉绦虫、鱼绦虫等感染。对钉螺和日本血吸虫尾蚴也有杀灭作用。

吡 喹 酮

吡喹酮(praziquantel)为广谱抗血吸虫药和驱绦虫药。本药是治疗各种绦虫病的首选药。治疗脑型囊虫症时,易引起脑水肿、颅内压升高,应合用脱水药防止发生意外。

案例 14-1 分析

1. 诊断为"间日疟"。
2. 用磷酸氯喹治疗。

目 标 检 测

一、选择题

A_1 型题

1. 主要用于控制疟疾症状的首选药是
   A. 氯喹　　　　　　　B. 奎宁
   C. 青蒿素　　　　　　D. 伯氨喹
   E. 乙胺嘧啶
2. 主要用于病因性预防的抗疟首选药是
   A. 氯喹　　　　　　　B. 奎宁
   C. 蒿甲醚　　　　　　D. 伯氨喹
   E. 乙胺嘧啶
3. 可用于控制复发和传播的抗疟首选药是
   A. 奎宁　　　　　　　B. 氯喹
   C. 青蒿素　　　　　　D. 乙胺嘧啶

   E. 伯氨喹
4. 治疗急性阿米巴痢疾的首选药是
   A. 氯喹　　　　　　　B. 甲硝唑
   C. 青蒿素　　　　　　D. 巴龙霉素
   E. 二氯尼特
5. 治疗滴虫性阴道炎的首选药是
   A. 氯喹　　　　　　　B. 甲硝唑
   C. 青蒿素　　　　　　D. 二氯尼特
   E. 巴龙霉素
6. 可用于治疗肠内外阿米巴病的药物是
   A. 甲硝唑　　　　　　B. 氯喹
   C. 土霉素　　　　　　D. 卤化喹啉类
   E. 以上都不是

7. 兼有抗血吸虫和绦虫的药物是
   A. 吡喹酮
   B. 哌嗪
   C. 甲苯咪唑
   D. 左旋咪唑
   E. 乙胺嗪

二、简答题

1. 简述抗疟药的分类及其药物。
2. 简述甲硝唑的药理作用、临床应用及主要的不良反应、用药注意。

附录:制剂与用法

药名	剂型	使用方法
磷酸氯喹	片剂:0.25g、0.75 g	治疗疟疾:口服,首剂 1.0g,6 小时后 0.5g,第2、3 天各 0.5g。预防:每次 0.5g,一周 1 次。肠外阿米巴病:口服,一天1g。2 天后改为一天 0.5g,连服 2~3 周
硫酸奎宁	片剂:0.3g	口服:每次 0.3~0.6g,一天 3 次,连服 5~7 天
青蒿素	片剂:0.1g。胶囊剂:0.25g	口服:首剂1g,6 小时后再服 0.5g,第2、3 天各服 0.5g
磷酸伯氨喹	片剂:13.2mg	口服:①间日疟:每次 13.2mg,一天 3 次,连服 7 天;②杀灭恶性疟原虫配子体:一天 26.4 mg,连服 3 天
乙胺嘧啶	片剂:6.25mg、25mg	口服:每次 25mg,一周 1 次
甲硝唑	片剂:0.2g;注射剂:50mg、100mg、500mg、1.25g	口服:①阿米巴病:每次 0.5g,一天 2 次,疗程 5~7 天;②滴虫病:0.2g,一天 3 次,共 7 天。静脉注射:厌氧菌感染,7.5mg/kg,每隔 6 小时 1 次,首剂加倍,共 7~10 天
去氢依米丁	注射剂:30mg、60mg	成人:一天 1~1.5mg/kg,极量 90mg,深部肌内注射,连用 5 天;儿童:按上述方法计算剂量,每 12 小时各给半量。重复疗程应间隔 30 天
阿苯达唑	片剂:0.1g、0.2g	口服:①蛔虫、蛲虫感染:0.4g,顿服;②钩虫、鞭虫感染:0.4g,一天 2 次,连服 3 天;③绦虫感染:0.3g,一天 3 次,连服 3 天;④囊虫感染:0.2~0.3g,一天 3 次,10 天为 1 个疗程,共 2~3 个疗程,疗程间隔 15~21 天。4 岁以下儿童减半
甲苯咪唑	片剂:0.1g	口服:①蛔虫、蛲虫感染:0.2g,顿服;②钩虫、鞭虫感染 0.2g,一天 2 次,连服 3 天;③绦虫感染:0.3g,一天 3 次,连服 3 天
左旋咪唑	片剂:25mg、50mg	口服:①蛔虫感染:0.1~0.2g,顿服;②钩虫感染:一天 0.2g,连服 3 天;③丝虫感染:一天 0.2~0.3g,分 3 次服,连服 3 天
噻嘧啶	片剂:0.3g	口服:蛔虫、钩虫、蛲虫感染,1.2~1.5g,一天 1 次,睡前顿服。儿童一天 30mg/kg,睡前顿服
枸橼酸哌嗪	片剂:0.25g、0.5g	口服:①驱蛔虫:成人,一天 3.5~5g;儿童,0.15g/kg,睡前顿服,连服 2 天;②驱蛲虫:成人,1.0~1.2g,一天 2 次;儿童,一天 60mg/kg,分 2 次服,连服 7 天
氯硝柳胺	片剂:0.5g	口服:猪肉绦虫、牛肉绦虫感染,1g,清晨空腹顿服,1 小时后再服1g,2 小时后服硫酸镁导泻

(陈 燕)

第15章 抗恶性肿瘤药

恶性肿瘤是严重威胁人类健康的疾病,其病因、发病机制尚未完全明确,目前肿瘤治疗多采用手术切除、放射治疗、化学治疗和免疫治疗等综合治疗方法,其疗效及患者生活质量均已得到提高。其中化学治疗在肿瘤治疗中占重要地位,但存在着不良反应多而严重,易产生耐药性等缺点。近年来,随着分子生物学、细胞动力学、免疫学的发展,抗恶性肿瘤药正从传统的细胞毒类药物向针对机制的多环节作用的新型抗恶性肿瘤药发展,包括肿瘤细胞凋亡诱导剂(如亚砷酸)、生物反应调节剂(如干扰素)、肿瘤耐药性逆转剂及肿瘤基因治疗药物等,疗效显著提高,不良反应及耐药性发生率降低。

考点:1. 抗恶性肿瘤药的分类。
2. 抗恶性肿瘤药不良反应和用药注意。
3. 常用抗恶性肿瘤药的临床应用和不良反应。

第1节 抗恶性肿瘤药分类

根据肿瘤细胞生长繁殖特点将肿瘤细胞群分为增殖细胞群和非增殖细胞群。

1. 增殖细胞群 是指不断按指数分裂增殖的细胞。这部分细胞在肿瘤全细胞群中的比率称生长比率(growth fraction,GF)。GF 值越大(接近 1),对药物越敏感,如急性白血病;GF 值越小(0.5 ~ 0.01),对药物越不敏感,如慢性白血病。增殖细胞群中细胞生长繁殖周期分为 4 个时期:即 M 期(有丝分裂期)、G_1 期(DNA 合成前期)、S 期(DNA 合成期)及 G_2 期(DNA 合成后期)。

2. 非增殖细胞群 主要指 G_0 期(静止期)细胞,此期细胞有增殖能力,但暂不分裂,是肿瘤复发的根源。G_0 期细胞对药物不敏感。

此外,尚有一部分无增殖能力的细胞群,通过老化而死亡,无治疗学上的意义。

一、根据药物作用的周期特异性分类

1. 细胞周期非特异性药(CCNSA) 主要杀灭增殖各期细胞群,如抗肿瘤抗生素和烷化剂等。
2. 细胞周期特异性药物(CCSA) 仅杀灭某一期增殖细胞,如甲氨蝶呤、氟尿嘧啶、巯嘌呤等主要作用于 S 期,长春碱、长春新碱主要作用于 M 期。

二、根据抗肿瘤药的作用机制分类

1. 影响核酸(DNA、RNA)生物合成的药物 如氟尿嘧啶、6-巯嘌呤等、甲氨蝶呤、阿糖胞苷等。
2. 直接影响 DNA 结构与功能的药物 如烷化剂、丝裂霉素 C 等。
3. 干扰转录过程和阻止 RNA 合成的药物 如放线菌素 D、柔红霉素等。
4. 影响蛋白质合成的药物 如鬼白毒素类、长春碱类、三尖杉酯碱、肾上腺皮质激素等。

第2节 抗恶性肿瘤药常见不良反应及用药注意

抗恶性肿瘤药在杀灭或抑制肿瘤细胞时,对正常组织细胞特别是增殖旺盛的组织细胞,如骨髓、淋巴组织、消化道黏膜、毛囊等易产生不同程度的损害,选择性较差,毒性大,容易产生耐药性。常见的不良反应如下。

1. 抑制骨髓 主要表现为白细胞、红细胞、血小板减少及全血细胞下降,甚至发生再生障碍性贫血。因此,用药期间应定期检查血常规,注意观察出血和继发感染情况,必要时停药。

2. 抑制免疫 大剂量应用时,可抑制机体免疫功能,诱发感染。用药期间注意观察患者有无发热、咽痛等免疫功能低下的表现,如发现应及时处理。

3. 肝、肾损害 表现为肝大、黄疸、肝功能减退、蛋白尿、管型尿、血尿甚至肾功能不全等;如环磷酰胺可引起急性出血性膀胱炎,尤其在大剂量静脉注射时易出现。

4. 神经毒性 长春新碱、顺铂对周围神经有毒性,可引起手足麻木、腱反射消失和末梢神经感觉障碍;长春新碱对自主神经有毒性,可引起便秘、直立性低血压或肠梗阻等;甲氨蝶呤鞘内注射可引起头痛及延迟性脑膜脑炎,用药时注意观察患者的表现。

5. 消化道反应 可出现恶心、呕吐、腹痛、腹泻等反应,严重者可引起胃肠出血。必要时应用止吐剂,同时注意加强护理,如发生严重溃疡,口腔炎应立即停药。

6. 其他 还可引起脱发、闭经、精子减少、致畸、致癌等;博来霉素、甲氨蝶呤等可引起肺纤维化,表现为干咳、呼吸困难,严重者可致死;阿霉素、丝裂霉素、环磷酰胺、顺铂等可引起心肌损伤、心肌炎、心肌缺血和充血性心功能不全等。

第 3 节 常用的抗恶性肿瘤药

案例 15-1

患者,12 岁,患急性白血病,用甲氨蝶呤化疗后,出现口腔溃疡,腹泻、便血等症状,检查发现骨髓抑制。

问题:1. 患者出现以上症状的原因是什么?
　　　2. 应如何减轻药物对骨髓的损害?

一、影响核酸生物合成的药物(抗代谢药)

此类药物的化学结构和核酸代谢的必需物质如嘧啶碱、叶酸、嘌呤碱等相似,可通过特异性对抗而干扰核酸,特别是 DNA 的合成,阻止肿瘤细胞的分裂繁殖,主要作用于 S 期。

甲 氨 蝶 呤

甲氨蝶呤(methotrexate,MTX)主要作用于 S 期细胞,用于急性白血病,也可用于绒毛膜上皮癌、头颈部肿瘤、消化道癌、卵巢癌、恶性葡萄胎等。此外,本药是较强的细胞免疫抑制剂,可用于骨髓移植、器官移植、类风湿关节炎等。

常见的不良反应是骨髓抑制和对口腔及肠道黏膜的损害,表现为白细胞减少、口腔溃疡、胃炎、腹泻、甚至死亡等。为减轻甲氨蝶呤对骨髓的毒性,可先用大剂量甲氨蝶呤,之后再用甲酰四氢叶酸(leucovorin)作为救援剂,减少毒性,保护正常细胞,用药时监测肝、肾功能及血常规。

氟 尿 嘧 啶

氟尿嘧啶(fluorouracil,5-FU)为胸苷酸合成酶抑制剂,口服吸收差,一般静脉给药。本药主要用于消化道癌、乳腺癌、宫颈癌、卵巢癌、膀胱癌、绒毛膜上皮癌等。对骨髓和消化道毒性大,可引起脱发、皮肤色素沉着,偶见肝、肾功能损害等。

巯 嘌 呤

巯嘌呤(mercaptopurine,6-MP)为嘌呤核苷酸合成抑制剂,主要作用于 S 期细胞。本药对儿童急性淋巴白血病疗效好,但起效慢,多用于维持治疗。大剂量对绒毛膜上皮癌、恶性葡萄胎亦有效。不良反应主要为骨髓抑制和胃肠道反应。

羟 基 脲

羟基脲(hydroxycarbamide,HU)为治疗慢性粒细胞白血病的首选药,也可用于黑色素瘤。不良反应主要为骨髓抑制,大剂量可引起肝损害、恶心、呕吐、腹泻等。

阿 糖 胞 苷

阿糖胞苷(cytarabine,Ara-C)是治疗急性非淋巴性白血病的首选药。对单核细胞白血病疗效较好,对其他白血病也有效。静脉注射可致静脉炎。有严重的骨髓抑制和胃肠反应。

二、影响 DNA 结构与功能的药物

环 磷 酰 胺

环磷酰胺(cyclophosphamide,CTX,癌得星)为常用的烷化剂,属周期非特异性药物。本药对恶性淋巴瘤、急性淋巴细胞白血病、多发性骨髓瘤疗效好,对其他多种肿瘤如乳腺癌、卵巢癌、肺癌等有一定疗效,也可用于某些自身免疫性疾病和器官移植排斥反应等。

环磷酰胺主要不良反应有骨髓抑制,如白细胞、血小板减少;消化道反应,如恶心、呕吐、消化道出血;脱发;特有的出血性膀胱炎,表现为尿频、尿急、蛋白尿等,用药期间应多饮水或同时给美司纳(巯乙磺酸钠),同时应定期查血常规和肝、肾功能。

塞 替 派

塞替派(thiotepa,thiophosphoramide,TSPA)能抑制瘤细胞分裂,选择性高,抗瘤谱广,可用于卵巢癌、乳腺癌、膀胱癌、肝癌等。主要不良反应为骨髓抑制如白细胞和血小板减少,胃肠道反应较小。

白 消 安

白消安(busulfan,马利兰)为治疗慢性粒细胞白血病的首选药。本药对急性白血病无效。主要不良反应为骨髓抑制,偶见肺纤维化,长期使用可致无月经、睾丸萎缩等。

亚 硝 脲 类

亚硝脲类(nitrosoureas)有卡莫司汀、司莫司汀和洛莫司汀。本药主要用于治疗脑瘤、胃肠道瘤和黑色素瘤等。不良反应主要为骨髓抑制及消化道反应,偶见肝、肾毒性。

顺铂和卡铂

顺铂(cisplatin,顺氯氨铂)属周期非特异性药,抗瘤谱较广,对卵巢癌、乳腺癌、睾丸肿瘤、膀胱癌、肺癌有效,为联合化疗常用的药物。本药可与长春碱、博来霉素等合用。主要不良反应有骨髓抑制、肾脏毒性、听力减退及消化道反应等。

卡铂(carboplatin,碳铂)抗癌作用与顺铂相似,但肾、耳毒性及消化道反应比顺铂低,与顺铂有交叉耐药性。

三、影响蛋白质合成的药物

本类药物是从天然植物中提取的,可干扰蛋白质的合成,具有一定的抗肿瘤作用。

长 春 碱 类

本类药物包括长春碱(vinblastin,VLB)、长春新碱(vincristin,VCR)等,是作用于 M 期的周期特异性药物。长春碱主要用于急性白血病、绒毛膜上皮癌和恶性淋巴瘤。长春新碱对儿童急性淋巴细胞白血病疗效较好,起效快,常与泼尼松合用。本药对骨髓有抑制作用,偶有脱发、恶心、外周神经炎等反应。

紫 杉 醇

本品适用于转移性卵巢癌和乳腺癌,对顺铂耐药或未控制的卵巢癌亦有效,对肺癌和食管癌也有一定疗效。主要不良反应为骨髓抑制、白细胞和血小板减少、周围神经性病变、肌肉痛等。国外有报道可出现肠穿孔。

三尖杉酯碱和高三尖杉酯碱

本类药物属周期非特异性药。本药对急性粒细胞白血病疗效显著,对急性单核细胞白血病也有效。不良反应为骨髓抑制、胃肠道反应和心脏毒性,少数有心肌损害、心率加快等。

四、抗 生 素 类

博 来 霉 素

博来霉素(bleomycin,BLM,争光霉素)作用于 G_2 和 M 期,为周期非特异性药物。本药主要用于鳞状上皮癌(口腔、食管、头颈、阴茎),也可用于淋巴瘤和睾丸癌。主要不良反应为过敏性休克样反应,如恶心、呕吐、发热、手足肿胀等,严重者肺间质纤维化。肺功能不全、老年患者慎用。

放线菌素 D

放线菌素 D(actinomycin D,更生霉素)属周期非特异性药物。抗瘤谱窄,主要用于绒毛上皮癌、神经母细胞瘤、肾母细胞瘤、横纹肌肉瘤等。常见的不良反应为恶心、呕吐、口腔炎,骨髓抑制较明显,还致脱发、畸胎、皮炎等。

柔 红 霉 素

柔红霉素(daunorubicin,DNR,红比霉素)主要用于急性淋巴细胞白血病和急性粒细胞白血病,对骨髓抑制和心脏毒性较大。

多 柔 比 星

多柔比星(doxorubicin)可用于急性白血病、恶性淋巴瘤和实体瘤,如肺癌、肝癌、乳腺癌、骨肉瘤等,主要不良反应与柔红霉素相似,对心脏毒性较轻。

五、激 素 类

乳腺癌、卵巢癌、宫颈癌、前列腺癌、睾丸肿瘤和甲状腺癌等均与相应的激素失调有关,可用某些激素或对抗药改变激素失调状态,抑制肿瘤细胞生长,且无骨髓抑制等不良反应,但由于激素作用广泛,使用不当也会产生许多不良反应。

肾上腺皮质激素

肾上腺皮质激素能抑制淋巴组织,对急性淋巴细胞白血病和恶性淋巴瘤有较好疗效,但易产生耐药性。本药可用于改善癌症引起的发热不退、毒血症等,也可与有效抗癌药、抗生素合用。常用药物有泼尼松、泼尼松龙等。

雌 激 素

本品为人工合成的非甾体雌激素己烯雌酚,对前列腺癌有效,也可用于绝经 7 年以上的晚期乳腺癌广泛转移者。

雄 激 素

雄激素睾酮可用于女性晚期乳腺癌或乳腺癌有骨转移者,还能促进蛋白质合成,改善晚期患者一般症状。

他 莫 昔 芬

他莫昔芬(tamoxifen,三苯氧胺)为合成雌激素竞争性拮抗剂,能阻断雌激素对乳腺癌的促进作用,抑制乳腺癌生长,用于治疗乳腺癌,是绝经后晚期乳腺癌的首选药,但无男性化不良反应。

📖 **链接**

目前，部分患者通过化疗取得根治性疗效的肿瘤有儿童急性白血病、成人急性淋巴细胞白血病、小细胞肺癌、胃癌、骨肉瘤横纹肌肉瘤、滋养叶细胞肿瘤、霍奇金淋巴瘤、Burkitt 淋巴瘤、神经母细胞瘤、睾丸肿瘤；姑息疗效有前列腺癌、乳腺癌、子宫内膜癌、慢性淋巴细胞白血病、膀胱癌、肾癌、慢性粒细胞白血病、黑色素癌、多发性骨髓瘤、头颈部癌。

第 4 节　恶性肿瘤的化疗原则

目前用于抗恶性肿瘤的药物，一般选择性差，毒性大，因此，在用抗恶性肿瘤药化疗时，应设计出联合用药方案，以提高疗效、延缓耐药性和降低毒性。根据细胞增殖动力学和药物的作用特点，恶性肿瘤的化疗原则如下。

1. 根据细胞增殖动力学规律　增长缓慢的实体瘤，其 G_0 期细胞较多，可先用周期非特异性药物，再用周期特异性药物。而对生长比率高的肿瘤如急性白血病，则先用周期特异性药物，再用周期非特异性药物。

2. 根据抗肿瘤药物的作用机制　不同作用机制的抗肿瘤药物合用可增强疗效，如巯嘌呤和甲氨蝶呤。

3. 根据药物的毒性　多数抗肿瘤药对骨髓有抑制作用，而泼尼松、长春新碱、博来霉素的骨髓抑制作用较小，可合用以降低毒性并提高疗效。

4. 根据抗瘤谱　如胃肠道腺癌可用氟尿嘧啶、塞替派、环磷酰胺、丝裂霉素等，肉瘤可用环磷酰胺、多柔比星、顺铂等。

5. 根据给药方法　一般采用机体的最大耐受量，特别是对病期较早、健康状况较好的肿瘤患者，如应用环磷酰胺、多柔比星、卡莫司汀时，大剂量间歇给药法往往比小剂量连续给药法的效果好。

👩 **案例 15-1 分析**

患者出现症状为甲氨蝶呤的不良反应。可先用大剂量甲氨蝶呤，再用甲酰四氢叶酸作为救援剂。

目 标 检 测

一、选择题

A_1 型题

1. 治疗慢性粒细胞白血病的首选药是
   A. 多柔比星　　　　B. 长春新碱
   C. 柔红霉素　　　　D. 白消安
   E. 三尖杉酯碱

2. 常用于防治中枢神经系统白血病的药是
   A. 环磷酰胺　　　　B. 甲氨蝶呤
   C. 柔红霉素　　　　D. 巯嘌呤
   E. 长春新碱

3. 服用环磷酰胺期间，以下不正确的是
   A. 定期检查血常规　B. 多喝水
   C. 多服用乳酸　　　D. 定期检查肝功能

   E. 检查尿常规

4. 以下哪个药不是周期特异性药的是
   A. 甲氨蝶呤　　　　B. 羟基脲
   C. 环磷酰胺　　　　D. 巯嘌呤
   E. 肾上腺皮质激素

5. 以下哪个药服药期间出现口腔溃疡毒性反应
   A. 三尖杉酯碱　　　B. 环磷酰胺
   C. 顺铂　　　　　　D. 甲氨蝶呤
   E. 卡铂

6. 用甲氨蝶呤和防线菌素 D 治疗绒毛膜癌，为减少此药对肾功能的损害，应选用的解救药是
   A. 乳酸　　　　　　B. 稀盐酸
   C. 碳酸氢钠　　　　D. 硫代硫酸钠

E. 硫酸钠

7. 使用甲氨蝶呤最常见和最严重的不良反应为
    A. 消化道反应   B. 脱发
    C. 膀胱炎   D. 口腔溃疡
    E. 造血功能损害

8. 主要作用于 S 期的药物是
    A. 环磷酰胺   B. 长春新碱
    C. 顺铂   D. 甲氨蝶呤
    E. 卡铂

9. 最严重的不良反应为肾毒性的药物是
    A. 甲氨蝶呤   B. 环磷酰胺

C. 顺铂   D. 长春新碱
E. 三尖杉酯碱

10. 服药期间引起出血性膀胱炎的药物是
    A. 甲氨蝶呤   B. 环磷酰胺
    C. 顺铂   D. 长春新碱
    E. 卡铂

二、简答题

1. 简述抗恶性肿瘤药的主要不良反应及用药注意事项。
2. 恶性肿瘤的化疗原则有哪些?

附录:制剂与用法

药名	剂型	使用方法
氟尿嘧啶	注射剂:0.25g/10ml	$10 \sim 20mg/kg$,静脉注射,连续 $5 \sim 10$ 天,1 个疗程 $5 \sim 7g$
巯嘌呤	片剂:25mg、50mg	白血病:一天 2.5mg/kg,一天 1 次或分次服用,病情缓解后用原量 $1/3 \sim 1/2$ 维持。绒癌:一天 $6.0 \sim 6.5mg/kg$,分 2 次口服,10 天为 1 个疗程
甲氨蝶呤	片剂:2.5mg;注射剂:5mg、100 mg	白血病:$5 \sim 10mg$,一周 $1 \sim 2$ 次,总量为 $50 \sim 150mg$。急性淋巴细胞白血病维持治疗,1 次 $15 \sim 20 mg/m^2$,每周 1 次
阿糖胞苷	注射剂:50mg、100 mg	$1 \sim 2mg/kg$,一天 1 次,静脉注射或静脉滴注,$10 \sim 14$ 天为 1 个疗程;或 $4 \sim 6mg/kg$,每周 2 次
羟基脲	片剂:500mg。胶囊剂:400mg	口服 0.5g,每天 $2 \sim 3$ 次,$4 \sim 6$ 周为 1 个疗程
环磷酰胺	片剂:50mg	口服:一天 $2 \sim 4mg/kg$,连用 $10 \sim 14$ 天,停药 $1 \sim 2$ 周后重复使用
	粉针剂:100mg、200mg、500mg	临用前加 0.9% 氯化钠注射液溶解后立即静脉注射,1 次 0.2g,一天或隔天 1 次,1 个疗程 $8 \sim 10g$。大剂量冲击疗法为 1 次 $0.6 \sim 0.8g$,一周 1 次,8g 为 1 个疗程
丝裂霉素	粉针剂:2mg、10mg	静脉注射,每次 $6 \sim 8$ mg,每周 1 次,腔内注射,每次 $6 \sim 8mg$
顺铂	粉针剂:10mg、20mg、30mg	静脉注射,1 次 $20mg/m^2$,一天 1 次,连用 5 天
放线菌素 D	注射剂:0.2mg	$0.2 \sim 0.4mg$,一天 1 次或隔天 1 次,静脉注射或静脉滴注,1 个疗程 $4 \sim 6mg$
柔红霉素	粉针剂:20mg	单一剂量,$0.5 \sim 3mg/kg$,$0.5 \sim 1mg/kg$,须间隔一天或以上
阿霉素	粉针剂:10mg、50mg	$30mg/m^2$,静脉注射,连用 2 天,间隔 3 周后可重复使用。$60 \sim 75mg/m^2$,每 3 周使用 1 次。或 $30mg/m^2$,连用 3 天,间隔 4 周可再用。积累总量不得超过 $550mg/m^2$
长春碱	粉针剂:10mg	10mg,每周 1 次,静脉注射,1 个疗程总量 $60 \sim 80mg$
长春新碱	粉针剂:1mg	$1 \sim 2mg$,每周 1 次,静脉注射,联合化疗连用 2 周为 1 个周期
三尖杉酯碱	注射剂:1mg/1ml、2mg/2ml	静脉滴注,成人:$1 \sim 4mg$,一天 1 次,$4 \sim 6$ 天为 1 个疗程,隔 $1 \sim 2$ 周重复用药
他莫昔芬	片剂:10mg	口服:$10 \sim 20mg$,每天 2 次

(丘 琴)

第16章 特殊解毒药

第1节 有机磷酸酯类中毒及解毒药

案例 16-1

患者,女,38岁,与家人争吵后自服敌敌畏若干,遂入院急诊。查体:呼气有大蒜味,瞳孔缩小,对光反射迟钝,心率加快。伴呕吐、小便失禁、肌肉震颤等。

诊断:有机磷中毒(中度)。

问题:1. 有机磷中毒的抢救原则是什么?

2. 应如何治疗及护理?

有机磷酸酯类(简称有机磷农药)主要作为农业和环境杀虫剂,如敌百虫(dipterex)、乐果(rogor)、马拉硫磷(malathion,4049)、敌敌畏(DDVP)、对硫磷(parathion,1605)、内吸磷(systoxe,1059)等。有些毒性更强用于战争,如沙林(sarin)、塔崩(tabun)、梭曼(soman)等。本类药物对人畜都有强烈毒性,管理和使用不当可致急性中毒。

一、有机磷中毒机制及中毒症状

有机磷农药经呼吸道、消化道、皮肤和黏膜吸收引起中毒。有机磷的磷原子具有亲电子性,与机体内的胆碱酯酶(AChE)结合,形成磷酰化胆碱酯酶,使 AChE 失去活性而不能水解乙酰胆碱(ACh),导致 ACh 在体内大量蓄积,激动 M、N 胆碱受体,引起一系列中毒症状。若不及时抢救,AChE 可在几分钟至几小时内"老化",生成更稳定的单酰氧基磷酰化胆碱酯酶,即使 AChE 复活药也难以使之复活,治愈率更低。

由于 ACh 的作用广泛,故中毒症状表现多样化,一般而言,轻度中毒以毒蕈碱样(M 样)症状为主;中度中毒出现明显的毒蕈碱样症状和烟碱样(N 样)症状;重度中毒除 M 样和 N 样症状外,尚有明显的中枢症状。

1. M 样中毒症状 恶心、呕吐、腹痛、腹泻、瞳孔缩小、视物模糊、口吐白沫、出汗、肺部湿性啰音、呼吸困难,严重者肺水肿、大小便失禁、心动过缓、血压下降等。

2. N 样中毒症状 骨骼肌震颤、抽搐、呼吸肌麻痹、心动过速、血压升高等。

3. 中枢症状 先兴奋后抑制,表现为躁动不安、谵妄、昏迷甚至呼吸中枢麻痹致呼吸停止。

二、有机磷中毒的治疗

1. 清除毒物 对中毒患者,应立即移出中毒现场并根据中毒途径采取相应的清洗方法。口服中毒者,应迅速彻底洗胃,直至洗出液不含农药味,然后给予硫酸钠导泻。注意敌百虫中毒时不用碱性液体洗胃,因其可转变为毒性更强的敌敌畏,对硫磷中毒时不用高锰酸钾洗胃,因其可转变为毒性更强的对氧磷。

2. 药物治疗 目前主要有两类药物用于有机磷中毒。一是 M 受体阻断药阿托品等;二是胆碱酯酶复活药氯解磷定、碘解磷定等。

三、有机磷中毒解毒药

（一）M受体阻断药

阿 托 品

阿托品(atropine)为M胆碱受体阻断药,通过阻断M受体,迅速对抗体内ACh的M样作用而缓解M样中毒症状和部分中枢症状,是特异的、高效能的解毒药。使用原则为"早期、反复、足量",以求迅速达到"阿托品化",然后改用维持量。阿托品化的指征为:瞳孔较前散大、颜面潮红、四肢转暖、皮肤变干、肺部湿性啰音减少或消失、有轻度的躁动不安等。因本药不能消除N样症状,也不能使AChE复活,故应及早合用AChE复活药。

中毒患者体内大量ACh堆积,对阿托品的耐受性较大,所以阿托品用量可不受药典规定的极量限制,但达到阿托品化后需减量。

（二）胆碱酯酶复活药

氯 解 磷 定

氯解磷定(pralidoxime chloride)既能与磷酰化胆碱酯酶结合形成复合物,复合物再裂解形成无毒的磷酰化氯解磷定,使AChE游离出来而复活;又能与体内游离的有机磷结合形成磷酰化氯解磷定,随尿液排出体外而解毒。用于有机磷中毒的解救,明显减轻N样症状,对骨骼肌震颤最明显,能迅速抑制肌束颤动;对中枢神经系统症状也有一定的缓解作用,促使昏迷患者较快苏醒。但对M样症状效果差,应与阿托品合用。

治疗量时不良反应较少,静脉注射过快可出现恶心、头痛、头晕、乏力、视物模糊、心动过速和呼吸困难等。剂量过大时抑制AChE,出现癫痫发作、抽搐、呼吸抑制等。

碘 解 磷 定

碘解磷定(pralidoxime iodide)又名派姆(PAM),为最早应用的AChE复活药。药理作用、临床应用与氯解磷定相似。但作用弱,对不同有机磷中毒疗效存在差异,在碱性溶液中可分解成剧毒氰化物,故禁与碱性药物合用。

四、药物应用原则

1. 联合用药　M受体阻断药直接对抗M样中毒症状,作用快,但不能使AChE复活;AChE复活药不仅能恢复AChE活性,还可与有机磷结合,迅速改善N样症状,对中枢症状也有改善作用,但作用慢,两类药物合用可取长补短,取得较好疗效。

2. 早期用药　阿托品应早期应用。AChE复活药也应早用,因磷酰化胆碱酯酶易"老化"。

3. 足量用药　阿托品用药指标为达到阿托品化,不受药典极量的限制。AChE复活药足量的指标是:N样症状消失,全血或红细胞中AChE活性分别恢复到50%～60%或30%以上。

4. 重复用药　中、重度中毒或毒物不能完全清除时,重复用药以巩固疗效。

第2节　金属、类金属中毒及解毒药

金属(铁、铜、铅、汞、锰、银等)和类金属(砷、磷等)可与细胞内某些活性基团(巯基、氨基、羧基等)结合,干扰和破坏酶等大分子物质的活性,导致中毒。凡能与金属、类金属离子螯合形成无毒或低毒的化合物而解毒的药物称为金属、类金属中毒解毒药。

二巯丁二钠

二巯丁二钠(sodium dimercaptosuccinate)是我国研制的解毒药。该药含有两个亲和力高的巯基,易与金属离子结合成无毒的螯合物,随尿液排出,还能夺取与酶结合的金属离子,使酶复活。临床主要用于锑、汞、砷、铅中毒,对铜、钴、镍也有疗效。

本药不良反应较少,注射用药可出现口臭、恶心、头痛、头晕、胸闷及四肢酸痛等,减慢注射速度可减轻症状。偶见超敏反应。其水溶液不稳定,宜现用现配。

二巯丙磺钠

二巯丙磺钠(sodium dimercaptopropane sulfonate)解毒机制与二巯丁二钠相似,是汞、砷中毒的首选解毒药,对铬、铋、铅、铜等也有一定疗效。不良反应较大,静脉注射速度过快可引起恶心、头晕、口唇发麻及心悸等,偶见过敏性休克或剥脱性皮炎。

依地酸钠钙

依地酸钠钙(calcium disodium edetate)又名依地酸钙钠、解铅乐。本药能与多种金属离子形成螯合物,使金属离子失去作用,随尿液排出体外而发挥解毒作用。本药可用于铅、钴、镍、铜、铬等金属离子中毒,其中,对铅中毒有特效。不良反应较少,可有短暂头晕、恶心、关节痛等,剂量过大时,可出现严重肾损害,应及时停药。

青　霉　胺

青霉胺(penicillamine)为含巯基的氨基酸,是青霉素的代谢产物。本品可与铜、汞、铅、砷等金属离子螯合,形成可溶于水的螯合物,易于随尿液排出体外。本品可作为首选用于治疗铜代谢障碍性疾病(肝豆状核变性),也可治疗铅、汞中毒。不良反应较多,可有消化系统、神经系统、血液系统等损害,也可发生超敏反应。

去　铁　胺

去铁胺(deferoxamine)可与三价铁离子形成螯合物而随尿排出体外。主要用于急性铁中毒。该药静脉注射可引起面部潮红,过快可致惊厥。

第 3 节　氰化物中毒及解毒药

一、氰化物中毒及解毒机制

常见的氰化物有氰化钠、氰化钾、氢氰酸等,其毒性强烈、作用迅速。杏、桃、樱桃、梅等核仁和木薯中含有氰苷,在肠道内水解产生氢氰酸可致中毒。其中毒机制是氰离子(CN^-)与机体细胞色素氧化酶结合形成氰化细胞色素氧化酶,使该酶失去活性,导致组织细胞不能利用血中的氧,出现细胞窒息,严重者可迅速死亡。

氰化物中毒的特效解救药为高铁血红蛋白形成剂和供硫剂。首先用高铁血红蛋白形成剂,迅速将体内的血红蛋白氧化成高铁血红蛋白,后者能与 CN^- 生成氰化高铁血红蛋白,使酶复活;然后应用供硫剂夺取氰化高铁血红蛋白中的 CN^- 及游离的 CN^-,生成无毒的硫氰酸盐由尿排出,达到彻底解毒的目的。

二、氰化物中毒解毒药

(一)高铁血红蛋白形成剂

亚 硝 酸 钠

亚硝酸钠(sodium nitrite)为高铁血红蛋白形成药。在体内可迅速使血红蛋白氧化成高铁血红蛋白,从而消除血液中的 CN^-,并夺取氰化细胞色素氧化酶中的 CN^-,使其恢复活性,用于解救急性氰化物中毒。不良反应主要有亚硝基扩血管反应,如恶心、呕吐、头痛、低血压等;剂量过大可致高铁血红蛋白血症,出现发绀、呼吸困难、晕厥、循环衰竭等。

亚 甲 蓝

亚甲蓝(methylene blue)又名美蓝,为氧化还原剂,随体内浓度不同,对血红蛋白有双重作用。低浓度时,具有还原性,在还原型辅酶 Ⅱ 作用下,转变为还原型亚甲蓝,还原型亚甲蓝将高铁血红蛋白还原成血红蛋白,用于解救亚硝酸盐、硝酸甘油等中毒引起的高铁血红蛋白血症;高浓度时,氧化型亚甲蓝直接将血红蛋白氧化成高铁血红蛋白,用于治疗氰化物中毒,但疗效稍差。静脉注射剂量过大时,可出现恶心、头痛、胸闷、昏迷等。

(二) 供硫剂

硫代硫酸钠

硫代硫酸钠(sodium thiosulfate)又名大苏打、海波。该药具有活泼的硫原子,在转硫酶的作用下,与 CN^- 结合生成无毒的硫氰酸盐,随尿液排出体外。本药用于解救氰化物中毒,与高铁血红蛋白形成药合用可提高疗效,也可与砷、汞等生成毒性低的硫化物、与碘生成碘化钠、与钡结合成亚硫酸钡,故也可用于砷、汞、碘、钡中毒,为钡盐中毒特效解救药。不良反应偶见恶心、呕吐、头痛、乏力等,静脉注射过快可出现血压下降。

第4节 抗 蛇 毒 药

蛇毒是毒蛇所分泌的有毒物,主要有神经毒和血液毒。神经毒可引起肌肉瘫痪、呼吸麻痹等;血液毒可引起出血,甚至失血性休克。常用的抗蛇毒药有精制抗蛇毒血清和由中草药配制的药物如群生蛇药、上海蛇药等。

精制抗蛇毒血清

精制抗蛇毒血清(purified antivenin)是以蛇毒为抗原,经动物机体反复注射,使其产生抗体,取其血清而制成的药物。目前国内已生产治疗蝮蛇、五步蛇、眼镜蛇、金环蛇、银环蛇和蜂蛇咬伤的精制抗蛇毒血清。

案例 16-1 分析

依据患者的病史可明确诊断为有机磷农药中毒。①有机磷中毒抢救原则为:脱离现场、清除毒物;使用特效解毒药;加强护理、对症治疗。②治疗及护理方法:首先应彻底洗胃,同时迅速建立静脉输液通道,确保液体及时进入体内,加速毒物从尿中排出,保持水、电解质及酸碱平衡;其次要及时、足量、反复应用阿托品,以尽早达到"阿托品化",并密切观察"阿托品化"的指标,既要达到最大疗效又不能过量中毒;对中重度中毒者还要尽早应用氯解磷定,促使胆碱酯酶复活;另外针对患者出现的症状给予对症治疗。密切观察病情,定时检查和测量生命体征、尿量和意识状态等情况。保持呼吸道通畅,维持呼吸功能,必要时呼吸机辅助呼吸、吸氧、气管切开等。多与患者沟通,建立良好的护患关系,使患者恢复重新生活的勇气和信心。

目 标 检 测

一、选择题

A_1 型题

1. 有机磷酸酯类中毒,必须马上用胆碱酯酶复活

剂抢救,是因为

A. 胆碱酯酶不易复活

B. 胆碱酯酶复活药起效慢

C. 被抑制的胆碱酯酶很快"老化"

D. 需要立即对抗乙酰胆碱的作用

E. 尽快兴奋中枢神经系统

2. 抢救有机磷酸酯类中毒,最好使用

　A. 阿托品和氯解磷定　　B. 阿托品

　C. 碘解磷定　　D. 碘解磷定和箭毒

　E. 普萘洛尔

3. 氰化物中毒最好选用

　A. 亚硝酸钠

　B. 硫代硫酸钠

　C. 亚甲蓝

　D. 亚硝酸钠和硫代硫酸钠

　E. 亚硝酸钠和亚甲蓝

4. 金属铅中毒应首选

　A. 二巯丁二钠　　B. 二巯丙磺钠

　C. 青霉胺　　D. 依地酸钠钙

　E. 去铁胺

5. 金属汞中毒的首选药为

　A. 二巯丁二钠　　B. 二巯丙磺钠

　C. 青霉胺　　D. 依地酸钠钙

　E. 去铁胺

6. 金属铜中毒的首选药为

　A. 二巯丁二钠　　B. 二巯丙磺钠

　C. 青霉胺　　D. 依地酸钠钙

　E. 去铁胺

二、简答题

1. 中、重度有机磷中毒为什么要以 M 受体阻断药与胆碱酯酶复活药反复交替使用?

2. "阿托品化"的主要指征是什么?

附录:制剂与用法

药名	剂型	使用方法
氯解磷定	注射剂:0.25g、0.5g	轻度中毒:0.25~0.5g,肌内注射,必要时,2 小时重复注射 1 次。中度中毒:0.5~0.75g,肌内注射或静脉注射,每 2 小时重复给药 0.5g。重度中毒:首次 1g,静脉注射,间隔 1~2 小时静脉滴注 0.5g,病情好转后减量。一天总量不能超过 8g
碘解磷定	注射剂:0.5g	轻、中度中毒:0.8~1g。重度中毒:1.2~1.6g,静脉注射,以后每小时 0.4~0.8g
二巯丁二钠	注射剂:0.5g、1g	1g,静脉注射,一天 1~3 次
二巯丙磺钠	注射剂:250mg	5mg/kg 肌内注射,第一天,4~6 次,第二天,2~3 次,以后视病情减量
依地酸钙钠	注射剂:1g	治疗铅中毒:0.5~1g,静脉滴注,一天 2 次,连用 3~5 天为 1 个疗程。停药 3~4 天再用,一般可连用 3~5 个疗程
青霉胺	片剂:125mg	口服:①治疗肝豆状核变性:一天 1~1.5g,分 4 次服,症状改善后减量,1 个疗程 6~8 周,需 6~12 个月治疗。②治疗铅、汞中毒:0.25g,一天 3~4 次,1 个疗程 6~7 天
去铁胺	注射剂:0.5g	治疗铁中毒:一天不超过 80mg/kg,肌内注射或静脉注射
亚硝酸钠	注射剂:0.3g	0.3g,静脉注射
亚甲蓝	注射剂:20mg、50mg、100mg	高铁血红蛋白血症:1~2mg/kg,静脉注射。氰化物中毒,10~20mg/kg,静脉注射
硫代硫酸钠	注射剂:0.5g、1g	氰化物中毒:12.5~25g,静脉注射。其他中毒,0.5~1g,静脉注射
精制抗蝮蛇毒血清	注射剂:4000U	6000~12 000U,皮下、肌内或静脉注射
精制抗眼镜蛇毒血清	注射剂:2000U	2000U,皮下、肌内或静脉注射
精制抗银环蛇毒血清	注射剂:1000U	1000U,皮下、肌内或静脉注射
精制抗五步蛇毒血清	注射剂:4000U	4000~8000U,皮下、肌内或静脉注射

(苏涵淇)

第17章　免疫调节药

考点：1.免疫抑制药及免疫增强药的分类。
2.免疫抑制药及免疫增强药的代表药药理作用、临床应用、不良反应及用药护理。

免疫系统包括参与免疫反应的各种细胞、组织和器官,如胸腺、淋巴结、脾、扁桃体及分布在全身体液和组织中的淋巴细胞和浆细胞。这些组分及其正常功能是机体免疫功能的基本保证,任何一方面的缺陷都将导致免疫功能障碍,丧失抵抗感染能力或形成免疫性疾病。

影响免疫功能的药物有两类:免疫抑制药(immunosuppressive drugs),能抑制免疫活性过强者的免疫反应;免疫增强药(immunopotentiating drugs),能扶持免疫功能低下者的免疫功能。

第1节　免疫抑制药

案例 17-1

患者,女,62岁,因贫血、发热、皮下有出血点入院,入院后给予一级护理。做骨髓穿刺等系列检查。诊断为急性淋巴细胞白血病。给患者做骨髓移植手术。为了防止手术后出现排异反应,预防性应用环孢素。

问题：1. 上述给药是否正确? 为什么?
　　　2. 如有不妥,应该怎么办?
　　　3. 用药过程中应注意些什么?

临床常用的免疫抑制药有环孢素、肾上腺皮质激素类、烷化剂和抗代谢药等。免疫抑制药都缺乏选择性和特异性,对正常和异常的免疫反应均呈抑制作用。故长期应用后,除了各药的特有毒性外,尚易出现降低机体抵抗力而诱发感染、肿瘤发生率增加及影响生殖系统功能等不良反应。

环 孢 素

环孢素(cyclosporin A,CsA)是真菌产生的一种脂溶性肽类化合物。口服吸收不完全,其生物利用度仅为20%~50%。口服后2~4小时血浆浓度达峰值。它在体内几乎全部被代谢,$t_{1/2}$约为16小时。

【药理作用和临床应用】　可选择地作用于T淋巴细胞活化初期。抑制巨噬细胞T细胞相互作用后白细胞介素-2(IL-2)的合成和IL-2受体的表达,遏制IL-2介导的细胞增殖,进而使B细胞分化、干扰素的生成和NK细胞的活化能力均下降。环孢素不同于细胞毒类药物,它仅抑制T细胞介导的细胞免疫而不致显著影响机体的非特异性免疫。

临床上主要用于防止异体器官移植后排异反应,提高患者的生存率和移植物的存活率。可单独使用或与糖皮质激素合用。也用于治疗其他免疫抑制剂不能控制的活动性和难治性类风湿关节炎、系统性红斑狼疮等自身免疫性疾病。

【不良反应与用药注意】

1. 最常见的不良反应是肾毒性,表现为肾小球滤过率减少,血清肌酐和尿素水平升高,一般为可逆性的,停药后可恢复。

2. 一过性肝损害,多见于用药早期,可见氨基转移酶升高、黄疸等,故应注意监测肝功能。

3. 可致食欲不振、恶心、呕吐等胃肠道反应。还可继发肿瘤,以淋巴瘤和皮肤瘤多见。诱发病毒感染、水电解质紊乱、精神异常、过敏反应、牙龈增生、血压升高、体毛增多等。

4. 老年人、高血压患者及应用抗癫痫药、钙拮抗者、活动性感染者慎用。有恶性肿瘤史、未控制的高血压、肾功能不全、免疫缺陷、心肺严重病变、粒细胞减少、近 3 个月内接受环磷酰胺治疗、嗜睡及吸毒、孕妇及哺乳期妇女禁用。

链接 ········· *移植排斥反应类型*

1. 超急排斥（hyperacute rejection）反应一般在移植后 24 小时发生。

2. 急性排斥（acute rejection）反应是最常见的一种类型，一般于移植后数天到几个月内发生，发展迅速。

3. 慢性排斥（chronic rejection）反应一般在器官移植后数月至数年发生。

肾上腺皮质激素

常用的肾上腺皮质激素有泼尼松、泼尼松龙、地塞米松等。它们对免疫反应的许多环节均有影响。其主要是抑制巨噬细胞对抗原的吞噬和处理；也阻碍淋巴细胞 DNA 合成和有丝分裂，破坏淋巴细胞，使外周淋巴细胞数明显减少，并损伤浆细胞，从而抑制细胞免疫反应和体液免疫反应，缓解变态反应对人体的损害。

临床用途如下。

1. 防治异体器官移植排斥反应 对急性可逆性排斥反应治疗效果显著。

2. 自身免疫性疾病 如自身免疫性贫血、类风湿关节炎、系统性红斑狼疮、皮肌炎、肾病综合征、结缔组织疾病、慢性活动性肝炎、特发性血小板减少性紫癜等。

3. 变态反应性疾病 对荨麻疹、血清热、血管神经性水肿、过敏性鼻炎、支气管哮喘、药物过敏和剥脱性皮炎等均有良好效果。

不良反应详见第 12 章。

环 磷 酰 胺

环磷酰胺（cyclophosphamide，CTX）体外无活性，进入体内转化为磷酰胺氮芥后发挥作用。抗免疫作用强而持久，抗炎作用较弱，为各种免疫抑制剂中作用最强的药物之一。本药能选择性地抑制 B 淋巴细胞，大剂量也能抑制 T 淋巴细胞，还可抑制免疫母细胞，从而阻断体液免疫和细胞免疫反应。

临床用途如下。

1. 器官移植排斥反应 可防治排斥反应和移植物抗宿主反应。每天 50mg 可预防慢性排斥反应，大剂量抑制急性排斥反应。与抗淋巴细胞球蛋白合用可协同减少外周淋巴细胞。

2. 自身免疫性疾病 用于皮质激素不能缓解的多种自身免疫性疾病，如 Wegener 肉芽肿、肾小球肾病、全身坏死性血管炎、结节性多动脉炎、类风湿关节炎等某些结缔组织病。对重症肌无力、特发性血小板减少性紫癜有不同程度的缓解。本品与激素合用疗效较好。

3. 肿瘤 详见第 15 章。

4. 流行性出血热 环磷酰胺对流行性出血热有一定效果。

硫 唑 嘌 呤

硫唑嘌呤（azathioprine，AZP）又名依木兰，是 6-巯基嘌呤的甲硝咪唑取代衍生物，口服吸收完全。

硫唑嘌呤可干扰嘌呤代谢的过程，抑制嘌呤核苷酸的合成，抑制 DNA、RNA 的生物合成，从而抑制淋巴细胞的增殖，阻止抗原敏感淋巴细胞转化为免疫母细胞，产生免疫抑制作用。硫唑嘌呤还可明显抑制 T 细胞及 T、B 母细胞，对 T 淋巴细胞作用强，抑制 B 淋巴细胞的剂量比抑制 T 细胞的剂量大，但不抑制巨噬细胞吞噬功能。硫唑嘌呤也具有较强的抗炎作用。

临床用途如下。

1. 异体器官移植　常用于心、肝、肾移植术后排斥反应。与抗淋巴细胞球蛋白和泼尼松等药物合用疗效较好。

2. 自身免疫性疾病　特发性血小板减少性紫癜、免疫性溶血、重症肌无力、哮喘、多发性硬化化症等疾病适用。也可与皮质激素合用治疗类风湿关节炎、系统性红斑狼疮、慢性活动性肝炎、溃疡性结肠炎等。

该药不良反应多且严重。主要包括骨髓抑制、胃肠道反应，还可诱发肿瘤。肝、肾功能不良时、慢性活动性肝炎的患者慎用。与激素合用可致畸胎，孕妇禁用。故用药期间应定期检查肝、肾功能和血常规。

抗淋巴细胞球蛋白

抗淋巴细胞球蛋白(antilymphocyte globulim,ALG)是将人淋巴细胞、胸腺细胞或胸导管淋巴细胞免疫马、兔、羊等动物获得的抗淋巴血清。经提纯得到抗淋巴细胞球蛋白。现已能用单克隆抗体技术生产。

抗淋巴细胞球蛋白对 T、B 淋巴细胞均有破坏作用，但对 T 淋巴细胞作用强。能选择性与 T 淋巴细胞结合，其免疫抑制作用主要是在血清补体的协助下，使外周淋巴细胞产生溶解作用，少部分由于封闭淋巴细胞表面受体，使受体失去识别抗原的能力。抗淋巴细胞球蛋白还能有效抑制抗原引起的初次免疫应答，但对再次应答作用弱。此外本品也具有抗炎作用。

临床用途如下。

1. 防治器官移植的排斥反应　本品对同种移植，特别是对肾移植的患者急性排斥期有明显疗效，临床上常将抗淋巴细胞球蛋白与硫唑嘌呤或糖皮质激素合用。

2. 自身免疫性疾病　对系统性红斑狼疮、类风湿关节炎、重症肌无力、肾小球肾炎有良好疗效；对白血病、顽固性皮炎、原发性肝炎等也有一定疗效。

本品为异体蛋白且具有多价抗体性，故不良反应较多。表现为发热、寒战、心率加快、血小板减少、血栓静脉炎、关节疾病、血尿、蛋白尿、低血压等。静脉注射可见短时高热、血清病及过敏反应，过敏体质禁用。

第 2 节　免疫增强剂

免疫增强剂是一类能激活一种或多种免疫活性细胞，增强或提高机体免疫功能的药物。本类药物选择性不高，多数免疫增强剂均具有双向作用，故又被称为生物反应调节剂(BRM)。

免疫增强剂可通过：①激活中性粒细胞、巨噬细胞和天然杀伤细胞；②促使 T 淋巴细胞分裂、增殖、成熟和分化；③诱导生成干扰素，增强体液免疫或通过生成某些细胞因子激活免疫细胞而发挥免疫调节作用。

临床常用的主要包括两大类：一类为生物来源，如卡介苗、溶链菌制剂、香菇多糖、胸腺素、干扰素、转移因子等；另一类为合成化合物，如左旋咪唑等。

干　扰　素

干扰素(interferon,IF-α)是一族可诱导的分泌糖蛋白，可分为 IFN-α、IFN-β、IFN-γ 三类，是免疫系统因病毒感染或刺激而产生的细胞因子。现采用 DNA 重组技术已生产重组人干扰素 α-2a、重组 α-2b、干扰素 α-n1、人干扰素 γ 等。本品口服不吸收，一般采用肌内或皮下注射。

干扰素具有抗病毒、抑制细胞增殖和免疫调节作用，能活化巨噬细胞，表达组织相容性抗原,可调节抗体生成,特异性细胞毒性作用,对 NK 细胞也有一定免疫增强作用。小剂量增强免疫,大剂量抑制免疫。干扰素还可直接抑制肿瘤细胞增殖或通过机体的免疫防御机制影响肿瘤细胞的增长。

临床用途如下。

1. 防治病毒感染性疾病　严重感冒、乙型肝炎、腺病毒性脑膜炎、乳头癌病毒引起的尖锐湿疣及带状疱疹等患者适用。

2. 抗肿瘤　用于毛细胞白血病、慢性白血病、非霍奇金淋巴瘤、骨髓瘤,对卵巢癌、晚期转移性肾癌、黑色素瘤有一定疗效。与其他抗肿瘤药合用可明显提高疗效。多作为放疗、化疗及手术后的辅助治疗剂。

不良反应主要表现为寒战、发热等流感样症状,也可出脱发、皮疹、嗜睡、一过性肝损伤及白细胞、血小板和网状红细胞减少等骨髓抑制现象,偶见过敏性休克。心肌梗死、严重高血压及脑血管疾病患者慎用。

白细胞介素-2

白细胞介素-2(interleukin-2,IL-2)是由单核巨噬细胞和淋巴细胞等分泌,又被称为 T 细胞生长因子。用 DNA 重组技术制备的 IL-2,称人重组白细胞介素-2。

白细胞介素-2 可刺激和维持 T 细胞的分化增殖;激活 B 细胞产生抗体活化巨噬细胞;刺激自然杀伤细胞增殖和活化;诱导细胞毒性淋巴细胞,增强其溶细胞活性;诱导淋巴因子活化杀伤细胞,诱导干扰素的产生;刺激肿瘤浸润淋巴细胞的增生和活化;促进 T 细胞的增殖和分化。

临床主要用于肿瘤的治疗,对恶性黑色素瘤、肾细胞癌、结肠癌、霍奇金淋巴瘤有效,可缩小肿瘤体积,控制肿瘤发展,延长患者生存时间。与手术、放疗、化疗等方法结合可用于肝癌、肺癌、鼻咽癌、癌性胸腹水、小脑星形细胞瘤及胃癌手术转移的患者,也可使艾滋病患音的卡波西肉瘤缩小。

本品的不良反应与给药剂量、给药间隔时间、速度和疗程有关。一般反应表现为发热、寒战、恶心、呕吐、腹泻、关节痛、皮疹、神经系统症状等。大剂量时可引起低血压、水肿及肾脏损害。

胸　腺　素

胸腺素(thymosin,TF5)是从动物胸腺中分离的一组活性肽,常用的制剂多为胸腺激素的活性组分5。现已采用基因工程生物合成。

本品具有增强机体对病毒和肿瘤的防御作用,防止自身抗体产生及抗衰老。诱导 T 细胞分化发育的各个阶段,调节成熟 T 细胞的多种功能,增强成熟 T 细胞对抗原或其他刺激的反应,调节胸腺依赖性免疫应答反应。

临床用途如下。

1. 胸腺依赖性免疫缺陷性疾病　如胸腺发育不全综合征、运动失调性毛细血管扩张症、慢性皮肤黏膜真菌病等免疫缺陷性疾病。

2. 自身免疫性疾病　系统性红斑狼疮、类风湿关节炎、病毒性肝炎、伴细胞免疫功能低下的麻风病和重症感染。

3. 抗肿瘤　用于小细胞肺癌、慢性淋巴细胞性白血病及霍奇金病,作为化疗和放疗的辅助药。

4. 抗衰老　胸腺素不良反应较轻,可出现发热、荨麻疹、皮疹等过敏反应。

左　旋　咪　唑

左旋咪唑(levamisole,LMS)既有驱肠虫作用也具有免疫调节作用。本品能使受抑制的巨噬细胞和 T 淋巴细胞功能恢复,但不影响正常人抗体的产生,对抗体产生呈双向作用;可提高淋巴细胞内环鸟苷酸水平并降低环腺苷酸水平,增强巨噬细胞的趋化及吞噬功能。

本品主要用于免疫功能低下者恢复功能或免疫功能低下伴发的慢性感染性疾病;也用于原发性免疫缺陷病,如类风湿关节炎、系统性红斑狼疮及局限性回肠炎等。与抗肿瘤药合用,用作肿瘤的辅助治疗。

左旋咪唑不良反应较少,主要有消化道反应、神经系统反应和过敏反应。

转 移 因 子

转移因子(transfer factor,TF)是从正常人的淋巴细胞或脾、扁桃体提取的小分子肽类物质。本品能选择性将供体的细胞免疫信息转移给未致敏受体,使患者获得供体的特异性和非特异性细胞免疫功能。改善单核细胞与 IgG 复合物结合能力,促进干扰素释放。TF 只转移细胞免疫不转移体液免疫。

临床可作为恶性肿瘤辅助治疗药物,可增强鼻咽癌、黑色素瘤患者的免疫功能。也可用于自身免疫性疾病、免疫缺陷性疾病和病毒感染。

偶见皮疹、皮肤瘙痒、淋巴增殖或肝功能损害等不良反应。

案例 17-1 分析

本例给药基本是正确的,因为环孢素能抑制体内抗移植物抗体的产生,因而具有抗排斥的作用。

抗排斥药只用一种药效果不佳,因为器官移植后排斥反应的发生机制非常复杂,而抗排斥药物作用又有一定局限性,即使最大剂量的单一药物也不可能完全防止或抑制移植后排斥反应的发生。因此,移植后患者常选用几种抗排斥药物联合应用,抗排斥作用互补,同时尽可能减少联合应用导致毒性叠加。

经过长期的研究和临床经验的积累,发现影响免疫抑制药药物浓度的主要因素有:服药量、服药时间、体重、吸收度、肝脏解毒与排泄功能的强弱及药物间的相互作用等,为此应该制定在移植各时期的理想治疗窗浓度范围,监测并注意调整药物用量,做到剂量个体化,以防止排斥反应和肝肾毒性。

目 标 检 测

一、选择题

A₁ 型题

1. 环孢素的主要不良反应有
   A. 恶心、呕吐　　　　B. 头痛、头晕
   C. 肌无力　　　　　　D. 肝、肾损害
   E. 心律失常

2. 环孢素主要作用于下列哪个细胞
   A. B 细胞　　　　　　B. T 细胞
   C. 巨噬细胞　　　　　D. 补体细胞
   E. 白细胞

3. 有抗病毒作用的免疫增强药是
   A. 卡介苗　　　　　　B. 左旋咪唑
   C. 干扰素　　　　　　D. 白细胞介素-2
   E. 转移因子

4. 免疫过程中对多个环节有抑制作用的药物是
   A. 环孢素　　　　　　B. 环磷酰胺
   C. 肾上腺皮质激素　　D. 硫唑嘌呤
   E. 抗淋巴细胞球蛋白

5. 下列不属于免疫抑制药的是
   A. 硫唑嘌呤　　　　　B. 肾上腺皮质激素
   C. 左旋咪唑　　　　　D. 环磷酰胺
   E. 他克莫司

6. 小剂量增强免疫功能,大剂量则抑制免疫反应的药物是
   A. 环孢素　　　　　　B. 左旋咪唑
   C. 白细胞介素-2　　　D. 干扰素
   E. 转移因子

7. 既用于免疫功能低下者恢复免疫功能,又使自

身免疫性疾病症状得到改善的药物是

A. 泼尼松　　　　B. 他克莫司

C. 硫唑嘌呤　　　D. 左旋咪唑

E. 卡介苗

8. 下列药物中属于免疫抑制药的是

A. 环孢素　　　　B. 左旋咪唑

C. 白细胞介素-2　　D. 干扰素

E. 胸腺素

二、简答题

1. 举出常用的免疫增强药。

2. 免疫抑制药的临床应用有哪些?

附录:制剂与用法

药名	剂型	使用方法
环孢素	口服液:5g/50ml	器官移植前 3 小时开始服用,1 次 15mg/kg,一天 1 次,连用 1～2 周后减量 5%,维持量为一天 5～10mg/kg
	注射剂:50mg/ml、250mg/ml	可用 0.9% 氯化钠注射液或 5% 葡萄糖注射液 1:100～1:20 稀释,一天 2～5mg/kg,于 2～6 小时内缓慢静脉滴注或持续 24 小时连续静脉滴注,病情稳定后改口服
环磷酰胺	片剂:50mg	一次 50mg,一天 2 次,也可隔日服用 200mg,用于预防慢性排斥反应
	粉针剂:100mg、200mg	50mg/kg 分早晚 2 次静脉滴注,共 4 天试用于骨髓移植前
硫唑嘌呤	片剂:50mg	一天 1～4mg/kg,连服数月。用于器官抑制,一天 2～5mg/kg,维持量一天 0.5～3mg/kg
抗淋巴细胞球蛋白		兔抗淋巴细胞球蛋白:一次 0.5～1mg/kg;马抗淋巴细胞球蛋白:一次 4～20mg/kg,一天 1 次或隔天 1 次,肌内注射,14 天为 1 个疗程
干扰素	注射剂:100 万 U、300 万 U	一次 100～300 万 U,一天 1 次,肌内注射,5～10 天为 1 个疗程,疗程间隔 2～3 天或每周肌内注射 1～2 次
白细胞介素-2	注射剂:10 万 U、20 万 U、40 万 U、100 万 U	一次 50～200 万 U,一天 1 次,静脉注射,一周 5 次,连续用药 2～6 周。体腔给药:一周 2 次,一次 50～200 万 U
胸腺素	注射剂:2mg、5mg、10mg	乙型肝炎:一次 5～10mg,一天 1 次,肌内注射。暴发性肝炎:一次 20～30mg,一天 1 次,静脉滴注,2～3 个月为 1 个疗程。各种重型感染:一次 5～10mg,一天 1 次,肌内注射。病毒感染:一次 5～10mg,一天 1 次,肌内注射,2～3 个月为 1 个疗程。辅助放、化疗:1 次 20～40mg,一天 1 次,肌内注射,3～6 个月为 1 个疗程
左旋咪唑	片剂:25mg、50mg	抗肿瘤辅助用药:1 次 150mg,一周 1 次,连用 3～6 个月。自身免疫性疾病:一天 150mg,一周 2～3 次。慢性及复发性感染:一天 100～150mg,分次服,一周用药 2 天
转移因子	注射剂:2ml	一次 2ml,一周 2 次,皮下注射。1 月后改为一周 1 次

(王　飞)

药理学实验

实验1 常用实验动物的捉拿和给药方法

【实验目的】 掌握常用实验动物的捉拿和给药方法。
【实验材料】 小白鼠、家兔、1ml注射器、灌胃器。
【实验任务】 小白鼠的编号、捉拿和给药方法。

一、小白鼠的编号、捉拿和给药方法

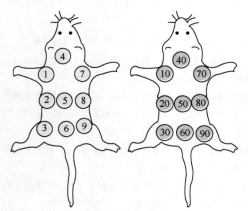

实验图1 小白鼠的背部编号

(一)编号法

药理学实验中常用多只动物同时进行实验,为避免混乱,应将动物随机编号。编号的目的在于将观察范围内的同种动物进行区别,以便于观察。常用的方法有染色法、耳缘剪孔法、烙印法和号牌法等,小白鼠常采用染色法。具体方法是用苦味酸(黄色)和品红(红色)涂于小白鼠背部的不同部位进行染色标记编号,黄色代表个位0~9号,红色代表十位10~90号(实验图1)。

(二)捉拿法

可采用双手法和单手法两种形式。

1. 双手法 右手提起鼠尾,放在粗糙面(如鼠笼)上,向后方轻拉鼠尾,趁其不备时用左手拇指和示指捏住小白鼠两耳及头部皮肤,旋转小白鼠使其腹部朝上,同时屈曲左手中指使鼠背靠在掌心中,然后用无名指和小指压住鼠尾,使小白鼠完全固定于左手中(实验图2)。

2. 单手法 将小白鼠置于鼠笼盖上,先用左手拇指与示指抓住鼠尾,手掌尺侧及小指夹住尾根部,然后用左手拇指与示指捏住颈部皮肤(实验图3)。

(三)给药方法

1. 灌胃 将固定在左手中的小白鼠头部向上,颈部拉直,右手持灌胃器,自小鼠口角插入口腔并沿上颚轻轻插入食管2~3cm,如插入无阻力、小鼠无挣扎,呼吸无异常,口唇无发绀等现象,即可注入药液。反之则拔出重插(实验图4)。灌药量一般为0.1~0.25ml/10g。

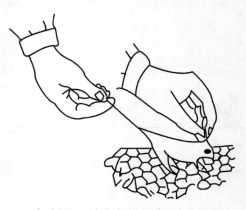

实验图2 小白鼠的双手捉拿方法

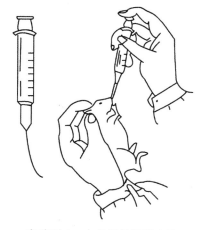

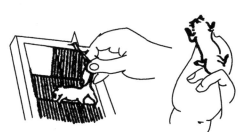
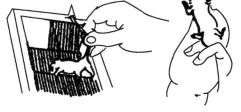

实验图3　小白鼠的单手捉拿方法　　　　实验图4　小白鼠的灌胃方法

2. 腹腔注射　左手捉持小白鼠,右手持注射器自一侧下腹部向头部方向以45°角刺入腹腔(实验图5),刺入腹腔(有落空感)后注入药液。注射药量一般为0.1~0.2ml/10g。注意进针部位不宜太高,刺入不宜太深,以免损伤内脏。

3. 皮下注射　由两人合作完成。一人用左手捏住小白鼠的头部皮肤,右手拉住小白鼠的尾巴将其固定在实验台上;另一人左手提起鼠背皮肤,右手持注射器将针头刺入背部皮下注入药液(实验图6)。注射药量一般为0.05~0.2ml/10g。

4. 肌内注射　由两人合作完成。一人固定小白鼠;另一人左手抓起小白鼠后肢,右手持注射器将针头刺入后肢外侧肌肉中注入药液(实验图7)。注射药量为每腿不超过0.1ml。

二、家兔的捉拿和静脉给药

(一) 捉拿法

用一手抓住兔颈背部皮肤,将兔提起,另一手托住其臀部,使家兔呈坐位姿势(实验图8)。

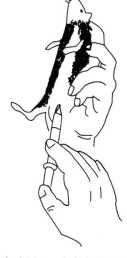

实验图5　小白鼠的腹腔
注射方法

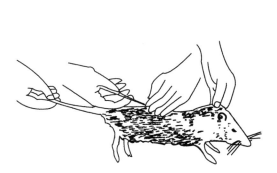

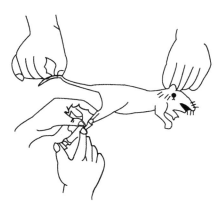

实验图6　小白鼠的皮下注射方法　　　实验图7　小白鼠的肌内注射方法

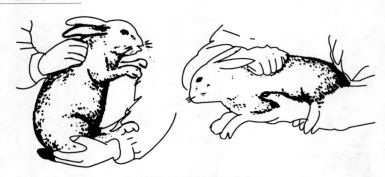

实验图 8　家兔的捉拿方法

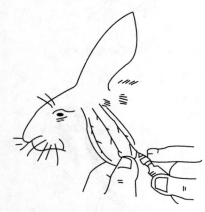

实验图 9　家兔的耳缘静脉给药

（二）静脉注射

将家兔置于固定箱内,头露在外,拔去耳扩外缘的毛,并用 75% 乙醇棉球涂擦,使耳缘静脉扩张。注射者以左手拇指和中指捏住兔耳尖固定兔耳,示指放在耳缘下做垫使耳展平,右手持注射器从静脉远端刺入血管,当针头进入血管约 1cm 后,即以左手拇指和中指、示指将针头与兔耳捏住固定,右手缓慢推动针栓,如无阻力并见血管立即变白,表明针头已进入血管内,可将药液注入;若推动时有阻力或局部皮肤隆起,表明针头不在血管内,应将针头拔出,重新刺入前方静脉。注射完毕,拔出针头,用干棉球压迫针眼数分钟,以免出血(实验图 9)。注射药量一般为 0.2 ~ 2ml/kg。

实验 2　75% 乙醇溶液的配制

【实验目的】
1. 掌握浓溶液稀释的计算方法和配制方法,并联系临床应用。
2. 学会量器的正确使用。

【实验材料】　100ml 量杯、500ml 量杯、玻璃棒、95% 乙醇、蒸馏水。

【实验任务】　根据公式 $C_1 V_1 = C_2 V_2$ 计算。

现有 95% 乙醇溶液,欲配制 75% 乙醇溶液 100ml,如何配制?

根据公式 $C_1 V_1 = C_2 V_2$ 可得 95% × V_1 = 75% × 100ml。求得配制 75% 乙醇溶液 100ml 所需 95% 乙醇的毫升数 V_1。

配制方法:取 100ml 量杯 1 个,倒入 V_1 体积的 95% 乙醇,然后加蒸馏水至 100ml,搅拌均匀即可得 75% 乙醇溶液。

实验 3　剂量对药物作用的影响

【实验目的】　观察不同给药剂量对药物作用的影响。

【实验材料】　电子天平,1ml 注射器,0.2%、2% 和 5% 苯甲酸钠咖啡因(安钠咖)注射液,小白鼠 3 只。

【实验任务】

任务1　实验动物准备

取小白鼠3只,称重并标记编号,观察其正常的活动。

任务2　给药

给1号、2号、3号小鼠分别腹腔注射0.2%、2%和5%苯甲酸钠咖啡因(安钠咖)注射液,注射剂量为0.2ml/10g。

任务3　观察给药后反应

观察各鼠反应及出现时间,并进行比较。

【实验结果】

鼠号	体重	药物	剂量	用药后反应	出现时间
1		0.2% 苯甲酸钠咖啡因			
2		2% 苯甲酸钠咖啡因			
3		5% 苯甲酸钠咖啡因			

【思考】　了解药物剂量和作用的关系对临床安全用药有何重要意义?

实验4　给药途径对药物作用的影响

【实验目的】　观察不同给药途径对药物作用的影响。

【实验材料】　1ml注射器、鼠灌胃器、电子天平、10%硫酸镁溶液、小白鼠3只。

【实验任务】

任务1　实验动物准备

取小白鼠3只,称重并标记编号,观察其正常的活动。

任务2　给药

将1号、2号、3号小白鼠分别灌胃、皮下注射、腹腔注射10%硫酸镁溶液0.2ml/10g。

任务3　观察给药后反应

观察用药后的小白鼠活动情况(有无兴奋、惊厥、腹泻等症状)。

【实验结果】

鼠号	体重	给药途径	药物	剂量	给药后的反应
1		灌胃	10% 硫酸镁溶液		
2		皮下注射	10% 硫酸镁溶液		
3		腹腔注射	10% 硫酸镁溶液		

【思考】　不同给药途径的硫酸镁,分别产生了什么药理作用?

实验5　药物的协同作用和拮抗作用

【实验目的】　掌握药物的协同作用和拮抗作用,并联系临床。

一、药物的协同作用

【实验材料】　大烧杯、电子天平、1ml注射器、干棉球、0.03%氯丙嗪溶液、麻醉乙醚、

0.9% 氯化钠注射液、小白鼠 2 只。

【实验任务】

任务 1 动物准备

取小白鼠 2 只,称重并编号,观察正常活动。

任务 2 给药

1 号鼠腹腔注射 0.03% 氯丙嗪溶液 0.1ml/10g;2 号鼠腹腔注射 0.9% 氯化钠注射液作对照。30 分钟后,将浸有麻醉乙醚的棉球放入倒置的烧杯中。

任务 3 结果观察与比较

观察两只小白鼠被麻醉的情况,待完全麻醉后分别将小鼠取出,并记录麻醉时间。继续观察两鼠的恢复情况,记录恢复时间。

【实验结果】

鼠号	体重	药物及剂量	给乙醚后的反应及时间
1			
2			

二、药物的拮抗作用

【实验材料】 大烧杯、电子天平、1ml 注射器、干棉球、2% 苯甲酸钠咖啡因溶液、麻醉乙醚、2.5% 异戊巴比妥钠溶液、小白鼠 1 只。

【实验任务】

任务 1 动物准备

取小白鼠 1 只,称重,观察小白鼠正常活动情况。

任务 2 给药

1 号鼠腹腔注射 2% 苯甲酸钠咖啡因溶液 0.2ml/10g,放入倒置的大烧杯中,观察其出现惊厥时立即放入蘸有麻醉乙醚的棉球,使小白鼠吸入乙醚,待小白鼠惊厥停止后,再腹腔注射 2.5% 异戊巴比妥钠溶液 0.1ml/20g(以防小白鼠因乙醚作用消失而再次惊厥)。

任务 3 结果记录

记录给药后的反应及时间。

【实验结果】

鼠号	体重	药物及剂量	给药后反应及时间
1		2% 苯甲酸钠咖啡因溶液	
1		麻醉乙醚	

【思考】 根据实验结果,分析出现该结果的原因。

实验 6 药物配伍禁忌

【实验目的】

1. 观察溶媒对红霉素溶解度的影响。

2. 掌握配伍禁忌的临床意义。

【实验材料】 乳糖酸红霉素粉针剂、0.9% 氯化钠注射液、5% 葡萄糖注射液、注射用水、5ml 注射器。

【实验任务】 取乳糖酸红霉素粉针剂 3 瓶并编号为 1 号、2 号、3 号,然后分别加入 9% 氯化钠注射液、5% 葡萄糖注射液、注射用水各 5ml,充分摇动后,观察 3 瓶有何区别,并记录结果。

【实验结果】

编号	溶媒	溶解情况	配伍禁忌(有无)
1			
2			
3			

【思考】 根据实验结果,分析出现该结果的原因。

实验 7 传出神经系统药物对血压的影响

【实验目的】 观察传出神经系统药物对家兔血压的影响,并联系其临床应用。

【实验材料】 兔手术台、压力换能器、手术剪、手术刀、眼科小剪刀、眼科小镊子、止血钳、铁支架、弹簧夹、双凹夹、动脉夹、三通管、动脉套管、纱布、1ml 注射器、10ml 注射器、手术线、0.01% 盐酸肾上腺素溶液、0.01% 重酒石酸去甲肾上腺素溶液、0.01% 盐酸异丙肾上腺素溶液、1% 盐酸酚妥拉明溶液、0.1% 盐酸普萘洛尔溶液、3% 戊巴比妥钠溶液、肝素、家兔 1 只。

【实验任务】

任务 1 实验装置的准备

将压力换能器插头连接到相应通道的插孔,压力腔内充满肝素 0.9% 氯化钠注射液,排出气泡,经三通与动脉插管相连。

任务 2 麻醉与手术

(1) 取家兔 1 只,称重,以 3% 戊巴比妥钠溶液 1ml/kg 耳缘静脉注射使其麻醉,固定于手术台上。

(2) 剪去颈部毛,于颈部正中央切开皮肤,分离气管,向心方向剪一"T"形口,向肺端插入气管套管,结扎固定,以保持兔呼吸正常。于气管一侧分离出颈总动脉,结扎其远心端,距结扎处 3cm 用动脉夹夹紧,同时在动脉下穿两丝线(双线)备用。

(3) 在靠近结扎处剪一"V"形切口,向近心端插入充满肝素 0.9% 氯化钠注射液的动脉插管,并结扎固定。插管的另一端与压力换能器相连。

任务 3 给药与动脉血压的观察

以上步骤完成后,放开动脉夹,记录一段正常血压,待其稳定后开始依次给予下列药物,每次给完药后注入 0.9% 氯化钠注射液 1 ~ 3ml,观察每次给药后的血压变化。给药顺序如下。

A 组:拟肾上腺素药对血压的影响。

0.01% 盐酸肾上腺素溶液　　　　　　　　0.1ml/kg

0.01% 重酒石酸去甲肾上腺素溶液　　　　0.1ml/kg

0.01% 盐酸异丙肾上腺素溶液　　　　　　0.1ml/kg

B 组:α 受体阻断药对拟肾上腺素药作用的影响。

1% 盐酸酚妥拉明溶液　　　　　　　　　　0.1ml/kg

0.01% 盐酸肾上腺素溶液　　　　　　　　0.1ml/kg

0.01% 重酒石酸去甲肾上腺素溶液　　　　0.1ml/kg

0.01% 盐酸异丙肾上腺素溶液　　　　　　　0.1ml/kg

C组：β受体阻断药对拟肾上腺素药作用的影响。

0.1% 盐酸普萘洛尔溶液　　　　　　　　　0.5ml/kg

0.01% 盐酸肾上腺素溶液　　　　　　　　　0.1ml/kg

0.01% 重酒石酸去甲肾上腺素溶液　　　　　0.1ml/kg

0.01% 盐酸异丙肾上腺素溶液　　　　　　　0.1ml/kg

【实验结果】 将计算机描记血压变化的曲线保存并编辑，注明实验题目、实验药物、实验地点等主要条件，分析图形变化，完成后打印实验报告。

【思考】 α、β受体阻断药对拟肾上腺素药的作用有何影响，为什么？

实验 8　地西泮的抗惊厥作用

【实验目的】 观察地西泮的抗惊厥作用，联系其临床应用。

【实验材料】 磅秤、5ml 注射器、0.5% 地西泮溶液、25% 尼克刹米溶液、0.9% 氯化钠溶液、家兔 2 只。

【实验任务】

任务 1　动物准备

取家兔 2 只，称重并编号。

任务 2　给药

1 号、2 号家兔均耳缘静脉注射 25% 尼克刹米溶液 0.5ml/kg，当家兔出现惊厥（躁动、角弓反张等）后，1 号家兔立即耳缘静脉注射 0.5% 地西泮溶液 0.5ml/kg，2 号家兔耳缘静脉注射等量的 0.9% 氯化钠溶液。

任务 3　结果观察与比较

观察两兔的惊厥又有何不同。

【实验结果】

兔号	体重	药物	症状
1		25% 尼克刹米+0.5% 地西泮	
2		25% 尼克刹米+0.9% 氯化钠	

【思考】 哪些药物可以产生抗惊厥作用？

实验 9　硫酸镁急性中毒及解救

【实验目的】 观察硫酸镁急性中毒时的表现症状及钙盐的解救效应，并理解其临床意义。

【实验材料】 磅秤、5ml 注射器、10ml 注射器、干棉球、乙醇棉球、10% 硫酸镁溶液、5% 氯化钙溶液、家兔 1 只。

【实验任务】

任务 1　动物准备

取家兔 1 只，称重并观察正常活动及肌张力情况。

任务 2　硫酸镁中毒模型的制备

由兔耳缘静脉缓慢注射 10% 硫酸镁溶液 2ml/kg，注意观察家兔的变化，当出现行动困难、低头卧倒等即为中毒。

任务 3　中毒的解救

立即由耳缘静脉缓慢注射 5% 氯化钙溶液 4 ~ 8ml,直到家兔四肢立起为止(抢救后可能再次出现麻痹,应再次注射 5% 氯化钙溶液,至完全解救)。

【实验结果】

动物	体重(kg)	用药前 活动及肌张力	用硫酸镁后 活动及肌张力	用氯化钙后 活动及肌张力
家兔				

【思考】　钙剂为什么能解救硫酸镁中毒?

实验 10　镇痛药的镇痛作用

【实验目的】　观察镇痛药的镇痛作用并联系其临床应用。

【实验材料】　电子天平、大烧杯、秒表、1ml 注射器、0.2% 盐酸哌替啶注射液、0.2% 罗通定注射液、0.9% 氯化钠注射液、0.6% 乙酸溶液、小白鼠 6 只。

【实验任务】

任务 1　动物准备

取小白鼠 6 只,随机分成 3 组(每组 2 只),称重、标记、编号,观察并记录正常活动。

任务 2　给药

甲组腹腔注射 0.2% 哌替啶注射液 0.1ml/10g;乙组腹腔注射 0.2% 罗通定注射液 0.1ml/10g;丙组腹腔注射 0.9% 氯化钠注射液 0.1ml/10g;给药后计时,待 30 分钟后给各鼠均腹腔注射 0.6% 乙酸溶液 0.2ml/只。

任务 3　药物作用观察

随即观察 10 分钟内出现扭体反应的鼠数(扭体反应表现为腹部收缩一侧内凹,后腿伸展,躯体扭曲,臀部抬高等)。实验完毕后,将各组实验结果统一记录,然后综合全班的实验结果,计算出药物镇痛百分率。

【实验结果】

组别	鼠数	药物及剂量	扭体反应鼠数	无扭体反应鼠数
甲组	2 只	0.2% 哌替啶注射液		
乙组	2 只	0.2% 罗通定注射液		
丙组	2 只	0.9% 氯化钠注射液		

【注意事项】

1. 乙酸需临用时配制。

2. 小鼠体重轻,扭体反应发生率低。

3. 实验结束,药物镇痛百分率计算方法:

药物镇痛百分率=(实验组无扭体反应鼠数-对照组无扭体反应鼠数)/对照组扭体反应鼠数×100%

【思考】　比较镇痛药与解热镇痛药的作用。

实验 11　尼克刹米对呼吸抑制的解救

【实验目的】　观察尼克刹米对吗啡所致呼吸抑制的解救作用,并联系其临床应用。

【实验材料】 磅秤、计算机、呼吸换能器或张力换能器、双凹夹、铁支架、玛利气鼓、兔固定器、鼻插管、5ml 注射器、胶布、液体石蜡、1% 盐酸吗啡溶液、5% 尼克刹米溶液、家兔 1 只。

【实验任务】

任务 1 动物及实验装置准备

取家兔 1 只,称重,放置于兔固定器内。将鼻插管一端与呼吸换能器一端相连,另一端涂少许液体石蜡插入家兔一侧鼻孔;呼吸换能器另一端与计算机相连(该试验也可将鼻插管一端与玛利气鼓相连,另一端涂液体石蜡与兔鼻腔相连,待玛利气鼓上下波动时,用胶布固定鼻插管,玛利气鼓的杠杆用丝线与张力换能器相连),启动计算机,描记正常呼吸曲线(实验图 10)。

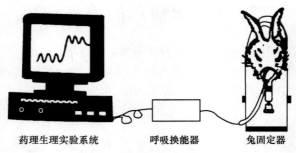

药理生理实验系统　　　　呼吸换能器　　　兔固定器

实验图 10　呼吸抑制与解救模型

任务 2 给药

由耳缘静脉快速注射 1% 盐酸吗啡溶液 1～2ml/kg,观察呼吸频率及幅度的变化。待呼吸频率明显减慢、幅度明显降低时,立即由耳缘静脉缓慢(过快易致惊厥)注射 5% 尼克刹米溶液 1～2ml,观察并记录呼吸变化情况。

【实验结果】 观察分析描绘的呼吸曲线。

【思考】 吗啡急性中毒可采取哪些抢救措施?

实验 12　普萘洛尔的抗缺氧作用

【实验目的】 观察普萘洛尔提高动物对缺氧的耐受力,并联系其临床应用。

【实验材料】 电子天平、250ml 广口瓶、1ml 注射器、秒表、0.9% 氯化钠注射液、0.1% 盐酸普萘洛尔溶液、钠石灰、凡士林、小白鼠 2 只。

【实验任务】

任务 1 材料及动物准备

取 250ml 广口瓶 1 个,放入钠石灰 15～20g(吸收瓶内二氧化碳和水分),再取 2 只体重为 20g 左右的小白鼠,称重并编号标记。

任务 2 给药

1 号鼠腹腔注射 0.1% 盐酸普萘洛尔溶液 0.2ml/10g,2 号鼠腹腔注射 0.9% 氯化钠注射液 0.2ml/10g 作对照。

任务 3 实验结果观察与记录

给药 15 分钟后,将两鼠同时放入上述广口瓶中,盖严瓶口(瓶盖上涂少许凡士林),立即记录时间。观察两鼠直至死亡,并记录两鼠死亡的时间。

【实验结果】 各组综合实验结果,计算两鼠的平均存活时间,再求出存活延长百分率。

存活延长百分率=(给药鼠平均存活时间−对照鼠平均存活时间)/对照鼠平均存活时间×100%

【思考】 普萘洛尔的抗缺氧作用有何临床意义?

实验 13　呋塞米的利尿作用

【实验目的】 观察呋塞米的利尿作用,并联系其临床应用。

【实验材料】 磅秤、兔开口器、8 号和 12 号导尿管各 1 根、100ml 量筒、10ml 注射器、兔解剖台、胶布、1% 呋塞米注射液、0.9% 氯化钠注射液、液体石蜡、1% 丁卡因溶液、雄性家兔 2 只。

【实验任务】

任务 1　家兔准备

取体重相近的 2 只雄性家兔,称重、编号。用 12 号导尿管插入胃内,按 30ml/kg 分别给两只家兔灌水,随即将家兔分别固定于解剖台上。

任务 2　导尿

在其尿道口滴 2 滴 1% 丁卡因溶液,用液体石蜡润滑后的 8 号导尿管自尿道口插入膀胱(8～12cm),用胶布将导尿管与兔体固定,以防滑脱。然后压迫兔的下腹部,排空膀胱,随后在各导尿管下端接一量筒。

任务 3　比较药物对家兔尿量的影响

1 号家兔耳缘静脉注射 1% 呋塞米注射液 0.5ml/kg,2 号家兔耳缘静脉注射 0.9% 氯化钠注射液 0.5ml/kg。每隔 10 分钟记录一次尿量变化,共计 5 次。

【实验结果】

兔号	体重	药物及用量	尿量(ml)					总量
			10 分钟	20 分钟	30 分钟	40 分钟	50 分钟	
1		1% 呋塞米注射液						
2		0.9% 氯化钠注射液						

【思考】 呋塞米为什么能产生利尿作用?

实验 14　胰岛素过量的反应及其解救

【实验目的】 掌握胰岛素过量引起的低血糖反应及葡萄糖的抢救效果。

【实验材料】 1ml 注射器、恒温器、玻璃器皿、胰岛素注射液、25% 葡萄糖溶液、0.9% 氯化钠注射液、小白鼠 2 只。

【实验任务】

任务 1　仪器及动物准备

将恒温器调节于 37～38℃,取预先停食 12 小时的小白鼠 2 只,称重。

任务 2　给药

2 只小白鼠腹腔注射胰岛素 0.2ml/10g(8～16U),然后将其放置于恒温器内,上盖以玻璃器皿(勿完全密闭),观察小白鼠的行为变化。当其出现惊厥时,迅速取出一鼠,腹腔注射预先准备好的 25% 葡萄糖溶液 0.5ml。另一鼠不做处理,作为对照。

任务 3　结果观察

观察两鼠的情况变化。

【实验结果】

鼠号	体重	胰岛素用量（ml）	25%葡萄糖溶液（ml）	症状
1			0.5	
2			0	

【思考】 在临床上如何处理糖尿病患者服用胰岛素过量所致的低血糖反应？

实验15 链霉素毒性反应及钙剂的对抗作用

【实验目的】 观察链霉素对神经肌肉接头的阻断作用及钙剂的对抗作用。

一、小白鼠实验法

【实验材料】 电子天平、大烧杯、1ml注射器、5%氯化钙溶液、7.5%硫酸链霉素溶液、0.9%氯化钠溶液、小白鼠2只。

【实验任务】

任务1 动物准备

取大小相近的小白鼠2只,称重并编号,记录正常呼吸、肌张力和翻正反射等活动情况。

任务2 链霉素中毒模型的制备

两鼠分别按0.1ml/10g腹腔注射7.5%硫酸链霉素溶液,再观察症状,出现肌张力下降、呼吸困难、发绀等症状即为中毒。

任务3 中毒的抢救

1号鼠腹腔注射5%氯化钙溶液0.1ml/10g,2号鼠腹腔注射0.9%氯化钠溶液0.1ml/10g作为对照。

任务4 结果观察

观察两鼠有何变化,并记录结果。

【实验结果】

鼠号	体重	用链霉素后症状	再用下列药物	最后症状
1			5%氯化钙溶液	
2			0.9%氯化钠溶液	

二、家兔实验法

【实验材料】 磅秤、手术剪、10ml注射器、25%硫酸链霉素溶液、5%氯化钙溶液、0.9%氯化钠溶液、家兔2只。

【实验任务】

任务1 动物准备

取家兔2只,称重,编号,分别将两后肢外侧毛剪去便于注射,观察并记录两兔正常呼吸、翻正反射和四肢肌张力。

任务2 链霉素中毒模型的制备

每只家兔均由后肢肌内注射25%硫酸链霉素溶液2.4ml/kg。给药10分钟后观察两兔的反应,出现肌无力、呼吸麻痹等症状即为中毒。

任务3 中毒的抢救

1 号家兔耳缘静脉注射 5% 氯化钙溶液 1.5~2ml/kg,2 号家兔耳缘静脉注射 0.9% 氯化钠溶液作为对照。

任务 4　结果观察与比较

观察两兔中毒症状与用药后差异。

【实验结果】

兔号	体重	用链霉素后症状	再用下列药物	最后症状
1			5% 氯化钙溶液	
2			0.9% 氯化钠溶液	

【思考】　链霉素的不良反应有哪些?

实验 16　有机磷酸酯类中毒及其解救

【实验目的】　观察有机磷酸酯类中毒的症状,比较阿托品和解磷定的解救效果。

【实验材料】　磅秤、量瞳尺、5ml 注射器、10ml 注射器、75% 乙醇棉球、5% 敌百虫溶液、2.5% 碘解磷定注射液、0.1% 阿托品注射液、家兔 3 只。

【实验任务】

任务 1　动物准备

取家兔 3 只,分别称重、标记、编号,观察并记录各家兔活动情况(唾液分泌、呼吸频率、瞳孔大小、心率、大小便情况等)。

任务 2　有机磷中毒模型的制备

1 号、2 号、3 号家兔分别耳缘静脉注射 5% 敌百虫溶液 2ml/kg,观察上述指标变化的情况,家兔出现瞳孔明显缩小、呼吸浅而快、唾液大量分泌、骨骼肌震颤等症状即为中毒。

任务 3　中毒的解救

1 号家兔耳缘静脉注射 0.1% 硫酸阿托品注射液 1ml/kg;2 号家兔耳缘静脉注射 2.5% 碘解磷定注射液 2ml/kg;3 号家兔耳缘静脉注射 0.1% 硫酸阿托品注射液 1ml/kg 和 2.5% 碘解磷定注射液 2ml/kg。

任务 4　结果观察与比较

观察并记录上述各项指标的变化。比较阿托品和碘解磷定对有机磷酸酯类中毒的解救效应。

【实验结果】

兔号	体重(kg)	用药前后	瞳孔直径(cm)	呼吸频率(次/分)	唾液分泌	肌震颤	其他
1		用药前					
		用 5% 敌百虫后					
		用 0.1% 阿托品后					
2		用药前					
		用 5% 敌百虫后					
		用 2.5% 碘解磷定后					

续表

兔号	体重（kg）	用药前后	瞳孔直径（cm）	呼吸频率（次/分）	唾液分泌	肌震颤	其他
3		用药前					
		用 5% 敌百虫后					
		用 0.1% 阿托品+2.5% 碘解磷定后					

【注意事项】 1 号兔在实验即将结束时,再给予 2.5% 碘解磷定注射液 2ml/kg,以防死亡。

【思考】 有机磷酸酯类中毒时,阿托品可缓解哪些症状,碘解磷定可缓解哪些症状,为什么?

（蒋红艳）

参 考 文 献

陈新谦,金有豫,汤光.2011.新编药物学.第17版.北京:人民卫生出版社

国家基本药物临床应用指南和处方集编委会.2012.国家基本药物处方集(化学药品与生物制品).北京:人民卫生出版社

金有豫,高润霖.2010.中国国家处方集(化学药品与生物制品卷).北京:人民军医出版社

汪复,张婴元.2012.抗菌药物临床应用指南.第2版.北京:人民卫生出版社

王迎新,弥曼.2009.药理学.北京:人民卫生出版社

杨宝峰.2013.药理学.第8版.北京:人民卫生出版社

中华人民共和国卫生部医政司,卫生部合理用药专家委员会.2012.国家抗微生物治疗指南.北京:人民卫生出版社

《药理学》教学大纲

一、课程性质和任务

药理学是研究药物与机体相互作用规律及机制的一门课程,是连接医学基础课程与临床课程的桥梁学科,也是医学与药学之间的桥梁学科。药理学主要阐述药物的作用及作用机制、临床应用、主要不良反应及用药注意,为临床合理用药提供基本理论依据。药理学的任务是使学生通过掌握该课程的基本理论、基本知识和基本技能,能够在临床工作中正确开写和执行处方、医嘱,观察药物的疗效,监测不良反应并能采取初步的应急措施,防止和减少药源性疾病的发生,确保临床用药安全有效。也为学生进一步学习相关专业知识和职业技能,提升全面素质,增强适应职业变化的能力和继续学习的能力打下了一定基础。

二、课程教学目标

(一)基础知识目标

1. 理解药理学的基本理论和基本概念。
2. 掌握常用基本药物的作用、临床应用、常见不良反应及用药注意,理解代表药物的主要作用机制。
3. 了解药物配伍和合理用药的基础知识。

(二)能力培养目标

1. 学会常用实验动物的捉拿及给药方法,具备药物疗效观察和不良反应及应急处理能力。
2. 通过相关课程的学习,具备开写和执行处方、医嘱的能力,并能利用所学知识预防、监测和减少不良反应的发生。
3. 逐步形成正确的药物配伍概念,具备正确识别药物外观、换算药物剂量、识别药物配伍是否合理的能力。
4. 具备对常见处方药、非处方药的用药指导能力。
5. 初步具备阅读、理解和通过多种途径获取并处理药物学信息的能力。

(三)思想教育目标

1. 培养求实创新的学习精神,初步形成拓展应用药理学知识能力。
2. 培养救死扶伤、爱岗敬业的职业素质。树立合理使用药物、加强用药监护、减少药源性疾病发生的职业目标。
3. 逐步学会一定的分析、归纳和判断的逻辑方法,能够用辩证思维方式分析问题,并在独立思考的基础上得出结论。
4. 关注情感培养,全面提高人文素养,增强与人沟通、协作的能力,具备高度的社会责任感。

三、教学内容和要求

教学内容	了解	理解	掌握	学会	掌握	教学活动参考
一、总论						
(一)绪言						
1. 药理学概念及研究内容		✓				
2. 药理学发展史	✓					
(二)药物效应动力学						
1. 药物作用的基本规律			✓			
2. 药物的量-效关系		✓				
3. 药物的作用机制		✓				
(三)药物代谢动力学						
1. 药物的跨膜转运		✓				
2. 药物的体内过程			✓			理论讲授、多媒体演示、学生讨论、案例分析、录像或VCD、虚拟实验室、动物实验
3. 药动学的一些基本概念与参数		✓				
(四)影响药物作用的因素						
1. 机体方面的因素		✓				
2. 药物方面的因素		✓				
3. 其他方面的因素		✓				
(五)药物的相关知识						
1. 药物的一般知识	✓					
2. 药物制剂与剂型	✓					
3. 处方与医嘱	✓					
实验1 常用实验动物的捉拿和给药方法					✓	
实验2 75%乙醇溶液的配制					✓	
实验3 剂量对药物作用的影响				✓		
实验4 给药途径对药物作用的影响				✓		
实验5 药物的协同作用和拮抗作用					✓	
实验6 药物配伍禁忌					✓	
二、传出神经系统药物						
(一)传出神经系统药理概论						
1. 传出神经的分类与递质	✓					
2. 传出神经的受体和效应		✓				
3. 传出神经系统药物的作用方式和分类				✓		理论讲授、多媒体演示、学生讨论、案例分析、录像或VCD、虚拟实验室、动物实验
(二)拟胆碱药						
1. 胆碱受体激动药	✓					
2. 胆碱酯酶抑制药		✓				
(三)胆碱受体阻断药		✓				
(四)肾上腺素受体激动药	✓					
(五)肾上腺素受体阻断药	✓					
实验7 传出神经系统药物对血压的影响					✓	
三、局部麻醉药	✓					理论讲授
四、中枢神经系统药						
(一)镇静催眠药						
1. 苯二氮䓬类		✓				
2. 巴比妥类		✓				理论讲授、多媒体演示、学生讨论、案例分析、录像或VCD、虚拟实验室、动物实验
3. 其他		✓				
(二)抗癫痫药						
(三)抗精神失常药						
1. 抗精神病药				✓		
2. 抗躁狂药	✓					
3. 抗抑郁药	✓					
(四)抗帕金森病药						
1. 拟多巴胺类药	✓					
2. 中枢性抗胆碱药	✓					
(五)镇痛药						
1. 阿片受体激动药				✓		
2. 阿片受体部分激动药	✓					

教学内容	了解	理解	掌握	学会	掌握	教学活动参考	教学内容	了解	理解	掌握	学会	掌握	教学活动参考
3. 其他镇痛药	√						(三)抗慢性心功能不全药						
4. 阿片受体阻断药	√						1. 肾素-血管肾张素系统抑制药			√			
(六)解热镇痛抗炎药							2. 利尿药	√					
1. 解热镇痛抗炎药的共性		√					3. β受体阻断药		√				
2. 非选择性环氧酶抑制药			√				4. 正性肌力药		√				
3. 选择性环氧酶-2抑制药	√						5. 血管扩张药		√				
(七)中枢兴奋药	√			√			6. 钙通道阻滞药		√				
实验8 地西泮的抗惊厥作用				√			(四)抗心律失常药						
实验9 硫酸镁急性中毒及解救				√			1. 心律失常的电生理学机制	√					
实验10 镇痛药的镇痛作用				√			2. 抗心律失常药的分类和基本作用			√			
实验11 尼克刹米对呼吸抑制的解救				√			3. 常用抗心律失药			√			
五、利尿药及脱水药						理论讲授、多媒体演示、学生讨论、案例分析、录像或VCD、虚拟实验室、动物实验	4. 抗心律失常药临床应用原则			√			
(一)利尿药							(五)抗动脉粥样硬化药						
1. 利尿药的作用机制		√					1. 调血脂药		√				
2. 常用的利尿药			√				2. 抗氧化剂		√				
(二)脱水药							3. 多烯脂肪酸类		√				
实验12 普萘洛尔的抗缺氧作用				√			实验13 呋塞米的利尿作用				√		
六、心血管系统药							七、抗超敏反应药						理论讲授、多媒体演示、学生讨论、案例分析、
(一)抗高血压药							(一)组胺及抗组胺药	√					
1. 抗高血压药的分类	√					理论讲授、多媒体演示、学生讨论、案例分析、录像或VCD、虚拟实验室、动物实验	(二)钙盐		√				
2. 常用抗高血压药		√					八、消化系统药物						
3. 其他抗高血压药		√					(一)助消化药	√					理论讲授、多媒体演示、学生讨论、案例分析、录像或VCD、虚拟实验室、动物实验
4. 抗高血压药物的合理应用			√				(二)抗消化性溃疡药						
(二)抗心绞痛药							1. 抗酸药	√					
1. 硝酸酯类	√						2. 胃酸分泌抑制药			√			
2. β受体阻断药			√				3. 抗幽门螺杆菌药			√			
3. 钙通道阻滞药			√				4. 胃黏膜保护药	√					
							(三)止吐药及胃肠促动力药	√					

续表

教学内容	了解	理解	掌握	学会	掌握	教学活动参考
(四)泻药与止泻药						
1. 泻药			✓			
2. 止泻药	✓					
九、呼吸系统药物						
(一)平喘药						理论讲授、多媒体演示、学生讨论、案例分析、录像或VCD、虚拟实验室、动物实验
1. 肾上腺素受体激动药			✓			
2. 茶碱类	✓					
3. M受体阻断药	✓					
4. 抗炎性平喘药	✓					
5. 肥大细胞膜稳定药	✓					
(二)镇咳药			✓			
(三)祛痰药			✓			
十、血液和造血系统药						
(一)促凝血药						
1. 促凝血因子生成药			✓			理论讲授、多媒体演示、学生讨论、案例分析、录像或VCD、虚拟实验室、动物实验
2. 抗纤维蛋白溶解药			✓			
3. 作用于血管的促凝药	✓					
4. 促进血小板生成药	✓					
5. 其他促凝血药	✓					
(二)抗凝血药						
1. 体内、体外凝血药			✓			
2. 体内抗凝血药	✓					
3. 体外抗凝血药	✓					
4. 纤维蛋白溶解药		✓				
(三)抗贫血药			✓			
(四)血容量扩充药	✓					
十一、子宫兴奋药和抑制药						
(一)子宫兴奋药						理论讲授、多媒体演示、学生讨论、案例分析、录像或VCD、虚拟实验室、动物实验
1. 垂体后叶素类			✓			
2. 麦角生物碱类			✓			
3. 前列腺类	✓					
4. 其他子宫兴奋药	✓					
(二)子宫抑制药	✓					
十二、激素类药						
(一)肾上腺皮质激素类药			✓			
(二)甲状腺激素和抗甲状腺药						
1. 甲状腺激素			✓			
2. 抗甲状腺药			✓			
(三)胰岛素及口服降血糖药						理论讲授、多媒体演示、学生讨论、案例分析、录像或VCD、虚拟实验室、动物实验
1. 胰岛素			✓			
2. 口服降糖药			✓			
(四)性激素类药						
1. 雌激素类药	✓					
2. 孕激素类药	✓					
3. 雄激素和同化激素	✓					
(五)避孕药						
1. 女用避孕药					✓	
2. 紧急避孕药	✓					
3. 抗早孕药	✓					
4. 男用避孕药	✓					
5. 外用避孕药	✓					
实验14 胰岛素过量的反应及其解救				✓		
十三、抗微生物药						
(一)概述						理论讲授、多媒体演示、学生讨论、案例分析、录像或VCD、虚拟实验室、动物实验
1. 常用术语		✓				
2. 抗菌药物的作用机制		✓				
3. 细菌的耐药性		✓				
4. 抗菌药物的合理应用		✓				
(二)β-内酰胺类抗生素						
1. 青霉素类			✓			
2. 头孢菌素类			✓			
3. 非典型β-内酰胺类	✓					
4. β-内酰胺酶抑制剂	✓					
(三)大环内酯类、林可霉素类及万古霉素类抗生素						

续表

教学内容	了解	理解	掌握	学会	掌握	教学活动参考
1. 大环内酯素			√			
2. 林可霉素类			√			
3. 万古霉素类			√			
(四)氨基糖苷类和多黏菌素类抗生素						
1. 氨基糖苷类			√			
2. 多黏菌素类	√					
(五)四环素类抗生素和氯霉素						
1. 四环素类			√			理论讲授、多媒体演示、学生讨论、案例分析、录像或VCD、虚拟实验室、动物实验
2. 氯霉素	√					
(六)合成抗菌药						
1. 喹诺酮类药			√			
2. 磺胺药			√			
3. 甲氧苄啶			√			
4. 其他合成抗菌药	√					
(七)抗结核病药						
1. 常用抗结核药			√			
2. 抗结构病药的应用原则			√			
(八)抗真菌药和抗病毒药						
1. 抗真菌药	√					
2. 抗病毒药	√					
(九)消毒防腐药	√					
实验15 链霉素毒性反应及钙剂的对抗作用			√			

教学内容	了解	理解	掌握	学会	掌握	教学活动参考
十四、抗寄生虫药						
(一)抗疟药			√			
(二)抗阿米巴病药与抗滴虫药				√		
(三)抗肠蠕虫药	√					
十五、抗恶性肿瘤药						
(一)抗恶性肿瘤药分类			√			理论讲授、多媒体演示、学生讨论、案例分析、录像或VCD、虚拟实验室、动物实验
(二)抗恶性肿瘤药常见不良反应及用药注意				√		
(三)常用的抗恶性肿瘤药	√					
(四)恶性肿瘤的化疗原则	√					
十六、特殊解毒药						
(一)有机磷酸酯类中毒及解毒药				√		
(二)金属、类金属中毒及解毒药	√				√	
(三)氰化物中毒及解毒药	√					
(四)抗蛇毒药	√					
实验16 有机磷酸酯类中毒及其解救						
十七、免疫调节药						
(一)免疫抑制药	√					
(二)免疫增强剂	√					

四、课程标准说明

(一)适用对象与参考学时

本大纲适合高职高专临床医学、护理、助产等专业使用。大纲设计总学时为72学时,其中理论教学62学时,实践教学10学时。

(二)教学要求

1. 本课程对理论教学部分要求有掌握、理解、了解三个层次。掌握是指对药理学基本知识、基本理论具有深刻的认识,并能灵活地应用所学知识分析、解决药物临床应用问题,指导合理用药,减少药源性疾病发生。理解是指对基本知识、基本理论有比较清楚的认识,能够领会、解释药物作用的基本原理和含义。了解是指能够简单理解、记忆所学知识。

2. 本课程突出以培养能力为本位的教学理念,在实践技能方面分为掌握、学会两个层次。掌握是指能够根据实验指导独立(合作)进行正确的实验动物的给药、作用观察和实验结果记录,能运用药理学知识解释实验结果和用药病例讨论中出现的比较简单的临床现象。学会是指能够在教师指导下进行动物实验操作、观察和其他实践技能操作,并写出实验报告。

（三）教学建议

1. 在教学过程中要积极采用现代化教学手段,有效使用多媒体、标本、模型等加强直观教学,充分发挥教师的主导作用和学生的主体作用。注重理论联系实际,组织学生开展必要的临床案例分析讨论,以培养学生的分析问题和解决问题的能力,使学生加深对教学内容的理解和掌握。

2. 实践教学要充分利用实验动物、药品、录像、虚拟实验室等教学资源,采用虚拟展示、教师示教、小组实践、案例分析讨论等教学形式,充分调动学生学习的积极性和主动性,强化学生的动手能力和专业实践技能操作。

3. 教学评价可通过课堂提问、作业检查、案例分析讨论、单元测试、实践考核、期末考试等多种形式,对学生进行学习能力、实践能力和应用新知识能力的综合考核,以期达到教学目标提出的各项任务。

五、学时分配建议

序号	教学内容	学时数		
		理论	实践	合计
1	总论	10	2	12
2	传出神经系统药物	8	1	9
3	局部麻醉药	1		1
4	中枢神经系统药	8	3	11
5	利尿药及脱水药	2	1	3
6	心血管系统药	8	1	9
7	抗超敏反应药	1		1
8	消化系统药物	2		2
9	呼吸系统药物	2		2
10	血液和造血系统药	2		2
11	子宫兴奋药和抑制药	1		1
12	激素类药	4	0.5	4.5
13	抗微生物药	10	0.5	10.5
14	抗寄生虫药	自学		
15	抗恶性肿瘤药	1		1
16	特殊解毒药	自学	1	1
17	免疫调节药	自学		
18	机动	2		2
合计		62	10	72

选择题参考答案

第1章

1. B 2. A 3. C 4. B 5. C 6. D 7. D 8. B 9. C 10. D 11. A 12. C 13. C 14. B 15. C
16. A 17. D 18. A 19. D 20. C 21. D 22. C 23. E 24. B 25. C 26. B 27. B 28. E 29. D
30. E 31. A 32. E 33. B 34. D 35. D 36. B 37. D 38. A 39. D 40. A 41. A 42. C 43. B
44. A 45. B

第2章

第1节 1. B 2. D 3. D 4. B 5. A 6. E 7. C 8. C 9. E 10. C 11. E 12. E 13. B 14. C
15. E

第2节 1. A 2. D 3. B 4. C 5. A 6. B 7. A 8. B 9. B 10. E 11. B 12. A 13. D 14. C
15. C

第3节 1. D 2. E 3. B 4. E 5. B 6. D 7. E 8. D 9. A 10. C 11. E 12. C 14. C
15. E 16. E 17. B 18. E 19. D 20. D

第4节 1. D 2. A 3. B 4. D 5. D 6. C 7. A 8. C 9. B 10. E 11. D 12. C 13. A 14. C
15. C 16. C 17. E 18. B 19. A 20. E 21. D 22. C 23. D 24. C 25. D

第5节 1. B 2. C 3. C 4. B 5. C 6. E 7. C 8. C 9. A 10. B 11. D 12. E 13. C 14. A
15. E

第3章

1. A 2. D 3. C 4. E 5. E 6. C 7. B 8. C 9. D 10. E 11. D

第4章

第1节 1. B 2. D 3. E 4. C 5. E 6. B 7. D 8. B 9. E 10. E 11. B 12. E

第2节 1. D 2. A 3. E 4. D 5. B 6. C 7. D 8. E 9. D 10. E 11. C 12. C

第3节 1. B 2. E 3. E 4. E 5. C 6. A 7. E 8. D 9. B 10. C 11. E 12. E 13. B 14. E
15. B 16. E 17. C 18. C 19. E 20. E 21. C 22. C 23. D 24. A

第4节 1. A 2. B 3. A 4. A 5. E 6. B 7. A 8. C 9. A 10. E 11. D 12. D 13. D 14. E

第5节 1. D 2. C 3. B 4. D 5. B 6. D 7. E 8. D 9. D 10. B 11. D 12. E 13. E 14. D
15. C 16. E 17. D 18. D 19. D

第6节 1. B 2. A 3. E 4. A 5. C 6. E 7. E 8. E 9. B 10. A 11. A 12. D 13. E 14. B

第7节 1. B 2. B 3. D 4. A 5. A 6. E 7. E

第5章

1. B 2. A 3. D 4. B 5. B 6. D 7. A 8. D 9. E 10. C 11. C 12. E 13. C 14. C 15. E
16. D 17. C 18. B 19. D 20. C

第6章

第1节 1. D 2. A 3. D 4. B 5. A 6. C 7. A 8. E 9. A 10. E

第2节 1. D 2. B 3. C 4. D 5. A 6. A 7. A 8. D 9. D 10. C

第3节 1. A 2. C 3. C 4. A 5. C 6. B 7. A 8. B 9. C 10. D 11. A 12. A 13. D 14. D
15. A 16. B

第4节 1. B 2. C 3. A 4. D 5. A 6. E 7. D 8. A 9. C 10. D

第5节 1. A 2. E 3. A 4. E 5. E 6. B 7. C 8. B 9. D 10. A

第 7 章

1. E　2. B　3. B　4. B　5. A　6. C　7. D　8. B　9. A　10. D

第 8 章

1. C　2. C　3. A　4. E　5. B　6. A　7. C　8. A　9. C　10. C　11. C　12. A　13. B　14. E　15. B　16. D
17. D　18. A　19. B　20. C　21. E

第 9 章

1. D　2. C　3. B　4. B　5. A　6. B　7. E　8. E　9. B　10. C

第 10 章

1. A　2. D　3. C　4. D　5. D　6. C　7. D　8. C　9. E　10. A　11. A　12. D　13. A　14. C　15. D
16. E　17. A　18. E　19. E　20. D

第 11 章

1. C　2. D　3. E　4. A　5. D　6. D　7. B　8. C　9. C

第 12 章

第 1 节　1. D　2. C　3. C　4. B　5. B　6. D　7. D　8. B　9. A　10. B　11. C　12. D　13. E　14. C
　　　　15. A　16. B　17. A　18. A

第 2 节　1. A　2. B　3. D　4. C　5. B　6. B　7. B　8. D　9. C　10. E

第 3 节　1. E　2. E　3. E　4. B　5. D　6. D　7. A　8. B　9. D　10. B

第 4 节　1. A　2. B　3. C　4. E　5. B　6. C　7. B

第 13 章

第 1 节　1. C　2. B　3. E　4. B　5. E　6. A　7. E　8. B　9. B　10. C

第 2 节　1. E　2. D　3. B　4. E　5. C　6. D　7. A　8. B　9. E　10. B

第 3 节　1. A　2. D　3. C　4. E　5. C　6. B　7. C　8. C　9. B　10. D

第 4 节　1. D　2. D　3. A　4. D　5. A　6. C　7. E　8. B　9. B　10. A

第 5 节　1. A　2. D　3. C　4. C　5. D　6. B　7. C　8. E　9. D　10. D

第 6 节　1. B　2. C　3. E　4. D　5. C　6. B　7. D　8. B　9. C　10. A

第 7 节　1. A　2. A　3. E　4. B　5. C　6. C　7. D　8. E　9. E　10. D

第 8 节　1. B　2. E　3. C　4. B　5. C　6. B　7. D　8. D　9. D　10. E

第 9 节　1. E　2. C　3. C　4. B　5. D　6. B　7. D　8. C　9. A　10. B

第 14 章

1. A　2. E　3. E　4. B　5. B　6. A　7. A

第 15 章

1. D　2. B　3. C　4. E　5. D　6. C　7. D　8. D　9. C　10. B

第 16 章

1. C　2. A　3. D　4. D　5. A　6. C

第 17 章

1. D　2. B　3. C　4. C　5. C　6. D　7. D　8. A